JN190270

症例別 周術期 3D 経食道心エコーアトラス

著 Wei-Hsian Yin, Ming-Chon Hsiung
訳 春日 武史 練馬光が丘病院 総合救急診療科 集中治療部門 麻酔科

Atlas of Perioperative 3D Transesophageal Echocardiography

Cases and Videos *Second Edition*

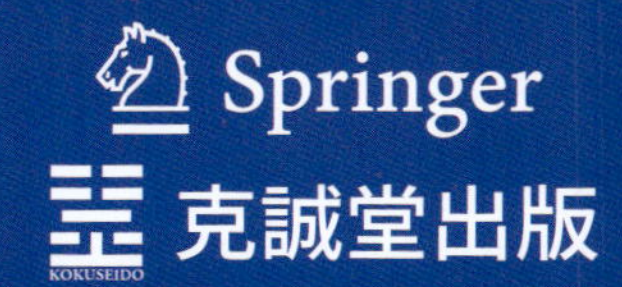

Wei-Hsian Yin
Division of Cardiology
Cheng Hsin General Hospital Division
of Cardiology
Taipei, Taiwan

Ming-Chon Hsiung
Division of Cardiology
Cheng Hsin General Hospital Division
of Cardiology
Taipei, Taiwan

First published in English under the title
Atlas of Perioperative 3D Transesophageal Echocardiography; Cases and Videos
by Wei-Hsian Yin and Ming-Chon Hsiung, edition: 2

This edition has been translated and published under licence from
Springer Nature Singapore Pte Ltd..
Springer Nature Singapore Pte Ltd. takes no responsibility and shall not be made liable
for the accuracy of the translation.

This edition has been translated and published under licence from
Springer Nature Singapore Pte Ltd.
through Japan UNI Agency, Inc., Tokyo

Translated into Japanese by Takeshi Kasuga, MD, and published by
Kokuseido Publishing Co., Ltd., Hongo, Tokyo, 113-0033 Japan, 2025
Printed and bound in Japan

序　文

TEE（transesophageal echocardiography：経食道心エコー）は開心術やカテーテルインターベンションの周術期管理において中心的な役割を担っている。術中は治療方針決定に必要な情報を提供し、術後は患者状態のモニタリングとして使用される。コンピュータ技術の進歩の結果、3D 画像がより鮮明となり、心臓内の構造物を細部に渡って描出できるようになった。これによって術中の利便性はさらに高まり、心臓血管外科医の“第 3 の目”としての地位は確固としたものになった。

3D TEE を周術期管理に有効利用するためには、心エコーの原理と心血管疾患の病態生理の理解が不可欠であるが、それ以上に、3D TEE を実際に臨床で使用した経験が最も重要である。これらの臨床経験の代用になれるような興味深い症例が 50 例以上、本書に掲載されている。これらの症例は、その疾患背景や術前検査結果が順番に記載されており、その診断や予定術式の決定に至った筋道が論理的に理解できる構成となっている。本書の特徴の 1 つに、静止画像が 600 以上と類書に例をみないくらい掲載している点にある。これらのほとんどが 3D TEE 画像であり、そのほかに 2D TEE、X 線画像、血管造影像、CT 画像なども併載することで、複雑な心血管疾患の理解を促すようにしている。一方、臨床現場で我々が扱う TEE 画像は動画であることを鑑みて、上記の静止画像に加えて 400 以上の動画も掲載し、疾患の理解の助けとしている。これらの動画はインターネットで自由に閲覧できる。

本書は 11 章で構成されている。1 章から 3 章では僧帽弁、大動脈弁、三尖弁、肺動脈弁に関連した疾患を扱った。人工弁に生じた疾患は 4 章で扱っている。5 章では大動脈疾患について詳述している。6 章から 8 章では冠動脈疾患、先天性心疾患、心筋症を扱っている。感染性心内膜炎については 9 章に掲載している。10 章では様々な腫瘍性病変を取り扱っている。11 章には、これまでの章に分類できない疾患や病態をまとめて掲載している。本書を読むことでより効果的な周術期 3D TEE の臨床トレーニングを行えることが我々の望みである。

第 2 版ではより多くの 3D TEE 画像を掲載した。症例や画像は、臨床的・エコー技術的に興味深いものを多く集めることができた。Cheng Hsin General Hospital の臨床スタッフには、たくさんの臨床レポートを提供していただいた。特に心臓血管外科のスタッフには 3D TEE 施行において、たくさんのご助力をいただいた。最後に、症例の編集や出版の細部において尽力してくれた心エコー検査室のすべてのスタッフ、特に Li-Na Lee、Fang-Chieh Lee、Wei-Hsuan Chiang に謝意を表する。

台湾　台北　　Wei-Hsian Yin
台湾　台北　　Ming-Chon Hsiung

3D TEE を始めるにあたって

心エコーの歴史は、薄い超音波ビームで得られたAモード画像に始まり、その後、Mモード画像や、心臓の動きそのものを画像評価できる2Dモードに発展した。さらにドプラ法、カラードプラ法、組織ドプラ法、スペックル表示法、3D再構成像、リアルタイム3D TEE法などが開発された。心エコーは心臓の画像検査のうちで最も汎用されている検査法である。心エコーは、どこでも施行できること、低侵襲であること、安価であること、ほとんどの臨床現場に広く普及していることなどから、心臓血管の多くの疾患の臨床検査のゴールドスタンダードとなっている。

2Dエコーと3Dエコーの最も重要な違いはトランスデューサ内の圧電素子の配列と画像処理過程にある。従来の2Dエコーに用いるトランスデューサの中には1列に64～128個の圧電素子が配置されている。一方、3Dエコーはマトリックスアレイトランスデューサを用いており、その内部には2,500個以上の圧電素子が配置されている。このトランスデューサのおかげで大量の平面データを得ることができ、その結果、厚さのある3D画像を作成できる。トランスデューサ内の圧電素子はマトリックス状に並んでおり、これらの素子で得られた情報を自由につなげるためにたくさんのデジタルチャンネルが必要になる。このプロセスで必要になる多くの電力消費とケーブルの大きさを可能な限り小さくするために、小型化された電子基板が複数個内蔵されている。再構成像の画質はその元となる2D画像の画質に大きく依存する。2D画像は、患者やトランスデューサのわずかな動きや不整脈でさえもアーチファクトの原因となる。テクノロジーが進歩した結果、心電図や呼吸運動に同期させた画像情報の獲得を可能にし、アーチファクトの低減に貢献している。

現在使用されている3Dモードは、ライブ3D、3Dズーム、3Dフルボリューム、3Dカラードプラの4つである。1つ目のライブ3Dモードはいわゆるリアルタイムモードであり、固定した三角錐状の画像データがリアルタイムに画像化され、心臓そのものの動きやプローブの動きに応じた対象物の変化を遅滞なく画像化できる。2つ目の3Dズームは、様々な大きさに拡大し、トリミングさせた三角錐状の画像データを可視化する。画質を最適化するために正確な位置決めとセクター幅の調整が重要になる。3Dズームは僧帽弁、三尖弁、左心耳などを評価する際に頻用される。僧帽弁の正面像は心臓血管外科医が左房側から見る像の鏡面像となるので、多くの情報を得ることができる。3つ目の3Dフルボリュームモードでは、1～6心拍分の、ライブ3Dモードよりも小さい楔状の画像データを複数個描出し、これを結合させた三角錐状の画像を作成する。これによって、より豊富な心臓データを得ることができる。3Dフルボリュームモードでは、回転やトリミングなどを行うことで、三角錐の内部の特定の構造物を見やすくするなど、オフラインでの細かい画像処理が可能である。4つ目の3Dカラードプラは、画像処理の過程はフルボリュームモードに似ており、血流の方向と範囲、周囲の構造物と血流との位置関係などを画像化する。

まとめると、3D TEE技術の進歩によって、弁膜症などの新たな解剖学的分類の提唱、診断の信頼性の向上、複雑な心血管疾患に対する新たな画像評価などを可能にした。それに加えて、ライブ3D TEEは心臓血管外科医、循環器内科医、そして麻酔科医による周術期のより詳細なコミュニケーションを可能にした。TEE用ソフトウェアの開発は今後も継続され、より良い心機能評価が実現するだろう。

訳者序文

TEE は、心疾患の診断および治療戦略の立案において不可欠なモダリティとなった。近年、構造的心疾患に対するカテーテル治療の進歩や心臓血管外科手術の高度化に伴い、TEE の役割はますます拡大している。心臓の詳細な形態評価、血行動態の把握、手術・カテーテル治療のリアルタイムガイドとしての活用は、もはや標準的な手法である。さらに、3D TEE の発達により、従来の 2D TEE ではとらえきれなかった情報が可視化され、診断精度が向上した。

本書は、TEE の画像診断を体系的に学ぶことを目的とし、症例ごとに整理したアトラスとして構成されている。日常診療で遭遇しやすい疾患から、比較的稀な疾患まで幅広く取り上げ、豊富な静止画像と動画を交えて解説している。特に 3D TEE に関しては、多くの症例を収載し、その有用性を示すことを重視した。TEE の基本断面に加え、疾患ごとの特徴的な所見や、治療中のリアルタイム評価におけるポイントも詳述しているため、実臨床での即戦力となることが期待できる。

本書の特徴のひとつとして、症例の選定にあたって、典型例のみならず、診断や治療において難渋するケースも積極的に取り上げている点が挙げられる。これにより、読者が臨床現場で直面する多様な状況に即した判断力を養うことができる。また、動画を活用することで、静止画像だけでは把握しづらい血流の動態や心臓構造の変化を直感的に理解できるよう配慮した。

本書の対象読者は、麻酔科医、心臓血管外科医、循環器内科医のみならず、TEE に関わる看護師、臨床工学技士、検査技師といった医療従事者も含む。TEE は特定の専門家だけが扱うものではなく、チーム医療の中で適切に運用されるべき技術である。したがって、本書では、TEE を実施する職種のみならず、それを活用するすべての医療者にとって理解しやすい構成を心がけた。

TEE 機器の技術革新は日進月歩であり、新しいプローブや解析技術の開発により、その適応範囲はさらに広がりつつある。医療従事者もまた、これらの進歩に対応すべく、日々研鑽を積み重ねなければならない。TEE を駆使することで、診断の精度を高め、治療の安全性を向上させ、患者の予後改善に寄与することが可能となる。

最後に、本書の執筆に際し、日頃から支えてくれる妻の悠美子と 3 人の息子たちに深く感謝の意を表する。家族の理解と支えがあってこそ、この仕事を続けることができている。さらに、本書の出版にあたり、克誠堂出版の今井良社長および担当編集の関貴子氏には、多大なるご支援とご助言をいただいた。この場を借りて深謝申し上げる。本書が、多くの医療従事者にとって有益な一冊となることを願っている。

2025 年 4 月吉日

練馬光が丘病院 総合救急診療科 集中治療部門 麻酔科

春日　武史

目 次

動画は、各章タイトルページ（各章の１ページ目）の下“Supplementary Information”に記されているURLにアクセスのうえ、Springer Natureのホームページよりご覧ねがいます。
尚、動画は原書購読者と同じ動画をご覧いただくため、Springer Natureにより予告なく変更される場合や、ビデオ番号が前後する可能性がございますこと、申し訳ございませんがご了承願います。

訳者略語集

2D　two-dimensional　二次元
3D　three-dimensional　三次元
2CH　two chamber view　二腔像
3CH　three chamber view　三腔像
4CH　four chamber view　四腔像
5CH　five chamber view　五腔像
ADL　activities of daily living　日常生活動作
Af　atrial fibrillation　心房細動
AML　anterior mitral leaflet　僧帽弁前尖
Ao　aorta　大動脈
AR　aortic regurgitation　大動脈弁逆流［症］
AS　aortic stenosis　大動脈弁狭窄［症］
ASD　atrial septal defect　心房中隔欠損［症］
AV　aortic valve　大動脈弁
AV　atrioventricular　房室
AVA　aortic valve area　大動脈弁弁口面積
AVR　aortic valve replacement　大動脈弁置換［術］
AVSD　atrioventricular septal defect　房室中隔欠損症
BNP　brain natriuretic peptide　脳性ナトリウム利尿ペプチド
CABG　coronary artery bypass graft　冠動脈バイパス術
CCA　common carotid artery　総頸動脈
COPD　chronic obstructive pulmonary disease　慢性閉塞性肺疾患
CRP-HS　C-reactive protein-high sensitive　高感度 C-反応性タンパク質
CT　computed tomography　コンピュータ断層撮影［法］
CWD　continuous wave doppler　連続波ドプラ法
D1　first diagonal branch　第一対角枝
D2　second diagonal branch　第二対角枝
DCM　dilated cardiomyopathy　拡張型心筋症
ECG　electrocardiogram　心電図
EF　ejection fraction　駆出分画［率］
ER　emergency room　救急救命室
FL　false lumen　偽腔
hs-CRP　high sensitive C-reactive protein　高感度 C 反応性タンパク質
HV　hepatic vein　肝静脈
IABP　intra-aortic balloon pumping　大動脈内バルーンパンピング
ICA　internal carotid artery　内頸動脈
IVC　inferior vena cava　下大静脈
IVS　interventricular septum　心室中隔
LA　left atrial　左房
LAA　left atrial appendage　左心耳
LAD　left anterior descending coronary artery　左前下行枝
LCA　left coronary artery　左冠動脈

LCC　left coronary cusp　左冠尖
LCX　left circumflex artery　左回旋枝
LITA　left internal thoracic artery　左内胸動脈
LLPV　left lower pulmonary vein　左下肺静脈
LV　left ventricle　左室
LVAD　left ventricular assist device　左室補助人工心臓
LVEF　left ventricular ejection fraction　左室駆出分画［率］
LVH　left ventricular hypertrophy　左室肥大
LVOT　left ventricular outflow tract　左室流出路
ME　mid esophageal　中部食道
MI　myocardial infarction　心筋梗塞
MPA　main pulmonary artery　主肺動脈
MPG　mean pressure gradient（mean PG）平均圧較差
MPR　multi-planar reconstruction　多断面再構成像
MR　mitral regurgitation　僧帽弁逆流［症］
MRSA　methicillin-resistant *Staphylococcus aureus*　メチシリン耐性黄色ブドウ球菌
MS　mitral stenosis　僧帽弁狭窄［症］
MV　mitral valve　僧帽弁
MVA　mitral valve annulus　僧帽弁輪
MVR　mitral valve replacement　僧帽弁置換［術］
NCC　noncoronary cusp　無冠尖
NT-pro BNP　N-terminal pro-brain natriuretic peptide　脳性ナトリウム利尿ペプチド前駆体N末端フラグメント
NYHA 分類　New York Heart Association 分類
OM　obtuse marginal branch　鈍角枝
PA　pulmonary artery　肺動脈
PCI　percutaneous coronary intervention　経皮的冠動脈インターベンション
PFO　patent foramen ovale　卵円孔開存［症］
PG　pressure gradient　圧較差
PHT　pulmonary hypertension　肺高血圧［症］
PML　posterior mitral leaflet　僧帽弁後尖
PPG　peak pressure gradient（peak PG）最大圧較差
PR　pulmonary regurgitation　肺動脈弁逆流［症］
PS　pulmonary stenosis　肺動脈弁狭窄［症］
PTCA　percutaneous transluminal coronary angioplasty　経皮的冠動脈形成［術］
PV　pulmonary valve　肺動脈弁
PVL　paravalvular leakage　人工弁輪周囲逆流［症］
PVR　pulmonary valve replacement　肺動脈弁置換［術］
PWD　pulsed wave doppler　パルスドプラ法
RA　right atrial　右房
RAA　right atrial appendage　右心耳
RCA　right coronary artery　右冠動脈

RCC　right coronary cusp　右冠尖
RV　right ventricle　右室
RVEF　right ventricular ejection fraction　右室駆出分画［率］
RVH　right ventricular hypertrophy　右室肥大
RVOT　right ventricular outflow tract　右室流出路
SAM　systolic anterior motion　収縮期前方運動
SMA　superior mesenteric artery　上腸管膜動脈
STEMI　ST elevation myocardial infarction　ST 上昇型心筋梗塞
SV　stroke volume　1 回拍出量
SVC　superior vena cava　上大静脈
SVG　saphenous vein graft　伏在静脈グラフト
TAE　transcatheter arterial embolization　肝動脈塞栓療法
TAVI　transcatheter aortic valve implantation　経カテーテル的大動脈弁留置［術］
TEE　transesophageal echocardiography　経食道心エコー
TEVAR　thoracic endovascular aneurysm repair　胸部大動脈ステントグラフト内挿術
TG　trans esophageal　経胃
TH　thrombus　血栓
TL　true lumen　真腔
TR　tricuspid regurgitation　三尖弁逆流［症］
TS　tricuspid stenosis　三尖弁狭窄［症］
TTE　transthoracic echocardiography　経胸壁心エコー
TV　tricuspid valve　三尖弁
TVR　tricuspid valve replacement　三尖弁置換［術］
UE　upper esophageal　上部食道
VSD　ventricular septal defect　心室中隔欠損［症］
WBC　white blood cell count　白血球数
WPW syndrome　Wolff-Parkinson-White syndrome　WPW 症候群

LAX　long axis view　長軸像
SAX　short axis view　短軸像
AV LAX　大動脈弁長軸像
AV SAX　大動脈弁短軸像
Asc Ao LAX　上行大動脈長軸像
Asc Ao SAX　上行大動脈短軸像
Des Ao LAX　下行大動脈長軸像
Des Ao SAX　下行大動脈短軸像
ME AV LAX　中部食道大動脈弁長軸像
ME AV SAX　中部食道大動脈弁短軸像
TG LAX　経胃長軸像
TG SAX　経胃短軸像

僧帽弁疾患　1

Abstract

本章では僧帽弁弁尖逸脱、flail、僧帽弁輪石灰化、リウマチ性心疾患、僧帽弁術後の収縮期前方運動（SAM）などの症例を提示する。

経食道心エコー（TEE）での評価は、どのような疾患に対しても、2Dによる系統的評価から始める。左房側から僧帽弁を見た3D正面像は心臓血管外科医が見る像の鏡面像であり、その構造と機能を慎重に評価する必要がある。加えて、閉胸前の術後評価では、必要ならば外科的介入の追加を判断する必要がある。

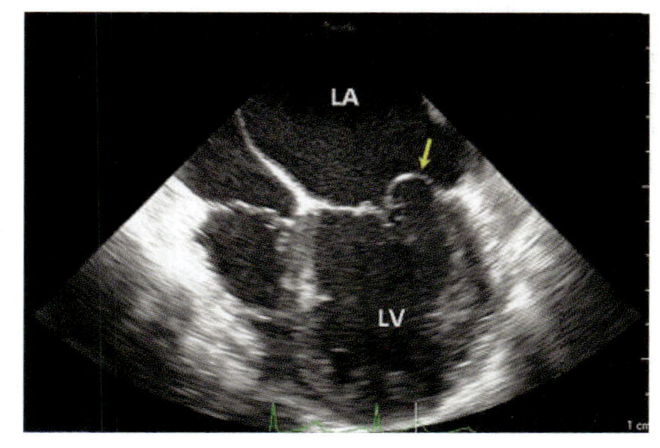

Fig.1.1　2D TEE，4CH．僧帽弁後尖の逸脱（矢印）と左房（LA）の拡大を認める．LV：左室（Video 1.1）．

1.1　僧帽弁後尖逸脱〔僧帽弁形成術〕

59歳、女性。severe MR（僧帽弁逆流）を指摘されており、間欠的な動悸と労作時呼吸困難を主訴に受診。

聴診所見：心音整、心尖部でLevine Ⅲ度の収縮期雑音を聴取。ECG：洞調律で非特異的ST-T変化を認める。胸部X線：心陰影拡大。術式：僧帽弁形成術、三尖弁形成術。

（Fig. 1.1, 1.2, 1.3, 1.4, 1.5, 1.6, 1.7, 1.8）

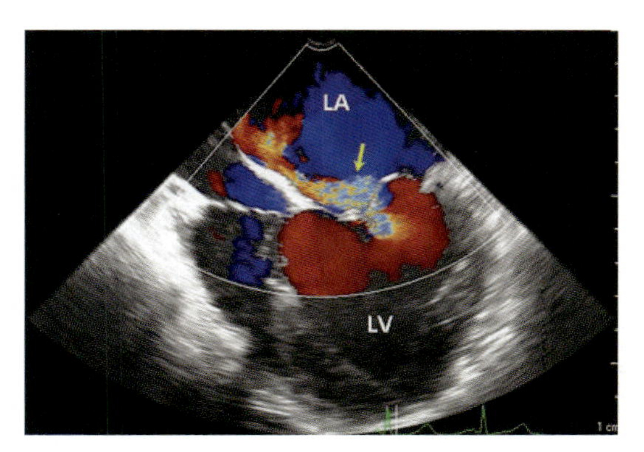

Fig.1.2　2D TEE，カラードプラ．偏心性severe MR（矢印）を認める（Video 1.2）．

Supplementary Information
The online version contains supplementary material available at https://doi.org/10.1007/978-981-19-6794-8_1

W.-H. Yin, M.-C. Hsiung, *Atlas of Perioperative 3D Transesophageal Echocardiography*, https://doi.org/10.1007/978-981-19-6794-8_1

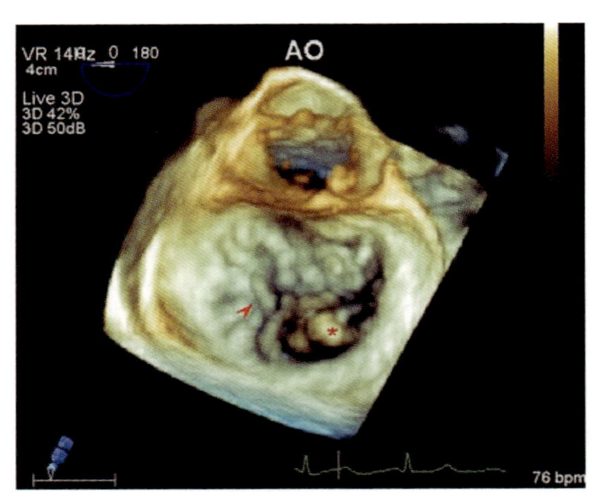

Fig.1.3 3D TEE，正面像．P2 scallop の逸脱（＊）と腱索断裂（矢印）を認める．AO：大動脈（**Video 1.3**）．

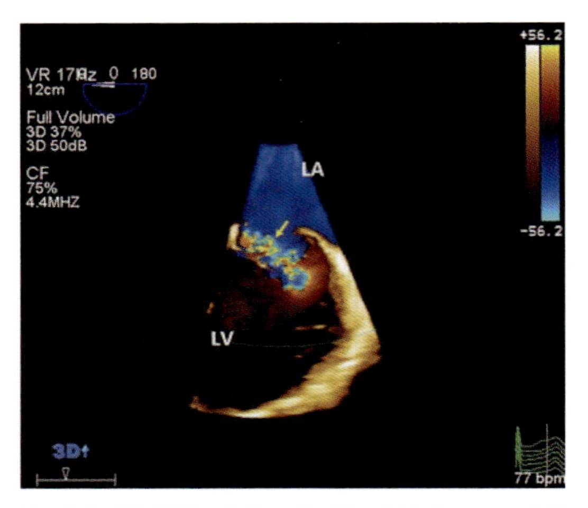

Fig.1.4 3D TEE，カラードプラ．偏心性 severe MR（矢印）を認める（**Video 1.4**）．

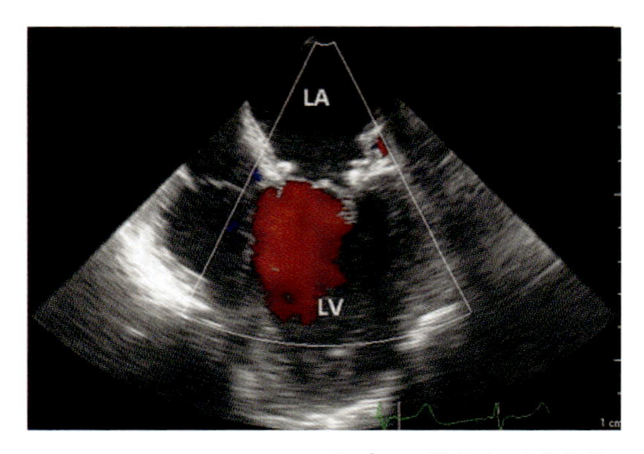

Fig.1.5 2D TEE，カラードプラ．僧帽弁形成術後．僧帽弁は正常に閉鎖し，MR を認めず．

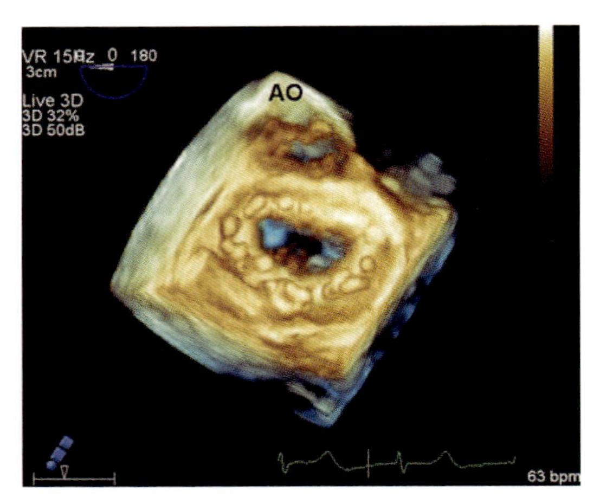

Fig.1.6 3D TEE，正面像．縫縮による僧帽弁形成術後（**Video 1.5**）．

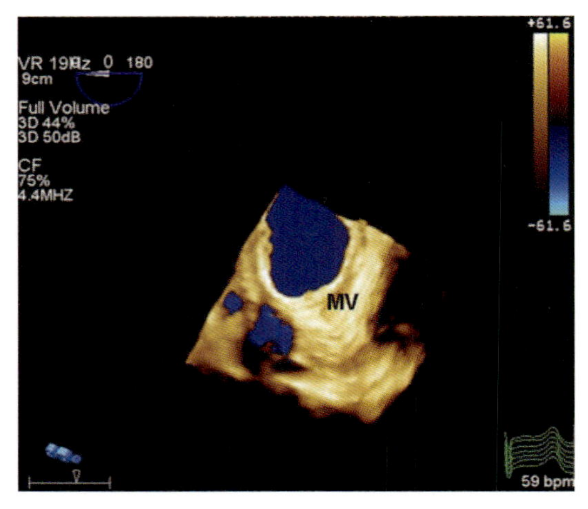

Fig.1.7 3D TEE，カラードプラ．僧帽弁形成術後，MR を認めず．MV：僧帽弁（**Video 1.6**）．

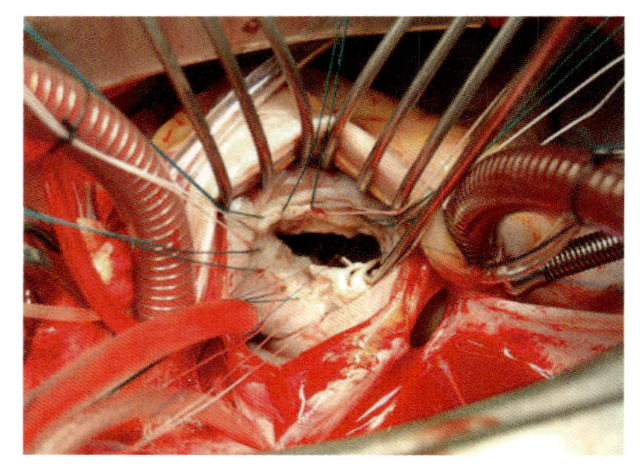

Fig.1.8 術野像．P2 逸脱に対する形成術．

▶ **Tips** P2 scallop の逸脱は MR の原因として最も多い構造的異常の 1 つであり、僧帽弁形成術の奏効率が高い.

1.2 僧帽弁前後尖逸脱〔僧帽弁置換術〕

73歳、男性。10年来の弁膜症の既往があり、呼吸苦、息切れ、動悸が出現した。

聴診所見：心音不整、心尖部で Levine Ⅱ度の収縮期雑音を聴取。ECG：頻脈性心房細動、左室肥大を認める。胸部 X 線：心陰影拡大。心臓カテーテル検査：severe MR、左室駆出分画率（LVEF）47%、びまん性壁運動低下、左房拡大。術式：僧帽弁置換術（MVR）、三尖弁形成術、心房細動アブレーション。

（Fig. 1.9, 1.10, 1.11, 1.12, 1.13, 1.14, 1.15）

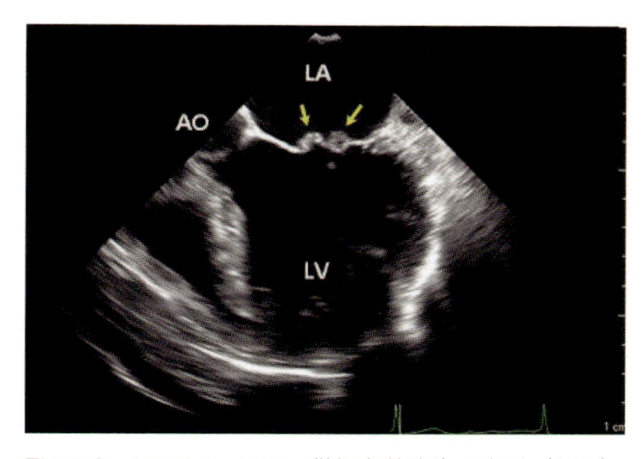

Fig.1.9 2D TEE，5CH．僧帽弁前後尖の逸脱（矢印），LV 拡大，僧帽弁輪拡大を認める（Video 1.7）.

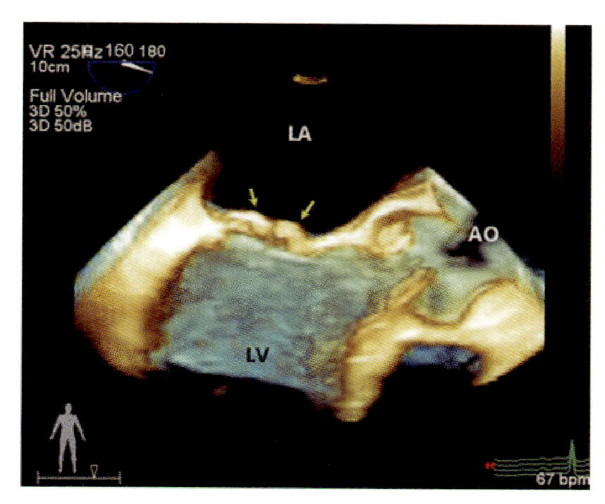

Fig.1.10 3D TEE，長軸像（LAX）．僧帽弁前後尖の逸脱（矢印）を認める（Video 1.8）.

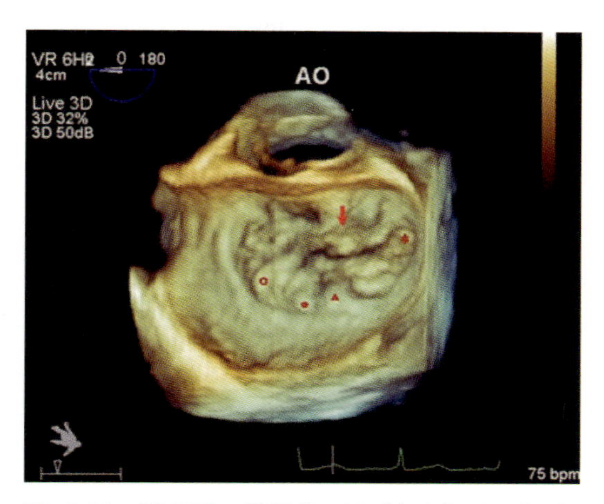

Fig.1.11 3D TEE，正面像．A3（矢印），P1（○），P2（●），P3（▲）の逸脱，後内側交連（*）を認める（Video 1.9）.

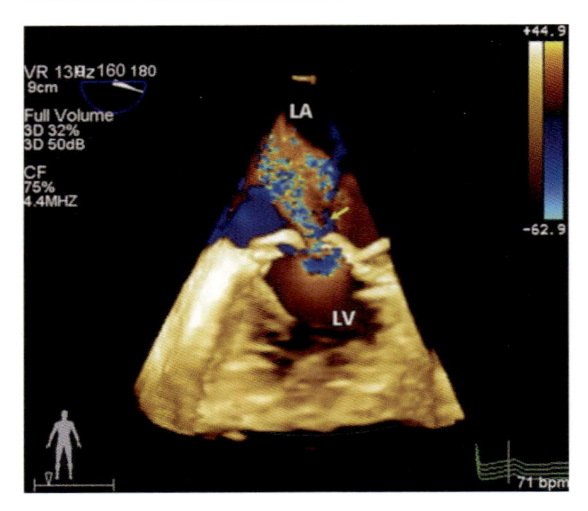

Fig.1.12 3D TEE，カラードプラ．中心性 severe MR（矢印）を認める（Video 1.10）．

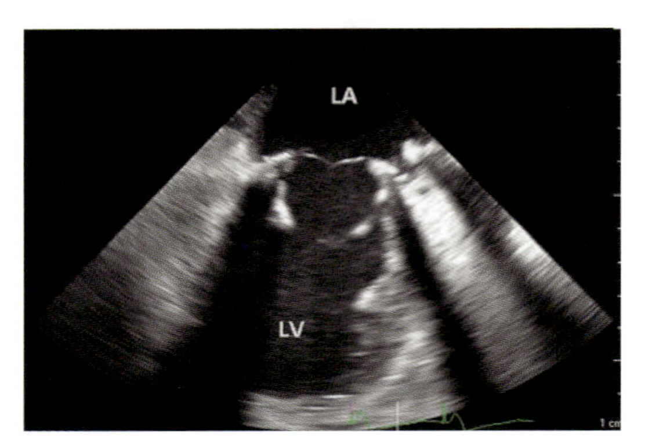

Fig.1.13 2D TEE，LAX．生体弁 MVR 後．正常な置換弁の閉鎖を認める．

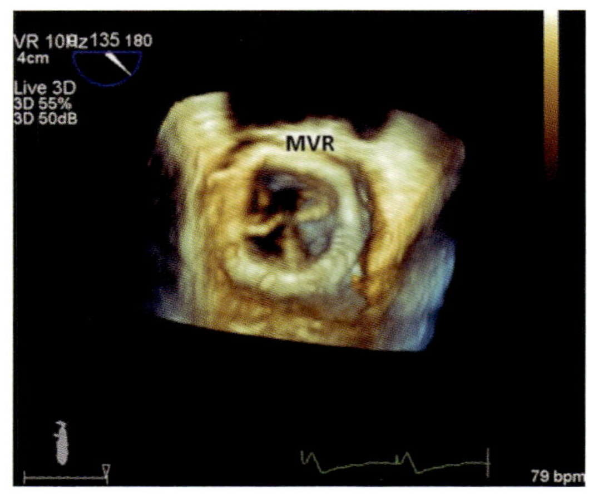

Fig.1.14 3D TEE，正面像．生体弁 MVR 後．正常な置換弁の閉鎖を認める（Video 1.11）．

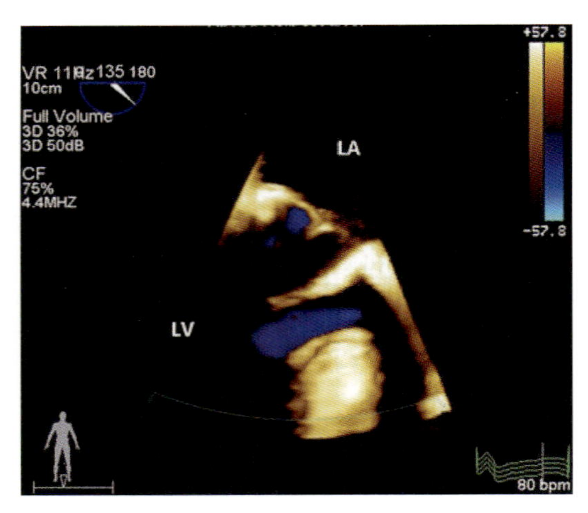

Fig.1.15 3D TEE，カラードプラ，LAX．生体弁 MVR 後．MR を認めず（Video 1.12）．

▶**Tips** 僧帽弁正面像は左房側から僧帽弁を見た像であり、心臓血管外科医が実際に見ている像に最も近い。慣習的に僧帽弁前尖を上側、僧帽弁後尖を下側、大動脈を僧帽弁の上に描出する。

1.3 Barlow 症候群〔僧帽弁置換術〕

62 歳、男性。高血圧について内服加療中。間欠的な胸部不快感と呼吸苦を発症した。

聴診所見：心音整、心尖部で Levine Ⅲ度の収縮期雑音を聴取。ECG：洞調律で心室性期外収縮を認める。心臓カテーテル検査：冠動脈 2 枝病変、severe MR。CT アンギオグラフィ：大動脈と両側腸骨動脈に高度なアテローム硬化性変化、冠動脈に石灰化を伴うアテローム硬化性変化を認める。術式：MVR、冠動脈バイパス術（CABG）2 枝〔左前下行枝（LAD）、右冠動脈（RCA）〕。

（Fig. 1.16, 1.17, 1.18, 1.19, 1.20）

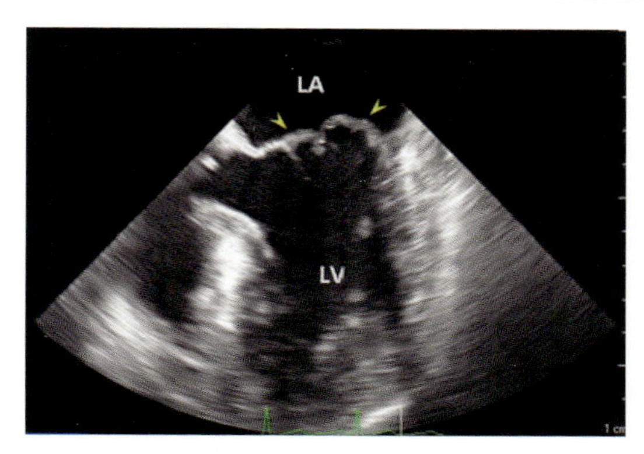

Fig.1.16　2D TEE，5CH．LA 拡大と僧帽弁前後尖の逸脱（矢印）を認める（Video 1.13）．

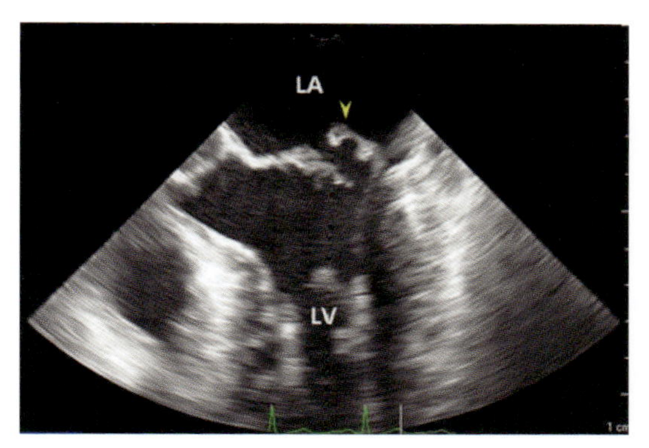

Fig.1.17　2D TEE，5CH．僧帽弁後尖の flail（矢印）を認める（Video 1.14）．

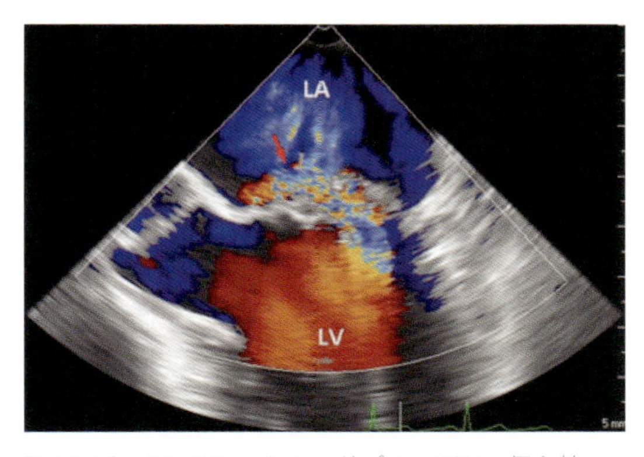

Fig.1.18　2D TEE，カラードプラ，5CH．偏心性 severe MR（矢印）を認める（Video 1.15）．

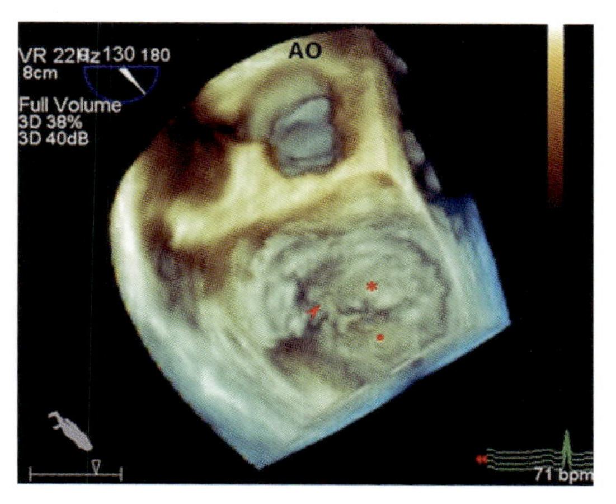

Fig.1.19　3D TEE，正面像．僧帽弁前尖（＊），後尖（●）の逸脱，腱索断裂（矢印）を認める（Video 1.16）．

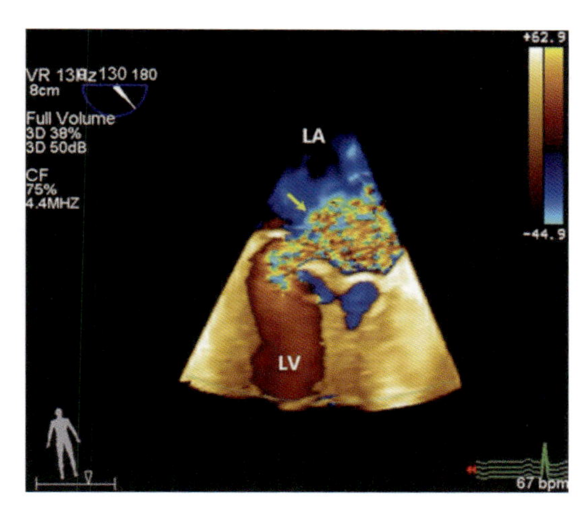

Fig.1.20　3D TEE，カラードプラ．偏心性 severe MR（矢印）を認める（Video 1.17）．

▶**Tips**　MR の Carpentier 分類は、僧帽弁弁尖の動きに基づいた分類である。本症例では、僧帽弁弁尖が収縮期に弁輪面を越えて左房側に飛び出しているので、type II に分類される。

1.4 僧帽弁前尖 flail 〔僧帽弁形成術〕

73歳、男性。弁膜症を指摘されているが手術を拒否している。1年前から労作時呼吸困難が出現し、増悪している。

聴診所見：心音整、Levine Ⅲ度の収縮期雑音を聴取。ECG：洞調律、左軸偏位、左房負荷所見を認める。心臓カテーテル検査：severe MR、左房拡大、左室収縮能の軽度低下、肺高血圧症（PHT）を認める。術式：僧帽弁形成術、三尖弁形成術、CABG 1枝〔伏在静脈グラフト（SVG）-RCA〕）。

（Fig. 1.21, 1.22, 1.23, 1.24, 1.25, 1.26, 1.27, 1.28, 1.29, 1.30, 1.31）

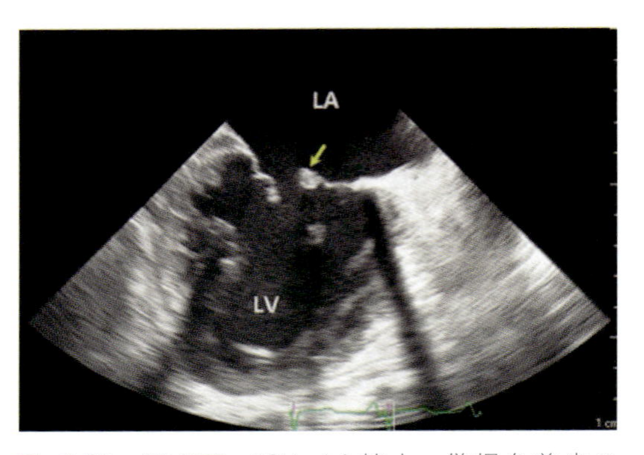

Fig.1.21 2D TEE，2CH．LA 拡大，僧帽弁前尖の flail（矢印）を認める．僧帽弁前尖の flail は孤立して浮いているように見える（Video 1.18）．

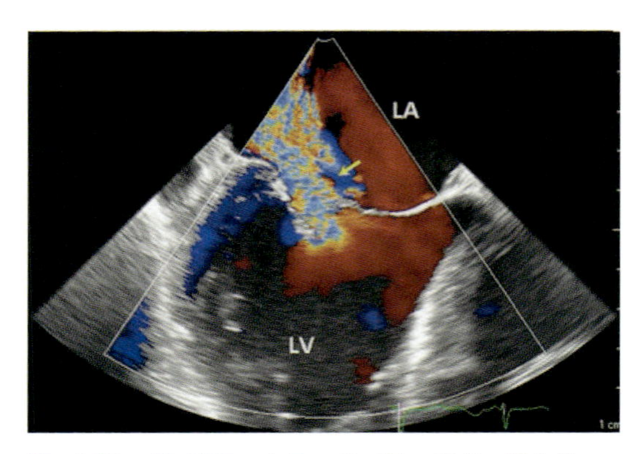

Fig.1.22 2D TEE，カラードプラ，2CH．偏心性 severe MR（矢印）を認める（Video 1.19）．

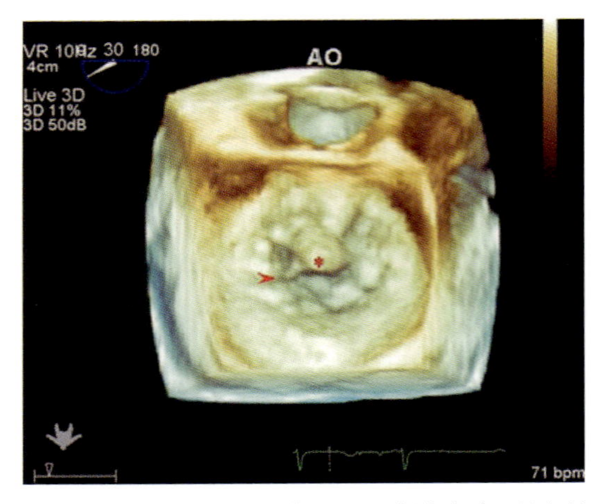

Fig.1.23 3D TEE，正面像．A2 の逸脱（＊），腱索断裂（矢印）を認める（Video 1.20）．

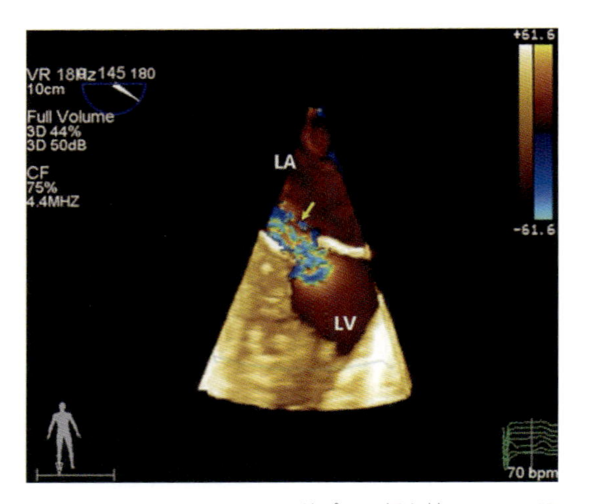

Fig.1.24 3D TEE，カラードプラ．偏心性 severe MR（矢印）を認める（Video 1.21）．

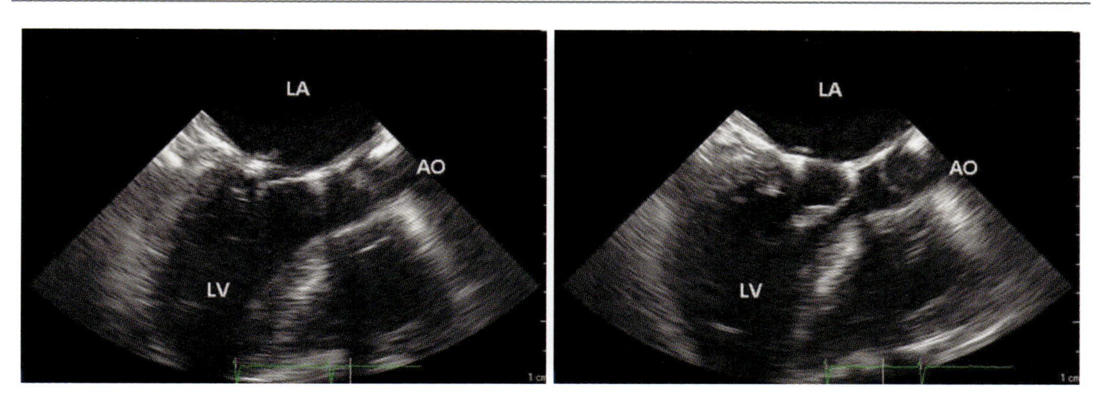

Fig.1.25, Fig.1.26 2D TEE，LAX，僧帽弁形成術後．僧帽弁は正常に開閉している．

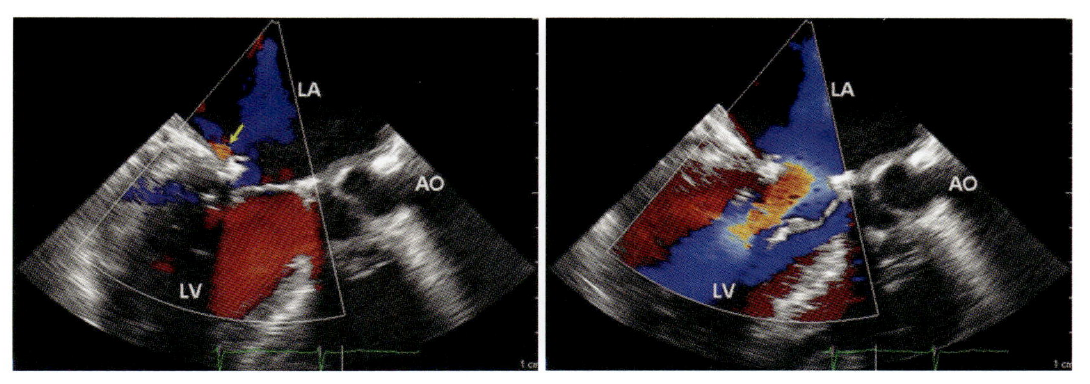

Fig.1.27, Fig.1.28 2D TEE，カラードプラ，僧帽弁形成術後．僧帽弁は正常に開閉し，trivial MR（矢印）（左）と正常な経僧帽弁血流（右）を認める．

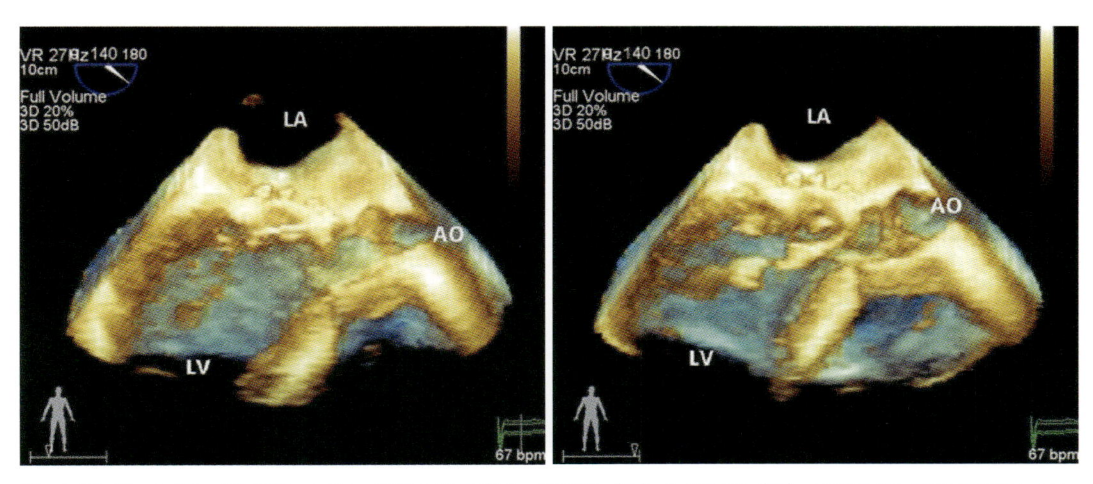

Fig.1.29, Fig.1.30 3D TEE，LAX，僧帽弁形成術後．収縮期（左）と拡張期（右）で僧帽弁は正常に開閉している（Video 1.22）．

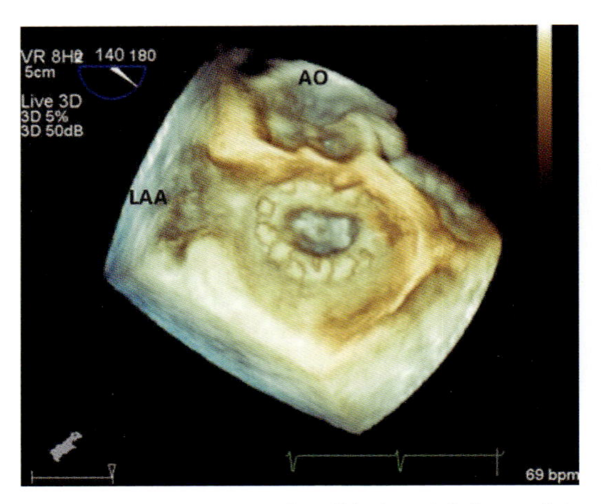

Fig.1.31 3D TEE，正面像，僧帽弁形成術後．形成された僧帽弁と左心耳（LAA）を認める（Video 1.23）．

▶**Tips** flail は収縮期に弁尖が左房内に脱出している病態であり、腱索が１本以上断裂している。

1.5 僧帽弁後尖 flail〔僧帽弁置換術〕

72 歳、男性。僧帽弁疾患、不整脈、心不全、肺水腫の既往あり。労作時呼吸困難を主訴に受診。

聴診所見：心音不整、Levine Ⅲ度の収縮期雑音を聴取。ECG：心房細動、中等度の左室負荷、早期再分極を認める。胸部 X 線：心陰影拡大。術式：MVR、三尖弁形成術、心房細動アブレーション。

（Fig. 1.32, 1.33, 1.34, 1.35, 1.36, 1.37, 1.38, 1.39, 1.40, 1.41）

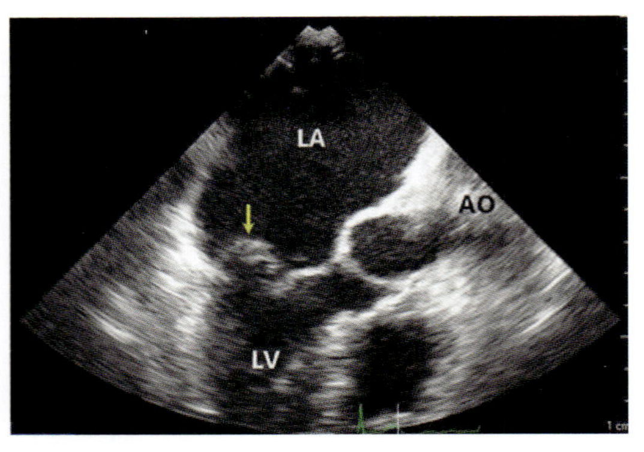

Fig.1.32 2D TEE，LAX．LA 拡大，僧帽弁後尖の逸脱（矢印）を認める（Video 1.24）．

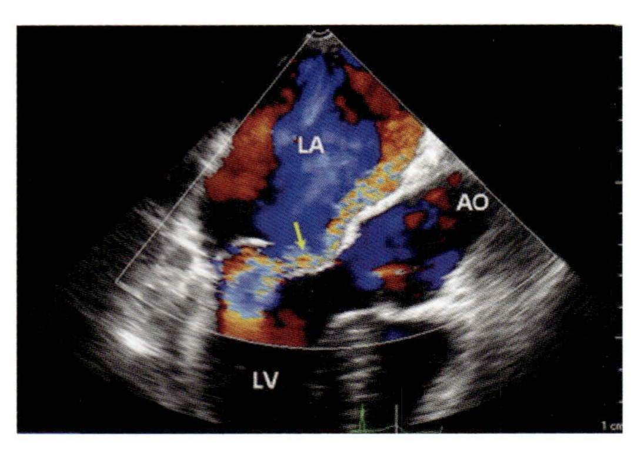

Fig.1.33 2D TEE，カラードプラ，LAX．偏心性 severe MR（矢印）を認める（Video 1.25）．

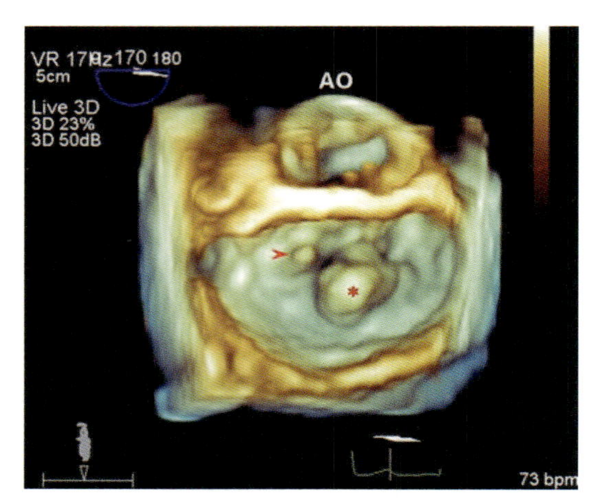

Fig.1.34 3D TEE，正面像．P2 scallop の逸脱（＊）と腱索断裂（矢印）を認める（Video 1.26）．

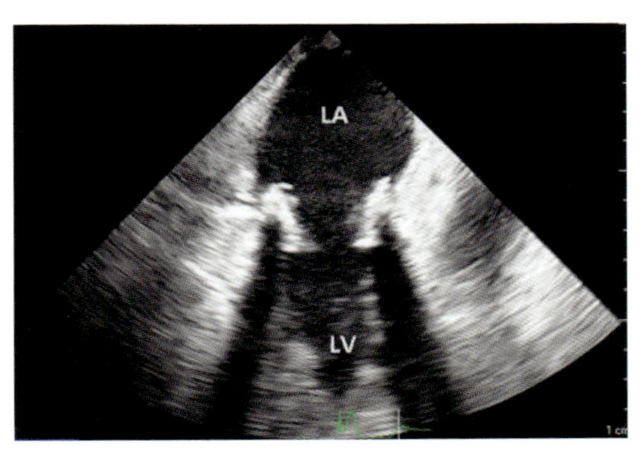

Fig.1.35 2D TEE，2CH．生体弁 MVR 後．僧帽弁は正常に機能している．

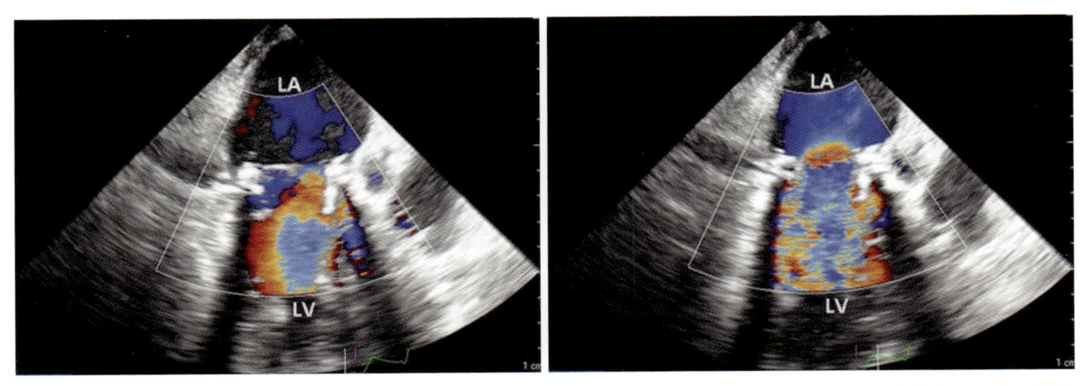

Fig.1.36, Fig.1.37 2D TEE，カラードプラ，2CH．生体弁 MVR 後．収縮期に MR を認めず（左），正常な経僧帽弁血流（右）を認める．

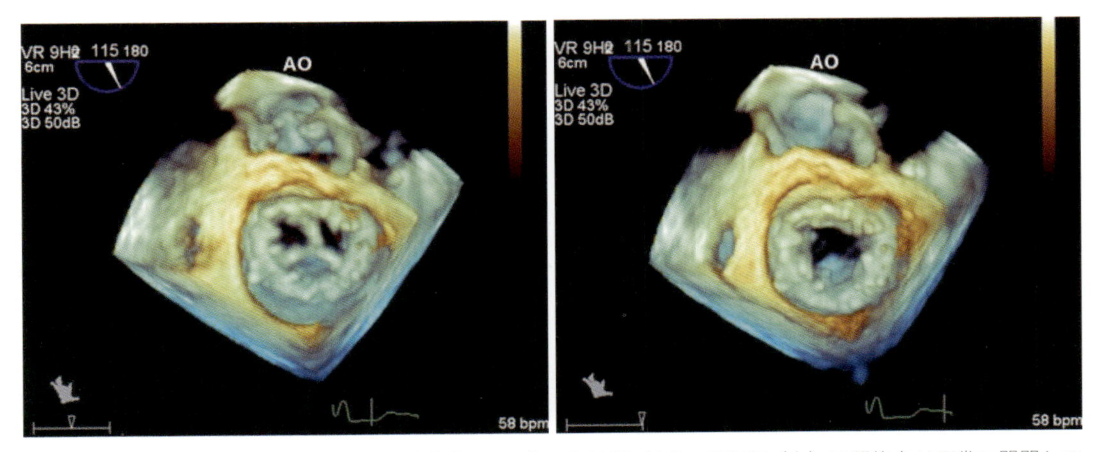

Fig.1.38, Fig.1.39 3D TEE，正面像．生体弁 MVR 後．収縮期（左），拡張期（右）に置換弁は正常に開閉している（Video 1.27）．

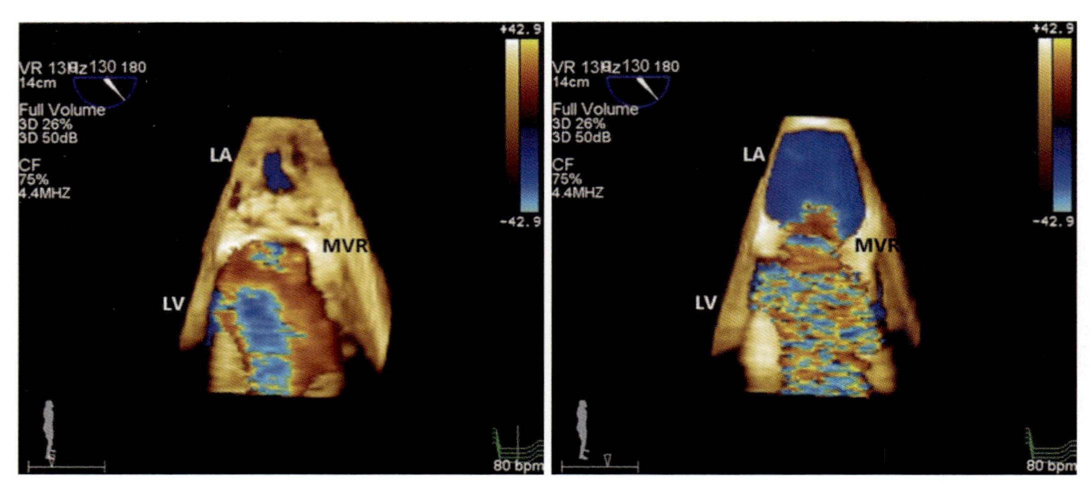

Fig.1.40, Fig.1.41　3D TEE，カラードプラ．生体弁 MVR 後．収縮期に MR を認めず（左），拡張期にごく軽度の経僧帽弁血流の加速を認める（右）（Video 1.28）．

▶Tips　偏心性 MR jet は通常、僧帽弁の解剖学的異常を示唆しており、注意深い評価が必要である。

1.6　僧帽弁輪石灰化〔僧帽弁置換術〕

74 歳、女性。10 年前に MR を指摘されている。労作時の呼吸苦と倦怠感を主訴に受診。

聴診所見：心音整、傍胸骨左縁に Levine Ⅲ度の low pitch 雑音を聴取。ECG：洞調律。心臓カテーテル検査：severe MS（僧帽弁狭窄）（peak PG 12 mmHg、mean PG 10 mmHg、弁口面積 0.74 cm^2）、mild MR。術式：MVR、三尖弁形成術。

（Fig. 1.42, 1.43, 1.44, 1.45, 1.46, 1.47, 1.48, 1.49, 1.50, 1.51）

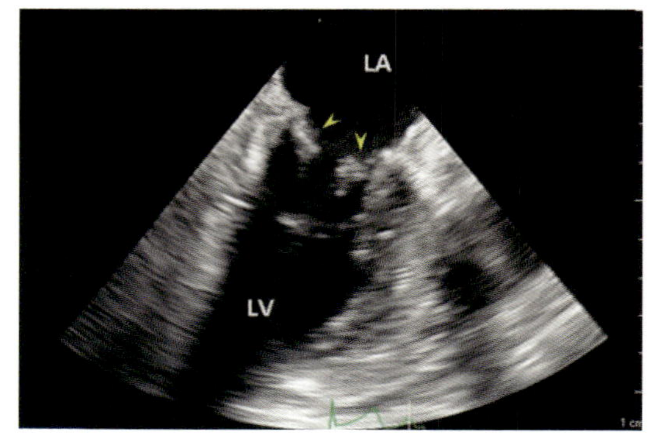

Fig.1.42　2D TEE．肥厚した僧帽弁（矢印）と僧帽弁輪の石灰化を認める（Video 1.29）．

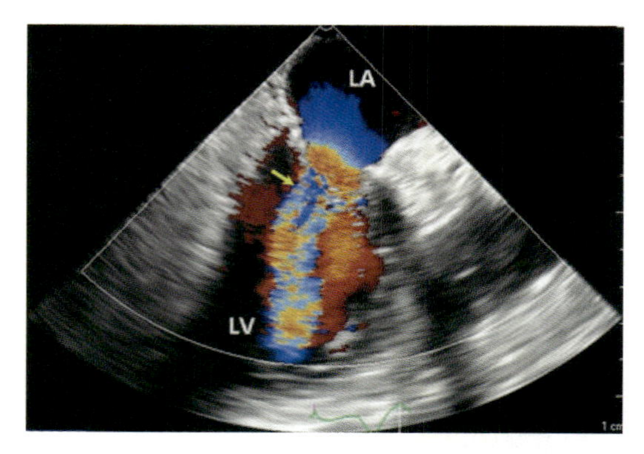

Fig.1.43　2D TEE，カラードプラ．経僧帽弁血流にモザイク状 jet を伴う MS（矢印）を認める（Video 1.30）．

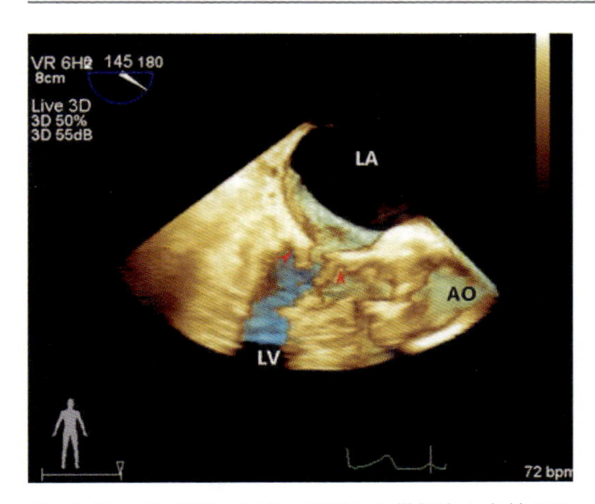

Fig.1.44 3D TEE，LAX．肥厚した僧帽弁と弁輪の石灰化（矢印）を認める（Video 1.31）．

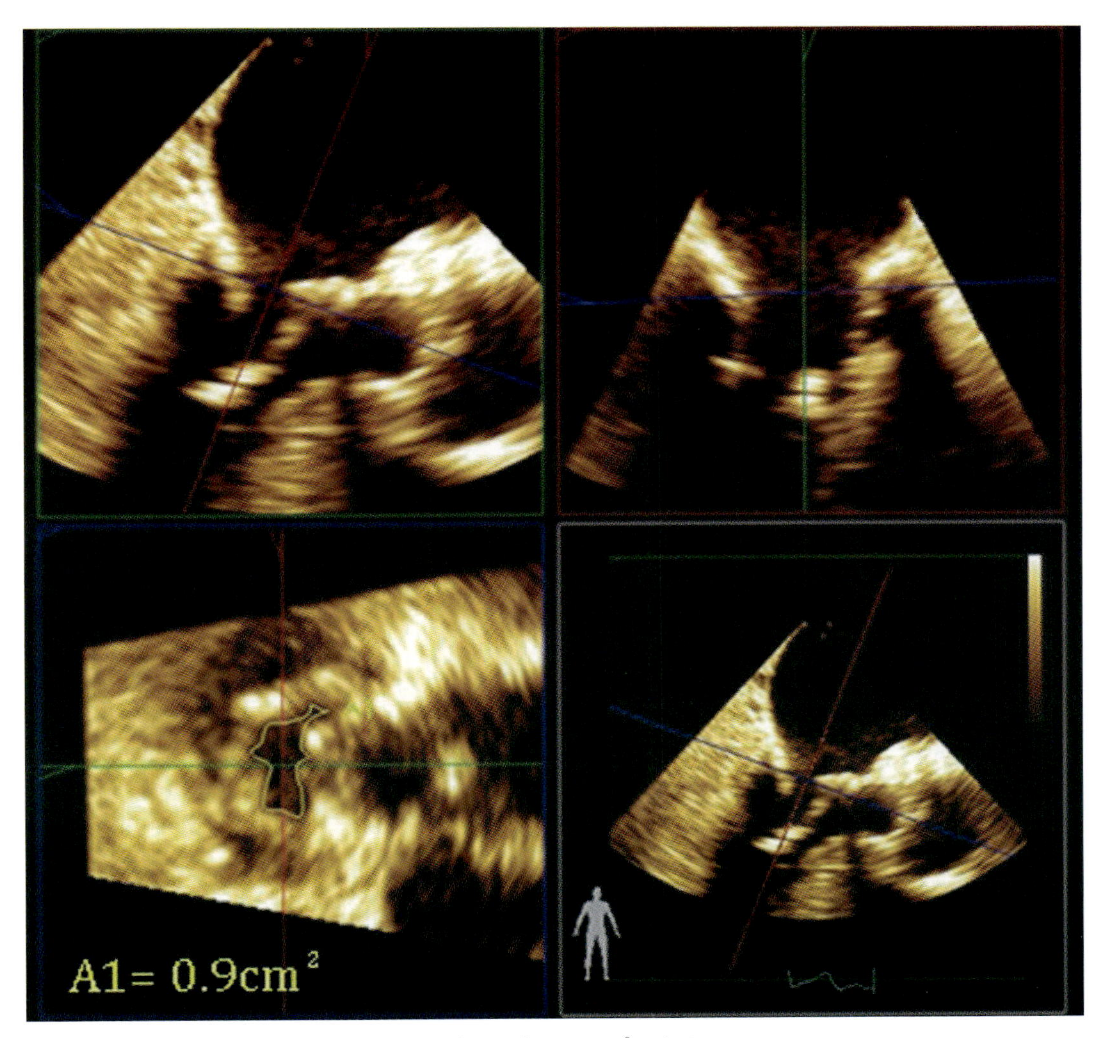

Fig.1.45 3D TEE，多断面再構成像．僧帽弁弁口面積は 0.9 cm^2 である．

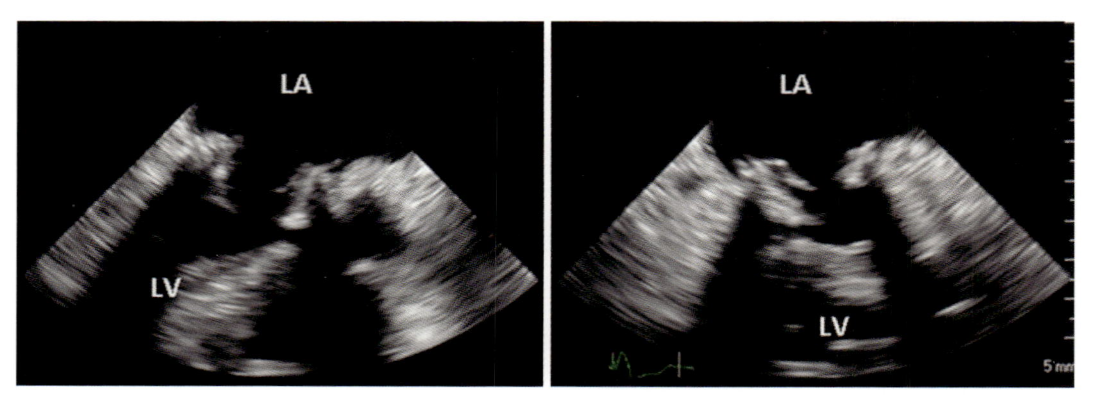

Fig.1.46 2D TEE，X-plane 像．生体弁 MVR 後．置換弁は正常に機能している．

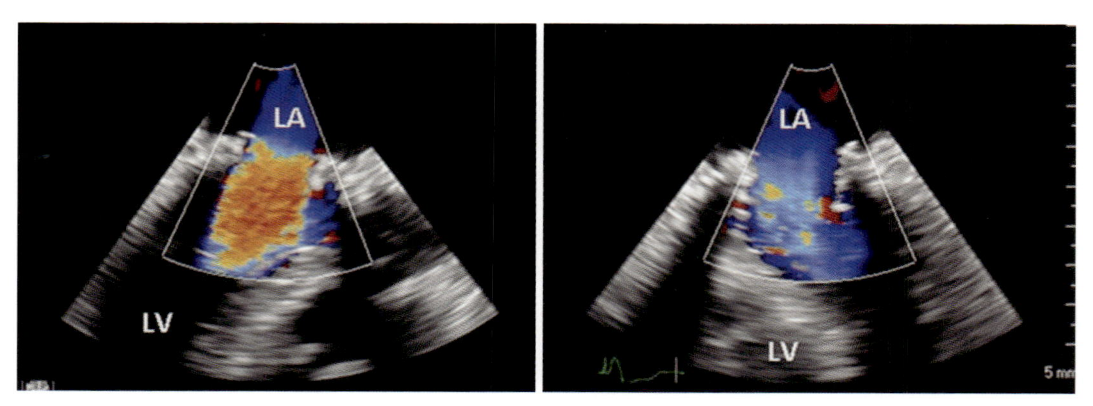

Fig.1.47 2D TEE，カラードプラ，X-plane 像．生体弁 MVR 後．経僧帽弁血流は正常である．

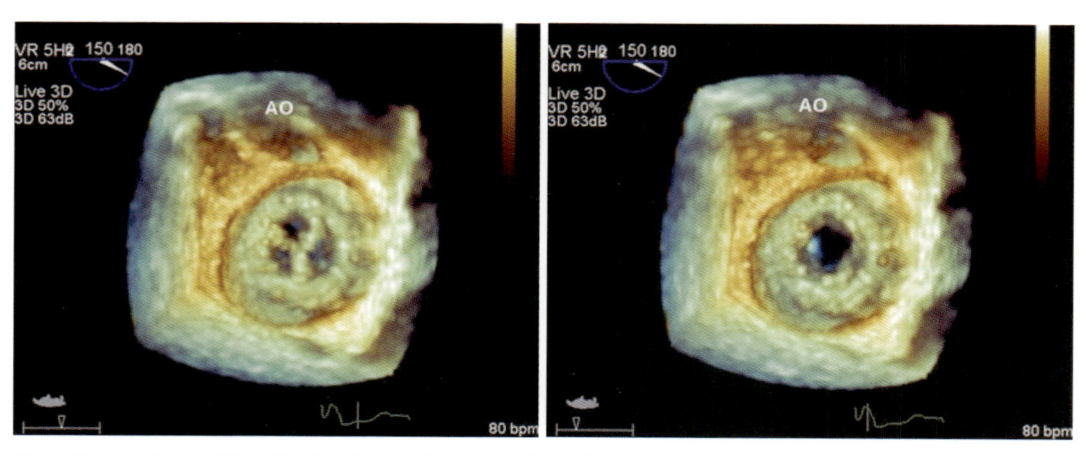

Fig.1.48, Fig.1.49 3D TEE，正面像．生体弁 MVR 後．収縮期に正常な閉鎖（左），拡張期に正常な開放（右）を認める（Video 1.32）．

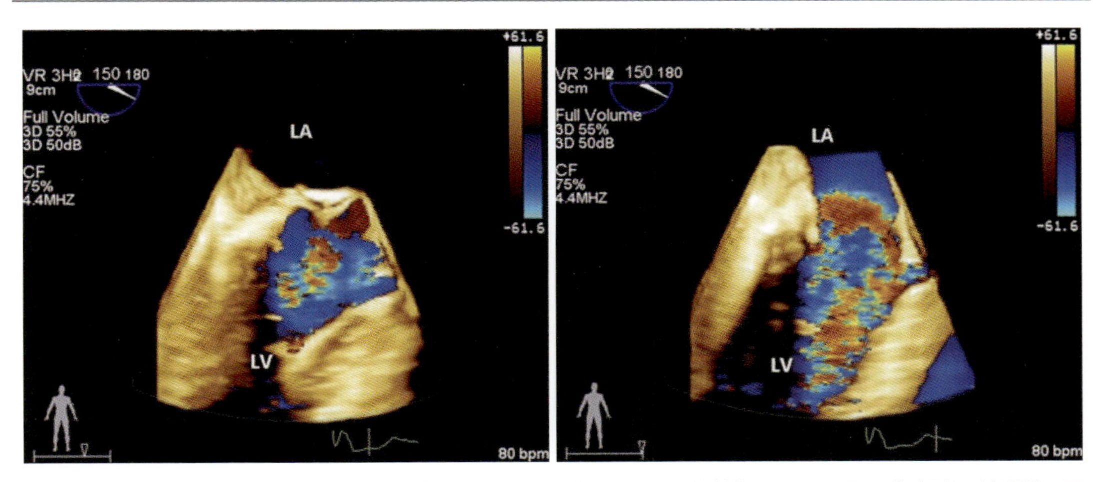

Fig.1.50, Fig.1.51 3D TEE，カラードプラ，LAX．生体弁 MVR 後．収縮期に MR は認めず（左），拡張期に正常な経僧帽弁血流（右）を認める（Video 1.33）．

▶**Tips** 僧帽弁の石灰化狭窄は高齢患者によくみられる所見である。石灰化は僧帽弁輪から始まり、徐々に有意狭窄へと進行する。

1.7 リウマチ性弁膜症〔僧帽弁置換術〕

45 歳、女性。咳嗽を伴う労作時呼吸困難を主訴に受診。MS を伴うリウマチ性心疾患の既往があり、手術目的で入院となった。

聴診所見：心音整、心尖部で Levine Ⅳ度の収縮期雑音を聴取。胸部 X 線：左房陰影拡大。冠動脈 CT：軽度の心拡大を認める。術式：MVR、三尖弁形成術。

（Fig. 1.52, 1.53, 1.54, 1.55, 1.56, 1.57, 1.58, 1.59, 1.60, 1.61, 1.62）

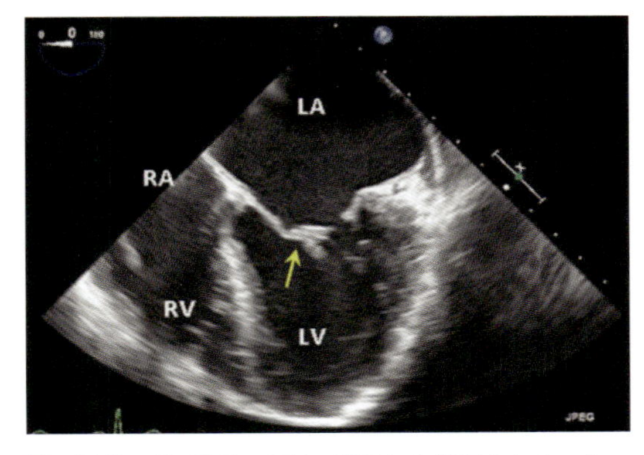

Fig.1.52 2D TEE，4CH．肥厚した僧帽弁とホッケースティックサイン（矢印），LA と僧帽弁輪の拡大を認める．RA：右房，RV：右室（Video 1.34）．

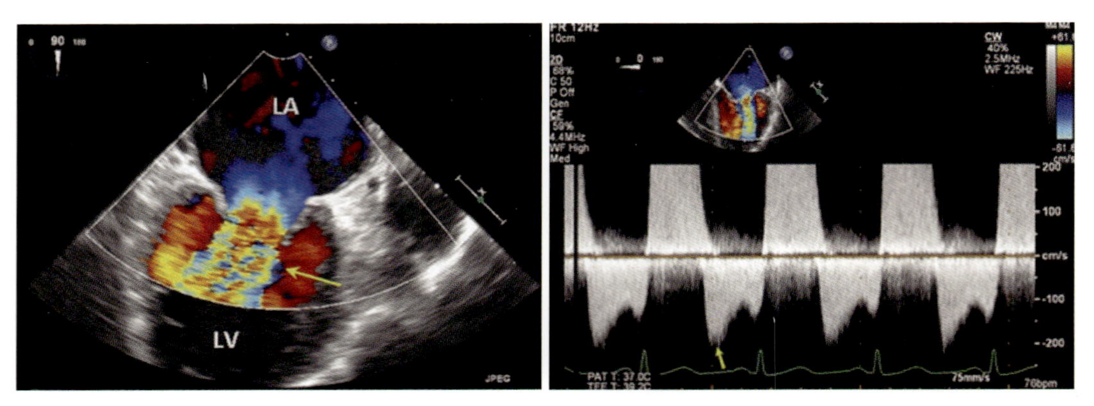

Fig.1.53, Fig.1.54　2D TEE，カラードプラ（左）．MS に伴う拡張期のモザイク状高速血流（矢印）を認める．連続波ドプラ（CWD）（右）で peak PG 16 mmHg と高い圧較差を認める（Video 1.35）．

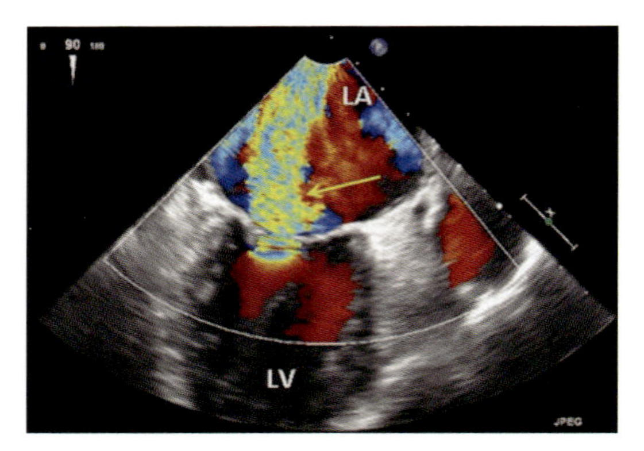

Fig.1.55　2D TEE，カラードプラ．収縮期に severe MR（矢印）を認める（Video 1.35）．

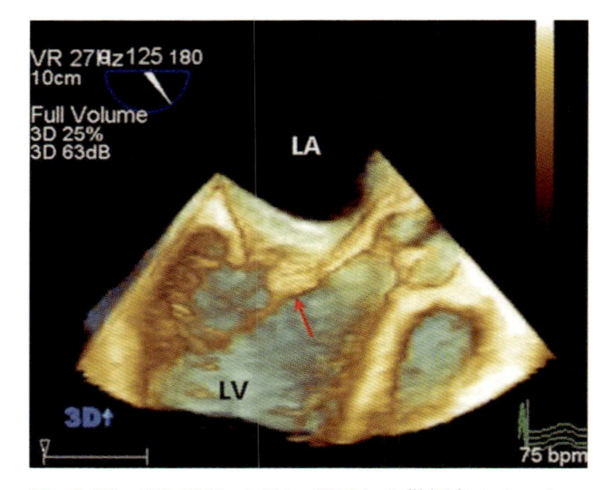

Fig.1.56　3D TEE，LAX．肥厚した僧帽弁とホッケースティックサイン（矢印）を認める（Video 1.36）．

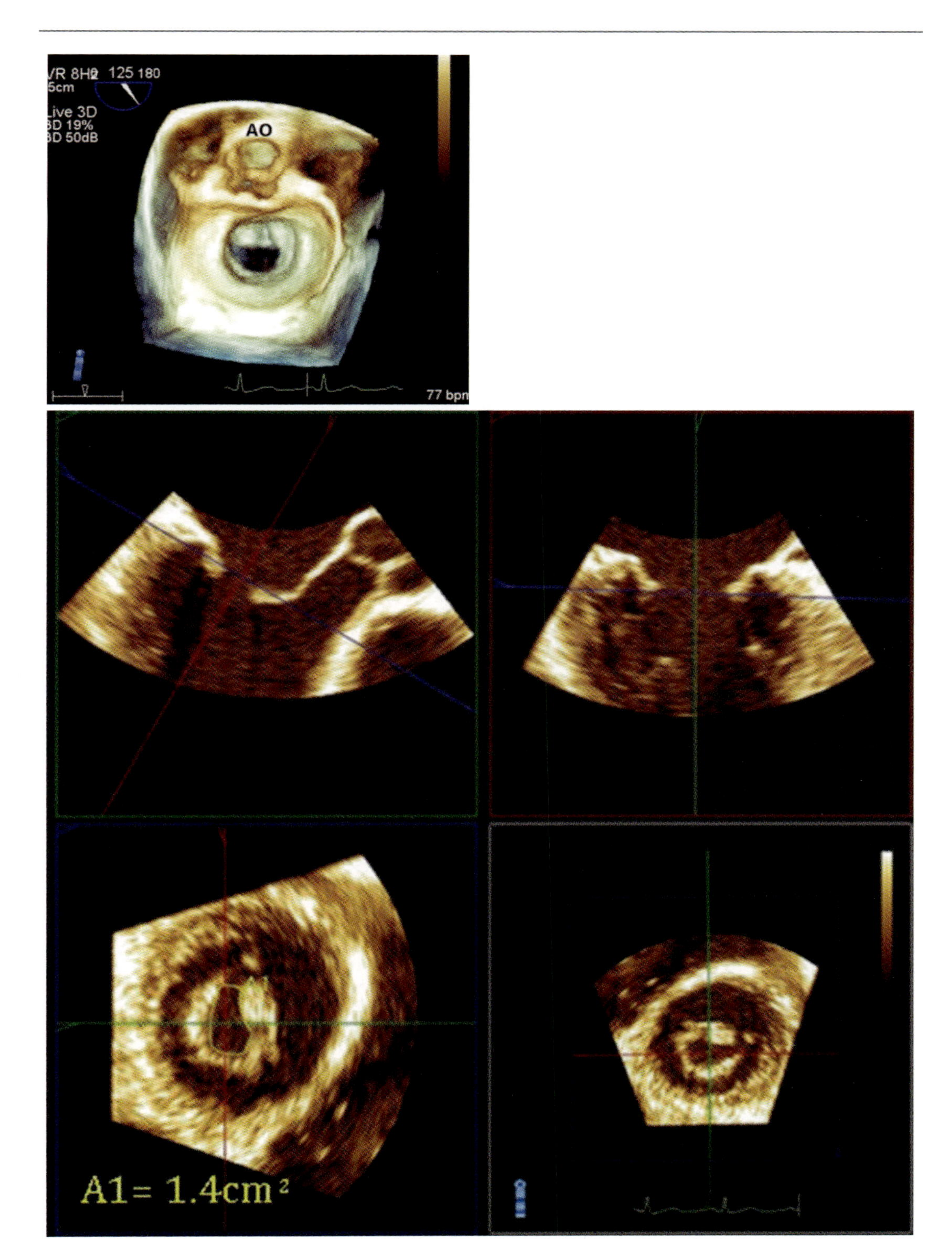

Fig.1.57, Fig.1.58 3D TEE，正面像（上），多断面再構成像（下）．肥厚した僧帽弁と狭小化した僧帽弁（弁口面積 1.4 cm^2）を認める（Video 1.37）．

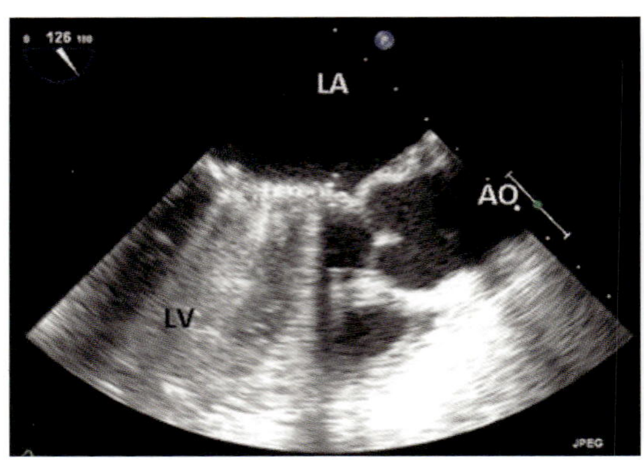

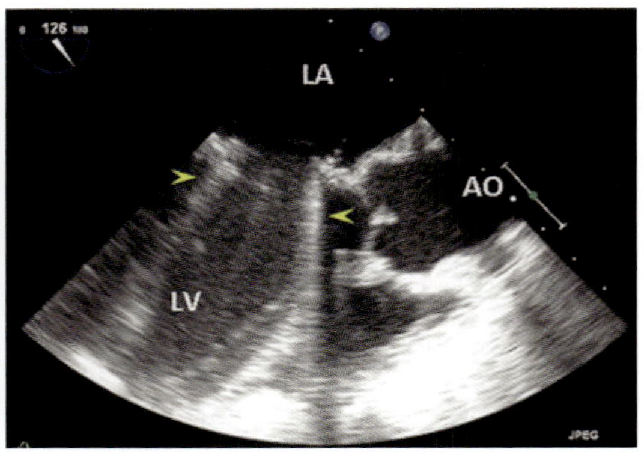

Fig.1.59, Fig.1.60 2D TEE，LAX．機械弁 MVR 後．機械弁による多重エコー（矢印）と，収縮期（左）・拡張期（右）の正常な開閉を認める．

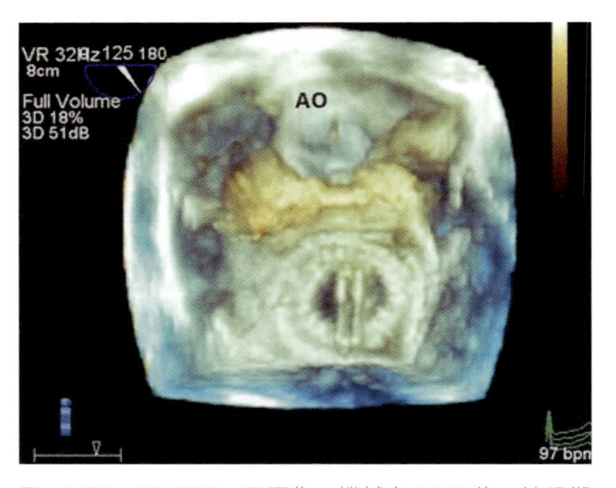

Fig.1.61 3D TEE，正面像．機械弁 MVR 後．拡張期に二尖性機械弁の正常な開放を認める．

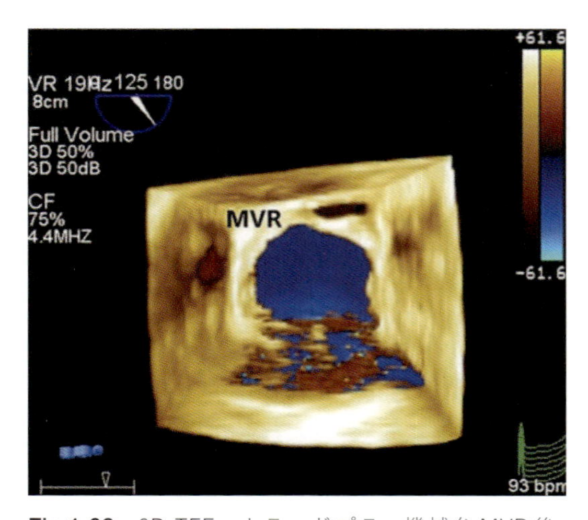

Fig.1.62 3D TEE，カラードプラ．機械弁 MVR 後．正常な経僧帽弁血流を認める．

Tips リウマチ性 MS では通常、弁尖の可動域制限、交連部の癒合、弁下組織の石灰化を示す。拡張期の経僧帽弁圧較差の上昇も認められる。

1.8 僧帽弁形成術後収縮期前方運動（SAM）〔僧帽弁置換術〕

77 歳、男性。severe MR、大腸がん術後、多発脳梗塞、高血圧の既往がある。

聴診所見：心音整、Levine Ⅰ度の収縮期雑音を聴取。ECG：洞調律、上室性期外収縮を認める。胸部 X 線：心陰影拡大。心臓カテーテル検査：severe MR。術式：僧帽弁形成術または MVR、三尖弁形成術。

（Fig. 1.63, 1.64, 1.65, 1.66, 1.67, 1.68, 1.69, 1.70, 1.71, 1.72, 1.73）

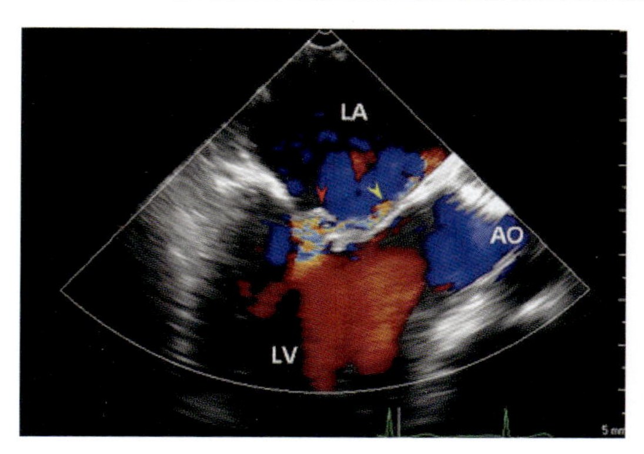

Fig.1.63 2D TEE，カラードプラ，LAX．僧帽弁後尖の逸脱（赤矢印），偏心性 severe MR（黄矢印），LA 拡大，LV 肥大を認める（Video 1.38）．

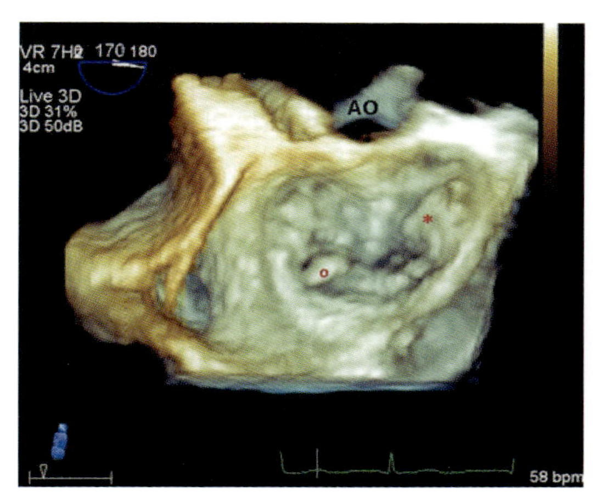

Fig.1.64 3D TEE，正面像．P1（○），P3（＊）の逸脱を認める（Video 1.39）．

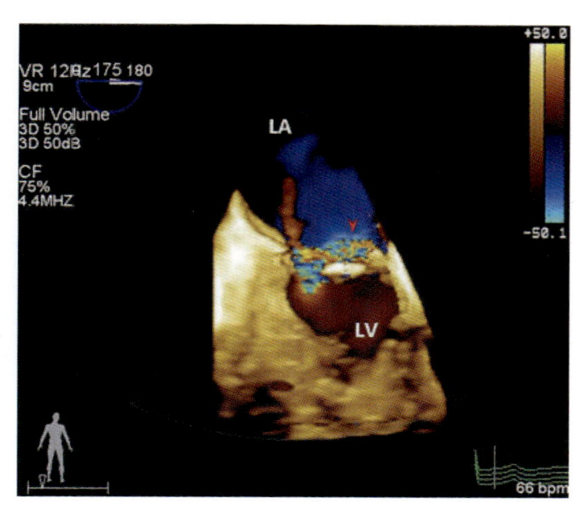

Fig.1.65 3D TEE，カラードプラ．僧帽弁後尖の逸脱と偏心性 severe MR（矢印）を認める（Video 1.40）．

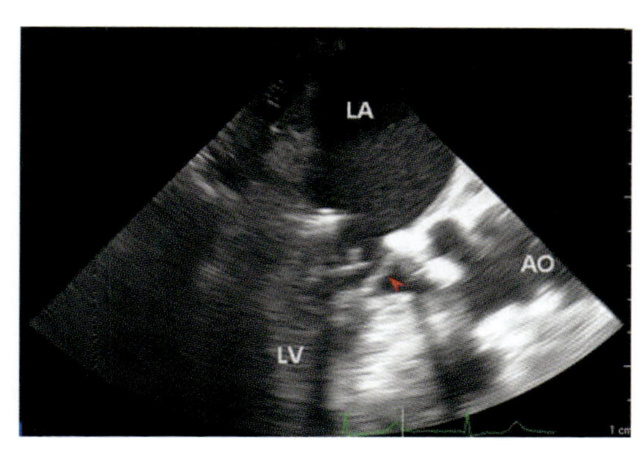

Fig.1.66 2D TEE，LAX．僧帽弁形成術後．僧帽弁弁尖の収縮期前方運動（SAM）（矢印），心室中隔肥大，左室流出路（LVOT）狭窄を認める（Video 1.41）．

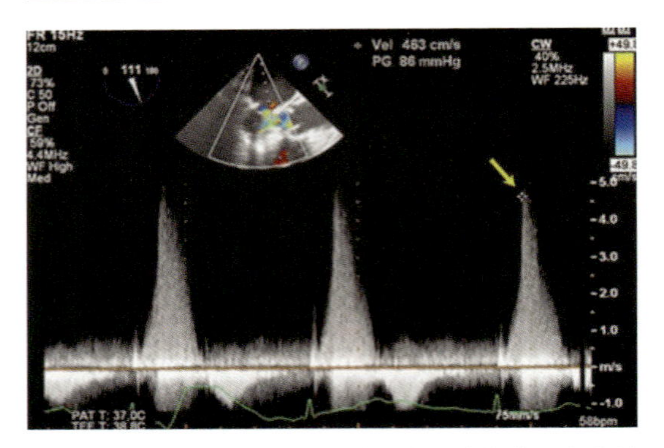

Fig.1.67　2D TEE，CWD．僧帽弁形成術後．大動脈弁下に起源をもつ高速血流を認める．CWD スペクトラムでは後半に血流速度のピークがきており（矢印），最大圧較差は 86 mmHg で，LVOT 狭窄を示唆する．

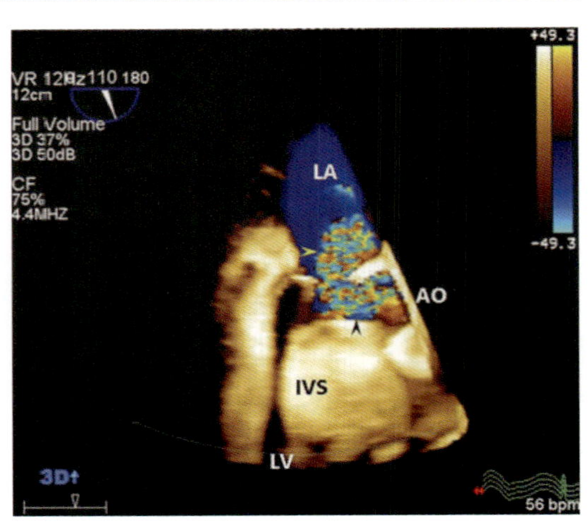

Fig.1.69　3D TEE，カラードプラ，LAX．僧帽弁形成術後．SAM による severe MR（黄矢印），大動脈弁下狭窄による LVOT の乱流（黒矢印）を認める（Video 1.43）．

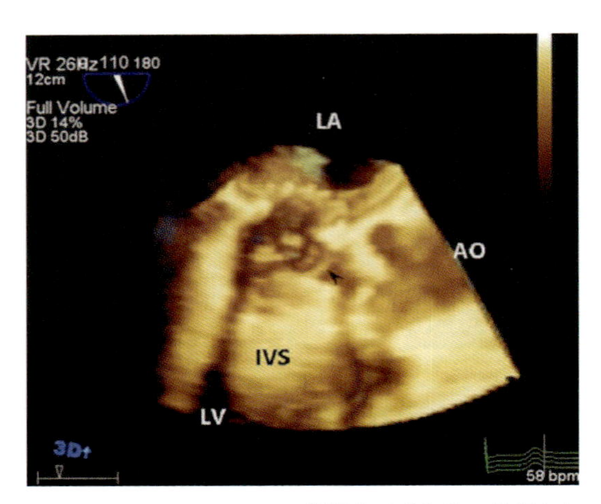

Fig.1.68　3D TEE，LAX．僧帽弁形成術後．僧帽弁弁尖の SAM（矢印），心室中隔（IVS）肥大，LVOT 狭窄を認める（Video 1.42）．

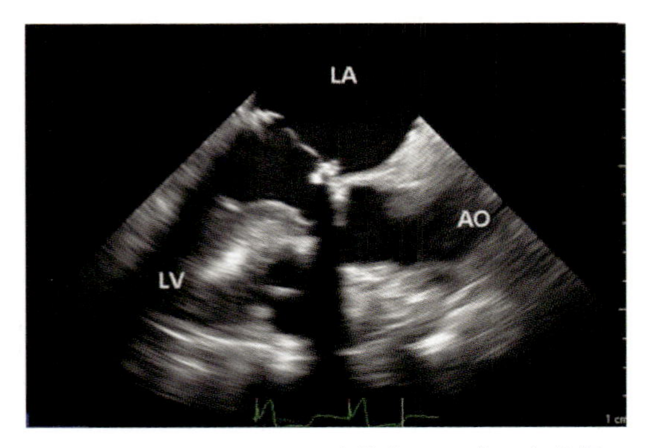

Fig.1.70　2D TEE，LAX．生体弁 MVR 後．収縮期の SAM はなく，置換弁は正常に開閉している．

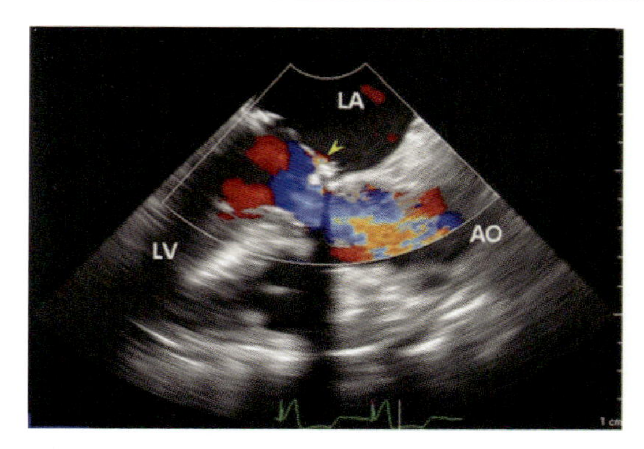

Fig.1.71 2D TEE，カラードプラ，LAX．生体弁 MVR 後．trivial MR（矢印）と正常な LVOT 血流を認める．

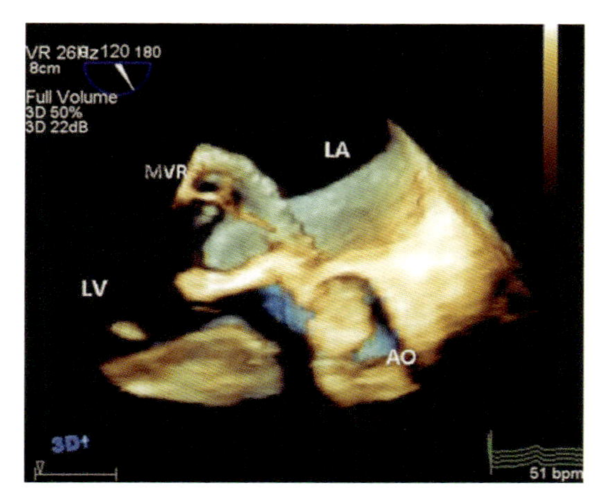

Fig.1.72 3D TEE，LAX．生体弁 MVR 後．SAM はなく，置換弁は正常に開閉している（Video 1.44）．

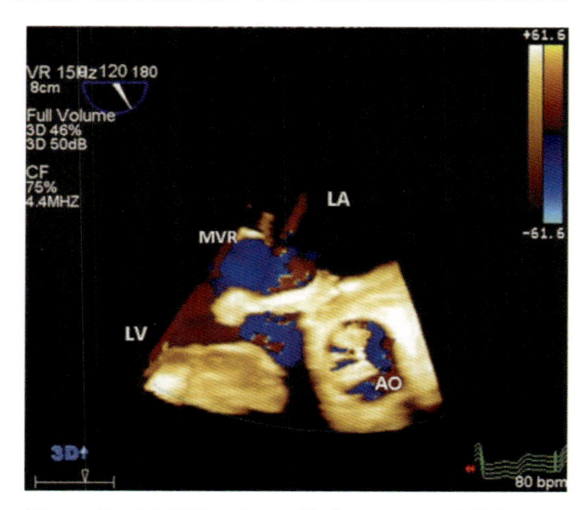

Fig.1.73 3D TEE，カラードプラ，LAX．生体弁 MVR 後．trivial MR と正常な LVOT 血流を認める（Video 1.45）．

▶**Tips** 僧帽弁形成術後に SAM を発症する危険因子は短い僧帽弁前尖、長い僧帽弁後尖、狭い左室腔などである。

1.9 僧帽弁前尖・交連部逸脱〔僧帽弁形成術〕

53 歳、女性。高血圧と関節リウマチに対して数年前から内服加療中。数ヶ月前からの労作時の胸部絞扼感と倦怠感を主訴に受診。

ECG：洞調律。胸部 X 線：胸部大動脈陰影の拡大、心陰影の軽度拡大。聴診所見：心音整、心尖部と第 2 肋間胸骨左縁に Levine Ⅲ度の収縮期雑音を聴取。心臓カテーテル検査：severe MR、冠動脈にアテローム性動脈硬化所見。術式：僧帽弁形成術。

（Fig. 1.74, 1.75, 1.76, 1.77, 1.78, 1.79）

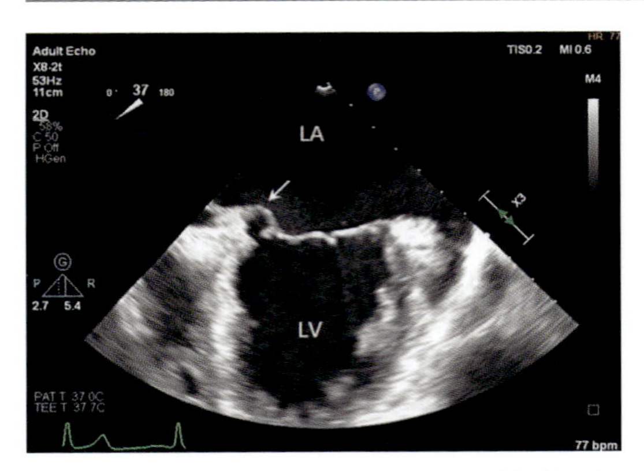

Fig.1.74 2D TEE．僧帽弁前尖逸脱の可能性（矢印），LA 拡大を認める（Video 1.46）．

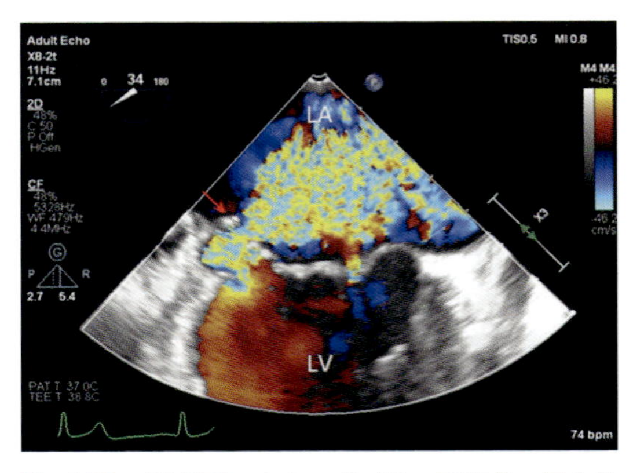

Fig.1.75 2D TEE，カラードプラ．交連像．偏心性 severe MR（矢印）を認める（Video 1.47）．

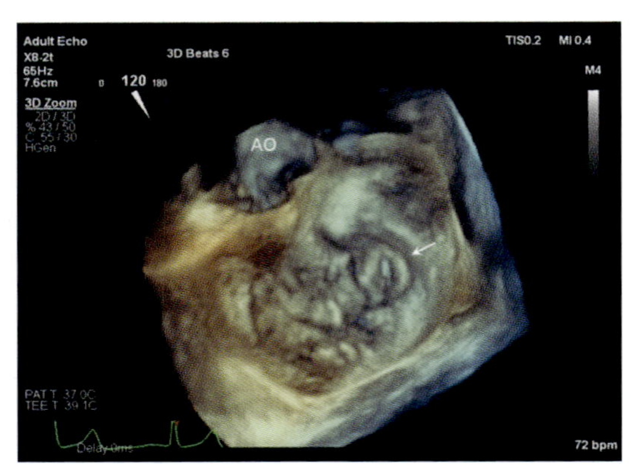

Fig.1.76 3D TEE，カラードプラ，正面像．A3 と交連部の逸脱（矢印）を認める（Video 1.48）．

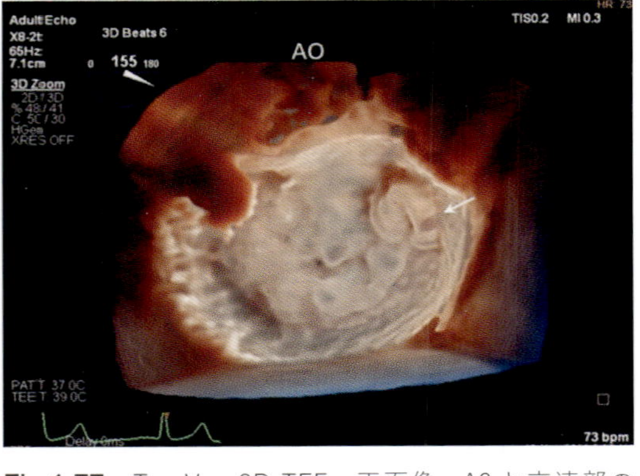

Fig.1.77 TrueVue 3D TEE，正面像．A3 と交連部の逸脱（矢印）を認める（Video 1.49）．

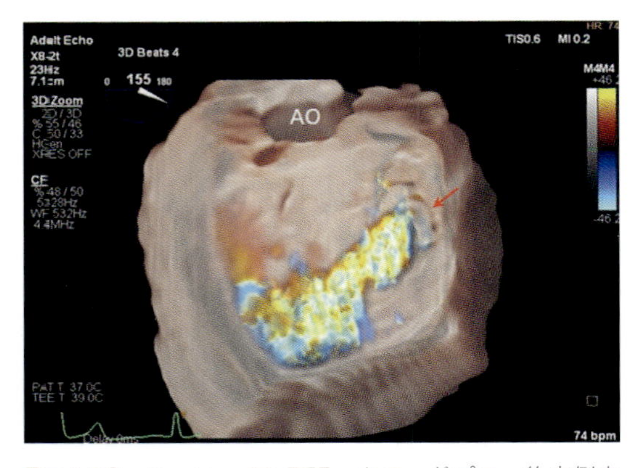

Fig.1.78 TrueVue 3D TEE，カラードプラ．後内側交連部からの severe MR（矢印）を認める（Video 1.50）．

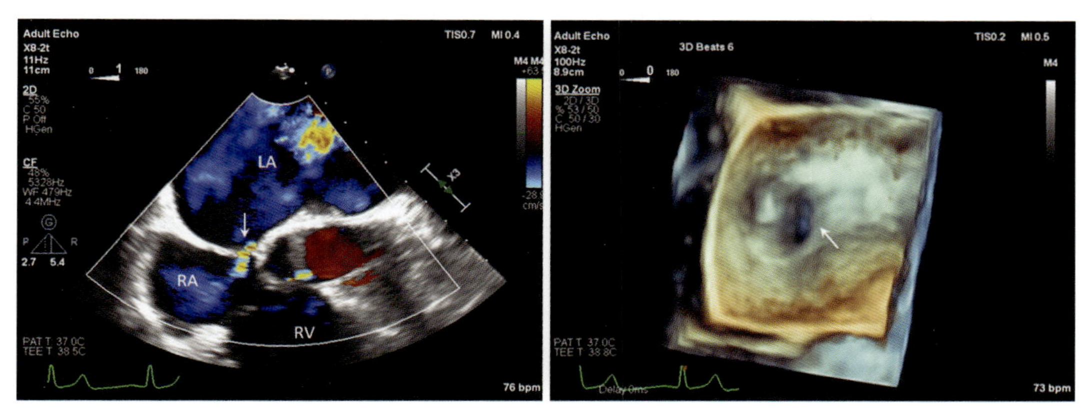

Fig.1.79　2D TEE（左）と 3D TEE（右）．卵円孔開存（PFO）（矢印）を認める（Video 1.51, Video 1.52）．

1.10　僧帽弁後尖逸脱〔僧帽弁形成術〕

58歳、女性。特記すべき既往なし。胸部苦悶感を伴う重度の呼吸困難を主訴に受診。1ヶ月前から階段昇降などの労作時に動悸を自覚し5分間の休憩で改善していた。

胸部X線：心陰影の軽度拡大、胸部大動脈陰影の拡大。ECG：洞調律。心臓カテーテル検査：RCAから左冠尖（LCC）への瘻孔を認め、severe MR、moderate to severe TR（三尖弁逆流）を認める。TTE：僧帽弁後尖の逸脱、右室のびまん性壁運動低下を認める〔右室駆出分画率（RVEF）38%〕。術式：僧帽弁形成術、三尖弁形成術、左心耳閉鎖術、心房細動アブレーション。

（Fig. 1.80, 1.81, 1.82, 1.83, 1.84, 1.85, 1.86, 1.87）

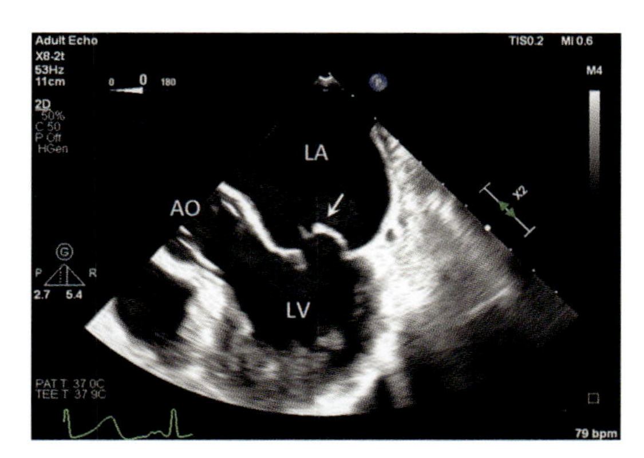

Fig.1.80　2D TEE．僧帽弁後尖逸脱（矢印）を認める（Video 1.53）．

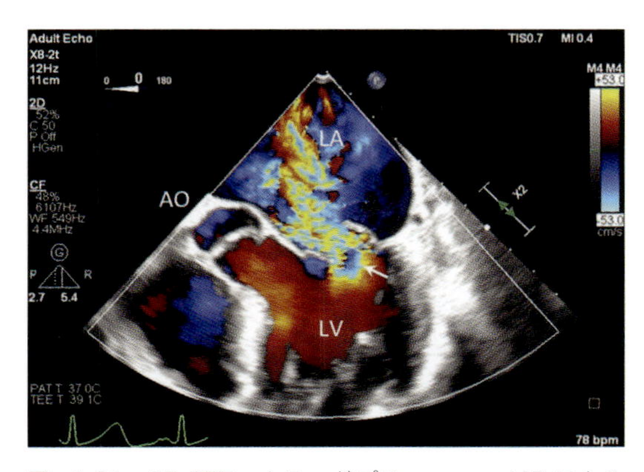

Fig.1.81　2D TEE，カラードプラ．severe MR による著明な収斂像（矢印）を認める（Video 1.54）．

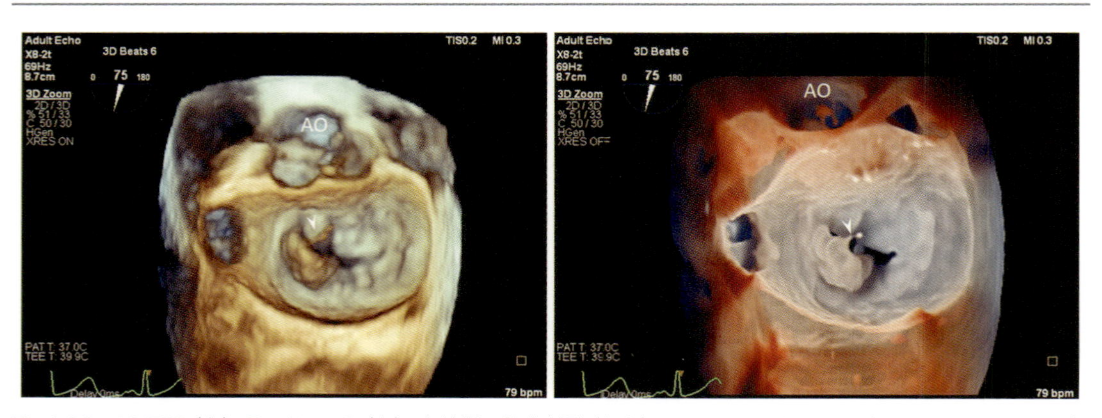

Fig.1.82　3D TEE（左），TrueVue 3D（右），収縮期．腱索断裂（矢印）と P1 の flail を認める（Video 1.55, Video 1.56）．

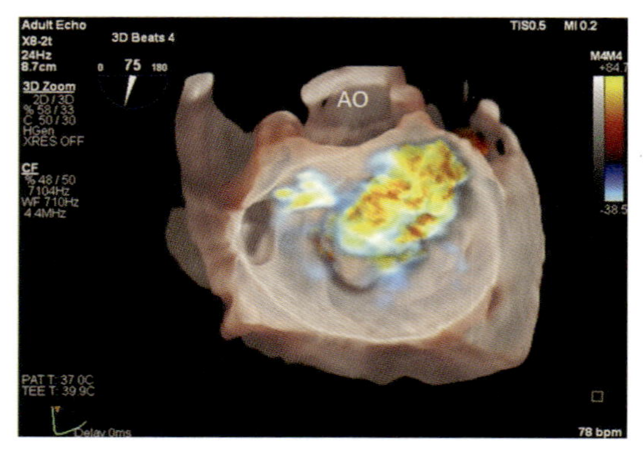

Fig.1.83　TrueVue 3D TEE，カラードプラ．severe MR を認める（Video 1.57）．

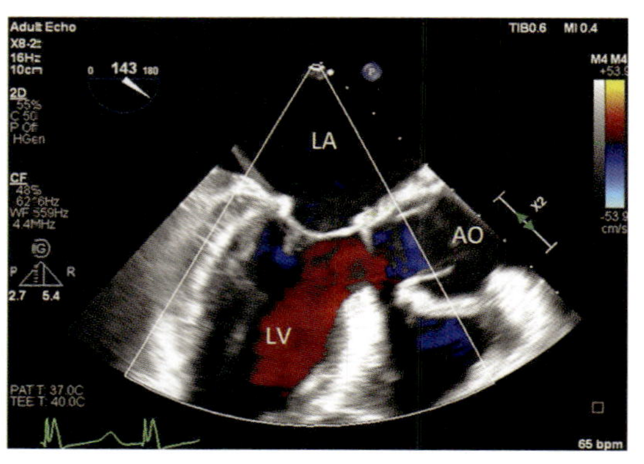

Fig.1.85　2D TEE，カラードプラ．僧帽弁形成術後．僧帽弁は正常に開閉している（Video 1.59）．

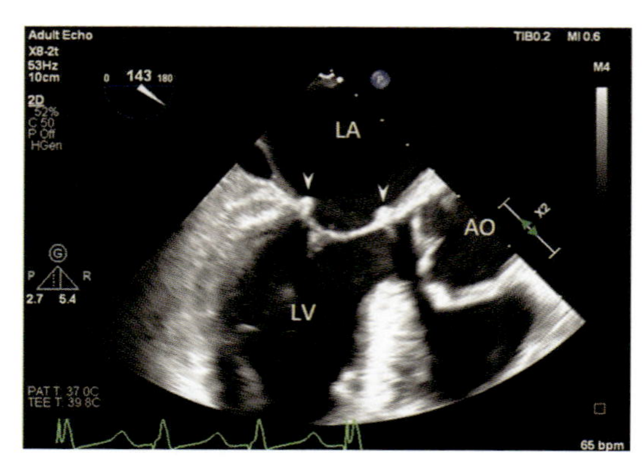

Fig.1.84　2D TEE，LAX．僧帽弁形成術後（矢印）（Video 1.58）．

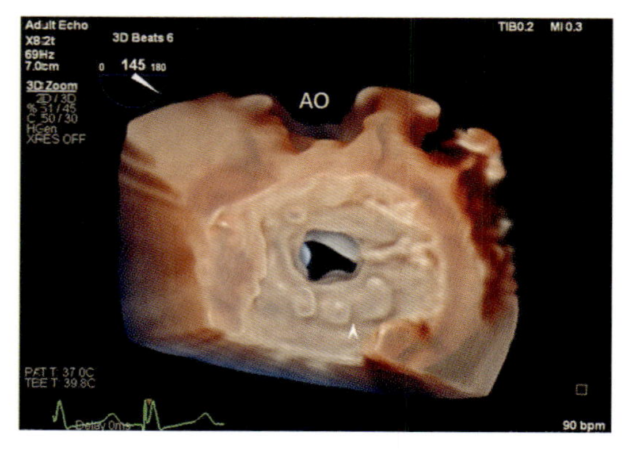

Fig.1.86　TrueVue 3D TEE．人工弁輪（矢印）を認める（Video 1.60）．

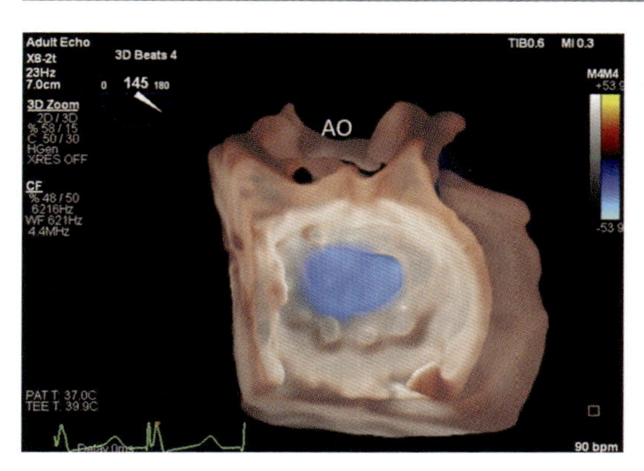

Fig.1.87 TrueVue 3D TEE，カラードプラ．僧帽弁形成術後．MR は消失している（Video 1.61）．

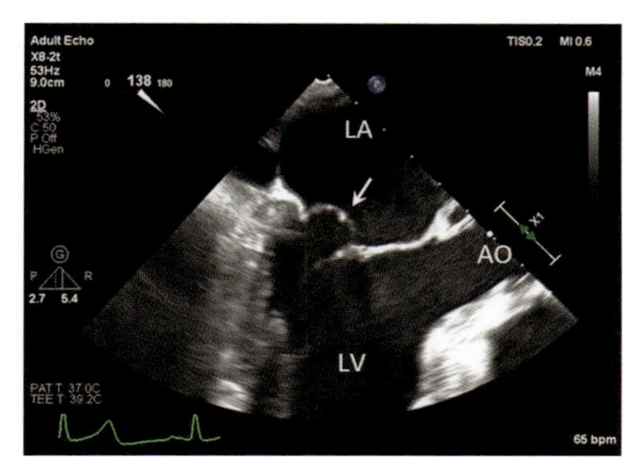

Fig.1.88 2D TEE，LAX．著明な僧帽弁前尖逸脱（矢印）を認める（Video 1.62）．

1.11 僧帽弁前後尖逸脱〔僧帽弁形成術〕

64 歳、女性。高血圧性心疾患に対して 10 年以上内服加療中だったが 1 年前から怠薬している。日常動作や感情変化に伴う呼吸苦を主訴に受診。

TTE：severe MR、moderate TR。ECG：洞調律、上室性期外収縮。心臓カテーテル検査：severe MR、PHT を認める。術式：僧帽弁形成術、三尖弁輪形成術。

（Fig. 1.88, 1.89, 1.90, 1.91, 1.92, 1.93）

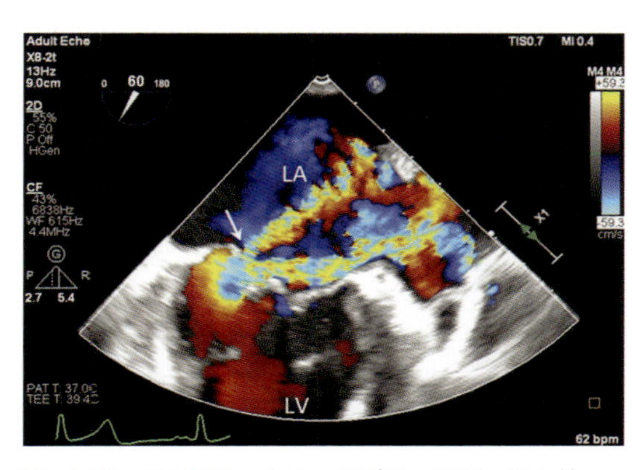

Fig.1.89 2D TEE，カラードプラ，2CH．偏心性 severe MR（矢印）を認める（Video 1.63）．

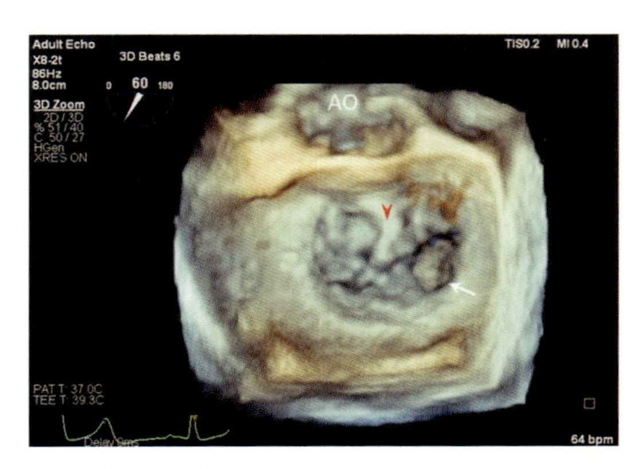

Fig.1.90 3D TEE，正面像．A2 の逸脱（赤矢印）と P3 の flail（白矢印）を認める（Video 1.64）．

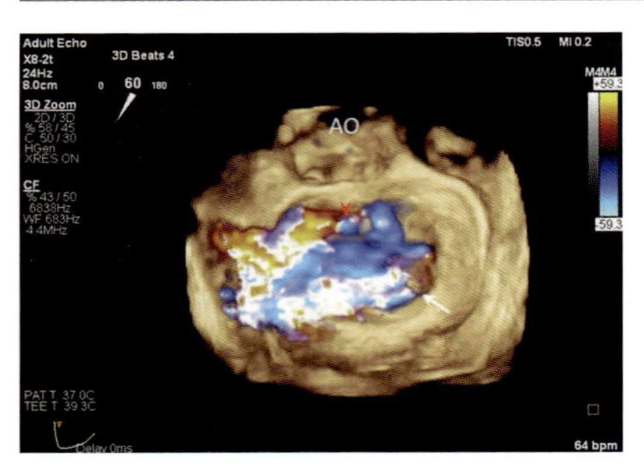

Fig.1.91 3D TEE，カラードプラ．A2（赤矢印）とP3（白矢印）から 2 つの jet を認める（Video 1.65）.

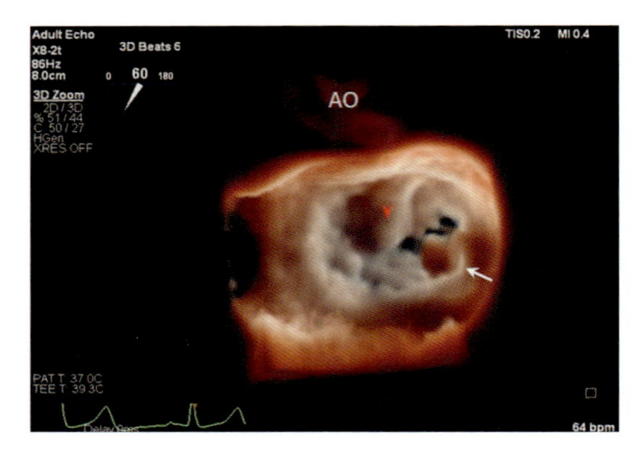

Fig.1.92 TrueVue 3D TEE．A2 の逸脱（赤矢印）とP3 の flail（白矢印）を認める（Video 1.66）.

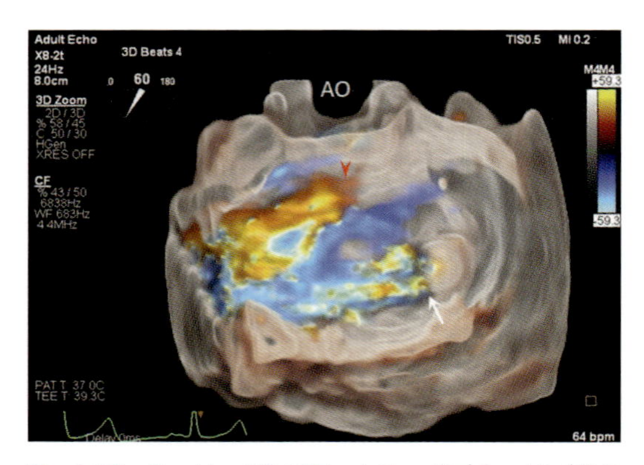

Fig.1.93 TrueVue 3D TEE，カラードプラ．A2（赤矢印）と P3（白矢印）からの MR を認める（Video 1.67）.

Suggested Reading

Addetia K, Mor-Avi V, Weinert L, et al. A new definition for an old entity: improved definition of mitral valve prolapse using three-dimensional echocardiography and color-coded parametric models. J Am Soc Echocardiogr. 2014;27(1):8–16.

Akhter N, Zhao Q, Andrei AC, et al. Identification of prolapsing mitral valve scallops by a three-dimensional multiplanar reconstruction method. Echocardiography. 2015;32(1):106–13.

Alfieri O, Lapenna E. Systolic anterior motion after mitral valve repair: where do we stand in 2015? Eur J Cardiothorac Surg. 2015;48(3):344–6.

Ben Zekry S, Spiegelstein D, Sternik L, et al. Simple repair approach for mitral regurgitation in Barlow disease. J Thorac Cardiovasc Surg. 2015;150(5):1071–1077.e1.

Butler TC, Sedgwick JF, Burstow DJ. 3-D assessment of infective endocarditis with anterior mitral valve perforation and flail posterior leaflet. Int J Cardiol. 2015;185:249.

Colli A, Manzan E, Zucchetta F, et al. Feasibility of anterior mitral leaflet flail repair with transapical beating-heart neochord implantation. JACC Cardiovasc Interv. 2014;7(11):1320–1.

Fucci C, Faggiano P, Nardi M, et al. Triple-orifice valve repair in severe Barlow disease with multiple-jet mitral regurgitation: report of mid-term experience. Int J Cardiol. 2013;167(6):2623–9.

Fusini L, Ghulam Ali S, Tamborini G, et al. Prevalence of calcification of the mitral valve annulus in patients undergoing surgical repair of mitral valve prolapse. Am J Cardiol. 2014;113(11):1867–73.

Mori M, Yoshimuta T, Ohira M, et al. Impact of real-time three-dimensional transesophageal echocardiography on procedural success for mitral valve repair. J Echocardiogr. 2015;13(3):100–6.

Mukit M, Kagalwala DZ, El-Eshmawi A, et al. Novel presentation of flail mitral valve. J Cardiothorac Vasc Anesth. 2015;29(5):1398–401.

Murugesan V, Pulimamidi VK, Rajappa M, Satheesh S, et al. Elevated fibrinogen and lowered homocysteine-vitamin determinants and their assodiation with left atrial thrombus in patients with rheumatic mitral stenosis. Br J Biomed Sci. 2015;72(3):102–6.

Nanda N, Hsiung MC, Miller AP, et al. Live/real time 3D echocardiography. Oxford: Wiley-Blackwell; 2010.

Otto CM. Textbook of clinical echocardiography. Philadelphia: W. B. Saunders Company; 2000.

Oxorn DC. Intraoperative echocardiography. Philadelphia: Elsevier Saunders; 2012.

Padala M, Sweet M, Hooson S, et al. Hemodynamic comparison of mitral valve repair: techniques for a flail anterior leaflet. J Heart Valve Dis. 2014;23(2):171–6.

Perrino A, Reeves S, Glas K. The practice of perioperative

transesophageal echocardiography essential cases. Philadelphia: Lippincott Williams & Wilkins; 2011.
Pinheiro AC, Mancuso FJ, Hemerly DF, et al. Diagnostic value of color flow mapping and Doppler echocardiography in the quantification of mitral regurgitation in patients with mitral valve prolapse or rheumatic heart disease. J Am Soc Echocardiogr. 2007;20(10):1141–8.
Rostagno C, Droandi G, Rossi A, et al. Anatomic characteristics of bileaflet mitral valve prolapse—Barlow disease—in patients undergoing mitral valve repair. Ital J Anat Embryol. 2014;119(1):20–8.
Schaheen LW, Hayanga AJ, Badhwar V. Chordal relocation for repair of anterior mitral leaflet flail: a reproducible option. Multimed Man Cardiothorac Surg. 2014; 2014:mmt021.
Sidebotham DA, Allen SJ, Gerber IL, et al. Intraoperative tranesophageal esophageal echocardiography for surgical repair of mitral regurgitation. J Am Soc Echocardiogr. 2014;27(4):345–66.

大動脈弁疾患　2

Abstract

本章では大動脈弁弁尖逸脱、大動脈二尖弁、リウマチ性心疾患、バルサルバ洞動脈瘤、経カテーテル的大動脈弁留置術（TAVI）後僧帽弁腱索断裂などを提示する。

大動脈弁評価の最適な view は中部食道大動脈弁短軸像（ME AV SAX）と中部食道大動脈弁長軸像（ME AV LAX）である。3D エコーでは多断面再構成像（MPR）を用いることで、弁の形態や大動脈弁狭窄（AS）の重症度、解剖学的な弁開口部について、より詳細な情報が得られる。

2.1　大動脈弁無冠尖逸脱〔大動脈弁置換術〕

58 歳、男性。B 型 WPW 症候群、慢性閉塞性肺疾患（COPD）、大動脈弁無冠尖逸脱による severe AR（大動脈弁逆流）の既往がある。繰り返す胸痛と労作時呼吸困難を主訴に受診。

聴診所見：心音整、Levine Ⅱ度の拡張期雑音を聴取。胸部 X 線：心陰影拡大。術式：大動脈弁置換術（AVR）。

（Fig. 2.1, 2.2, 2.3, 2.4, 2.5, 2.6）

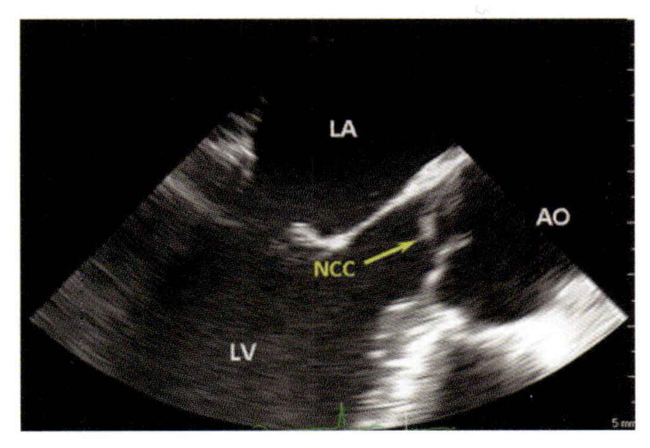

Fig.2.1　2D TEE，長軸像（LAX）．無冠尖（NCC）逸脱（矢印）を認める．AO：大動脈，LA：左房，LV：左室（Video 2.1）．

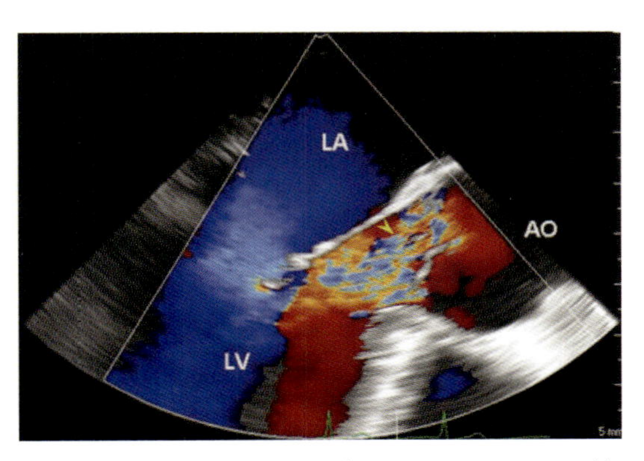

Fig.2.2　2D TEE，カラードプラ，LAX．severe AR（矢印）を認める（Video 2.2）．

Supplementary Information
The online version contains supplementary material available at
https://doi.org/10.1007/978-981-19-6794-8_2

W.-H. Yin, M.-C. Hsiung, *Atlas of Perioperative 3D Transesophageal Echocardiography*,
https://doi.org/10.1007/978-981-19-6794-8_2

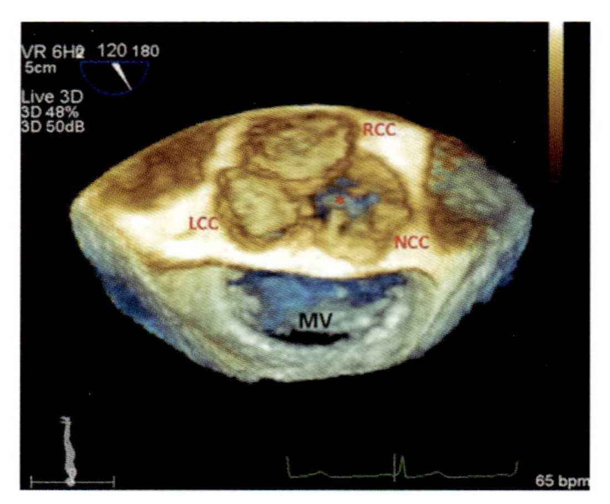

Fig.2.3 3D TEE, surgical view. NCC 逸脱（＊）を認める．LCC：左冠尖，MV：僧帽弁，RCC：右冠尖（Video 2.3）．

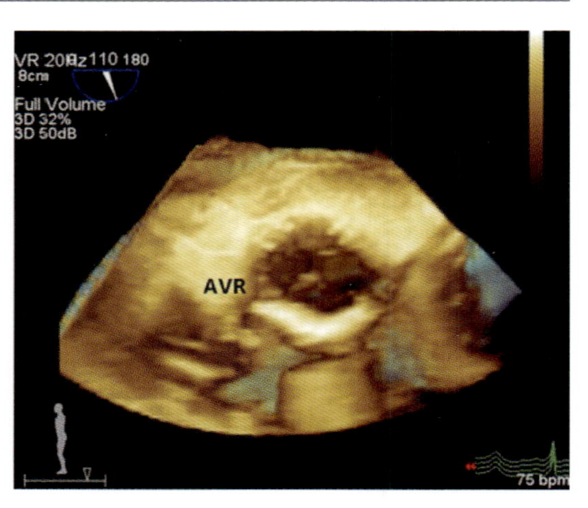

Fig.2.5 3D TEE，短軸像（SAX）．AVR 後（Video 2.5）．

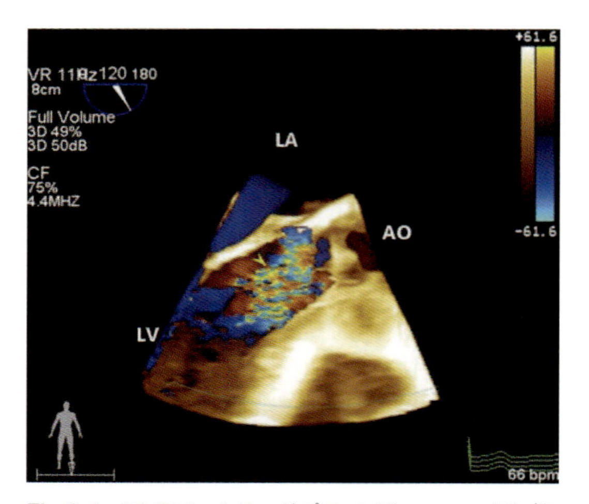

Fig.2.4 3D TEE，カラードプラ，LAX．severe AR（矢印）を認める（Video 2.4）．

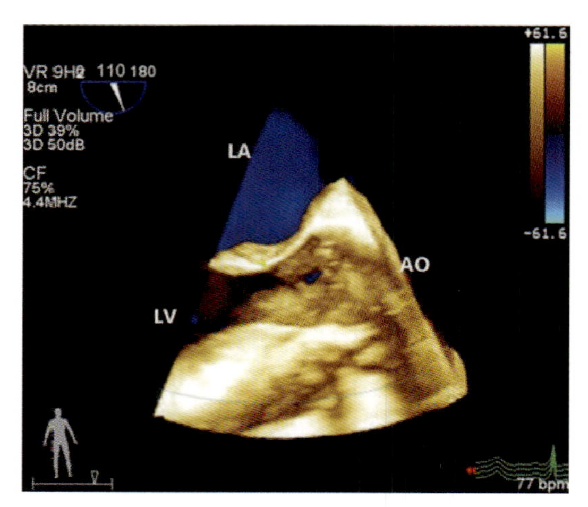

Fig.2.6 3D TEE，カラードプラ，LAX．生体弁 AVR 後．trivial AR を認める（Video 2.6）．

Tips 大動脈弁弁尖逸脱では、弁尖が弁輪平面を越えて左室内に逸脱し、拡張期に偏心性 AR が生じる。

2.2 大動脈二尖弁〔大動脈弁形成術〕

24歳、男性。高血圧、ARを伴う大動脈二尖弁の既往があり、内服加療中である。息切れ、胸部苦悶感を主訴に受診。

聴診所見：心音整、胸骨上縁部にLevine I度のto and fro murmur、心尖部にLevine I度の収縮期雑音を聴取。ECG：洞調律、反時計方向回転、左室負荷所見を認める。心臓カテーテル検査：大動脈二尖弁、severe AR。術式：大動脈弁形成術。

（Fig. 2.7, 2.8, 2.9, 2.10, 2.11, 2.12, 2.13）

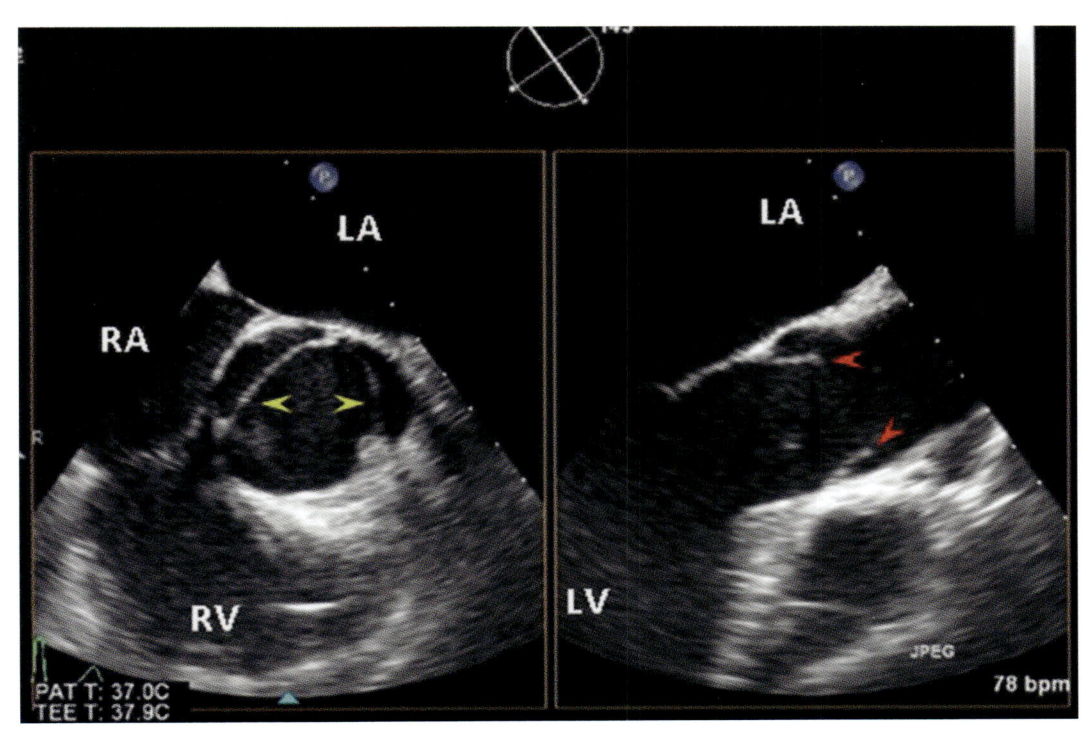

Fig.2.7 2D TEE, X-plane 像. 大動脈二尖弁（黄矢印），卵円型の弁口，収縮期のドーミングサイン（赤矢印）を認める．RA：右房，RV：右室（Video 2.7）．

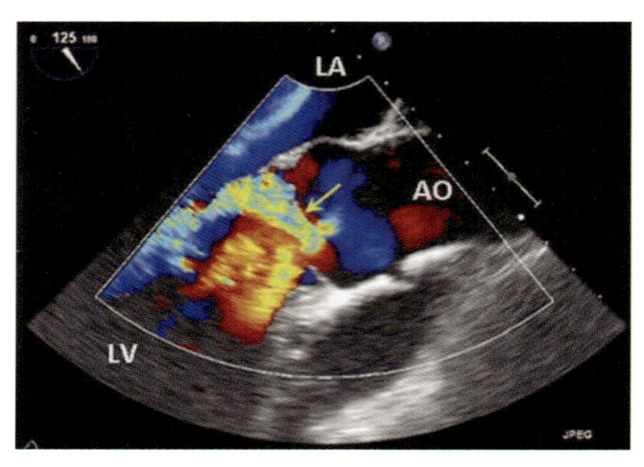

Fig.2.8　2D TEE，カラードプラ，LAX．偏心性 severe AR（矢印）を認める（Video 2.8）．

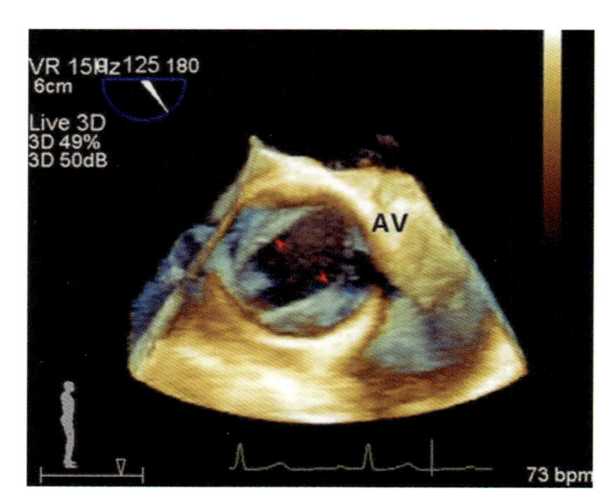

Fig.2.9　3D TEE，SAX．大動脈二尖弁と卵円型の弁口（矢印）を認める．AV：大動脈（Video 2.9）．

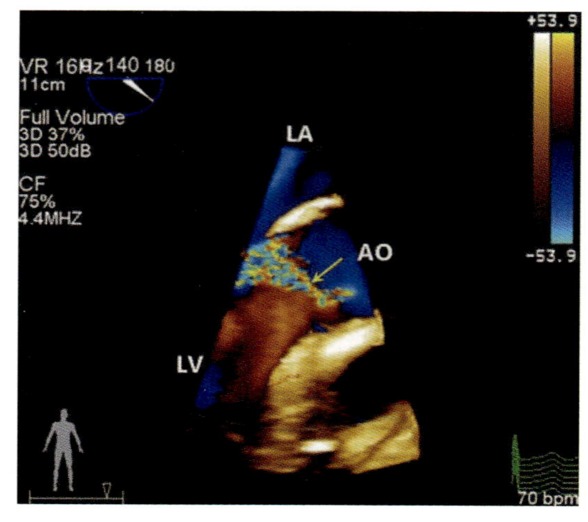

Fig.2.10　3D TEE，カラードプラ．偏心性 severe AR（矢印）を認める（Video 2.10）．

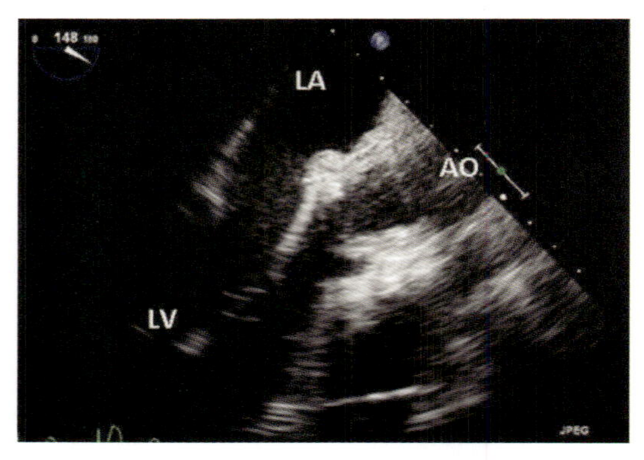

Fig.2.11　2D TEE，LAX．大動脈弁形成術後．

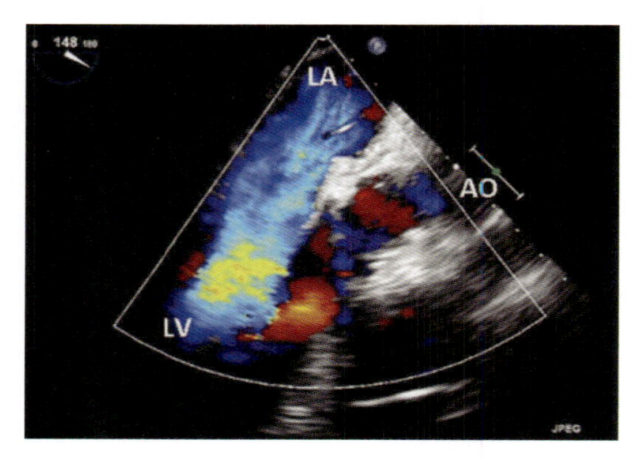

Fig.2.12　2D TEE，カラードプラ，LAX．大動脈弁形成術後．拡張期に AR を認めず．

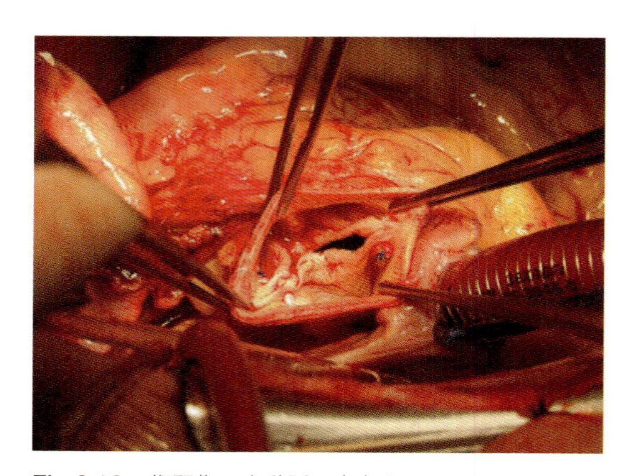

Fig.2.13　術野像．大動脈二尖弁を認める．

▶**Tips**　大動脈二尖弁では、肥厚してドーム状になった弁尖を認める。しかし、30 歳以下では弁の石灰化は稀である。

2.3　大動脈二尖弁〔大動脈弁置換術〕

61歳、女性。日常生活動作（ADL）の低下と睡眠障害が認められる。咳嗽を伴う息切れを主訴に受診。

聴診所見：心音整、心尖部に収縮期雑音を聴取。ECG：洞調律、時計方向回転。胸部X線：軽度の心陰影拡大。心臓カテーテル検査：弁口面積 0.6 cm^2 の severe AS を認める。術式：AVR。

（Fig. 2.14, 2.15, 2.16, 2.17, 2.18, 2.19, 2.20, 2.21, 2.22, 2.23, 2.24, 2.25）

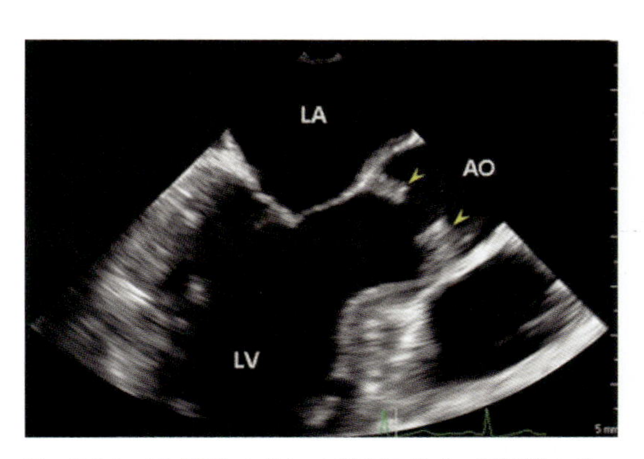

Fig.2.14　2D TEE, LAX. 大動脈二尖弁, 収縮期のドーミングサイン（矢印）を認める（Video 2.11）.

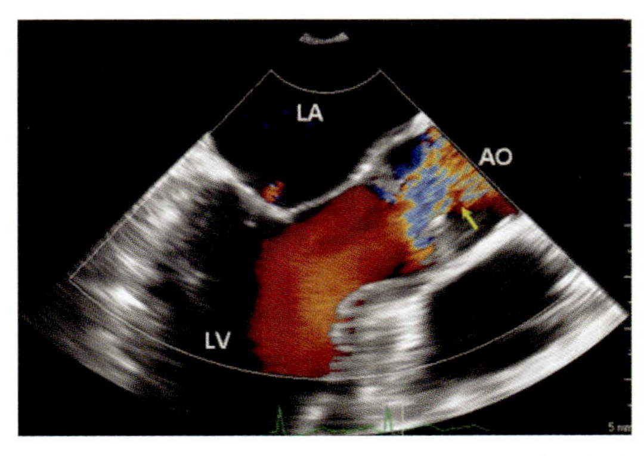

Fig.2.15　2D TEE, カラードプラ, LAX. 左室流出路（LVOT）に高流速血流を伴う AS（矢印）を認める（Video 2.12）.

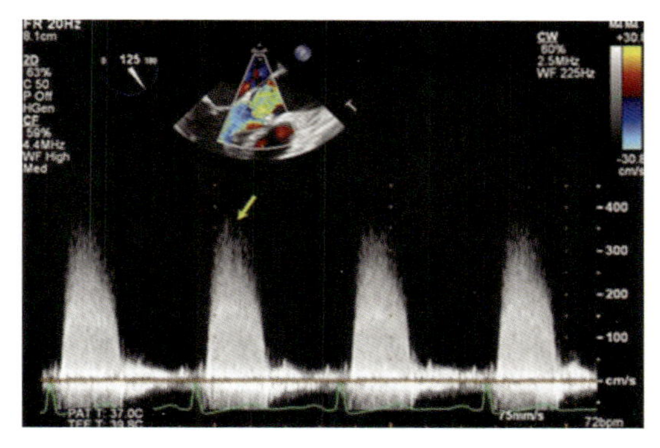

Fig.2.16　2D TEE, 連続波ドプラ（CWD）. 高い圧較差（peak PG 60 mmHg）を伴う AS（矢印）を認める.

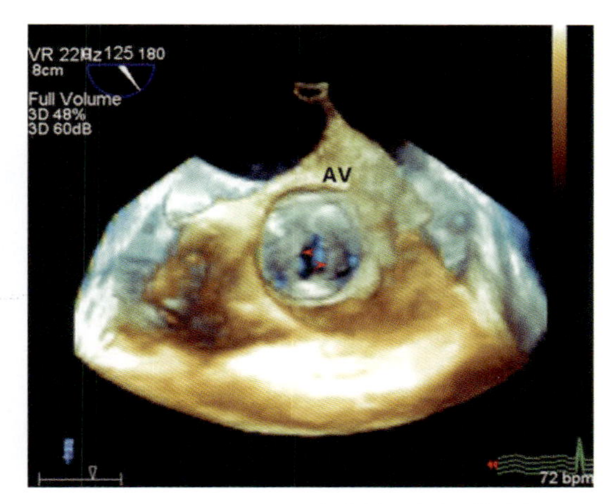

Fig.2.17　3D TEE, SAX. 大動脈二尖弁（矢印）と小さい弁口を認める（Video 2.13）.

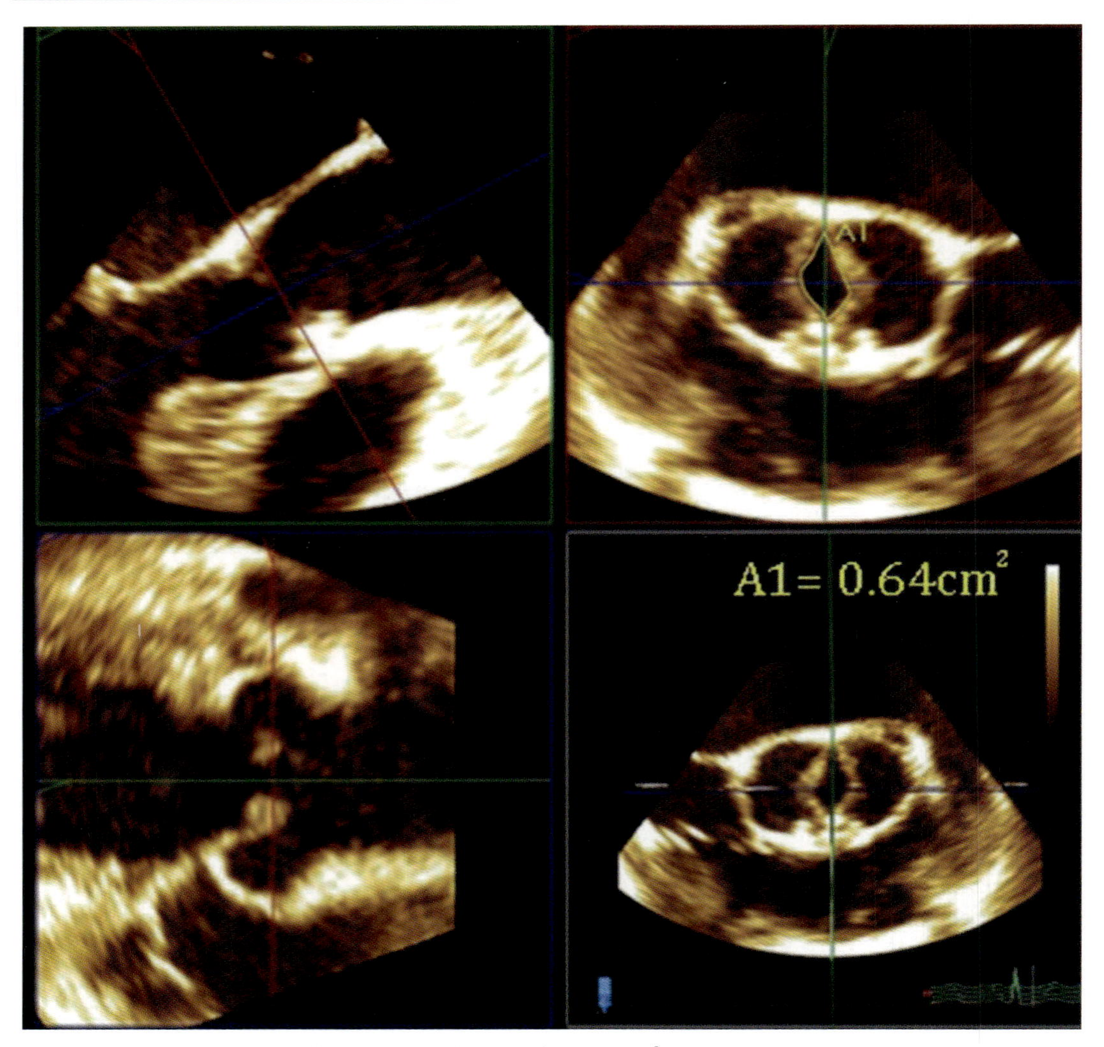

Fig.2.18 3D TEE，多断面再構成像．大動脈弁弁口面積は 0.64 cm^2 である．

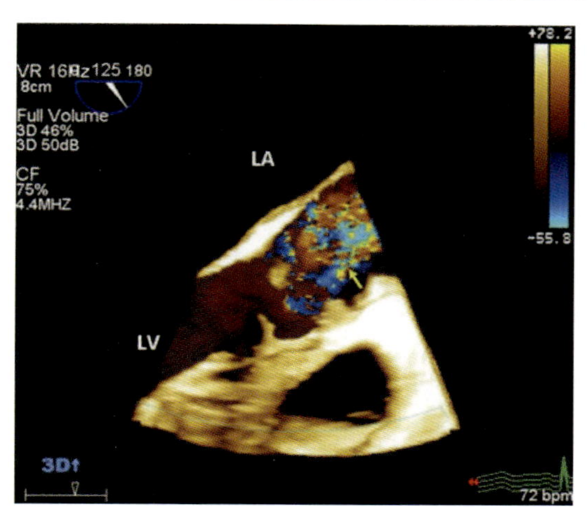

Fig.2.19　3D TEE，カラードプラ．LVOT に高流速血流を伴う AS（矢印）を認める（Video 2.14）．

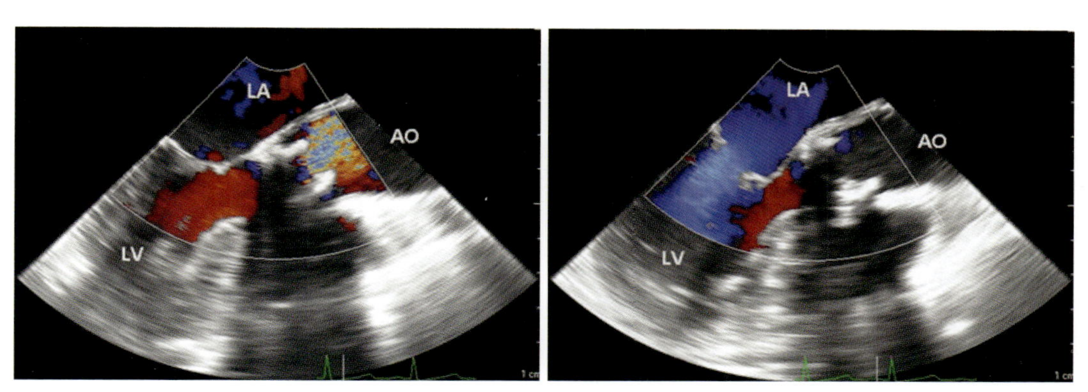

Fig.2.20, Fig.2.21　2D TEE，カラードプラ，LAX．生体弁 AVR 後．収縮期にわずかに加速する経大動脈弁位置換弁血流を認める（左）．拡張期に AR を認めず（右）．

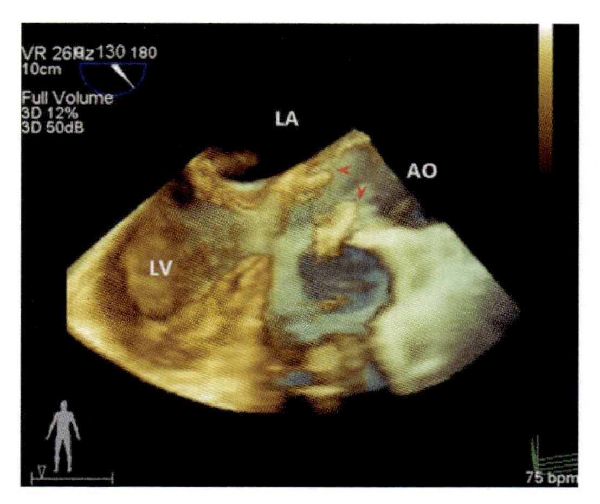

Fig.2.22　3D TEE，LAX．生体弁 AVR 後（矢印）．置換弁の開閉は良好である（Video 2.15）．

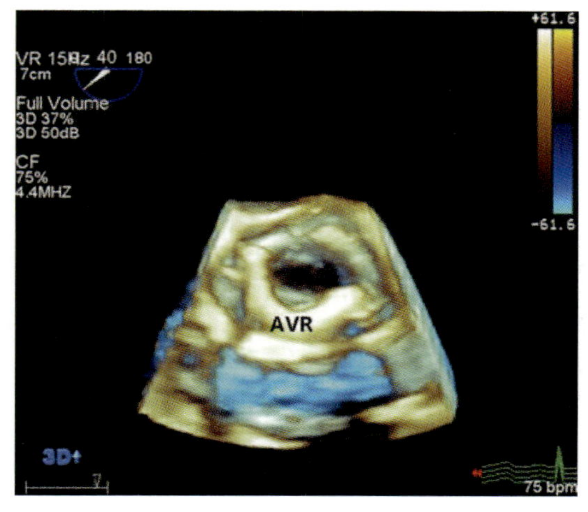

Fig.2.23　3D TEE，カラードプラ，正面像．生体弁 AVR 後．置換弁の開閉は良好である（Video 2.16）．

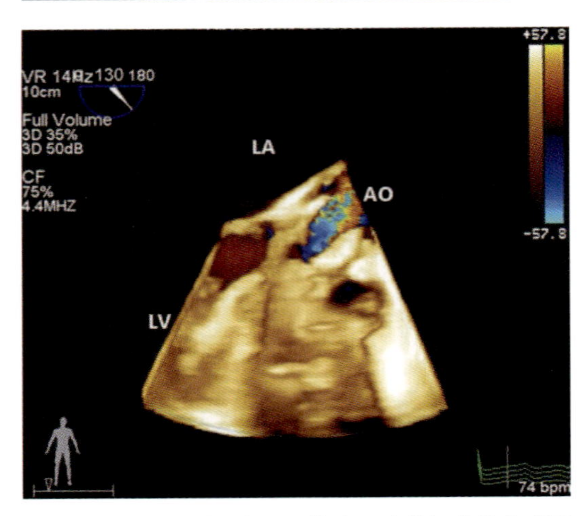

Fig.2.24 3D TEE，カラードプラ，LAX．生体弁 AVR 後．わずかに加速する経大動脈弁位置換弁血流を認める（Video 2.17）．

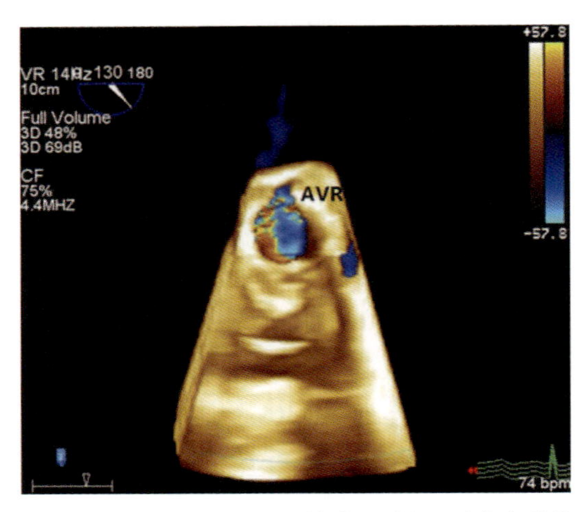

Fig.2.25 3D TEE，カラードプラ，SAX．生体弁 AVR 後．わずかに加速する経大動脈弁位置換弁血流を認める（Video 2.18）．

▶**Tips** 大動脈二尖弁は成人後に診断される先天性心疾患のうち、最も一般的な疾患である。多くの患者は無症状であるが、時間の経過とともに AS や AR を発症する。今日、世界中で AVR が行われており、そのうちの 40% 以上で生体弁が用いられている。主な生体弁はブタ心臓弁とウシ心膜弁である。

2.4 大動脈二尖弁〔大動脈弁置換術〕

51 歳、女性。統合失調症、C 型肝炎、腸管癒着、大動脈二尖弁の既往あり。数ヶ月前から徐々に増悪する労作時呼吸困難を主訴に受診。

聴診所見：心音整、大動脈弁領域と傍胸骨左縁で Levine Ⅱ度の収縮期雑音を聴取。ECG：洞性徐脈。心臓カテーテル検査：大動脈二尖弁、severe AS。術式：AVR。

（Fig. 2.26, 2.27, 2.28, 2.29, 2.30, 2.31, 2.32, 2.33, 2.34）

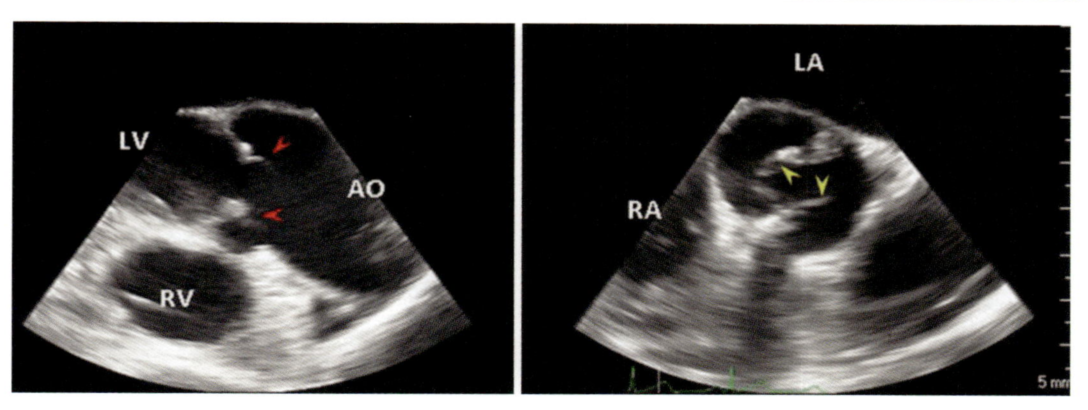

Fig.2.26　2D TEE，X-plane 像．大動脈基部の拡張と大動脈二尖弁（黄矢印），ドーミングサイン（赤矢印），小さい卵円型弁口を認める（Video 2.19）．

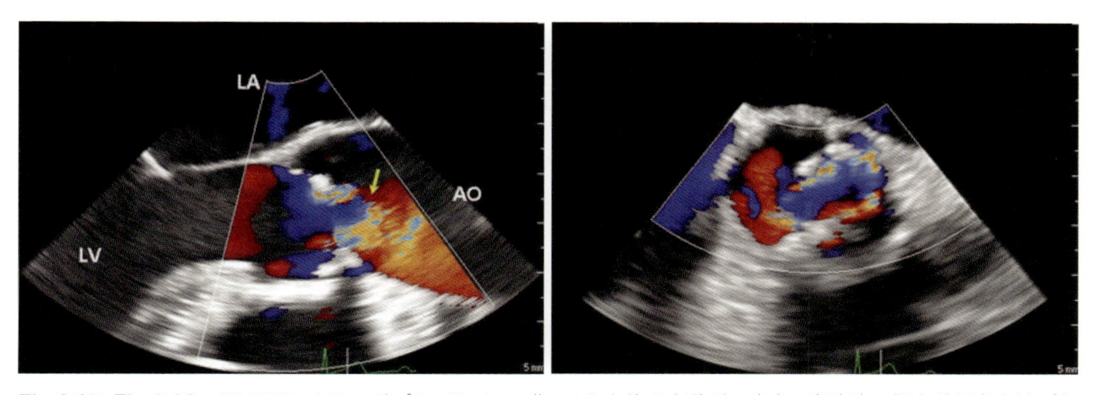

Fig.2.27, Fig.2.28　2D TEE，カラードプラ，X-plane 像．AS を伴う大動脈二尖弁，高流速の経大動脈弁血流（矢印）を認める（Video 2.20，Video 2.21）．

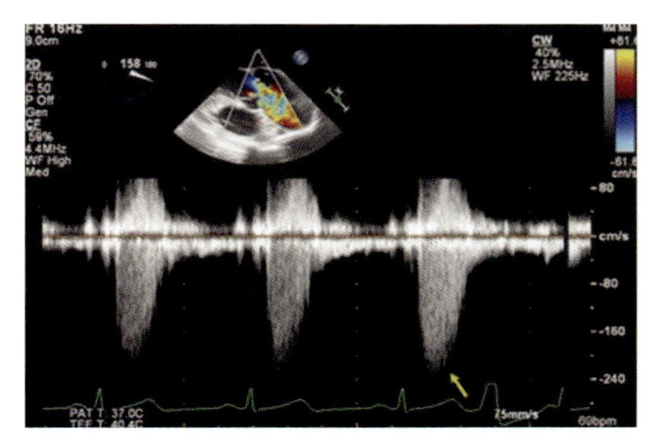

Fig.2.29　2D TEE，CWD．AS と最大圧較差が約 20 mmHg の LVOT 血流（矢印）を認める．

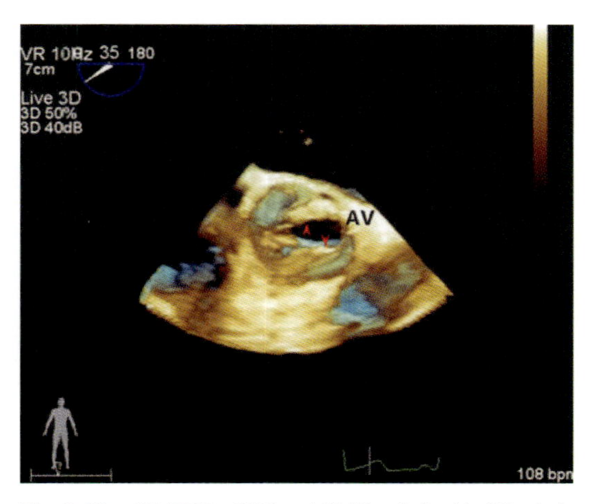

Fig.2.30　3D TEE，SAX．大動脈二尖弁（矢印）と小さい卵円型弁口を認める（Video 2.22）．

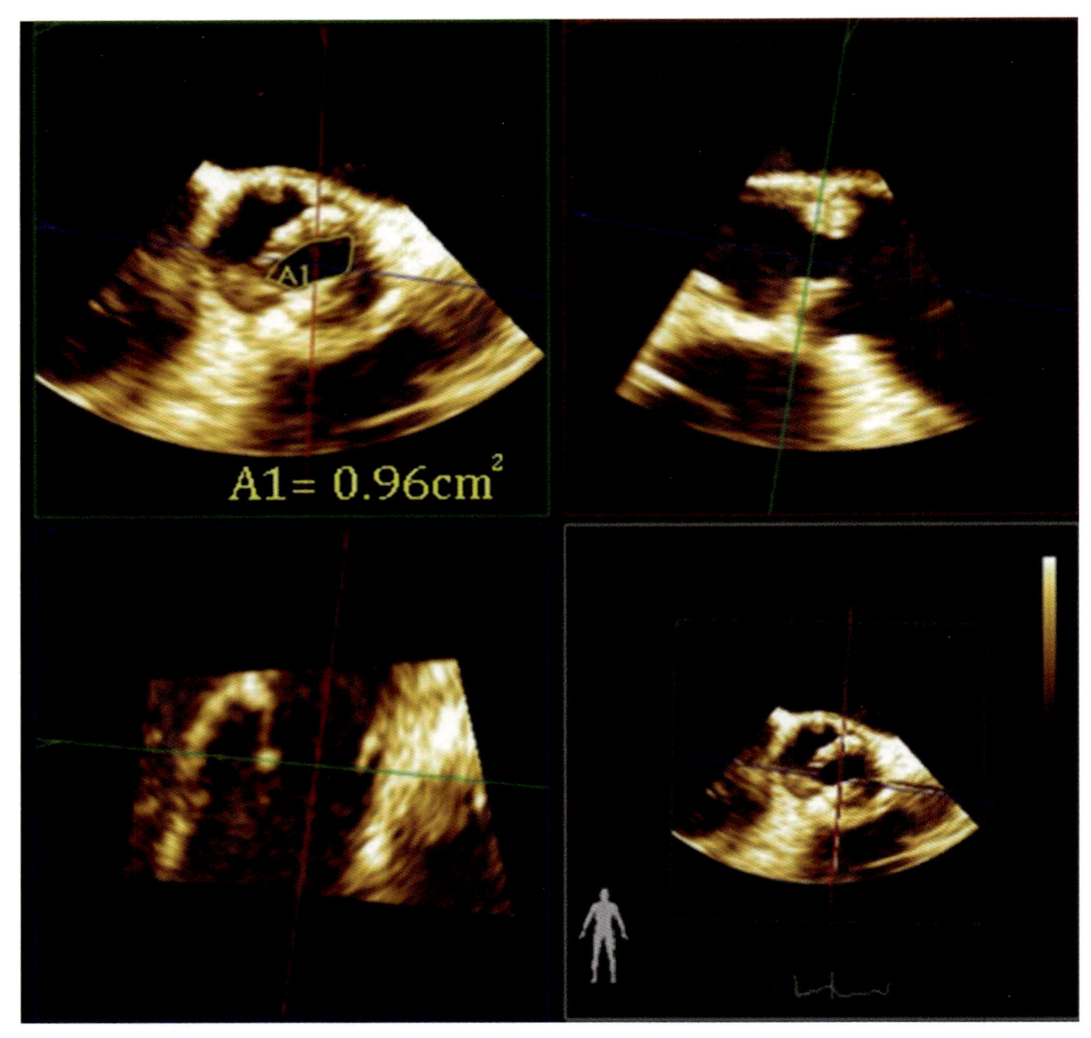

Fig.2.31　3D TEE，多断面再構成像．大動脈弁弁口面積は 0.96 cm^2 である．

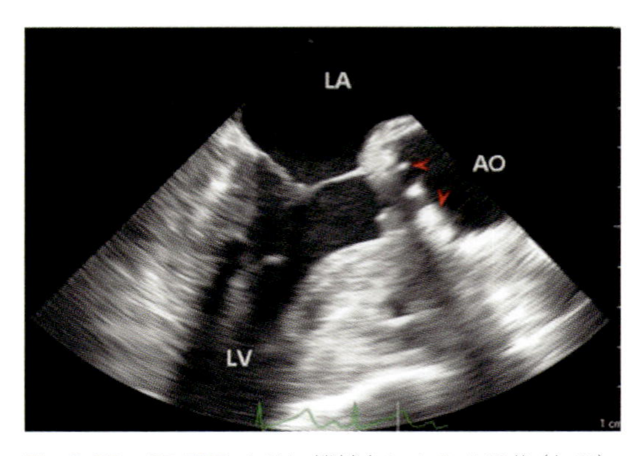

Fig.2.32　2D TEE，LAX．機械弁による AVR 後（矢印）．置換弁の開閉は良好である．

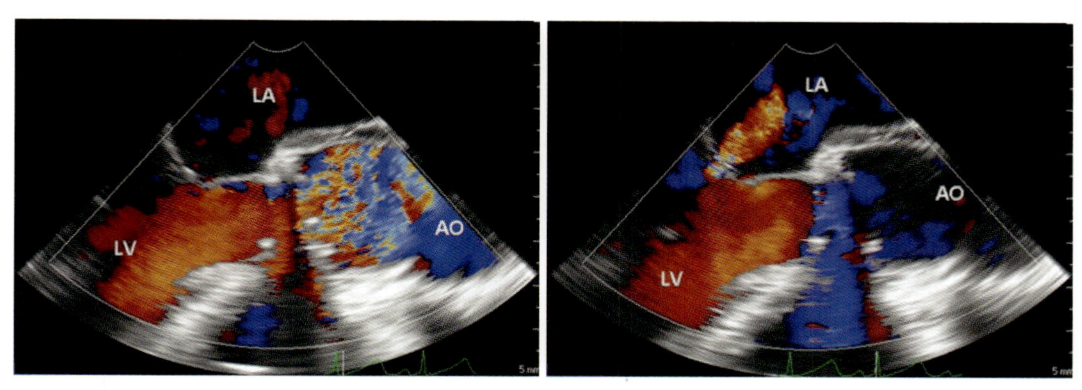

Fig.2.33, Fig.2.34　2D TEE，カラードプラ．置換術後の大動脈弁．経置換弁血流が収縮期にわずかに加速している（左）．拡張期に AR を認めず（右）．mild MR（僧帽弁逆流）を認める．

Tips　大動脈二尖弁で弁口が非対称性の場合、弁尖の大きさが異なることが多い。置換弁を適切に評価するには ME AV SAX と ME AV LAX で観察するとよい。上部食道(UE)像や経胃(TG)像は大動脈弁の描出には不適切である。

2.5　リウマチ性弁膜症〔大動脈弁置換術〕

65 歳、女性。リウマチ性心疾患、severe MS（僧帽弁狭窄）、severe AS、心房細動の既往あり。労作時呼吸困難と繰り返すめまいを主訴に受診。

聴診所見：心音不整、心尖部で Levine II 度の収縮期雑音を聴取。ECG：心房細動、中等度の頻脈を認める。胸部 X 線：正常上限程度の心陰影拡大。心臓カテーテル検査：MS、AS。術式：AVR、僧帽弁置換術（MVR)、三尖弁形成術、心房細動アブレーション。

（Fig. 2.35, 2.36, 2.37, 2.38, 2.39, 2.40, 2.41, 2.42, 2.43, 2.44, 2.45, 2.46, 2.47, 2.48, 2.49）

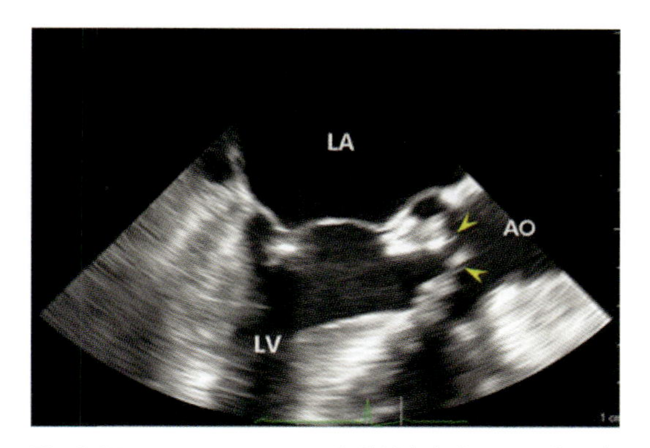

Fig.2.35　2D TEE，LAX．大動脈弁弁尖の石灰化と収縮期のドーミング（矢印）を認める（Video 2.23）．

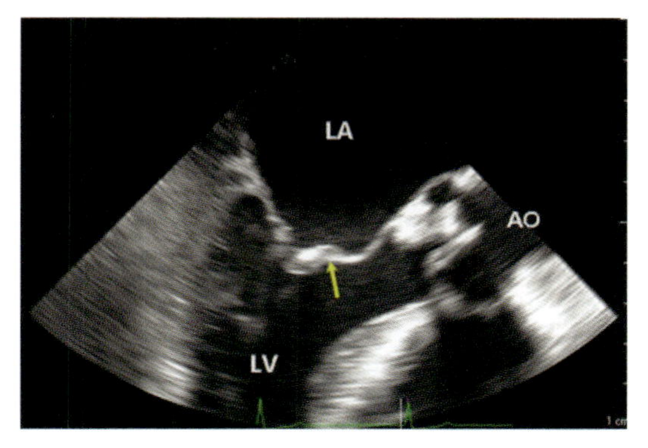

Fig.2.36　2D TEE，LAX．拡張期に僧帽弁弁尖の可動域制限とホッケースティックサイン（矢印）を認める（Video 2.23）．

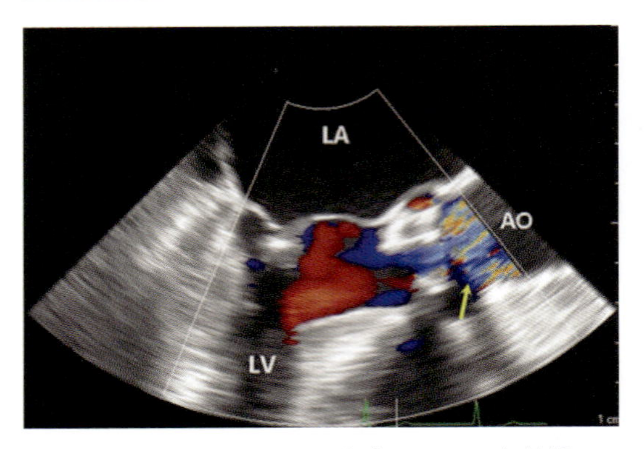

Fig.2.37 2D TEE，カラードプラ，LAX，収縮期．石灰化した大動脈弁を通過する血流速度の上昇（矢印）を認める（Video 2.24）．

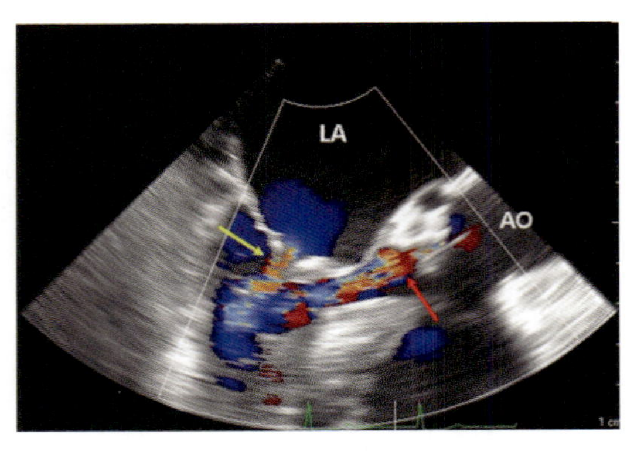

Fig.2.38 2D TEE，カラードプラ，LAX，拡張期．僧帽弁を通過する血流速度の上昇（黄矢印）と moderate AR（赤矢印）を認める（Video 2.24）．

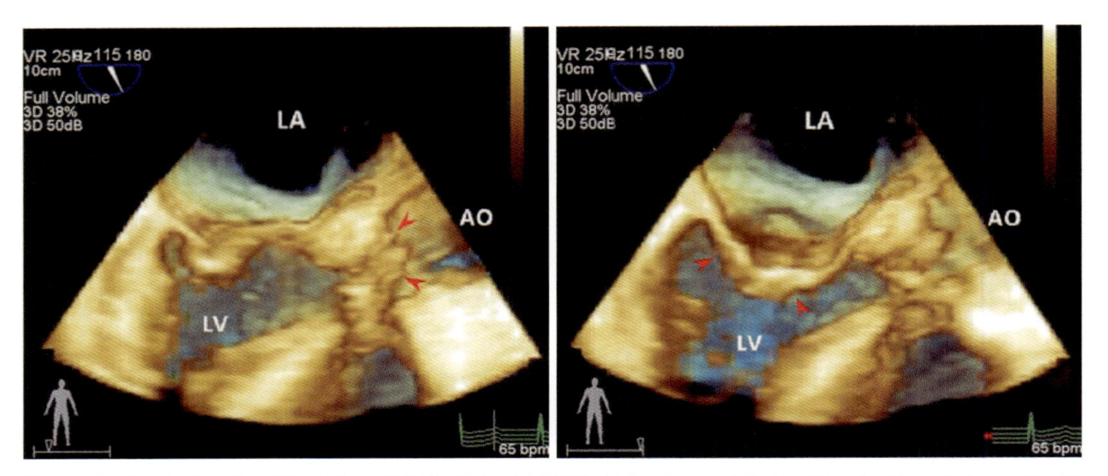

Fig.2.39, Fig.2.40 3D TEE，LAX，収縮期（左）と拡張期（右）．リウマチ性 AS（左，矢印）とリウマチ性 MS（右，矢印）を認める（Video 2.25）．

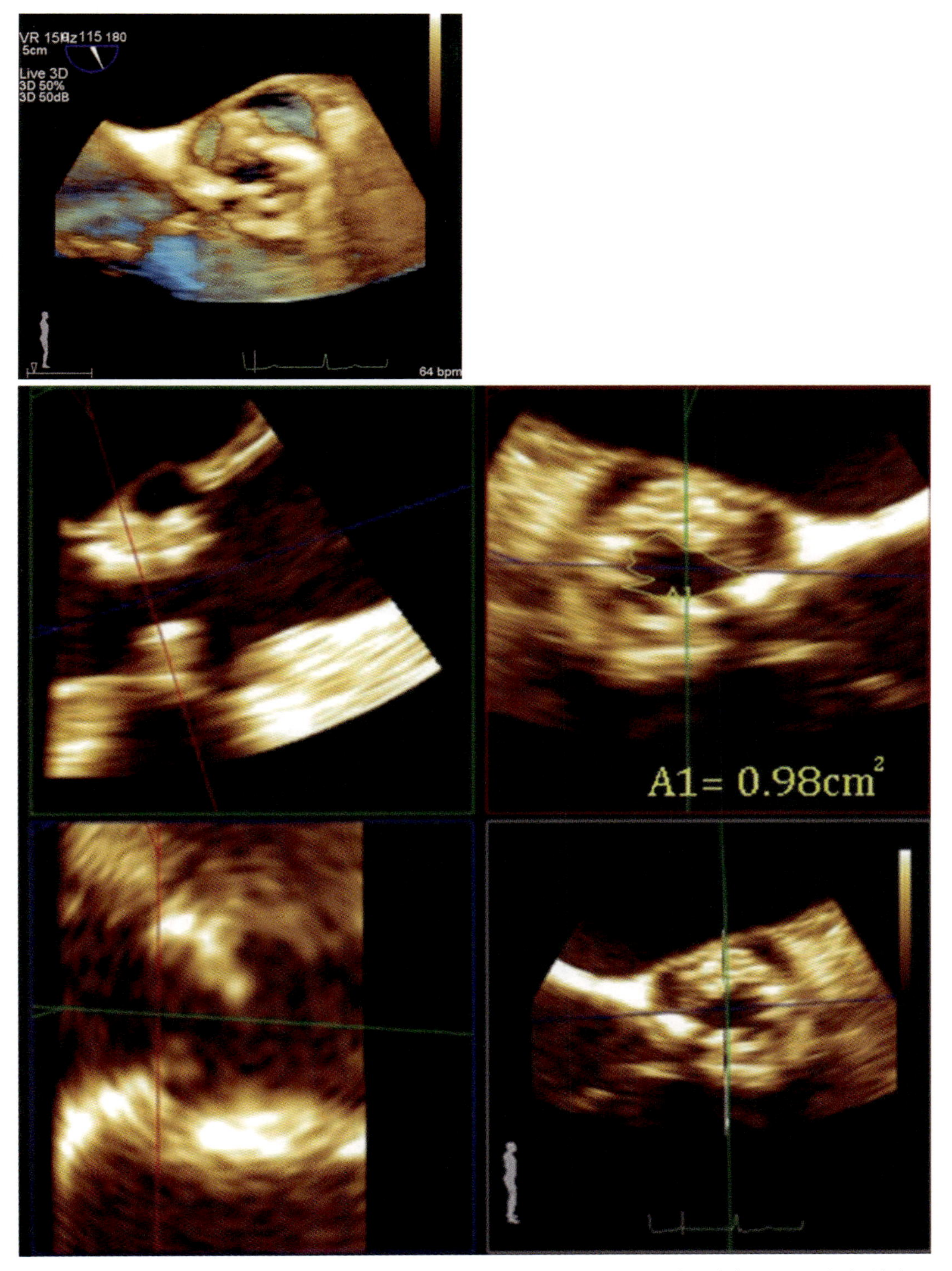

Fig.2.41, Fig.2.42 3D TEE, SAX（上），多断面再構成像（下）．大動脈弁交連部の癒合と小さい大動脈弁弁口面積（0.98 cm^2）を認める（Video 2.26）．

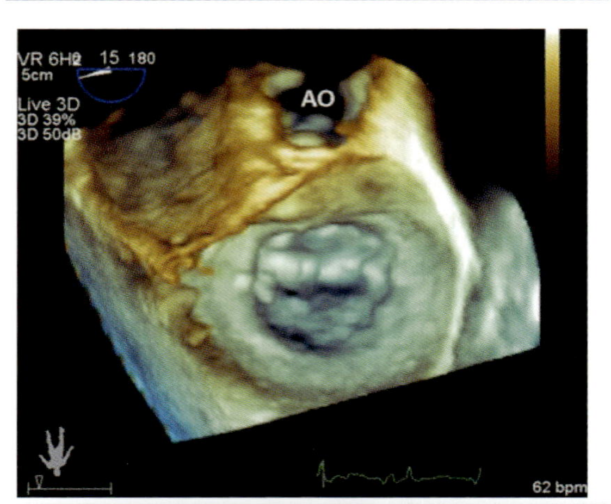

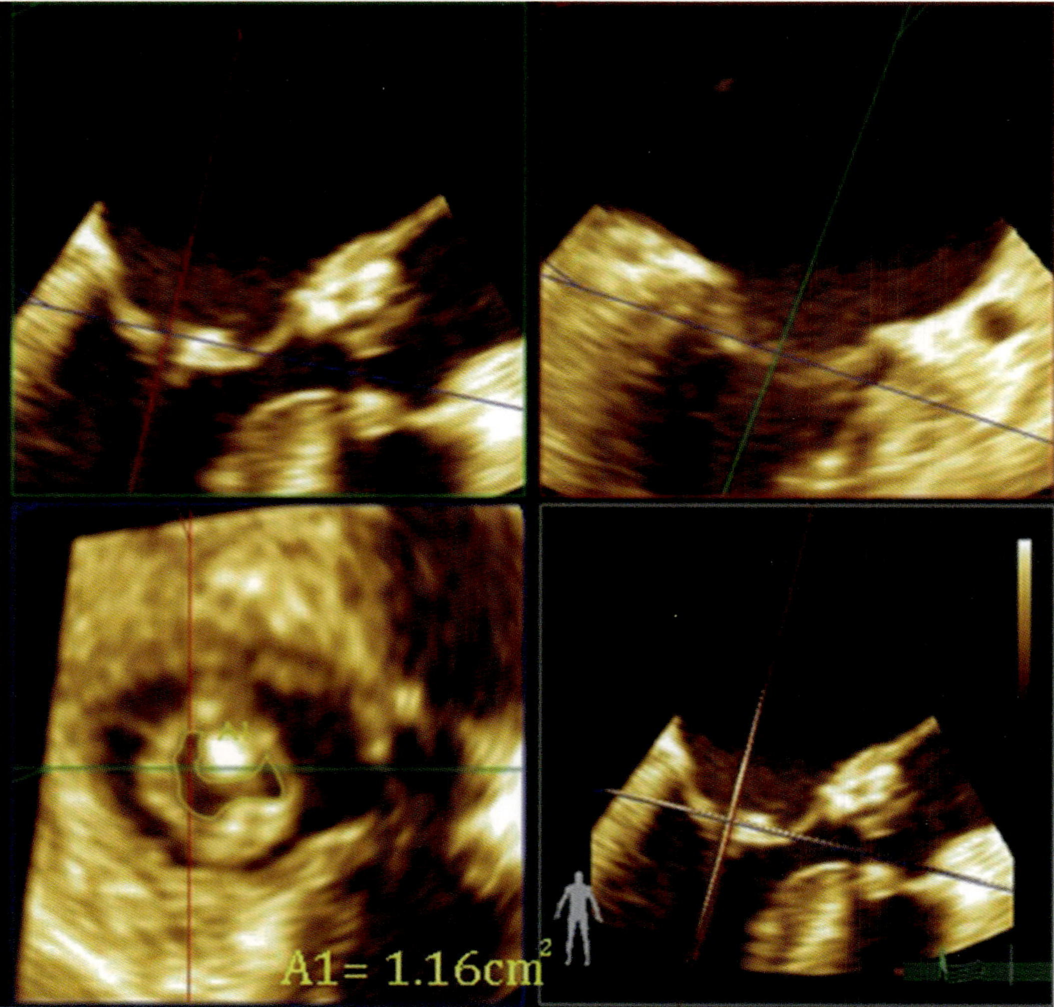

Fig.2.43, Fig.2.44　3D TEE．正面像（上），多断面再構成像（下）．小さい僧帽弁弁口面積（1.16 cm^2）を認める（Video 2.27）．

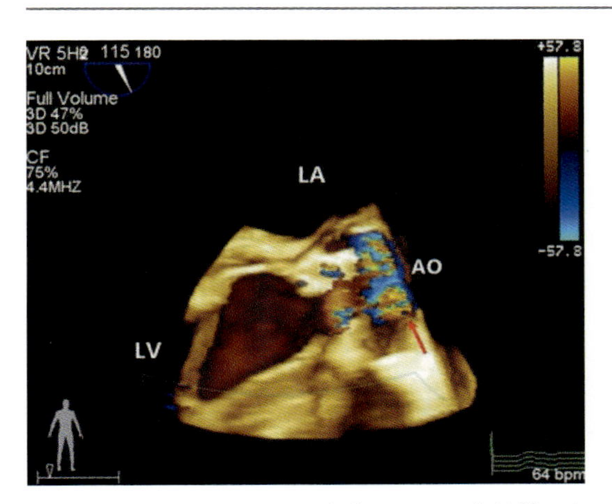

Fig.2.45 3D TEE，カラードプラ，LAX，収縮期．大動脈弁の石灰化とそこを通過する血流速度の上昇（矢印）を認める（Video 2.28）．

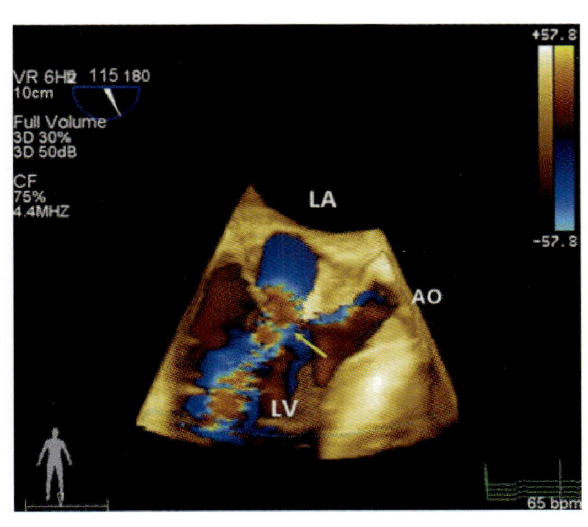

Fig.2.47 3D TEE，カラードプラ，LAX，拡張期．僧帽弁を通過する血流速度の上昇（矢印）を認める（Video 2.29）．

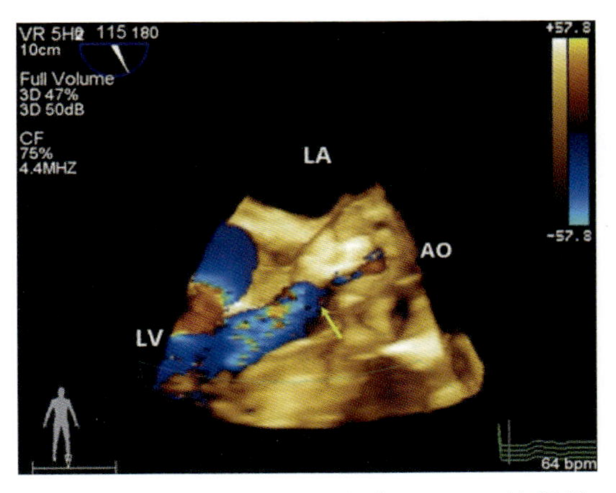

Fig.2.46 3D TEE，カラードプラ，LAX，拡張期．moderate AR（矢印）を認める（Video 2.28）．

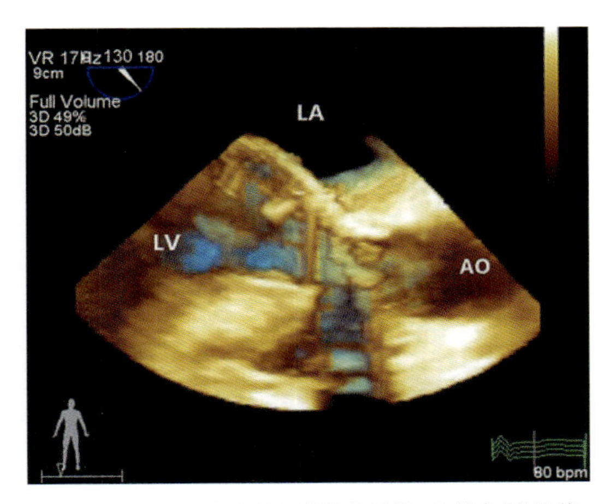

Fig.2.48 3D TEE，LAX．生体弁AVR，生体弁MVR後．置換弁は正常に機能している（Video 2.30）．

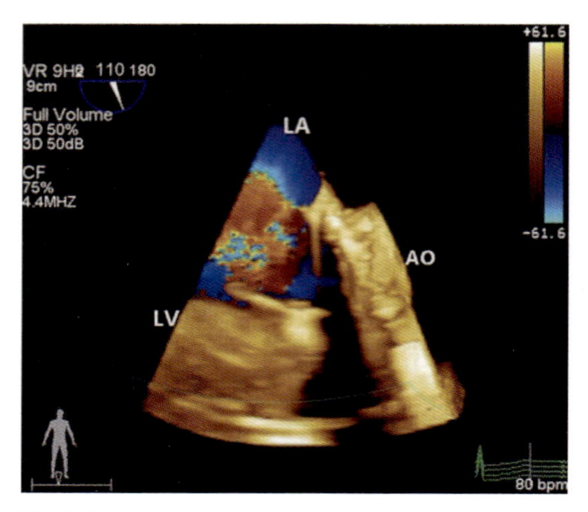

Fig.2.49 3D TEE，カラードプラ，LAX．生体弁AVR，生体弁MVR後．正常な経僧帽弁血流を認める（Video 2.31）．

▶ **Tips** リウマチ性弁膜症は通常、僧帽弁から発症する。リウマチ性ASはリウマチ性MSと同時に診断される場合がある。

2.6 大動脈弁狭窄症（AS）〔経カテーテル的大動脈弁留置術（TAVI）〕

73歳、女性。気管支喘息と左乳がん術後の既往あり。胸痛、呼吸苦、めまいを主訴に受診。

聴診所見：心音整、心尖部でLevine Ⅲ度の収縮期雑音を聴取。ECG：洞性頻脈、左室負荷、再分極異常、心筋虚血所見を認める。心臓カテーテル検査：冠動脈3枝病変、severe AS、severe MR。胸部CT：右冠動脈（RCA）開口部に壁在血栓、冠動脈に石灰化プラーク、大動脈弁の石灰化、左胸水を認める。術式：冠動脈バイパス術（CABG）2枝〔左前下行枝（LAD）、RCA〕、三尖弁形成術、TAVI。

（Fig. 2.50, 2.51, 2.52, 2.53, 2.54, 2.55, 2.56, 2.57, 2.58, 2.59, 2.60, 2.61, 2.62, 2.63, 2.64, 2.65, 2.66, 2.67, 2.68, 2.69, 2.70）

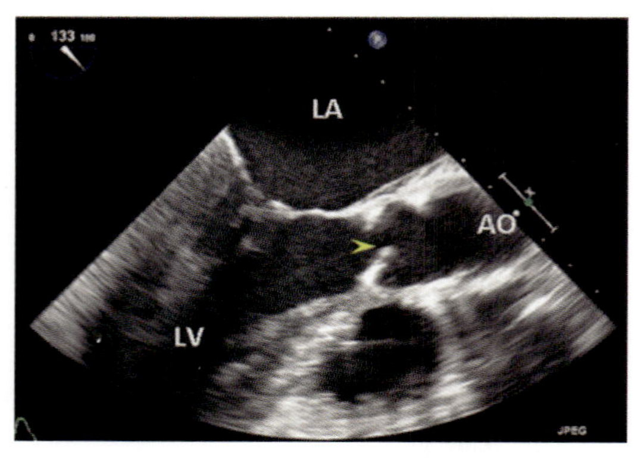

Fig.2.50 2D TEE，LAX．大動脈弁の石灰化（矢印）とASを認める（Video 2.32）．

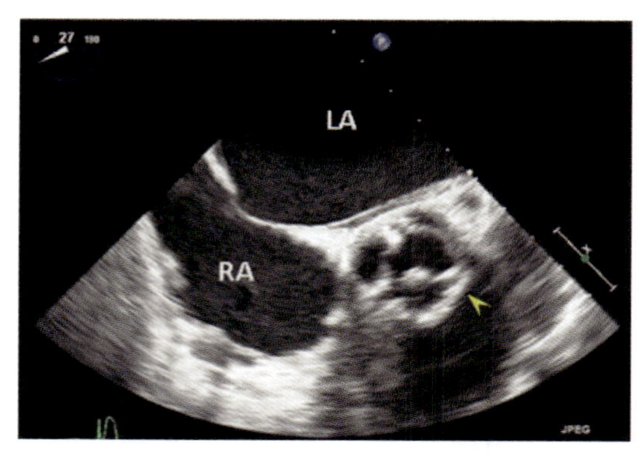

Fig.2.51 2D TEE，SAX．大動脈弁の石灰化（矢印）とASを認める（Video 2.33）．

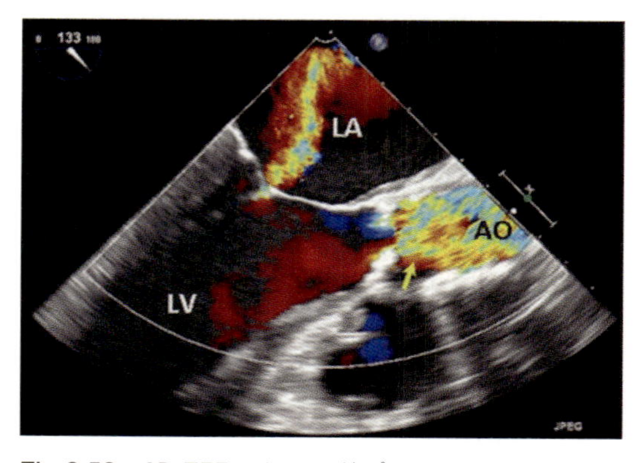

Fig.2.52 2D TEE，カラードプラ，LAX．ASによる高速血流と上行大動脈内のモザイク血流（矢印）を認める（Video 2.34）．

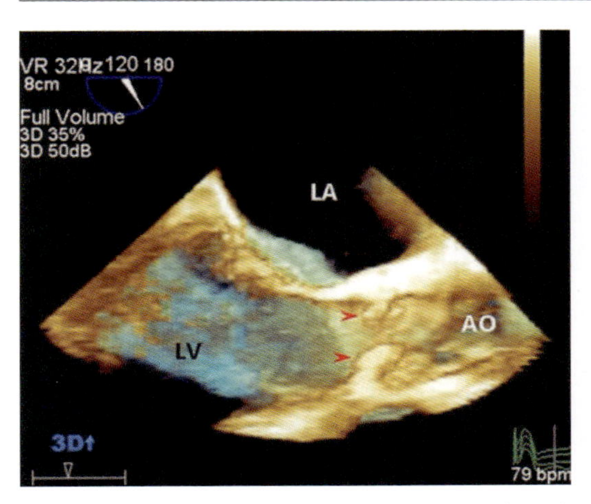

Fig.2.53 3D TEE，LAX．大動脈弁の石灰化（矢印）と AS を認める（Video 2.35）．

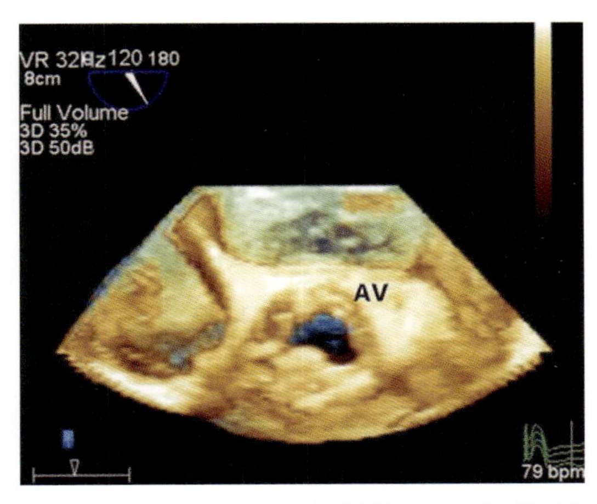

Fig.2.54 3D TEE，SAX．大動脈弁の石灰化（矢印）と AS を認める（Video 2.36）．

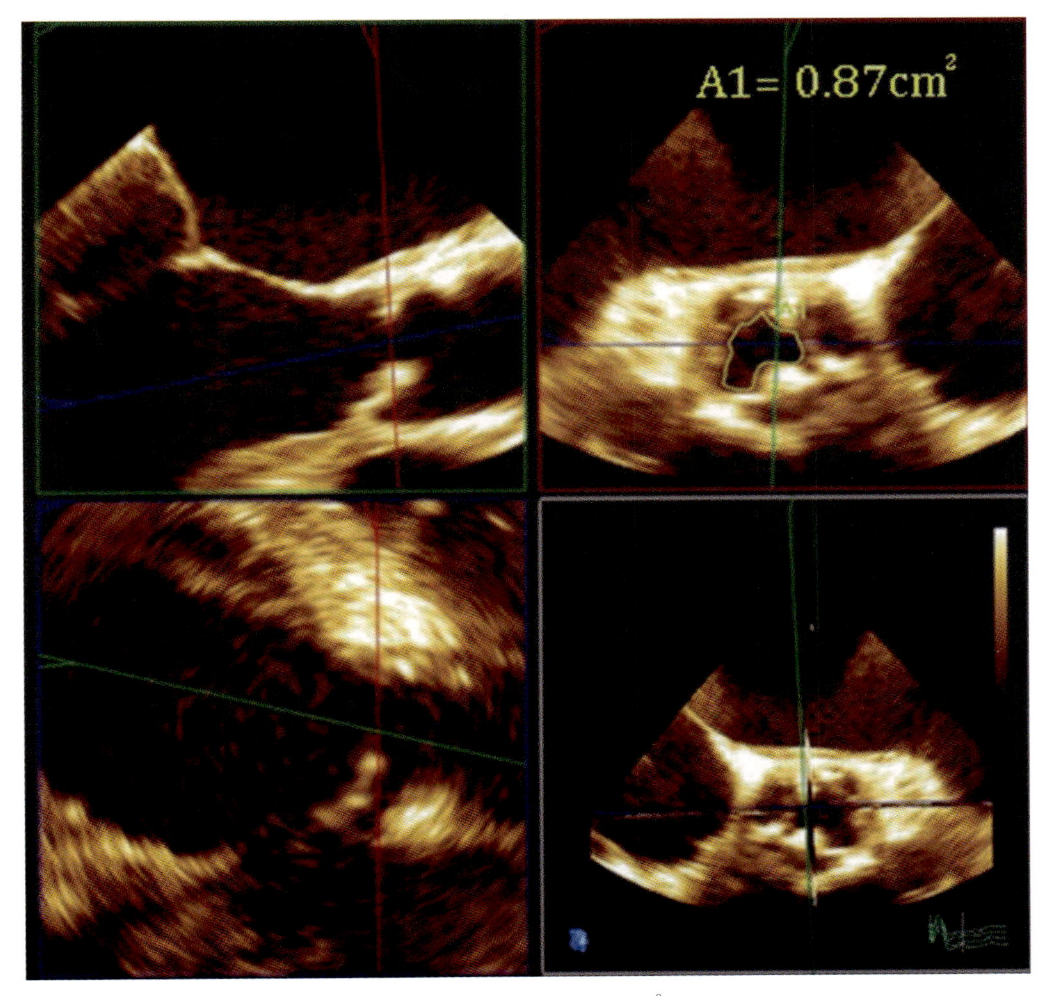

Fig.2.55 3D TEE，多断面再構成像．大動脈弁弁口面積は 0.87 cm^2 である．

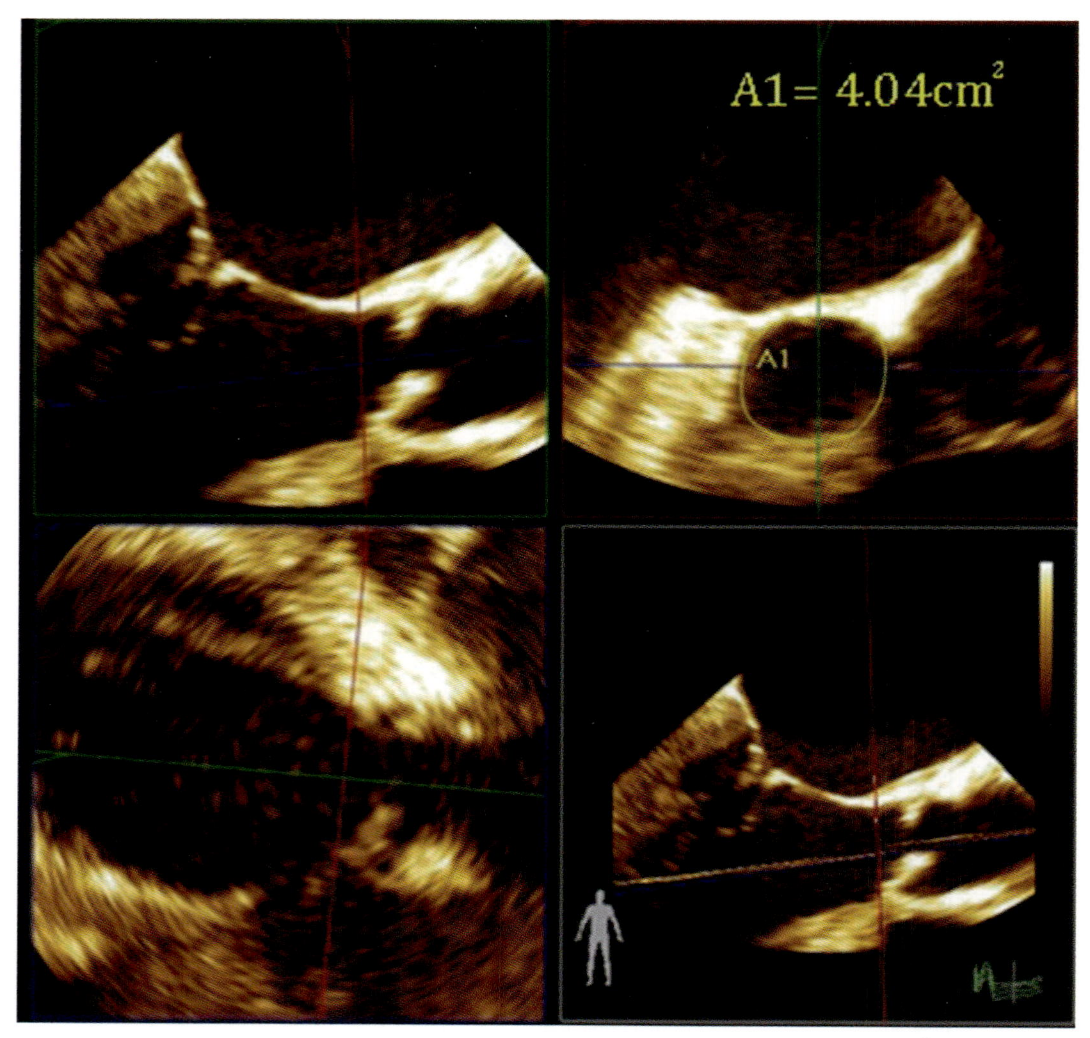

Fig.2.56　3D TEE，多断面再構成像．大動脈弁弁口面積は 4.04 cm^2 である．

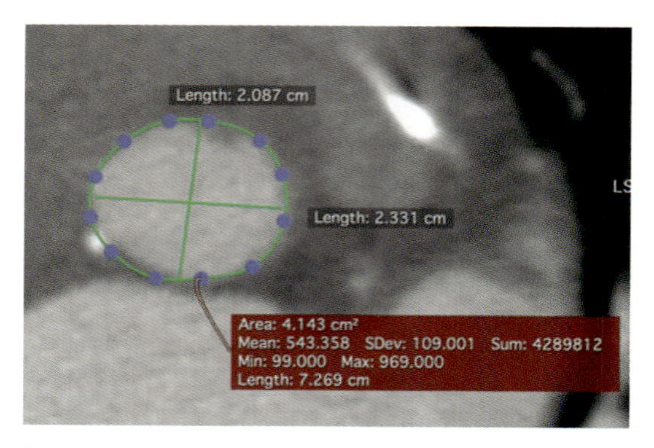

Fig.2.57　CT アンギオグラフィ．大動脈弁弁口面積は 4.14 cm^2 である．

Fig.2.58, Fig.2.59 3D TEE，多断面再構成像．バルサルバ洞，左冠動脈開口部（黒矢印），右冠動脈開口部（赤矢印）の解剖学的関連性を観察できる．

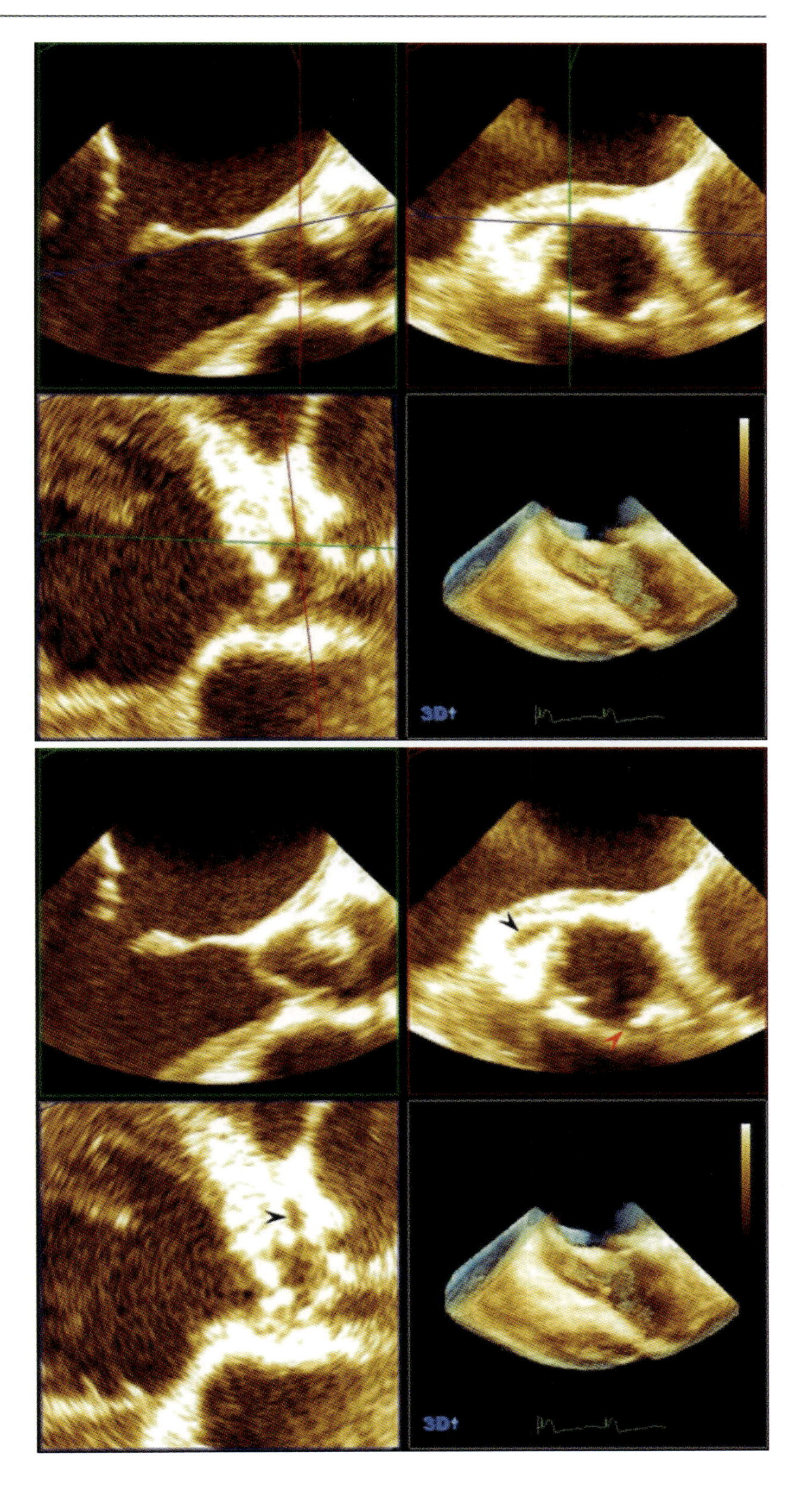

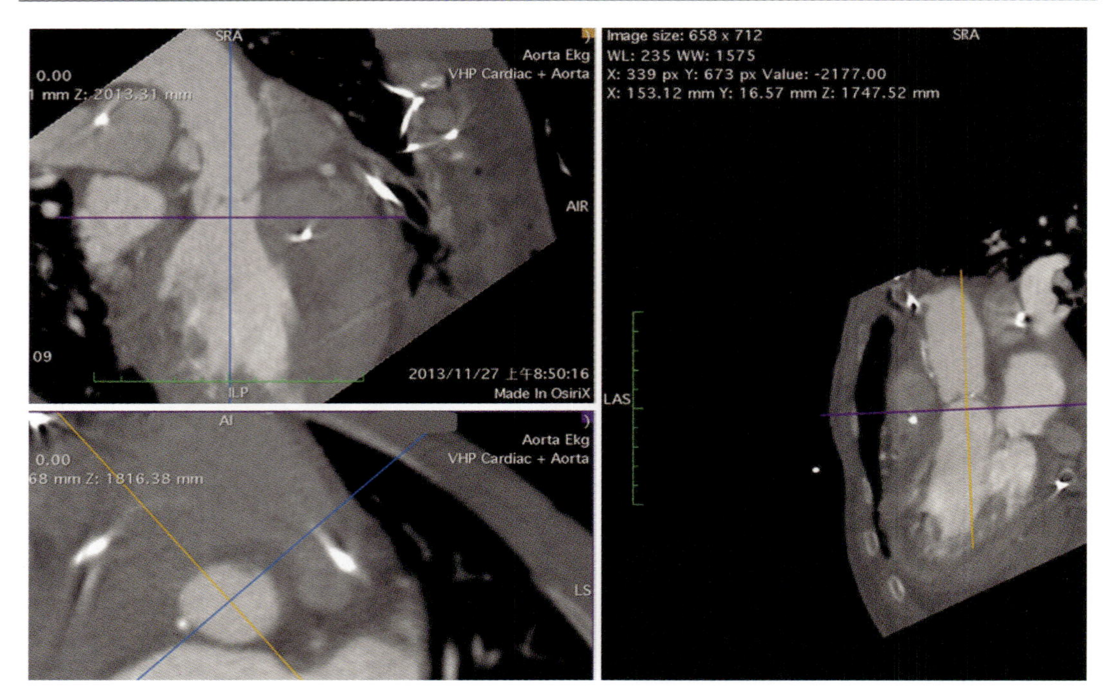

Fig.2.60　CT アンギオグラフィ．大動脈弁輪とその周辺にある構造物との解剖学的関連性を観察できる．

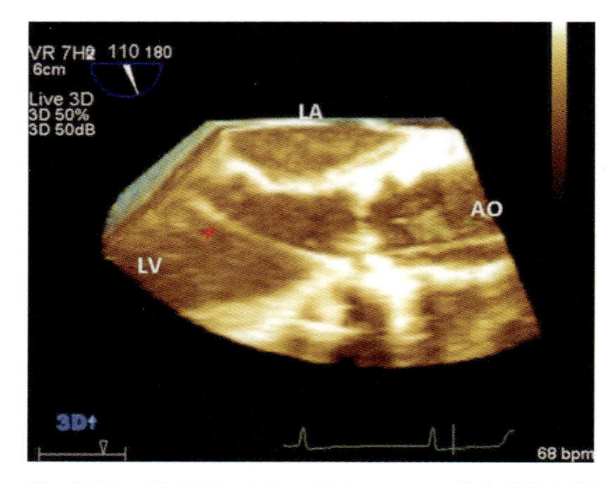

Fig.2.61　3D TEE，LAX．経カテーテル的大動脈弁留置術（TAVI）施行中．ガイディングカテーテル（矢印）が大動脈弁を通過している（Video 2.37）．

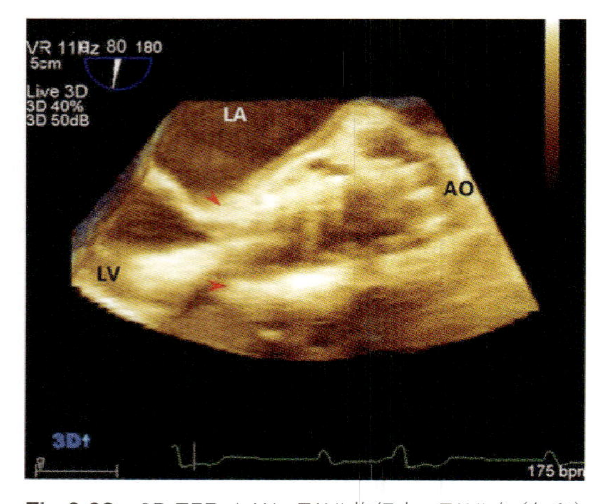

Fig.2.62　3D TEE，LAX．TAVI 施行中．TAVI 弁（矢印）を留置している（Video 2.38）．

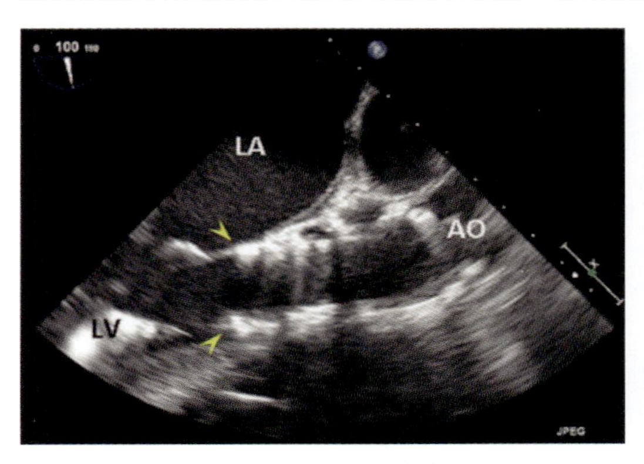

Fig.2.63　2D TEE，LAX．TAVI 施行中．TAVI 弁（矢印）を留置している．

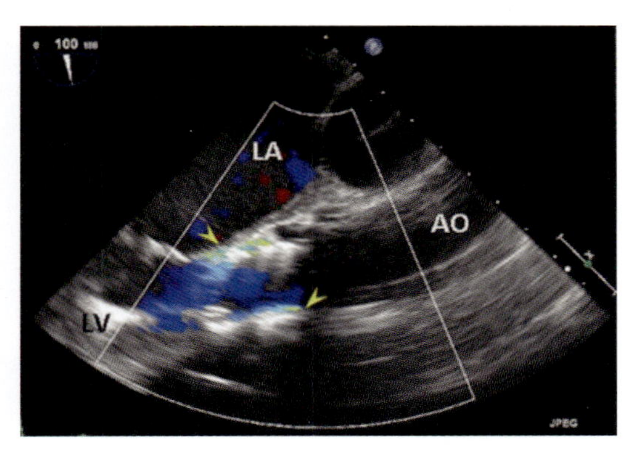

Fig.2.64　2D TEE，カラードプラ，LAX．TAVI 施行中．TAVI 弁が十分に開いていないため，mild PVL（人工弁輪周囲逆流）（矢印）が生じている．

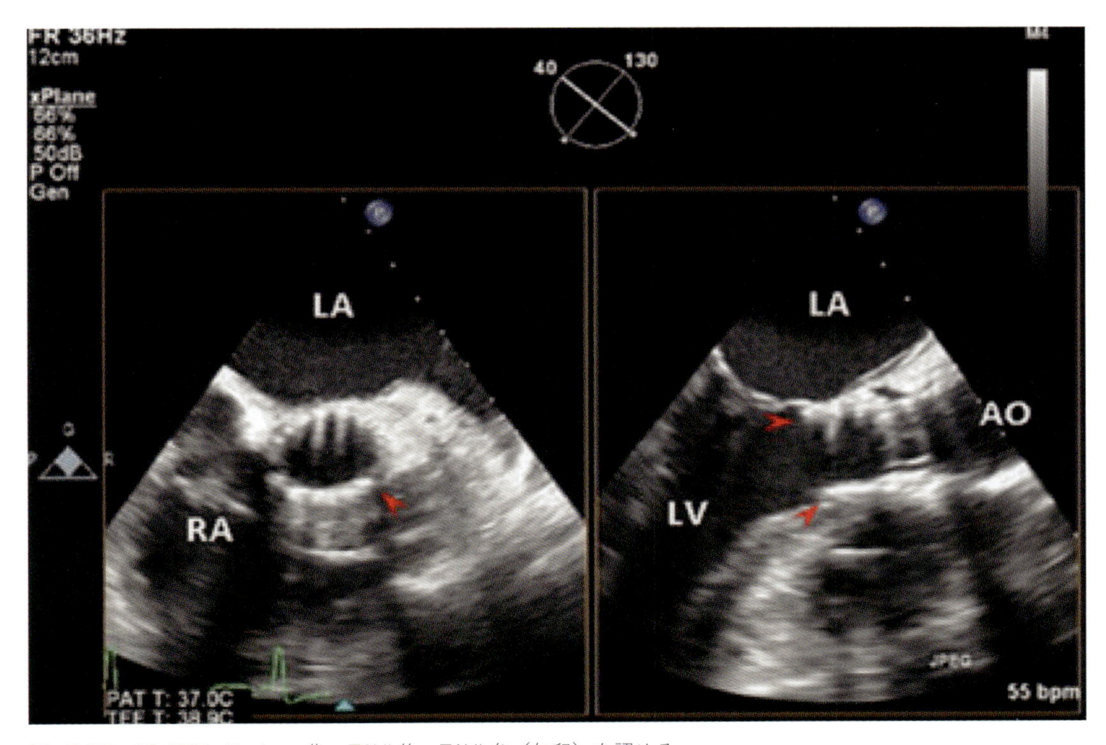

Fig.2.65　2D TEE，X-plane 像．TAVI 後．TAVI 弁（矢印）を認める．

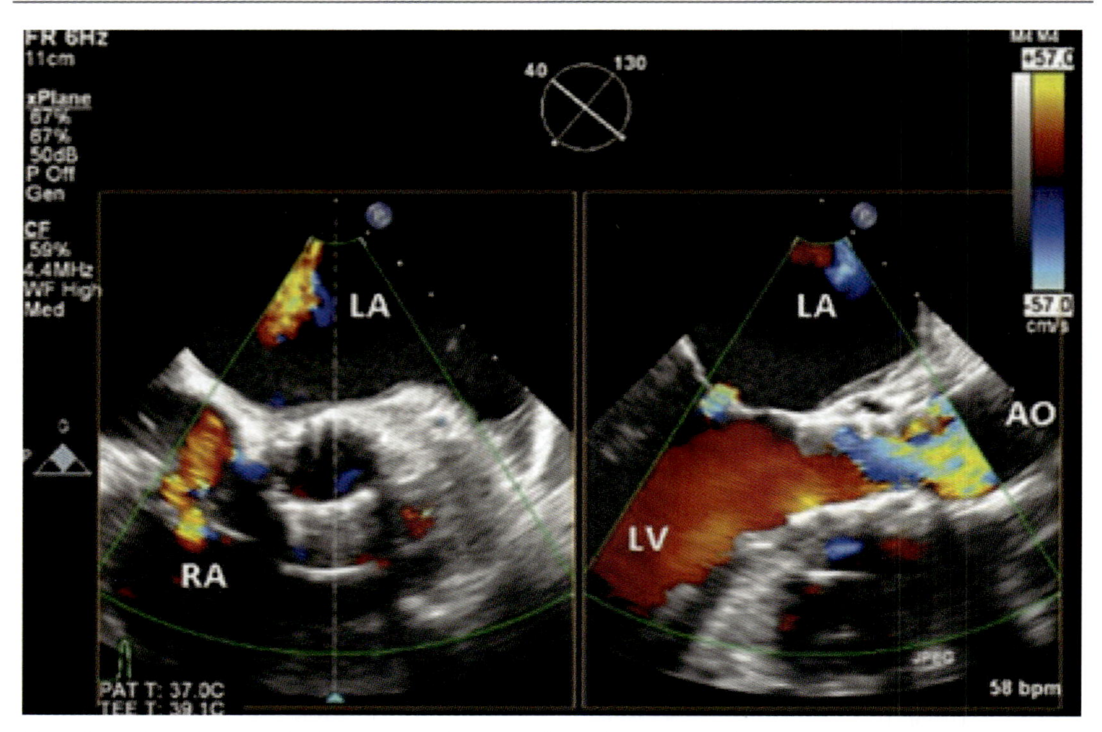

Fig.2.66　2D TEE，カラードプラ，X-plane 像．TAVI 後．正常な LVOT 血流を認める．

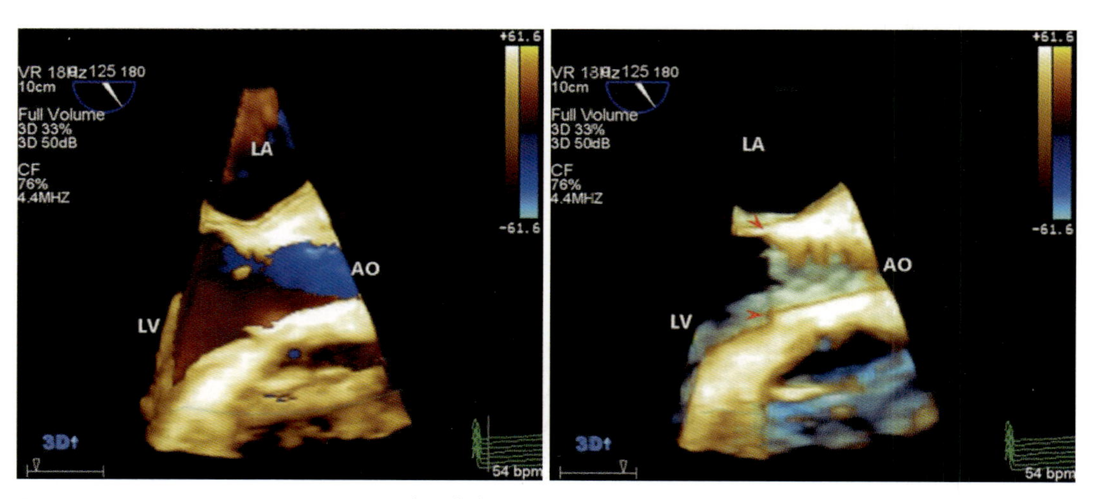

Fig.2.67, Fig.2.68　3D TEE，カラードプラ（左），カラー抑制像（右）．LAX，TAVI 後．TAVI 弁（矢印）と正常な LVOT 血流を認める（Video 2.39，Video 2.40）．

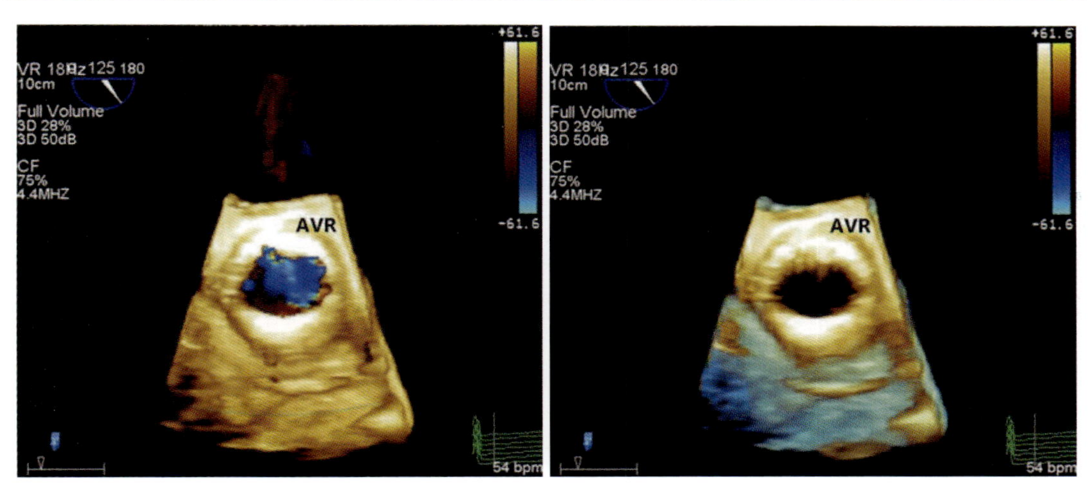

Fig.2.69, Fig.2.70 3D TEE，カラードプラ（左），カラー抑制像（右）．大動脈弁正面像，TAVI 後．正常な LVOT 血流と置換弁の良好な開閉を認める（Video 2.41，Video 2.42）．

▶**Tips** TAVI は外科的 AVR に伴う高い侵襲に耐えられない患者のための代替法である。TAVI は比較的新しい治療法なので、経験の多寡に関わらず、経食道心エコー（TEE）で大きな合併症が生じていないか確認しながら慎重に行うことが重要である。

2.7 バルサルバ洞動脈瘤〔パッチ形成術〕

45 歳、男性。増悪する労作時呼吸困難、両側下腿浮腫、胸部苦悶感を主訴に受診。完全房室ブロックによる失神歴があり、ペースメーカ植え込み術を受けている。

聴診所見：傍胸骨右縁に収縮期雑音を聴取。ECG：上室性ペーシング＋心室性ペーシング。術式：バルサルバ洞動脈瘤に対するパッチ形成術、機械弁 AVR。

（Fig. 2.71, 2.72, 2.73, 2.74, 2.75, 2.76）

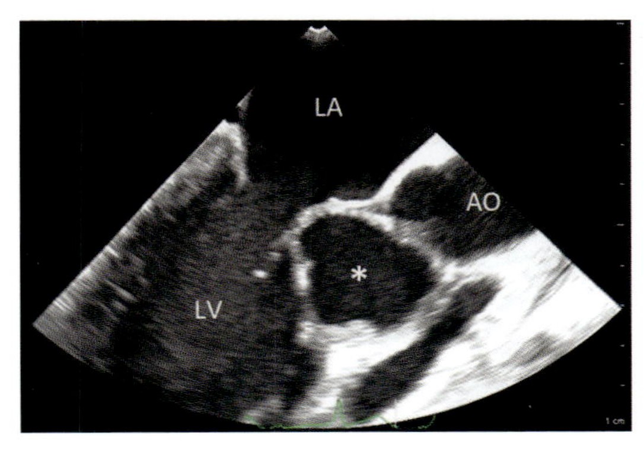

Fig.2.71 2D TEE，LAX．心室中隔内に動脈瘤（＊）を認める（Video 2.43）．

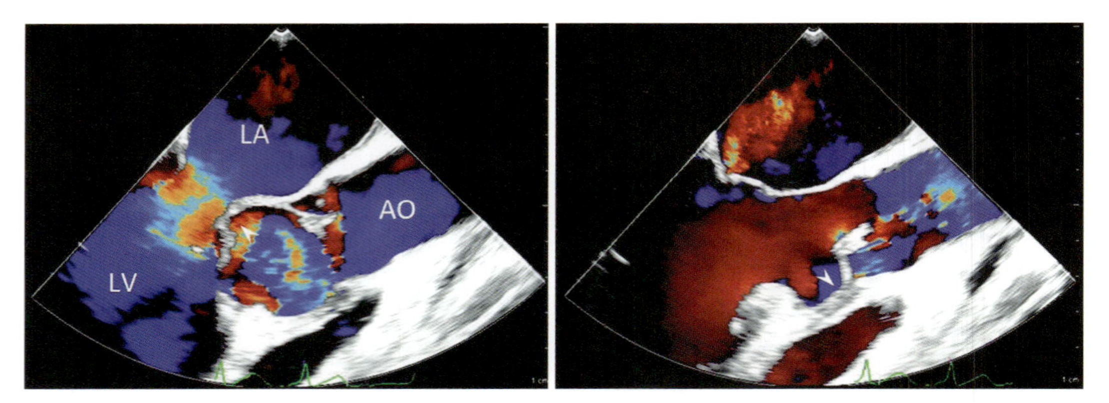

Fig.2.72 2D TEE，カラードプラ，LAX．拡張期に動脈瘤に流入する severe AR を認める（**Video 2.44**）．

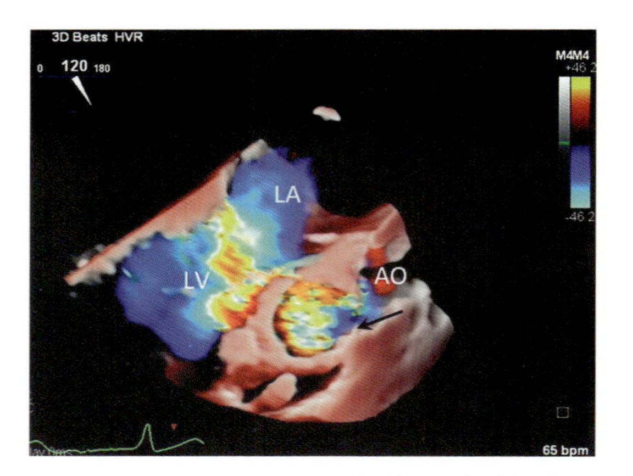

Fig.2.73 TrueVue 3D TEE．動脈瘤入口部（矢印）への拡張期血流の流入を認める（**Video 2.45**）．

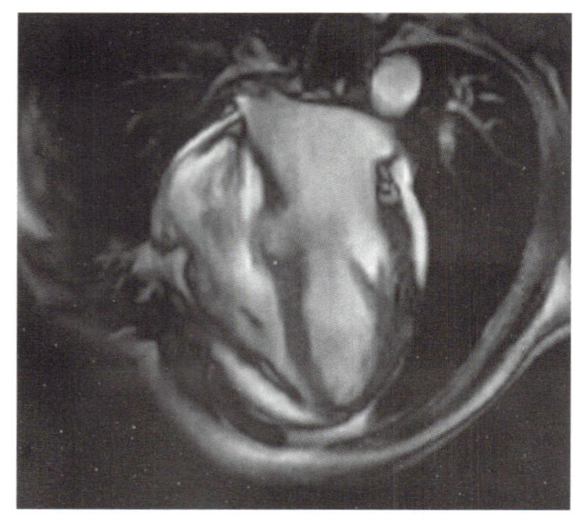

Fig.2.75 心臓 MRI．心室中隔内に陥入した動脈瘤を認める．

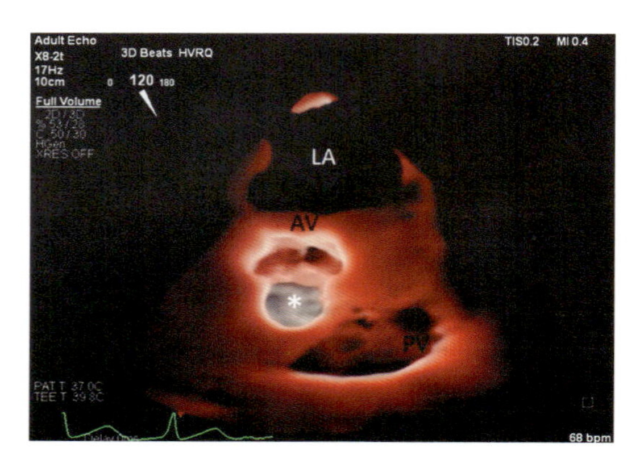

Fig.2.74 TrueVue 3D TEE．バルサルバ洞動脈瘤（＊）が右冠尖由来であることがわかる．PV：肺動脈弁（**Video 2.46**）．

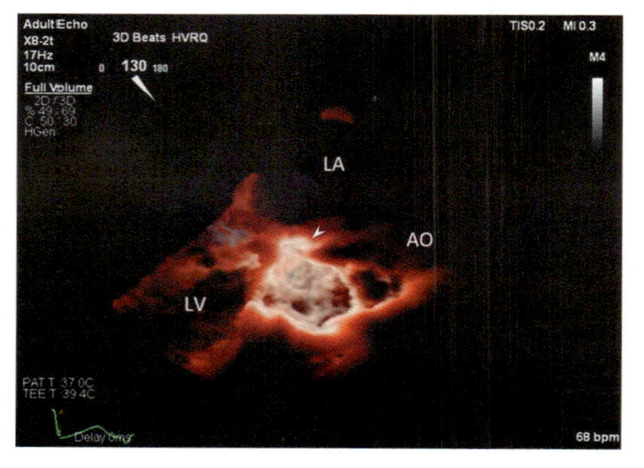

Fig.2.76 TrueVue photo-realistic 3D TEE．LVOT に突出したバルサルバ洞動脈瘤（矢印）を認める（**Video 2.47**）．

2.8 大動脈二尖弁〔Bentall 手術〕

70 歳、男性。起立性めまい、食思不振、胸痛を主訴に受診。大動脈マルチスライス CT による精査の結果、Bentall 手術と CABG が予定された。

ECG：洞調律、左室肥大所見を認める。胸部 X 線：胸部大動脈のアテローム性石灰化と心陰影拡大を認める。心臓カテーテル検査：冠動脈 2 枝病変、上行大動脈拡張、severe AS、severe AR。術式：Bentall 手術、CABG。

（Fig. 2.77, 2.78, 2.79, 2.80, 2.81, 2.82）

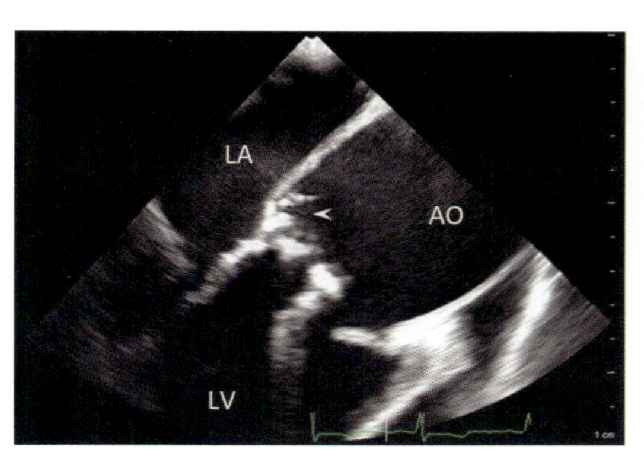

Fig.2.77 2D TEE，LAX．大動脈弁弁尖の石灰化（矢印），大動脈基部拡大を認める（Video 2.48）．

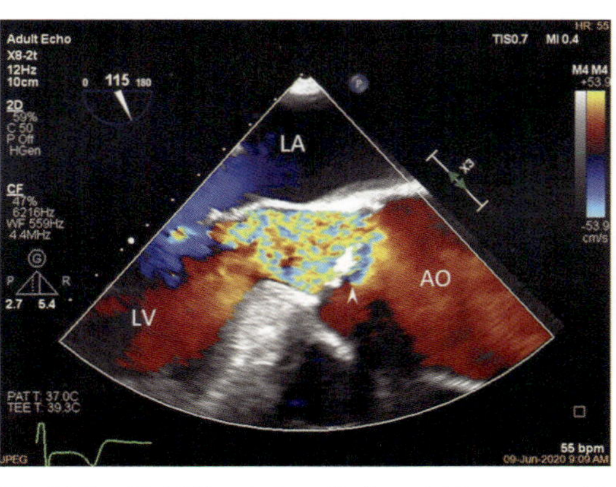

Fig.2.78 2D TEE，カラードプラ，LAX．severe AR（矢印）を認める（Video 2.49）．

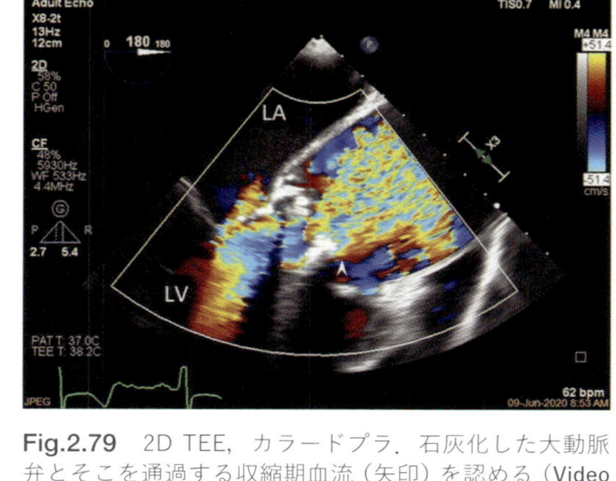

Fig.2.79 2D TEE，カラードプラ．石灰化した大動脈弁とそこを通過する収縮期血流（矢印）を認める（Video 2.50）．

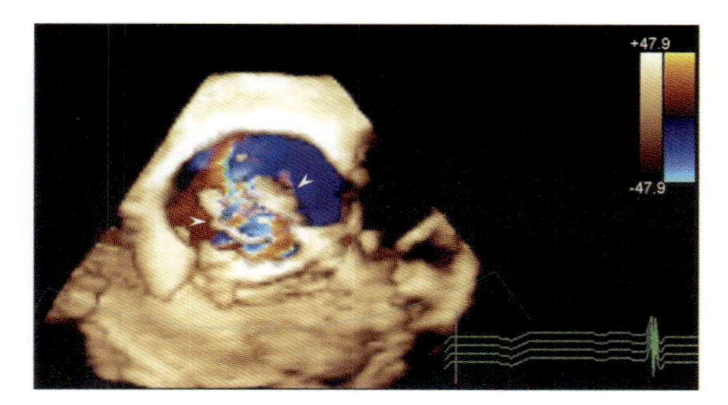

Fig 2.80 3D TEE，LAX，収縮期．大動脈二尖弁（矢印）を認める（Video 2.51）．

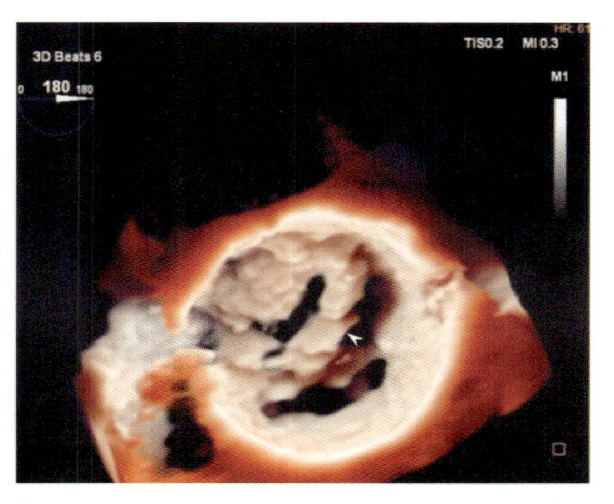

Fig.2.81 TrueVue photo-realistic 3D TEE．石灰化した大動脈二尖弁（矢印）を認める（Video 2.52）．

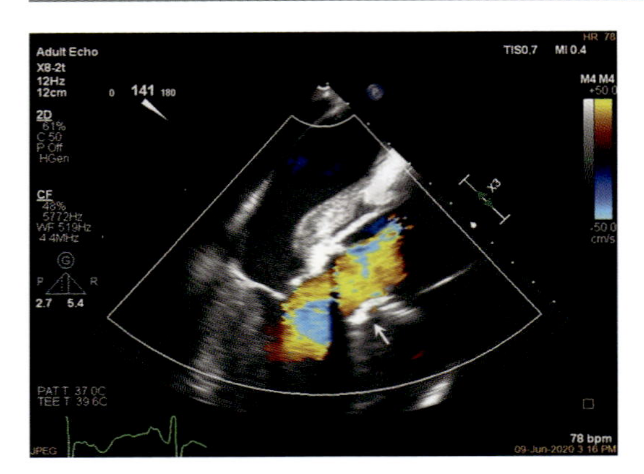

Fig.2.82 2D TEE，カラードプラ，LAX，拡張期．生体弁 AVR 後．正常に機能する置換弁（矢印）を認める（Video 2.53）．

2.9 経カテーテル的大動脈弁留置術（TAVI）後 僧帽弁腱索断裂

90歳、男性。数年前にASと診断され、経過観察中であり、ほかに高血圧、糖尿病、気管支喘息の既往がある。

TTE：大動脈弁弁口面積 0.79 cm^2、peak PG 50 mmHg。数日前から労作時呼吸困難が出現している。severe ASに対するTAVIが予定された。

（Fig. 2.83, 2.84, 2.85, 2.86, 2.87, 2.88, 2.89, 2.90, 2.91, 2.92, 2.93）

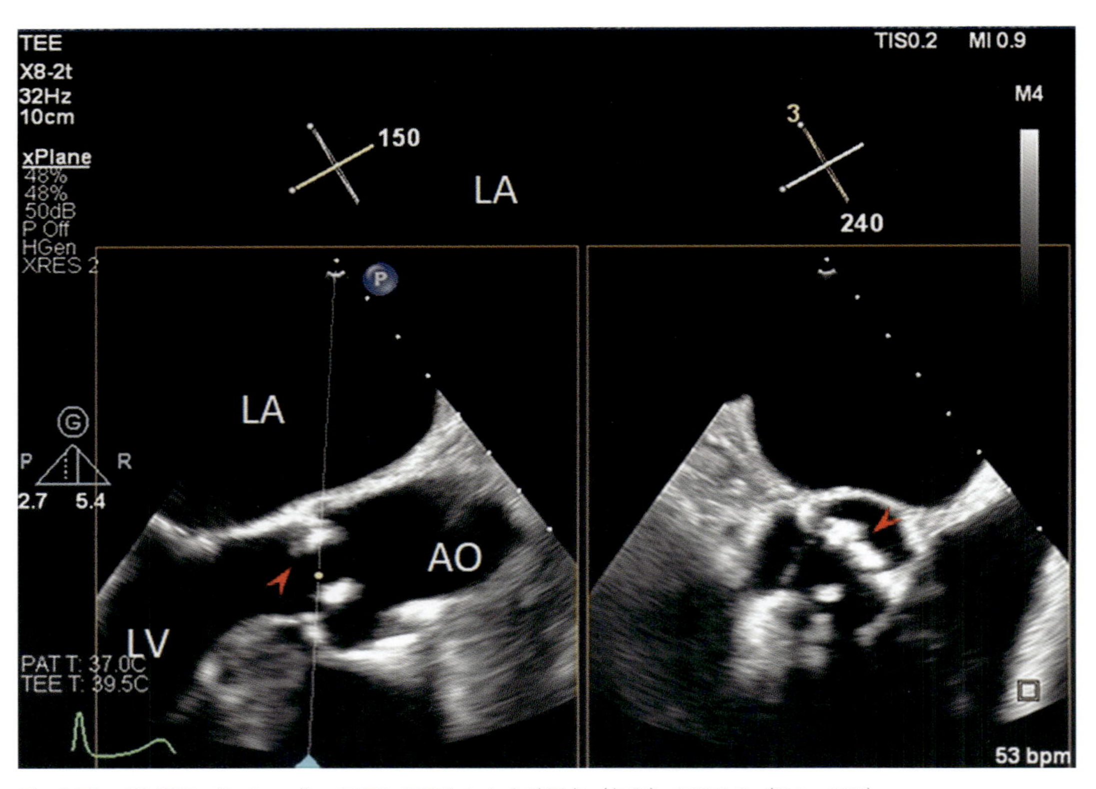

Fig.2.83 2D TEE，X-plane 像．肥厚し石灰化した大動脈弁（矢印）を認める（Video 2.54）．

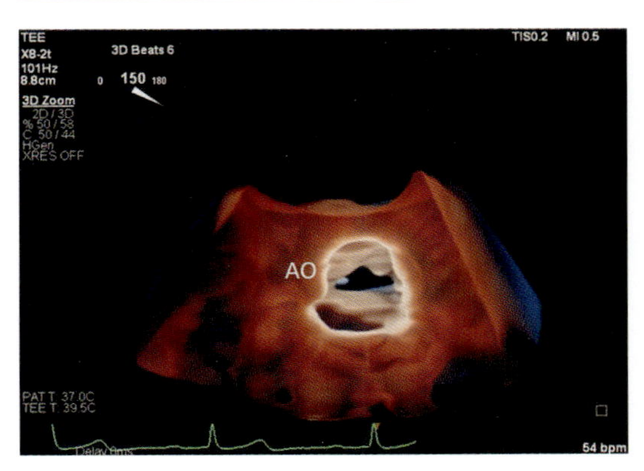

Fig.2.84 TrueVue 3D TEE，上行大動脈側から大動脈弁を見下ろす像．収縮期に肥厚した大動脈弁と狭小化した弁口部を認める（Video 2.55）．

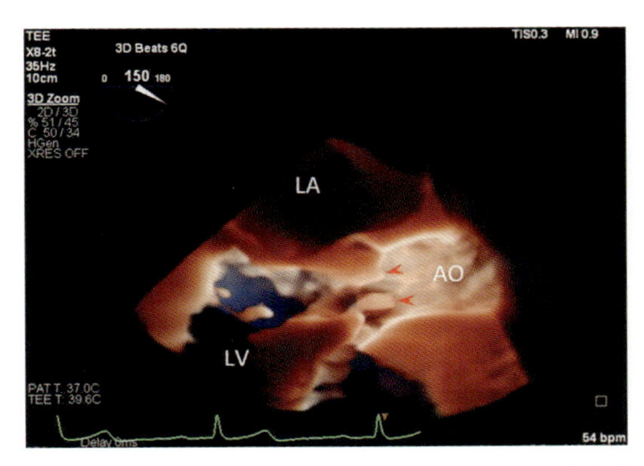

Fig 2.85 TrueVue 3D TEE，LAX．石灰化した大動脈弁（矢印）を認める（Video 2.56）．

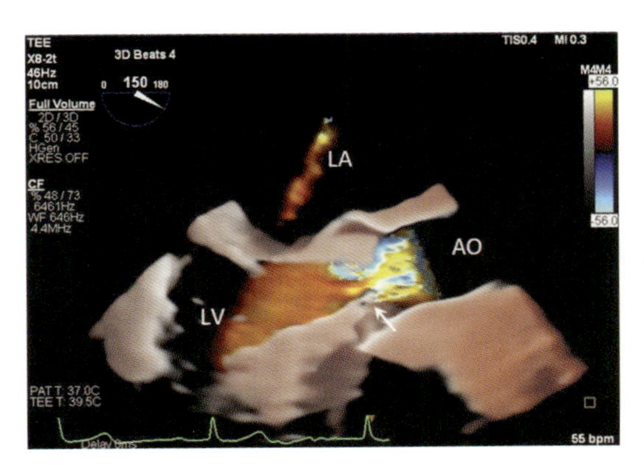

Fig 2.86 3D TEE，LAX．収縮期に大動脈弁を通過する高速モザイク血流（矢印）を認める（Video 2.57）．

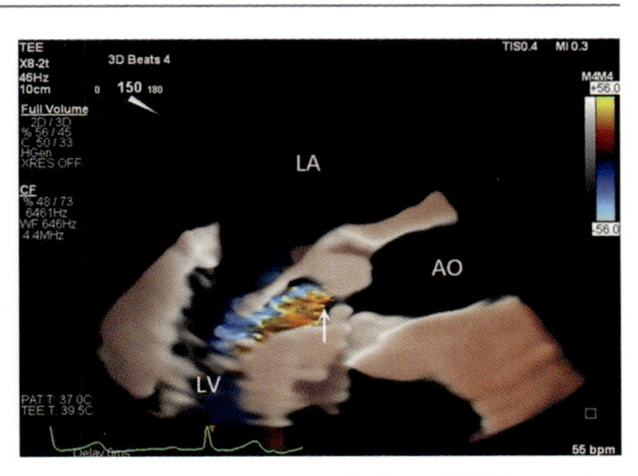

Fig.2.87 3D TEE，カラードプラ，拡張期．moderate AR（矢印）を認める（Video 2.57）．

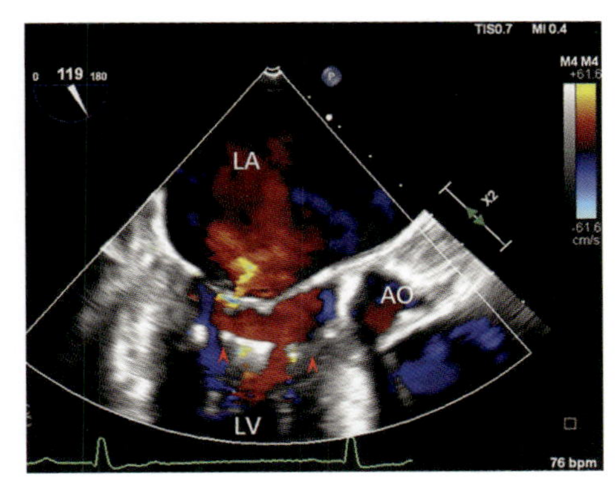

Fig.2.88 2D TEE，カラードプラ．大動脈弁を通ってLVに入るガイディングカテーテル（矢印）を認める（Video 2.58）．

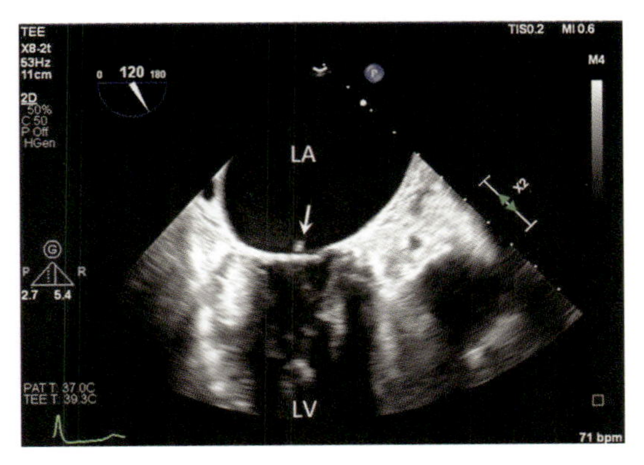

Fig.2.89 2D TEE，2CH．腱索断裂（矢印）を認める（Video 2.59）．

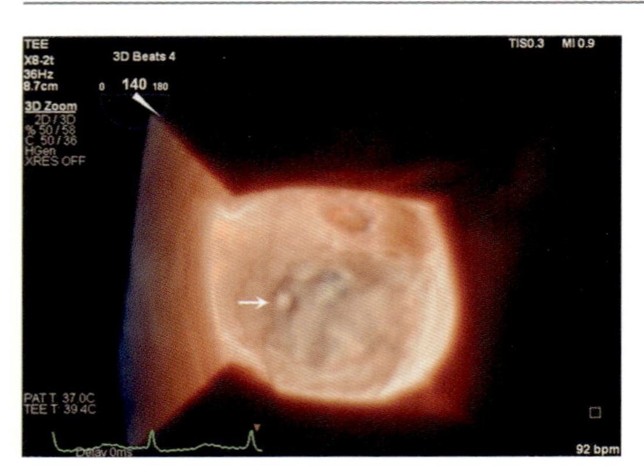

Fig.2.90 TrueVue 3D TEE，僧帽弁正面像．腱索の一部（矢印）が収縮期に LA 内に流入している（Video 2.60）．

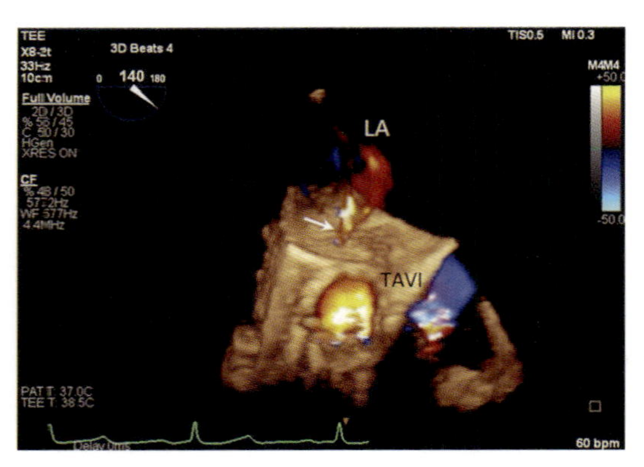

Fig 2.93 3D TEE，カラードプラ．mild MR（矢印）と正常に機能している TAVI 弁を認める（Video 2.63）．

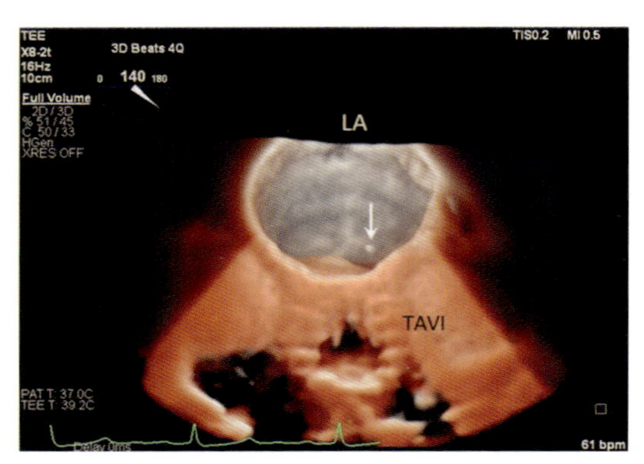

Fig.2.91 TrueVue 3D TEE．TAVI 術後．腱索断裂（矢印）を認める（Video 2.61）．

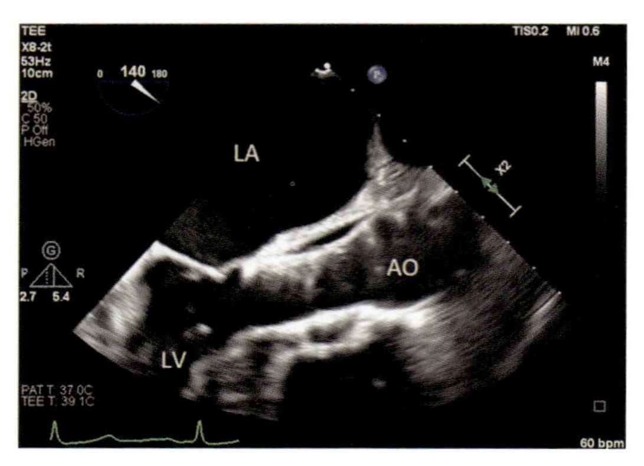

Fig 2.92 2D TEE．正しく留置された TAVI 弁を認める（Video 2.62）．

Suggested Reading

Asano R, Nakano K, Kodera K, et al. Ascending-descending aortic bypass and aortic valve replacement for aortic coarctation with bicuspid aortic valve and an aberrant right subclavian artery;report of a case. Kyobu Geka. 2015;68(9):777–9. Japanese.

Chen GL, Li HT, Li HR, Zhang ZW. Transcatheter closure of ventricular septal defect in patients with aortic valve prolapse and mild aortic regurgitation: feasibility and preliminary outcome. Asian Pac J Trop Med. 2015;8(4):315–8.

Davarpasand T, Hosseinsabet A, Jalali A. Concomitant coronary artery bypass graft and aortic and mitral valve replacement for rheumatic heart disease: short- and mid-term outcomes. Interact Cardiovasc Thorac Surg. 2015;21(3):322–8.

Forteza A, Vera F, Centeno J, et al. Preservation of the bicuspid aortic valve associated with aneurysms of the aortic root and ascending aorta. Rev Esp Cardiol (Engl Ed). 2013;66(8):644–8.

Girdauskas E, Disha K, Rouman M, et al. Aortic events after isolated aortic valve replacement for bicuspid aortic valve root phenotype: echocardiographic follow-up study. Eur J Cardiothorac Surg. 2015;48(4):e71–6.

Günaydın ZY, Bektaş O, Karagöz A, Kaya A. Case images: a rare cause of severe aortic valve regurgitation: isolated aortic valve prolapse. Turk Kardiyol Dern Ars. 2015;43(2):208.

Khalique OK, Hamid NB, Kodali SK, et al. Improving the accuracy of effective orifice area assessment after transcatheter aortic valve replacement: validation of left ventricular outflow tract diameter and pulsed-wave doppler location and impact of three-dimensional measurements. J Am Soc Echocardiogr. 2015;28(11):1283–93.

Looi JL, Lee AP, Fang F, et al. Abnormal mitral-aortic intervalvular coupling in mitral valve diseases: a study using real-time three-dimensional transesophageal echocardi-

ography. Clin Res Cardiol. 2015;104(10):831–42.
Mazzitelli D, Pfeiffer S, Rankin JS, et al. A regulated trial of bicuspid aortic valve repair supported by geometric ring annuloplasty. Ann Thorac Surg. 2015;99(6):2010–6.
Michelena HI, Corte AD, Prakash SK, et al. Bicuspid aortic valve aortopathy in adults: incidence, etiology, and clinical significance. Int J Cardiol. 2015;201:400–7.
Rönnerfalk M, Tamás É. Structure and function of the tricuspid and bicuspid regurgitant aortic valve: an echocardiographic study. Interact Cardiovasc Thorac Surg. 2015;21(1):71–6.

三尖弁疾患・肺動脈弁疾患　3

Abstract

本章では三尖弁逸脱症、三尖弁位人工弁再狭窄、肺動脈弁下狭窄、カルチノイド性心疾患など、右心系弁膜症の症例を提示する。

三尖弁は最も大きい心臓弁であり、肺動脈弁は薄い弁尖で構成されている。三尖弁や肺動脈弁の評価ではズームモードの使用が望ましい。逆流症や弁の支持構造物の評価には3Dモードが適している。

3.1　三尖弁後尖逸脱〔三尖弁再形成術〕

34歳、男性。心室中隔欠損症（VSD）の既往があり、過去に三尖弁形成術を受けている。間欠的な胸部絞扼感と動悸を主訴に受診。

聴診所見：心音不整、心尖部と胸骨左縁でLevine Ⅱ度の収縮期雑音を聴取。ECG：心房細動と完全右脚ブロックを認める。胸部X線：心陰影拡大。心臓カテーテル検査：severe TR（三尖弁逆流）、右心不全。腹部エコー：下大静脈（IVC）と肝静脈（HV）に血流のうっ滞を認める。術式：三尖弁再形成術、心膜部分切除術、心房細動アブレーション。

（Fig. 3.1, 3.2, 3.3, 3.4, 3.5, 3.6, 3.7, 3.8）

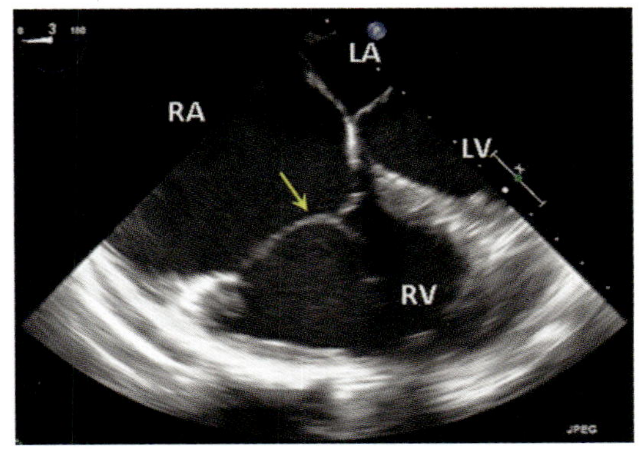

Fig.3.1　2D TEE，4CH．三尖弁後尖の逸脱（矢印），右房（RA）と右室（RV）の拡大，RV収縮不全を認める．LA：左房，LV：左室（Video 3.1）．

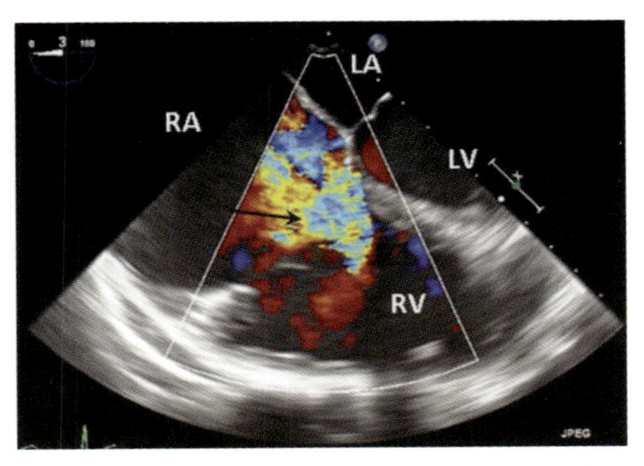

Fig.3.2　2D TEE，カラードプラ，4CH．三尖弁逸脱による偏心性severe TR（矢印）を認める（Video 3.2）．

Supplementary Information
The online version contains supplementary material available at https://doi.org/10.1007/978-981-19-6794-8_3

W.-H. Yin, M.-C. Hsiung, *Atlas of Perioperative 3D Transesophageal Echocardiography*, https://doi.org/10.1007/978-981-19-6794-8_3

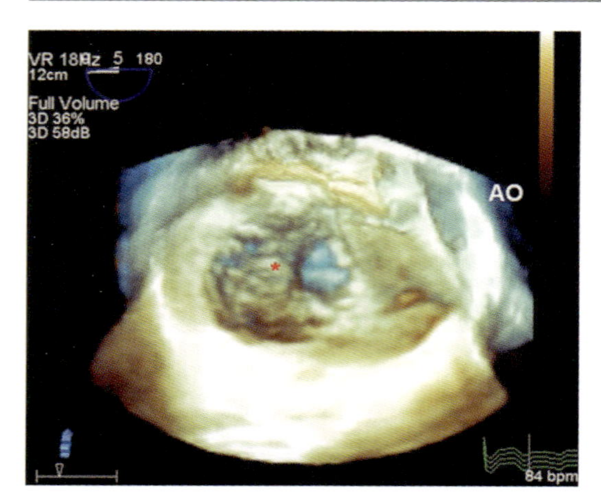

Fig.3.3 3D TEE，正面像．収縮期に RA 側から三尖弁を見ている．三尖弁後尖の逸脱（＊）を認める．AO：大動脈（Video 3.3）．

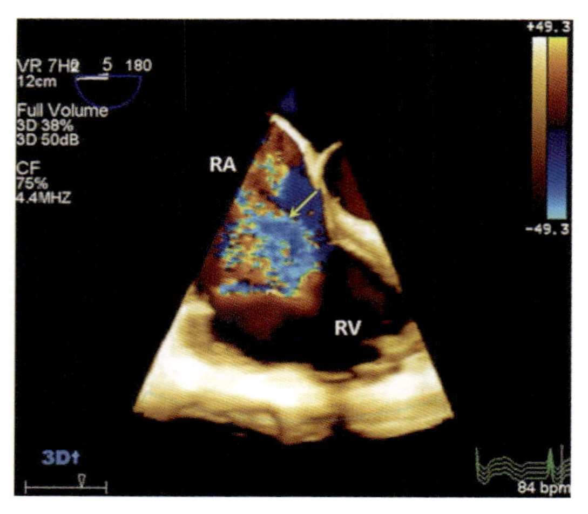

Fig.3.4 3D TEE，カラードプラ．偏心性 severe TR（矢印）を認める（Video 3.4）．

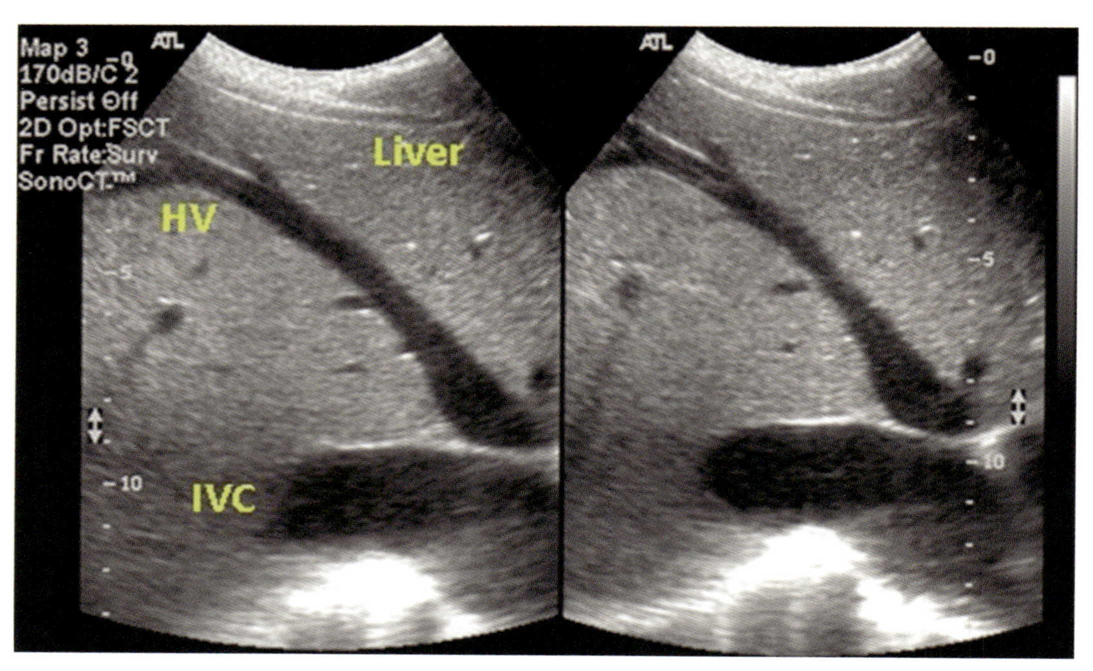

Fig.3.5 2D 腹部エコー．下大静脈（IVC）と肝静脈（HV）に血流のうっ滞を認める．

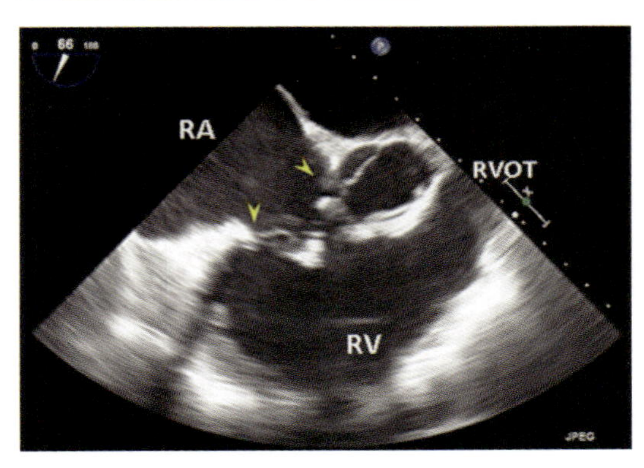

Fig.3.6 2D TEE, RV inflow-outflow 像. 三尖弁形成術, 弁輪形成（矢印）術後. RVOT：右室流出路.

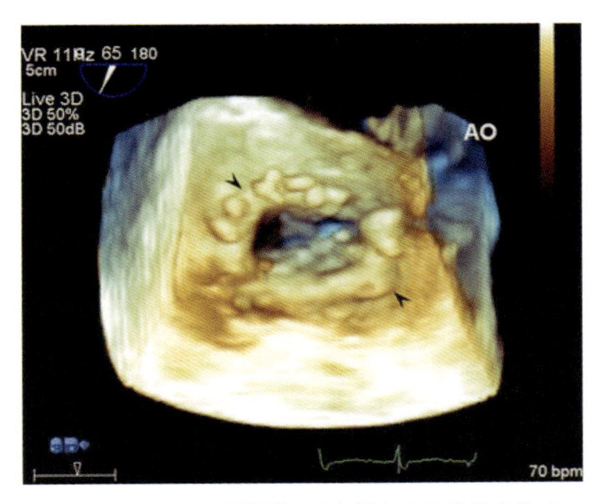

Fig.3.7 3D TEE, 正面像. RA 側から三尖弁を見ている. 三尖弁形成術後. 縫合部と人工弁輪（矢印）を認める（Video 3.5).

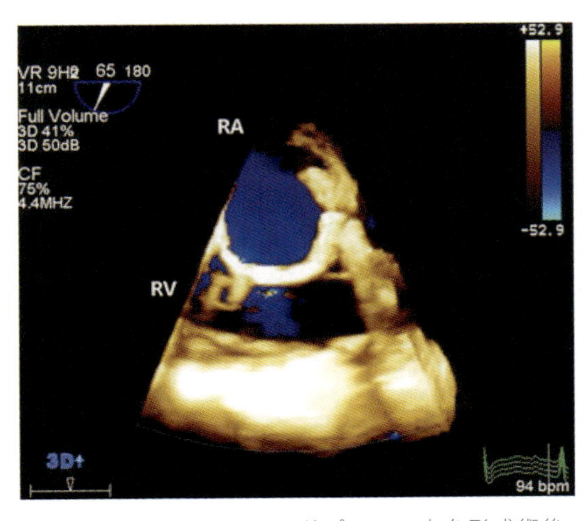

Fig.3.8 3D TEE, カラードプラ. 三尖弁形成術後. 形成された三尖弁, 正常な RV 流入血流, mild TR を認める（Video 3.6).

▶Tips 三尖弁形成術では、ほぼ全例で弁輪形成術が併用される。人工弁輪を三尖弁に縫着することで、その形状や大きさを正常に保つことができる。

3.2 三尖弁置換術後再狭窄〔三尖弁再置換術〕

72 歳、女性。30 年前に三尖弁置換術（TVR）を受けている。労作時呼吸困難、腹部膨満、食思不振を主訴に受診。

聴診所見：心音不整、心雑音なし。ECG：心房細動、頻脈、右軸偏位、反時計方向回転、完全右脚ブロック。胸部 X 線：心陰影の軽度拡大、弓部大動脈に軽度の石灰化。術式：冠動脈バイパス術（CABG）2 枝〔伏在静脈グラフト（SVG）-左前下行枝（LAD）、SVG-右冠動脈（RCA）〕、三尖弁再置換術（再 TVR）、ペースメーカ植え込み術。

（Fig. 3.9, 3.10, 3.11, 3.12, 3.13, 3.14, 3.15, 3.16, 3.17）

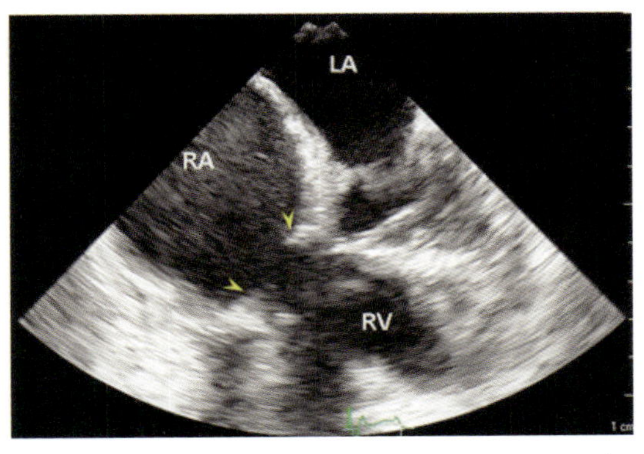

Fig.3.9 2D TEE, TVR 後（矢印）. 肥厚した生体弁（矢印）と RA 拡大を認める（Video 3.7).

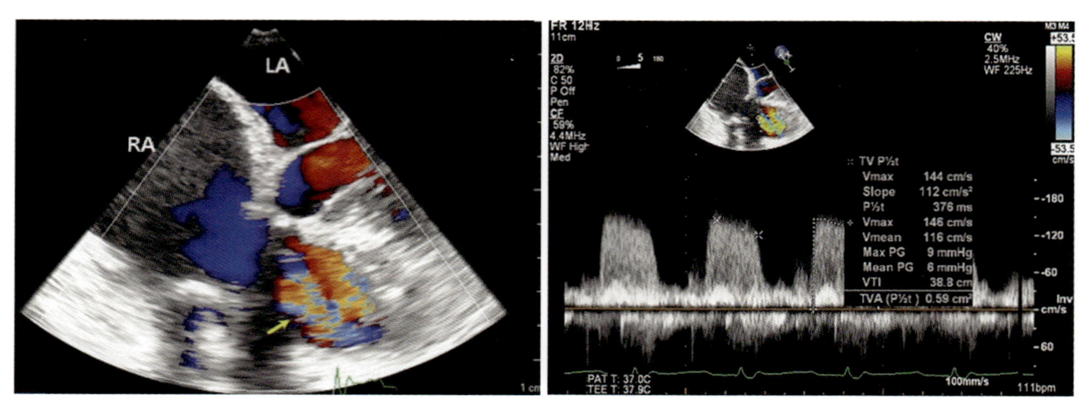

Fig.3.10, Fig.3.11 2D TEE，カラードプラ（左），連続波ドプラ（CWD）（右）．三尖弁位人工弁狭窄を認める．三尖弁弁口面積は狭く（0.59 cm²），拡張期に高速血流（最大圧較差 9 mmHg）によるモザイク形成を認める（矢印）（Video 3.8）．

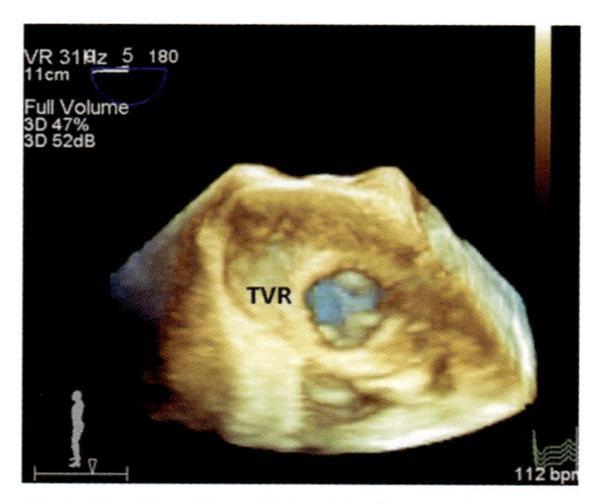

Fig.3.12 3D TEE，正面像．拡張期に RA 側から三尖弁を見ている．TVR 後．肥厚した三尖弁位人工弁と弁口面積の狭小化を認める（Video 3.9）．

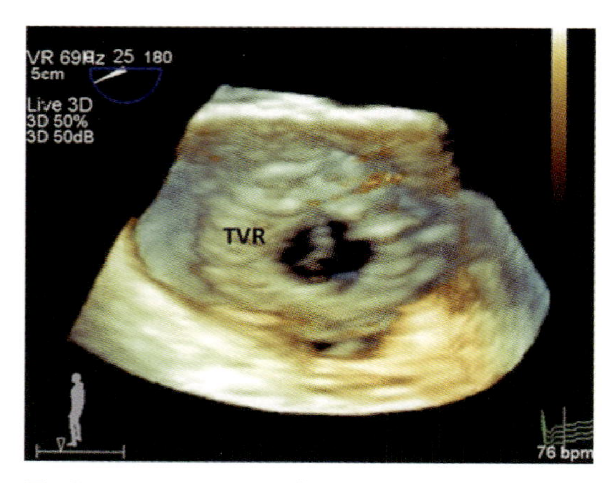

Fig.3.14 3D TEE，正面像．RA 側から三尖弁を見ている．再 TVR 後（Video 3.10）．

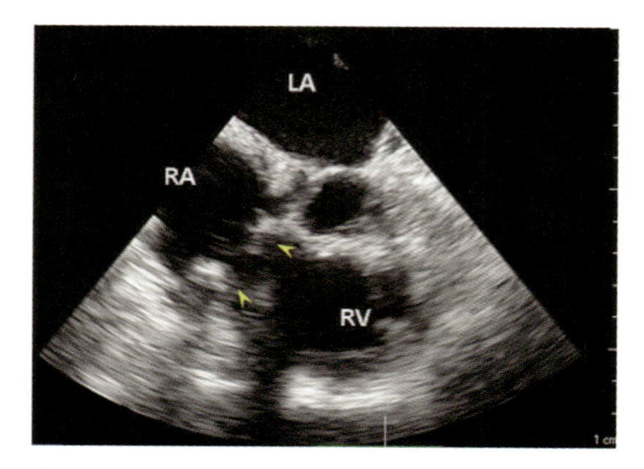

Fig.3.13 2D TEE．再 TVR 後（矢印）．

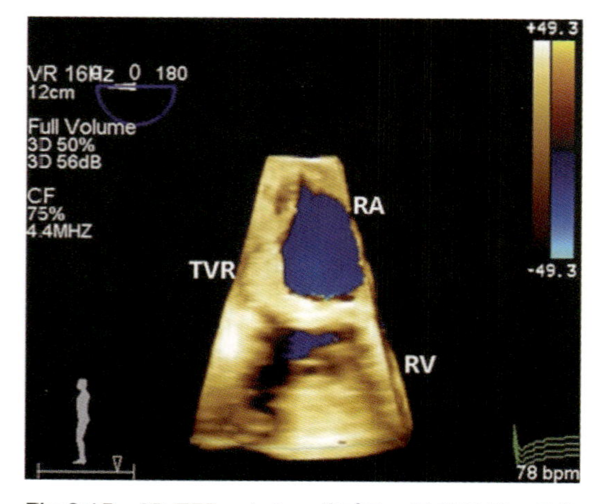

Fig.3.15 3D TEE，カラードプラ．再 TVR 後．三尖弁位人工弁は正常に開閉し，狭窄を認めず（Video 3.11）．

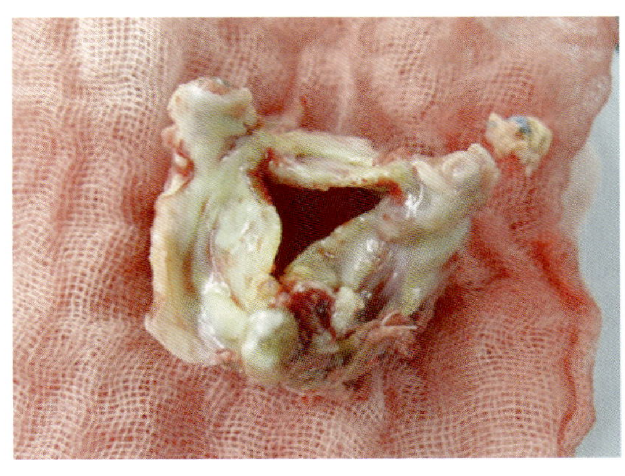

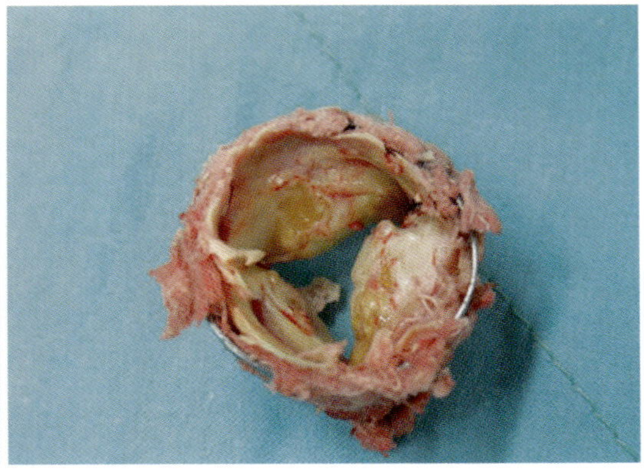

Fig.3.16, Fig.3.17　石灰化し，狭小化した三尖弁位人工弁の肉眼所見.

▶**Tips**　人工弁はシャドーなどの影響で、経食道心エコー（TEE）で描出することはしばしば困難である。

3.3　肺動脈弁下狭窄・右房内血栓〔右室流出路形成術〕

61歳、男性。先天性心疾患、severe PS（肺動脈弁狭窄）、冠動脈1枝病変、慢性心房細動の既往あり。突然発症した心窩部痛とその後の失神、全身性強直性痙攣、不随意運動を認めたため受診。

聴診所見：心音不整、傍胸骨左縁上部でLevine Ⅱ～Ⅵ度の収縮期雑音、傍胸骨左縁下部と心尖部でLevine Ⅲ度の収縮期雑音を聴取。胸部X線：心陰影の著明な拡大。術式：CABG 1枝（SVG-LAD）、内頸動脈内膜剝離術、右房内血栓除去術、右室流出路形成術、心房細動アブレーション、右心耳・左心耳閉鎖術。

（Fig. 3.18, 3.19, 3.20, 3.21, 3.22, 3.23, 3.24, 3.25, 3.26, 3.27）

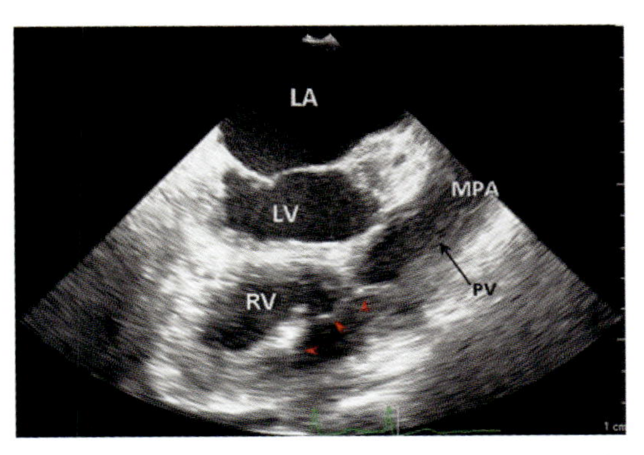

Fig.3.18　2D TEE．右室肥大を認める．RVと漏斗部の間に筋性バンドを認め（赤矢印），RVを2つの腔に隔てている．MPA：主肺動脈，PV：肺動脈弁（Video 3.12）．

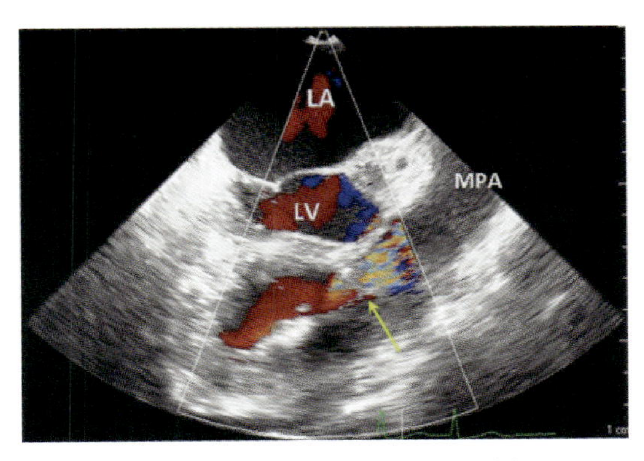

Fig.3.19　2D TEE，カラードプラ．漏斗部にPSとRVOT血流速度の上昇（矢印）を認める（Video 3.13）．

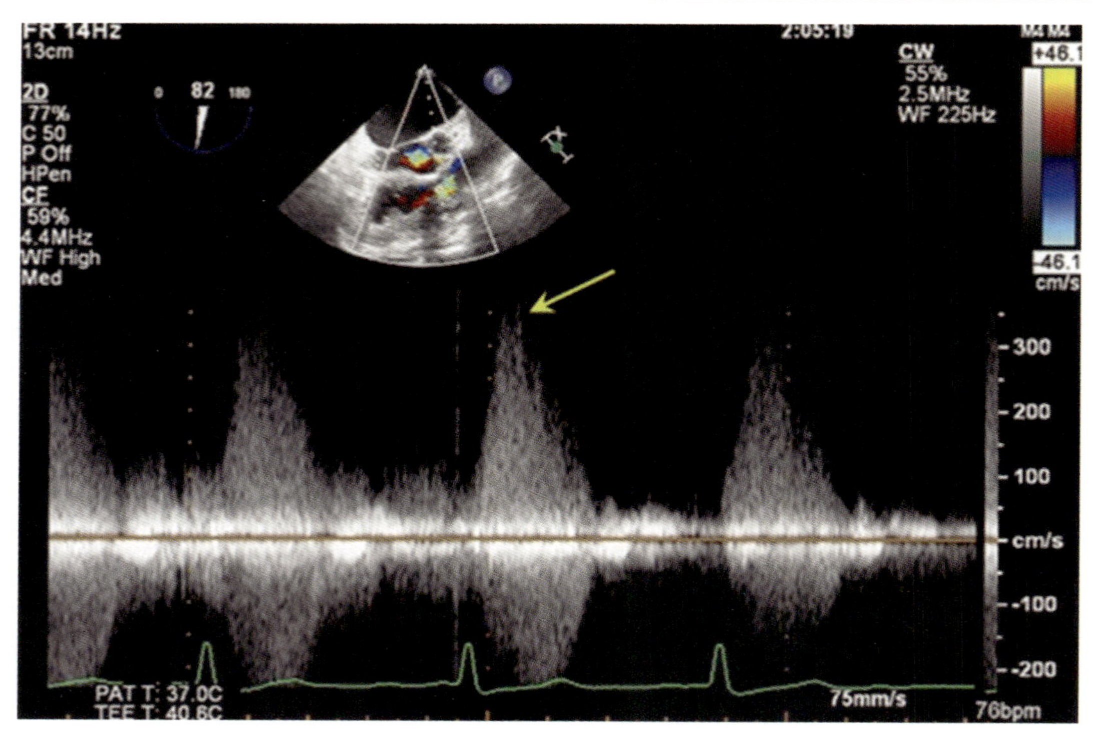

Fig.3.20　2D TEE，CWD．漏斗部 PS による高い血流速度を RVOT で認める（矢印）．

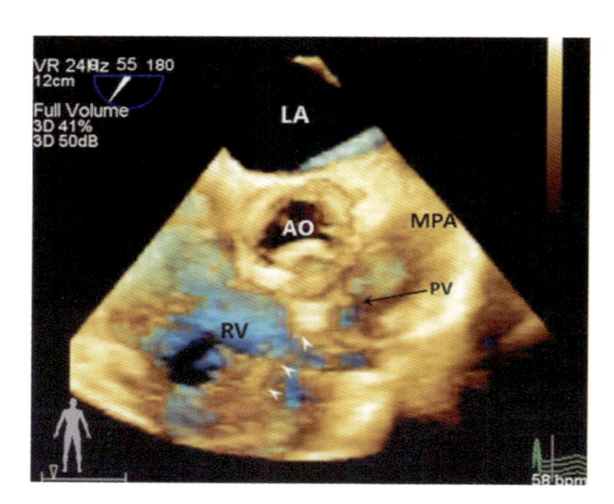

Fig.3.21　3D TEE，短軸像（SAX）．RV と漏斗部の間に筋性バンド（矢印）を認める．漏斗部 PS である（Video 3.14）．

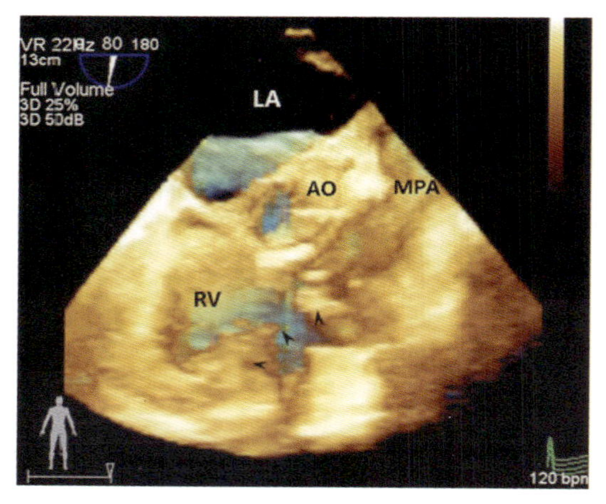

Fig.3.22　3D TEE，右室肥大を認める．RV と漏斗部の間に筋性バンド（矢印）を認め，RV を 2 つの腔に隔てている（Video 3.15）．

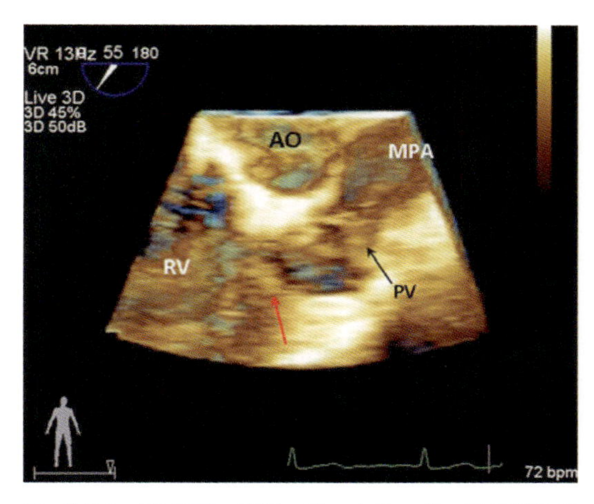

Fig.3.23 3D TEE, SAX, ズームモード．漏斗部に狭窄を認める（赤矢印）（Video 3.16）．

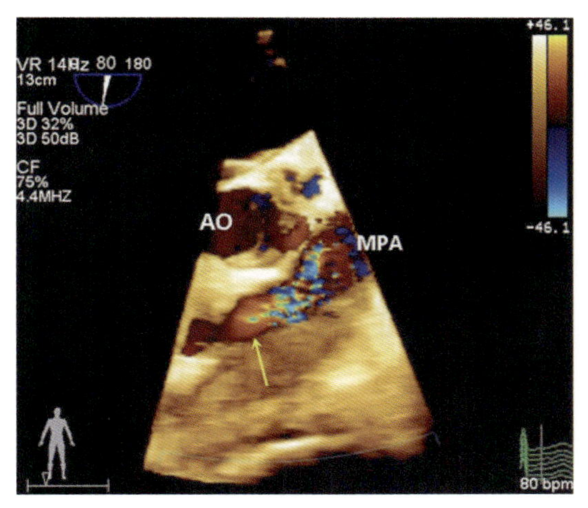

Fig.3.24 3D TEE, カラードプラ．RVOT 血流速度の上昇（矢印）を伴う漏斗部 PS を認める（Video 3.17）．

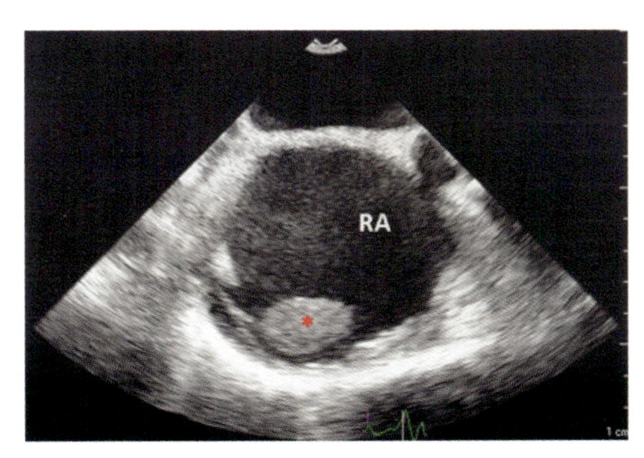

Fig.3.25 2D, TEE．RA 拡大とその内部に血栓（＊）を認める（Video 3.18）．

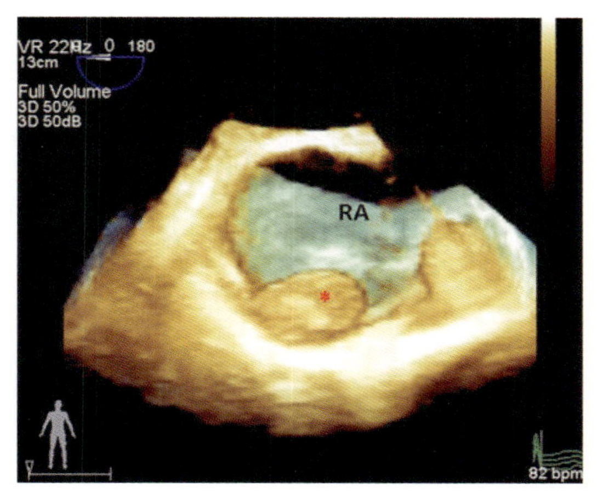

Fig.3.26 3D, TEE．RA 拡大とその内部に血栓（＊）を認める（Video 3.19）．

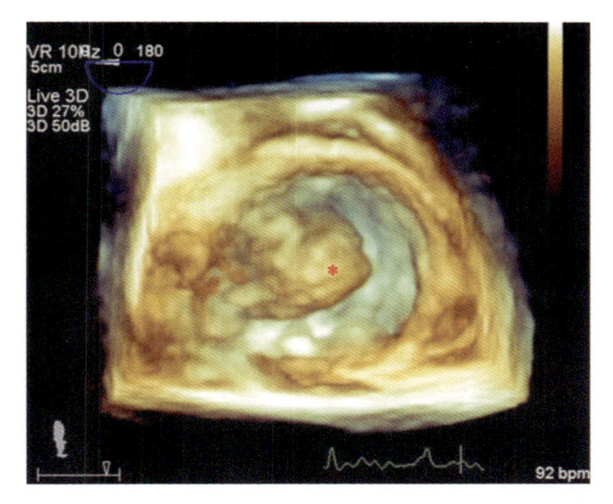

Fig.3.27 3D, TEE．RV 側からの像．RA 内に血栓（＊）を認める（Video 3.20）．

Tips TEE は、弁下性 PS や弁上性 PS など、右室流出路（RVOT）や肺動脈弁領域に生じた病変の部位を同定するうえで有用である。

3.4 カルチノイド症候群〔三尖弁置換術、肺動脈弁置換術〕

65 歳、女性。左乳がん、小腸カルチノイド腫瘍とその肝転移の既往があり、10 年前に手術を受けている。労作時呼吸困難を主訴に受診。

聴診所見：心音整、剣状突起で Levine Ⅲ度の汎収縮期雑音、肺動脈弁領域・傍胸骨左縁・

大動脈弁領域で Levine Ⅱ度の連続性雑音を聴取。ECG：洞調律、右軸偏位、時計方向回転、非特異的 ST-T 変化を認める。胸部 X 線：心陰影拡大。心臓カテーテル検査：severe AR（大動脈弁逆流）、severe TR、severe PR（肺動脈弁逆流）を伴うカルチノイド性心疾患を認める。術式：大動脈弁置換術（AVR）、TVR、肺動脈弁置換術（PVR）。

（Fig. 3.28, 3.29, 3.30, 3.31, 3.32, 3.33, 3.34, 3.35, 3.36, 3.37, 3.38, 3.39, 3.40, 3.41, 3.42, 3.43, 3.44, 3.45, 3.46, 3.47, 3.48, 3.49, 3.50, 3.51, 3.52, 3.53, 3.54, 3.55, 3.56）

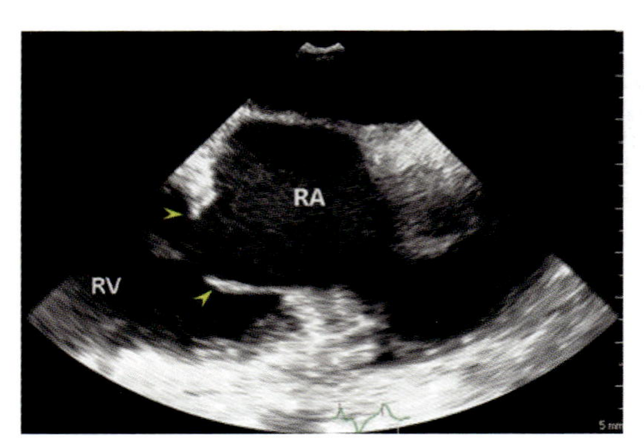

Fig.3.28 2D TEE. 三尖弁のカルチノイド変性. 弁尖の短縮や肥厚を認め（矢印），その結果，接合不全が生じている（Video 3.21）.

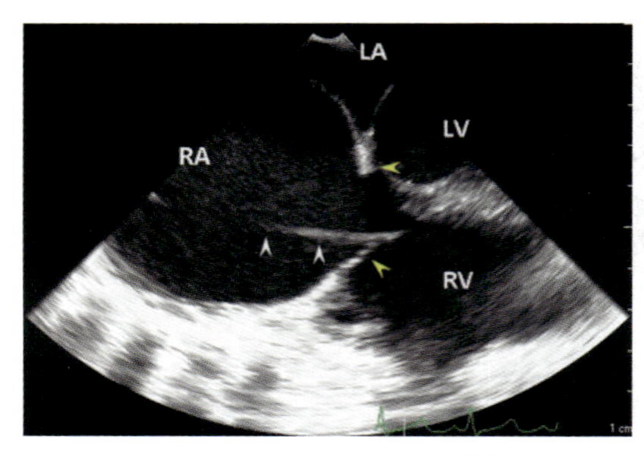

Fig.3.29 3D TEE，modified 4CH. 三尖弁を通過しているスワンガンツカテーテル（白矢印）を認める. 三尖弁に弁尖の短縮や肥厚を伴うカルチノイド変性を認める（黄矢印）. RA と RV の拡大を認める（Video 3.22）.

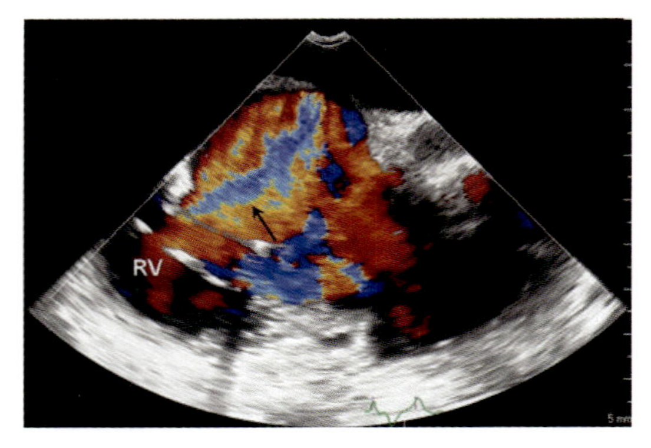

Fig.3.30 2D TEE，カラードプラ. severe TR（矢印）を認め，その逆流カラー jet は RA のほぼ全てを占めている（Video 3.23）.

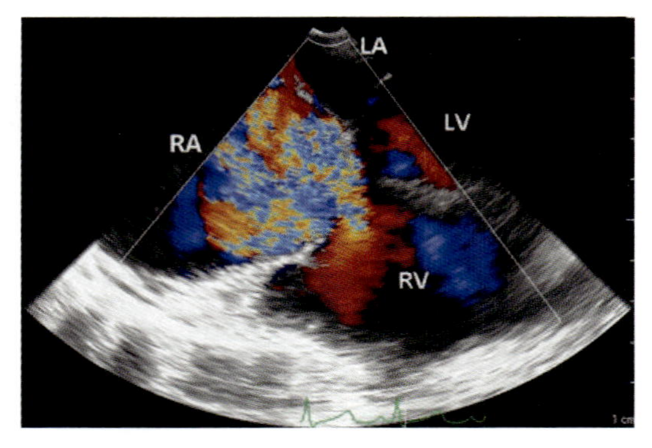

Fig.3.31 2D TEE，カラードプラ，modified 4CH. severe TR とその広い逆流口を認める（Video 3.24）.

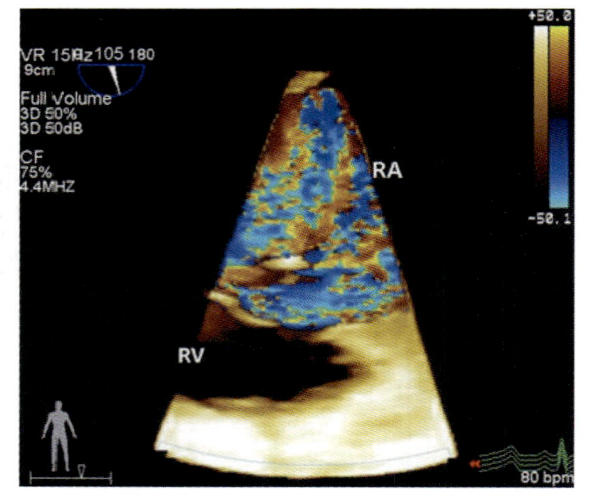

Fig.3.32 3D TEE，カラードプラ. severe TR を認め，その逆流カラー jet は RA のほぼ全てを占めている（Video 3.25）.

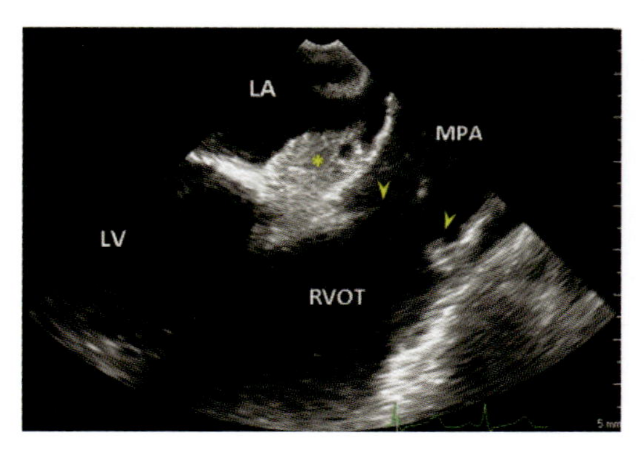

Fig.3.33 2D TEE．カルチノイド変性によって，小さく固くなった肺動脈弁弁尖を認める（矢印）．左室流出路（LVOT）にあるカルチノイド腫瘍（＊）を認める（Video 3.26）．

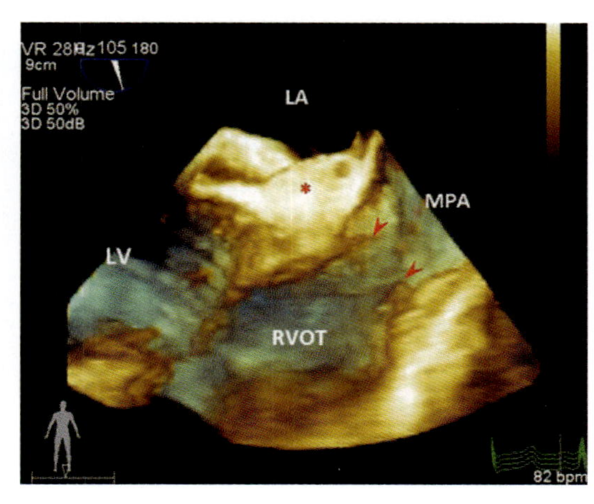

Fig.3.36 3D TEE，カラードプラ．カルチノイド変性によって，小さく固くなった肺動脈弁弁尖を認める（矢印）．LVOT にあるカルチノイド腫瘍（＊）を認める（Video 3.28）．

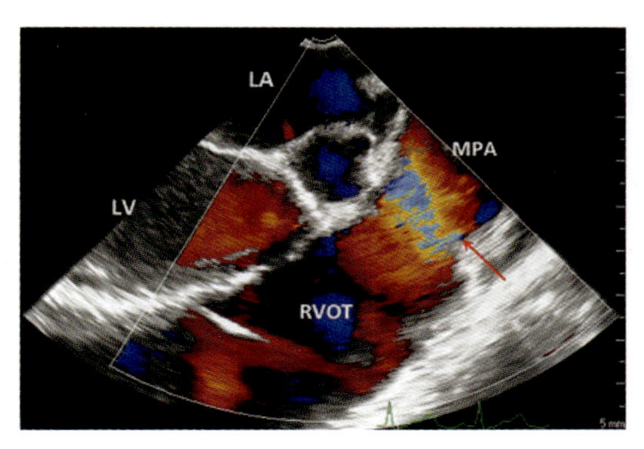

Fig.3.34 2D，TEE，カラードプラ．PS によって収縮期に肺動脈弁を通過する血流速度が上昇し，モザイク血流を形成している（矢印）（Video 3.27）．

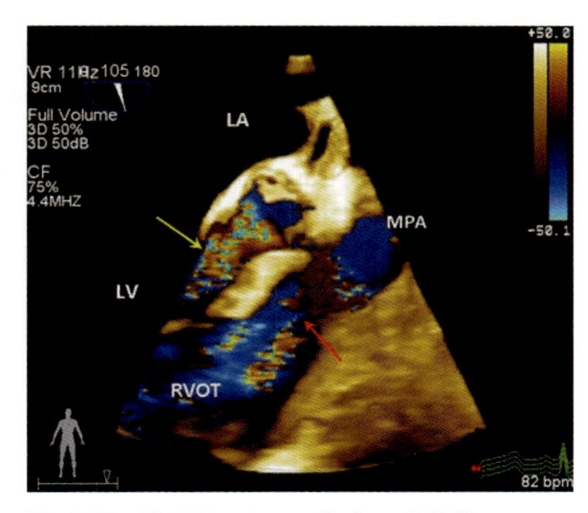

Fig.3.37 3D TEE，カラードプラ．拡張期に severe PR（赤矢印），severe AR（黄矢印）を認める（Video 3.29）．

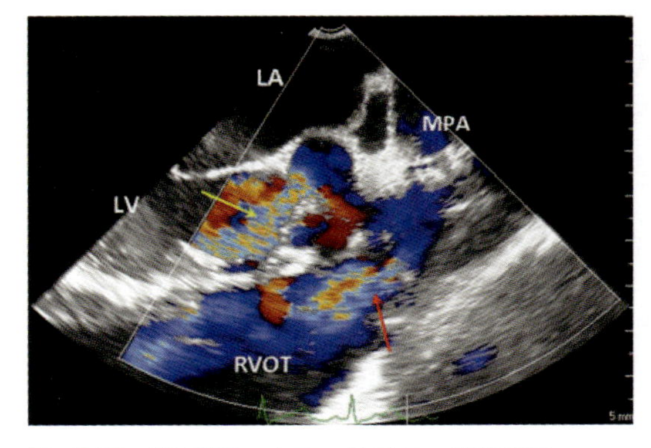

Fig.3.35 2D TEE，カラードプラ．拡張期に severe PR（肺動脈弁逆流）（赤矢印），severe AR（黄矢印）を認める（Video 3.27）．

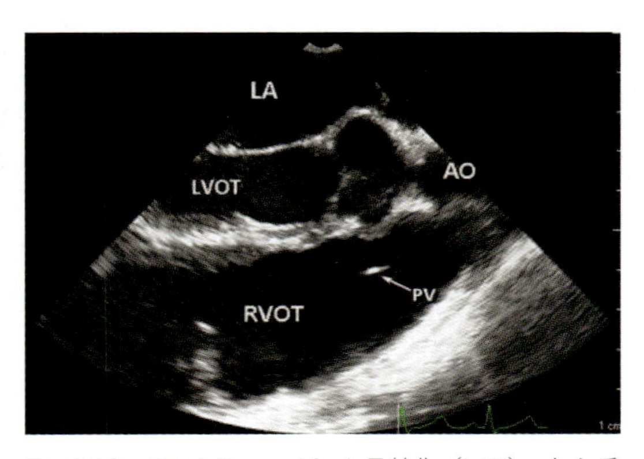

Fig.3.38 2D TEE，modified 長軸像（LAX）．左心系のカルチノイド変性と肥厚した大動脈弁を認める（Video 3.30）．

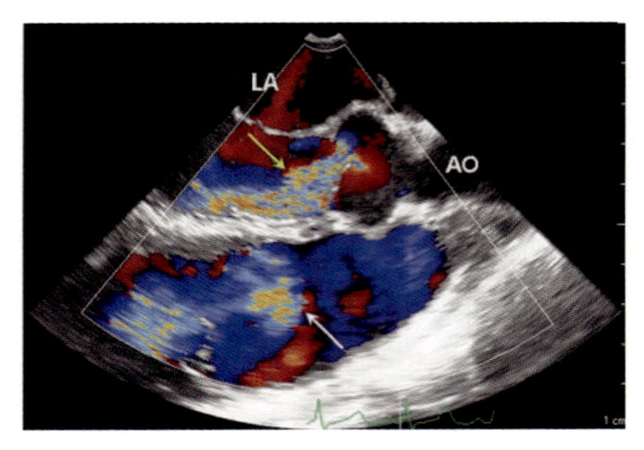

Fig.3.39　2D TEE，カラードプラ．modified LAX．severe AR（黄矢印），severe PR（白矢印）を認める（Video 3.31）．

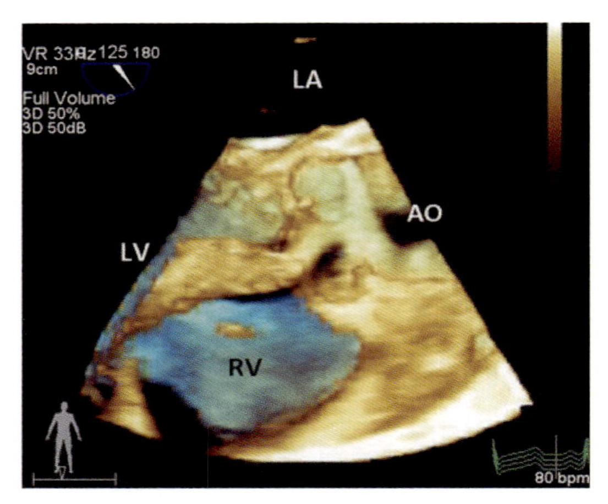

Fig.3.40　3D TEE，LAX．左心系のカルチノイド変性と肥厚した大動脈弁を認める（Video 3.32）．

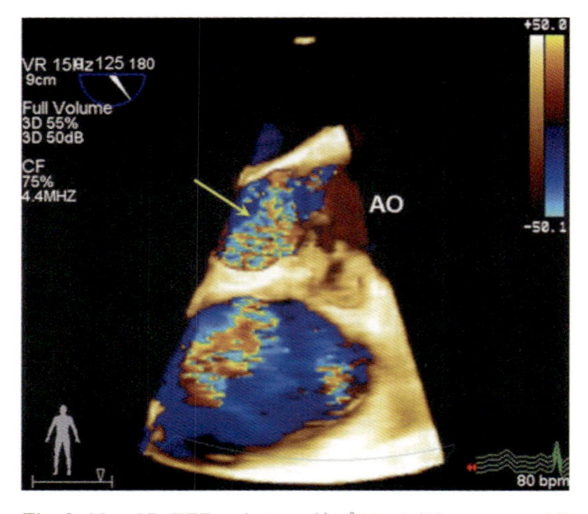

Fig.3.41　3D TEE，カラードプラ，LAX．severe AR（矢印）を認める（Video 3.33）．

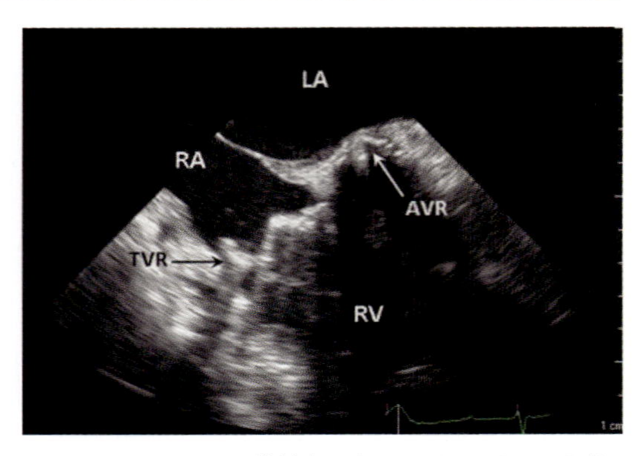

Fig.3.42　2D TEE，機械弁による AVR・TVR・PVR 後．大動脈弁・三尖弁の正常な開閉を認める．

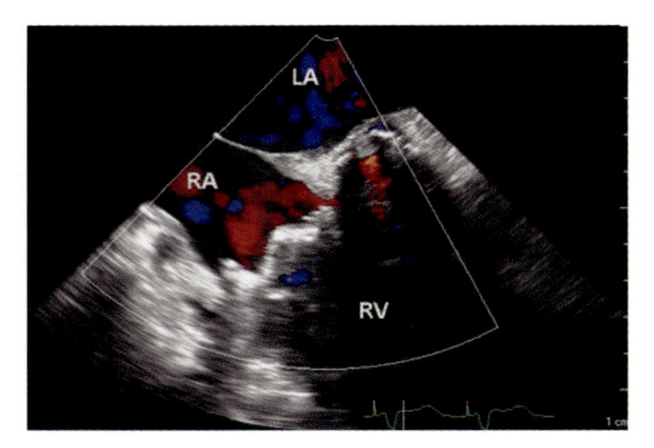

Fig.3.43　2D TEE，カラードプラ．機械弁による AVR・TVR・PVR 後．大動脈弁・三尖弁の正常な開閉を認め，AR や TR はごくわずかである．

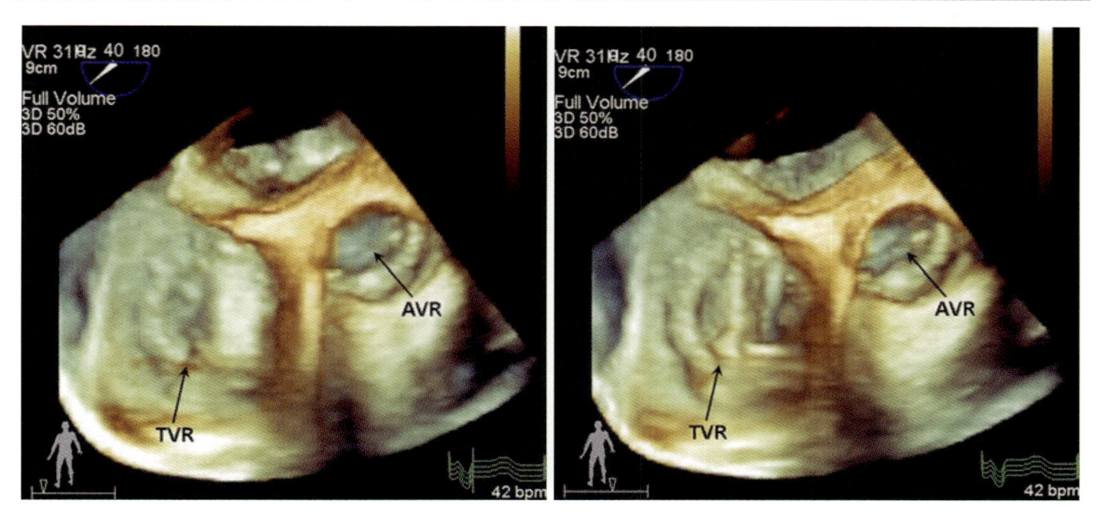

Fig.3.44, Fig.3.45　3D TEE．機械弁による AVR・TVR・PVR 後．心周期を通して，大動脈弁・三尖弁の正常な開閉を認める（Video 3.34）．

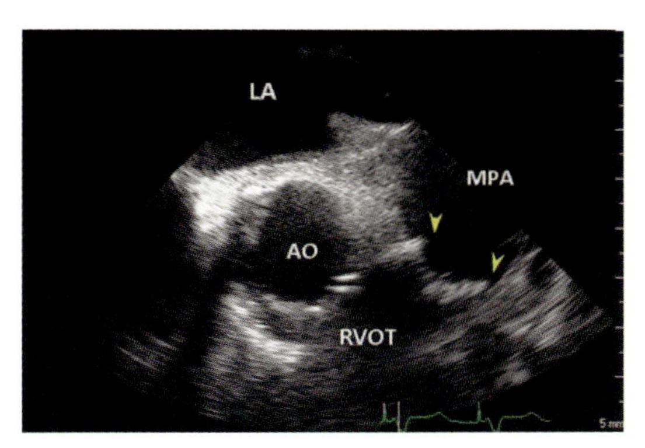

Fig.3.46　2D TEE，SAX．機械弁による AVR・TVR・PVR 後．肺動脈弁の正常な開閉を認める（矢印）．

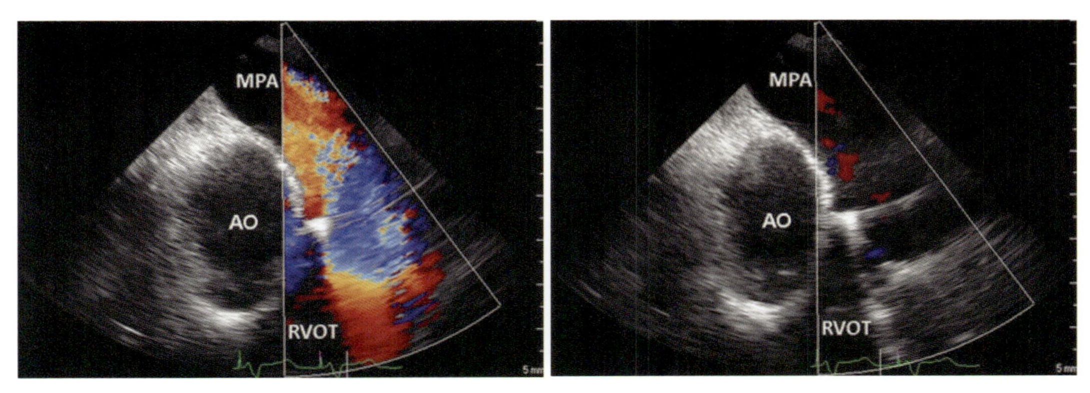

Fig.3.47, Fig.3.48　2D TEE，カラードプラ，SAX．機械弁による AVR・TVR・PVR 後．肺動脈弁は正常に開閉し，PS や PR を認めず．

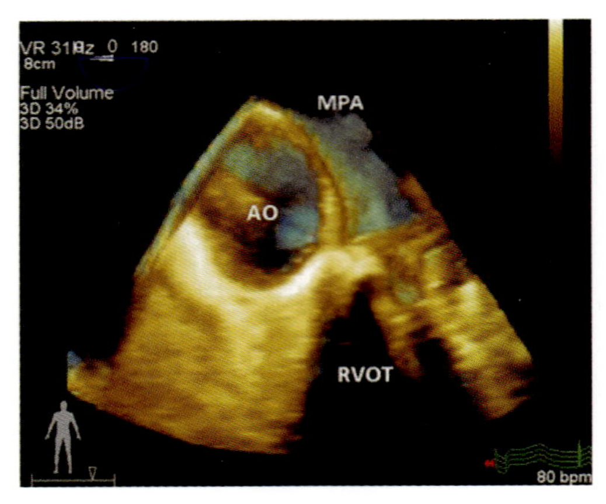

Fig.3.49　3D TEE，SAX．機械弁による AVR・TVR・PVR 後．肺動脈弁の正常な開閉を認める（Video 3.35）．

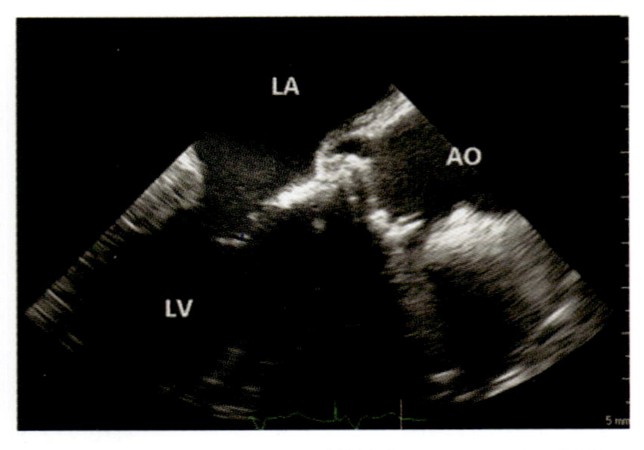

Fig.3.51　2D TEE，LAX．機械弁による AVR・TVR・PVR 後．大動脈弁の正常な開閉を認める．

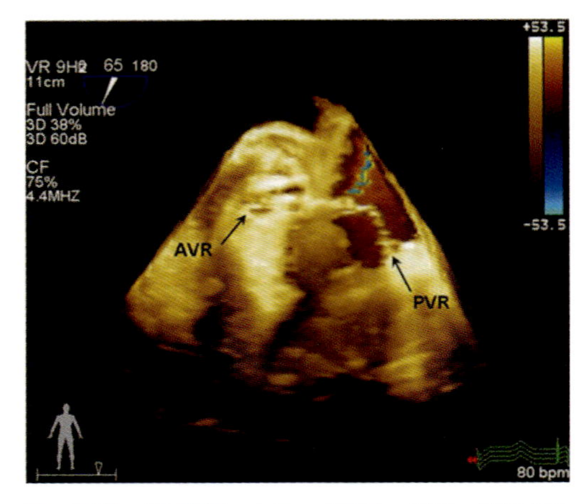

Fig.3.50　3D TEE，カラードプラ，SAX．機械弁による AVR・TVR・PVR 後．大動脈弁・肺動脈弁の正常な開閉を認める（Video 3.36）．

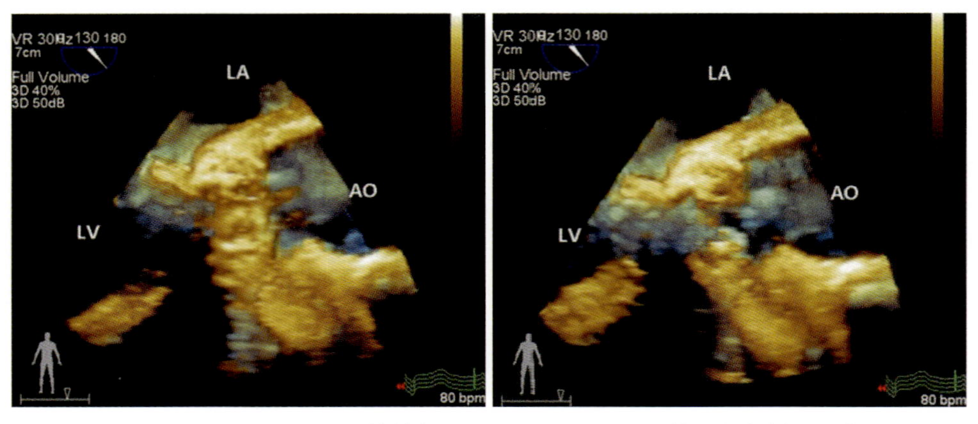

Fig.3.52, Fig.3.53　3D TEE，LAX．機械弁による AVR・TVR・PVR 後．大動脈弁の正常な開閉を認める（Video 3.37）．

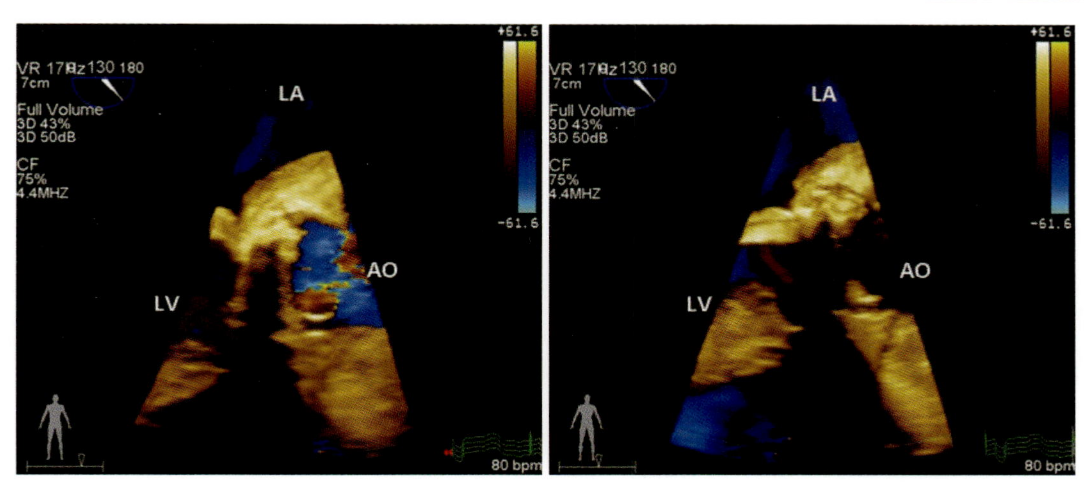

Fig.3.54, Fig.3.55　3D TEE，カラードプラ，LAX．機械弁による AVR・TVR・PVR 後．大動脈弁の正常な開閉を認める（Video 3.38）．

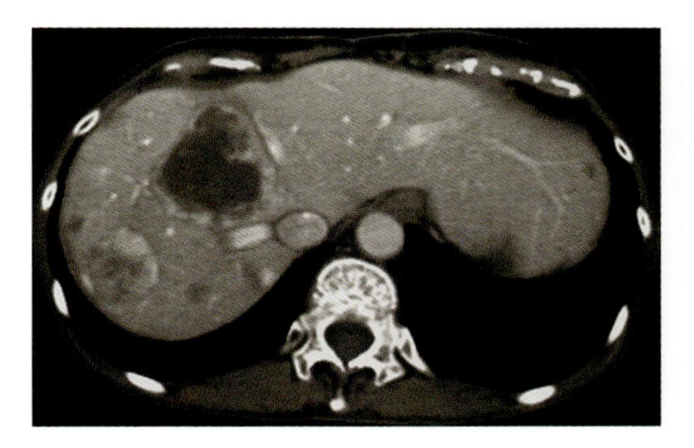

Fig.3.56　造影 CT 後期相．カルチノイド腫瘍の多発転移を肝全体に認める．

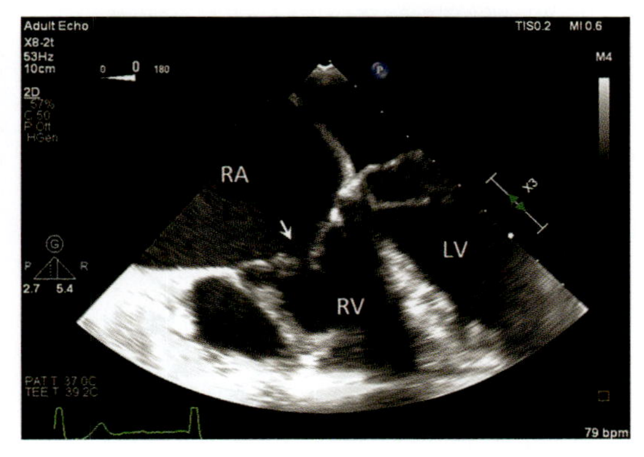

Fig.3.57　2D TEE．三尖弁の張り出しと接合不全（矢印）を認める（Video 3.39）．

▶Tips　カルチノイド症候群では、一般的に右心系に病変を発症するが、肝転移や肺転移が存在する場合、左心系にも病変が及んでいる可能性がある。

3.5　三尖弁逆流（TR）〔三尖弁形成術〕

69 歳、女性。severe TR、虚血性心疾患、慢性心房細動、高血圧性心血管疾患、2 型糖尿病、脂質代謝異常症の既往があり、数年前から内服加療中である。数日前から両側下腿浮腫が出現した。

心臓カテーテル検査：severe TR、慢性心房細動を認める。TTE：TR、右房、右室の拡大を認める。術式：三尖弁形成術。

（Figs. 3.57, 3.58, 3.59, 3.60, 3.61, 3.62, 3.63）

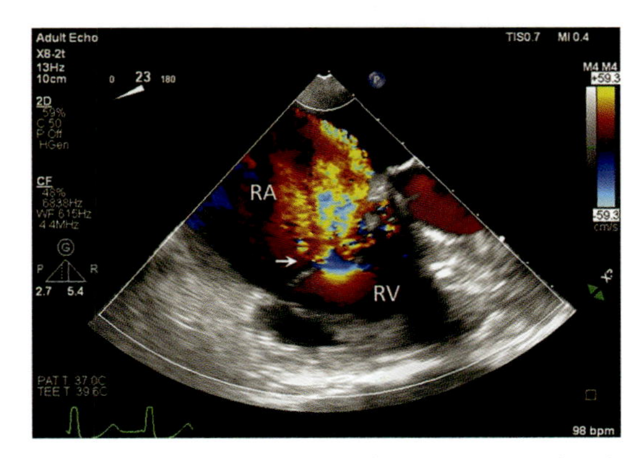

Fig.3.58　2D TEE，カラードプラ．severe TR（矢印）を認める（Video 3.40）．

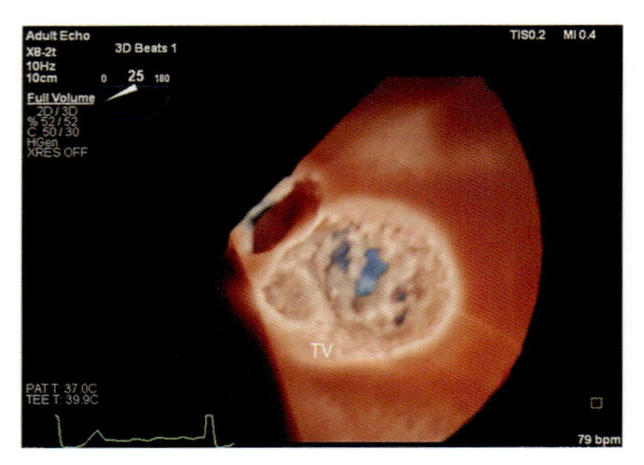

Fig.3.59 TrueVue 3D TEE．収縮期に三尖弁（TV）の接合不全を認める（Video 3.41）．

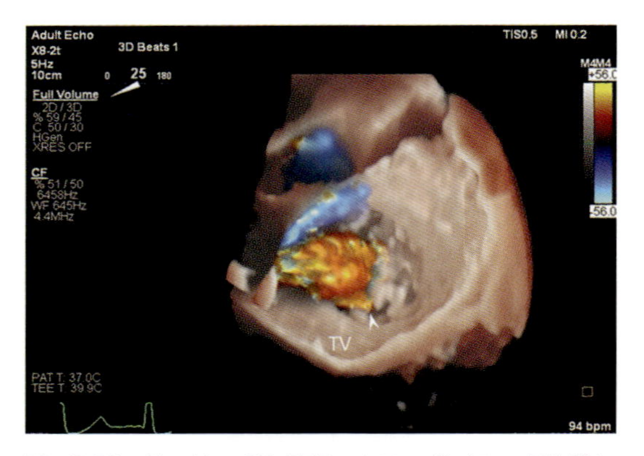

Fig.3.60 TrueVue 3D TEE，カラードプラ．収縮期に severe TR（矢印）を認める（Video 3.42）．

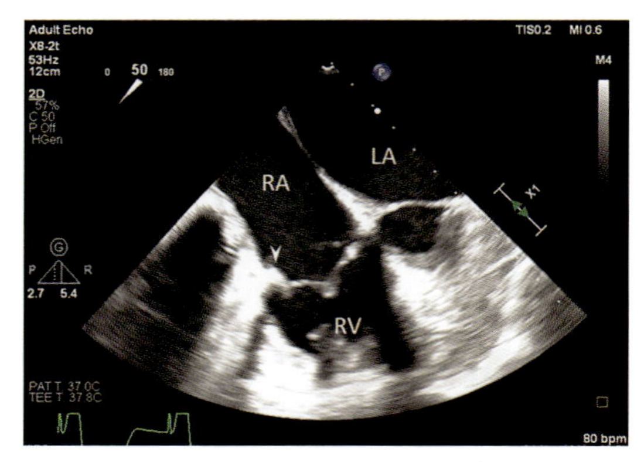

Fig.3.61 2D TEE．形成された三尖弁輪（矢印）を認める（Video 3.43）．

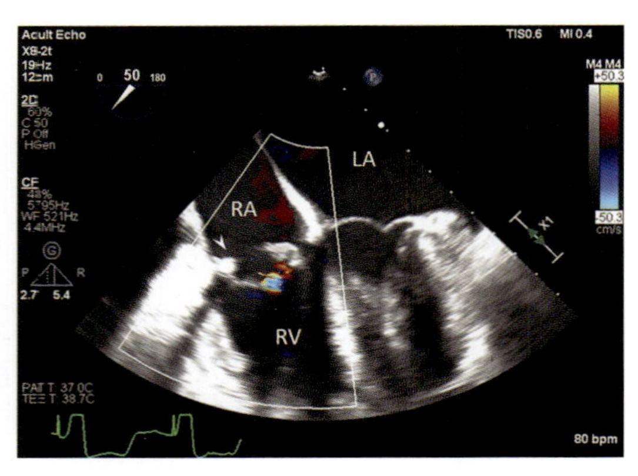

Fig.3.62 2D TEE，カラードプラ．Alfieri 形成術後．mild TR を認める（Video 3.44）．

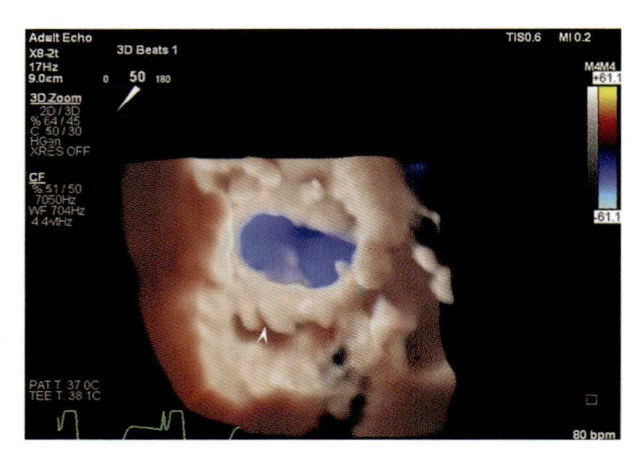

Fig.3.63 TrueVue 3D TEE，カラードプラ．人工弁輪（矢印）を通過する正常な三尖弁血流を認める（Video 3.45）．

3.6 Ebstein 病〔三尖弁形成術〕

30 歳、女性。特に全身性疾患の既往はない。軽度の労作時呼吸困難を主訴に受診。

TTE：severe TR、Ebstein 病を認める。ECG：洞調律。胸部 X 線：正常上限程度の心陰影拡大を認める。呼吸機能検査：正常。心臓カテーテル検査：右房、右室の拡大を認め、右室駆出分画率（RVEF）は保たれている。術式：三尖弁形成術。

〔Fig. 3.64, 3.65, 3.66, 3.67, 3.68, 3.69〕

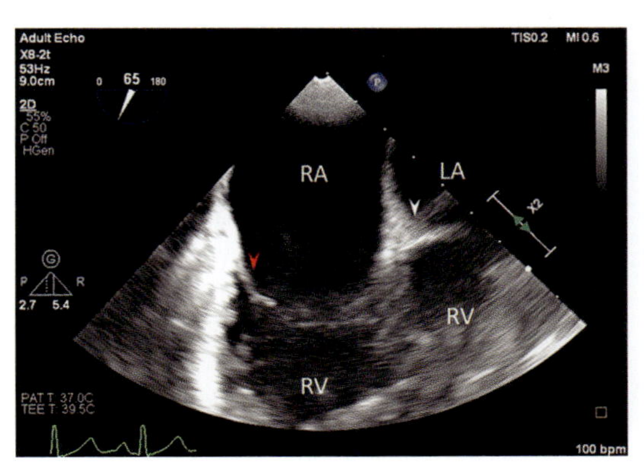

Fig.3.64 2D TEE．Ebstein 病による三尖弁病変（赤矢印）を認める．中隔尖が心尖部側に偏位しており，僧帽弁前尖基部（白矢印）との差は 2.1 cm である（Video 3.46）．

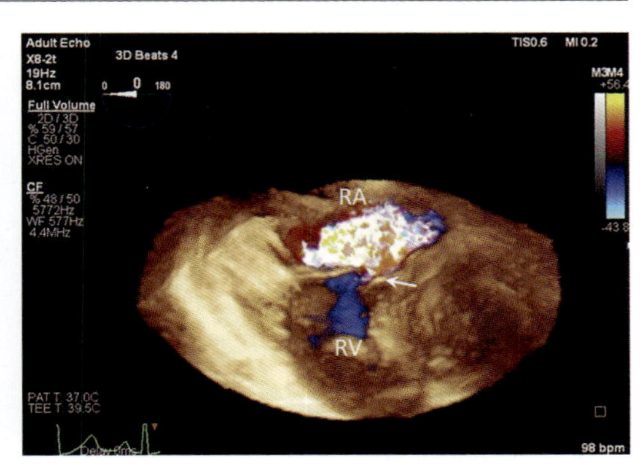

Fig.3.66 3D TEE，カラードプラ．severe TR（矢印）を認める（Video 3.48）．

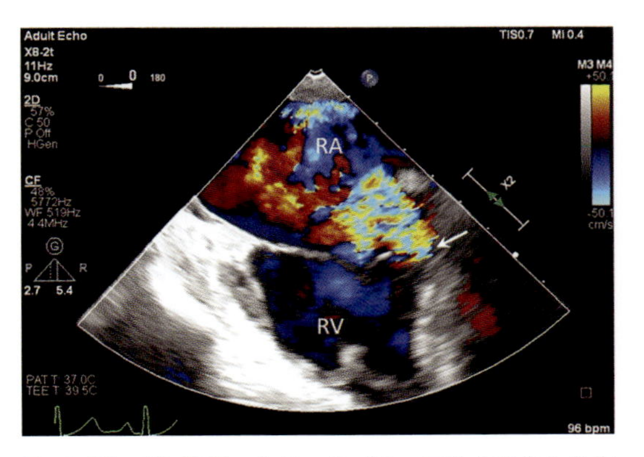

Fig.3.65 2D TEE，カラードプラ．三尖弁前尖の弁腹の拡大と severe TR（矢印）を認める（Video 3.47）．

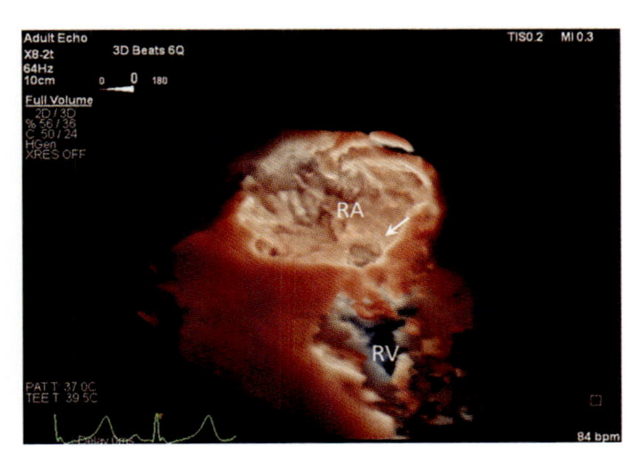

Fig.3.67 TrueVue 3D TEE．Alfieri 術後（矢印）（Video 3.49）．

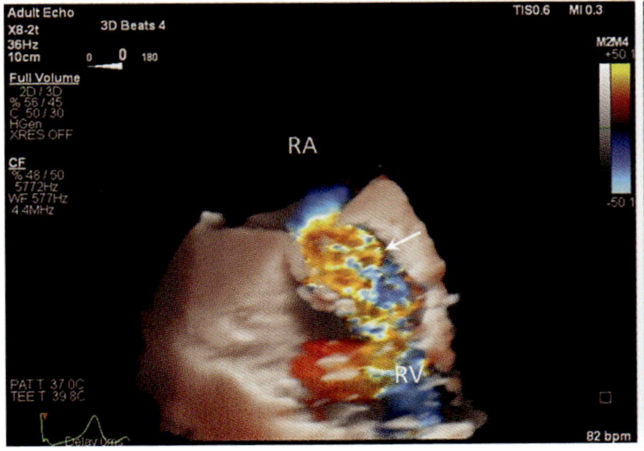

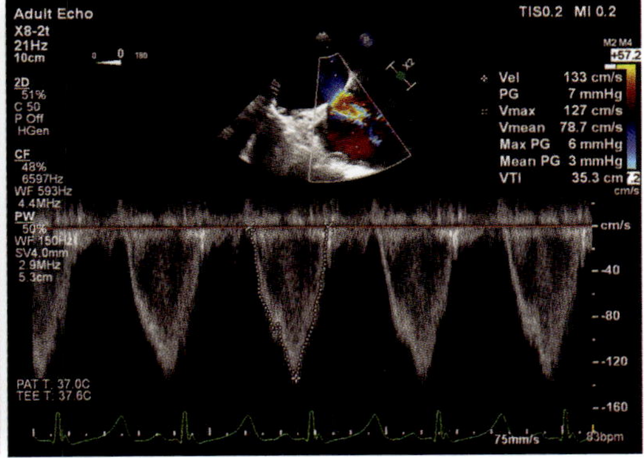

Fig.3.68 TrueVue 3D TEE，カラードプラ．三尖弁 Cone 術後．パルスドプラ（PWD）によるモザイク血流は，moderate 以上の三尖弁狭窄（TS）の存在を示唆する（Video 3.50）．

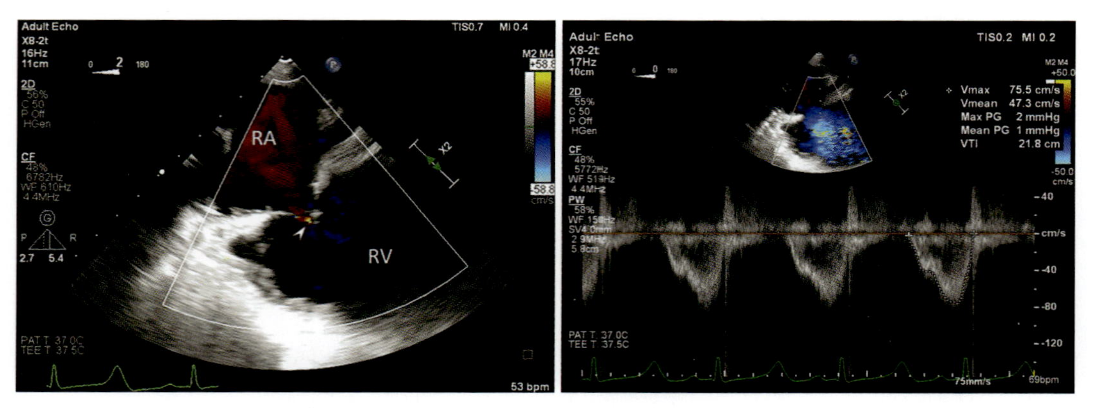

Fig.3.69 2D TEE, カラードプラ, PWD. Alfieri 術後. 正常な経三尖弁血流（矢印）と mild TR を認める（Video 3.51）.

3.7 三尖弁逸脱症〔三尖弁形成術〕

53 歳、女性。VSD に対して 40 年以上前に手術を受けており、ほかに不整脈、両側乳腺の良性線維脂肪腫、不眠症の既往がある。数ヶ月前に始まった労作時の胸部絞扼感と呼吸困難を主訴に受診し、severe TR、肺高血圧症（PHT）と診断された。術式：三尖弁形成術。

（Fig. 3.70, 3.71, 3.72, 3.73, 3.74, 3.75）

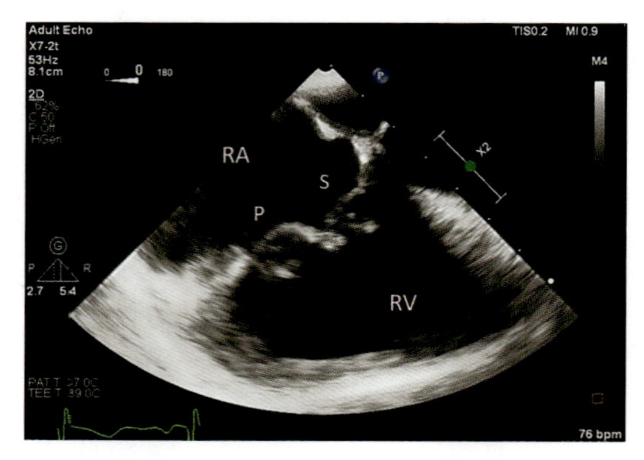

Fig.3.70 2D TEE. 三尖弁中隔尖（S），後尖（P）の逸脱を認める（Video 3.52）.

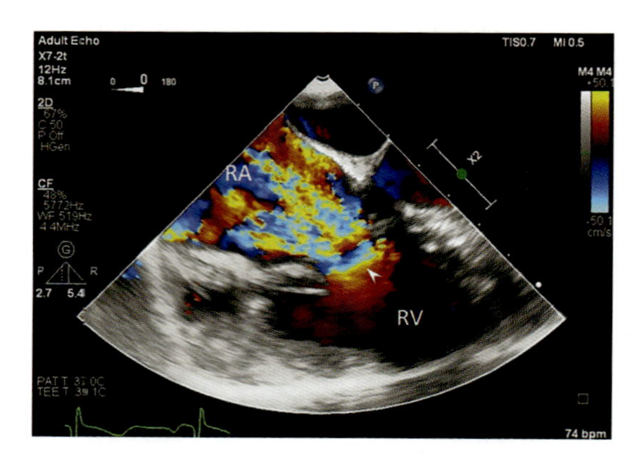

Fig.3.71 2D TEE, カラードプラ. 収縮期に severe TR（矢印）を認める（Video 3.53）.

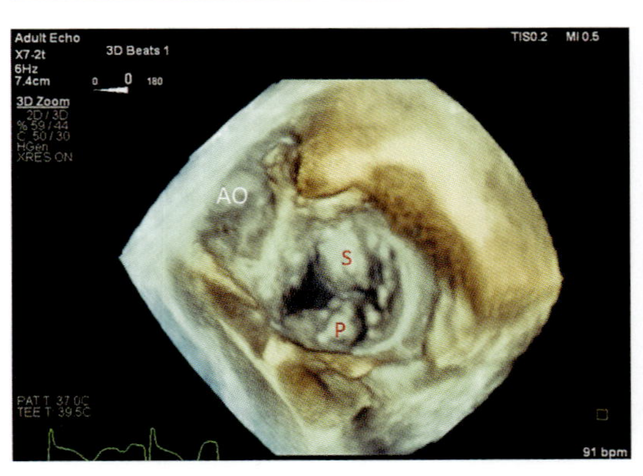

Fig.3.72 3D TEE．三尖弁中隔尖（S），後尖（P）の逸脱を認める．有効な接合ができていない（Video 3.54）．

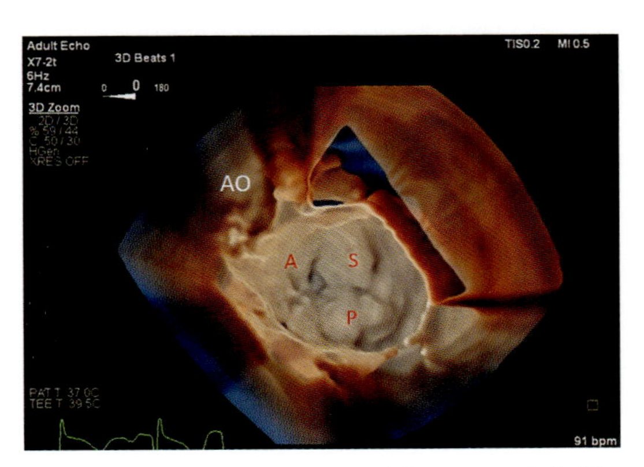

Fig.3.73 TrueVue 3D TEE．三尖弁の 3 つの弁尖（A：前尖，P：後尖，S：中隔尖）を認める（Video 3.55）．

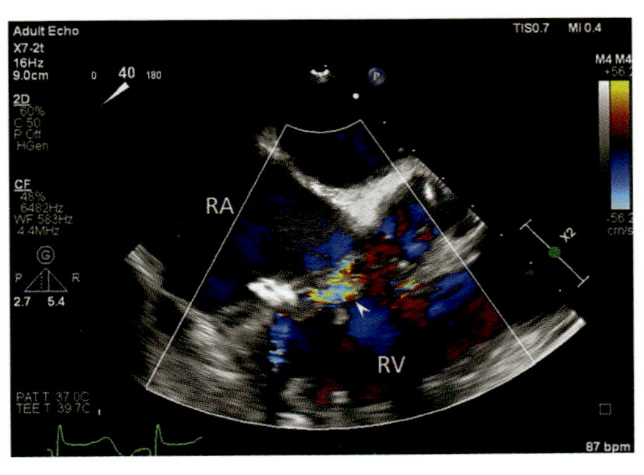

Fig.3.74 2D TEE，カラードプラ．Alfieri 術後．mild TR（矢印）を認める（Video 3.56）．

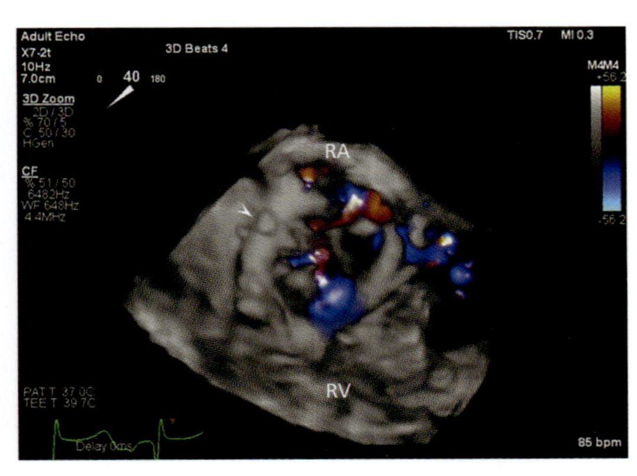

Fig.3.75 2D TEE，カラードプラ．三尖弁の人工弁輪（矢印）と正常に開閉する三尖弁を認める（Video 3.57）．

3.8 乾酪様僧帽弁輪石灰化による僧帽弁逆流（MR）〔僧帽弁置換術〕

79 歳、女性。結節性甲状腺腫による甲状腺機能低下症と乳がんの既往があり、かかりつけに通院中である。1 ヶ月前に始まった間欠的な労作時呼吸困難、胸部絞扼感、動悸、両側下肢の痛みを主訴に受診。

胸部 X 線：心陰影の拡大、特に左房拡大を認める。心臓カテーテル検査：severe MR（僧帽弁逆流）を認める。TTE：僧帽弁逸脱とそれによる MR を認める。術式：僧帽弁置換術（MVR）。

（Fig. 3.76, 3.77, 3.78, 3.79, 3.80, 3.81, 3.82）

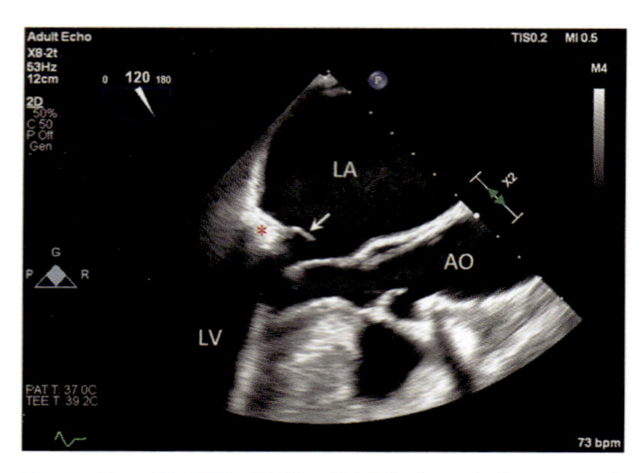

Fig.3.76　2D TEE，LAX．僧帽弁輪に高度の石灰化（＊）と僧帽弁後尖の逸脱（矢印）を認める（Video 3.58）．

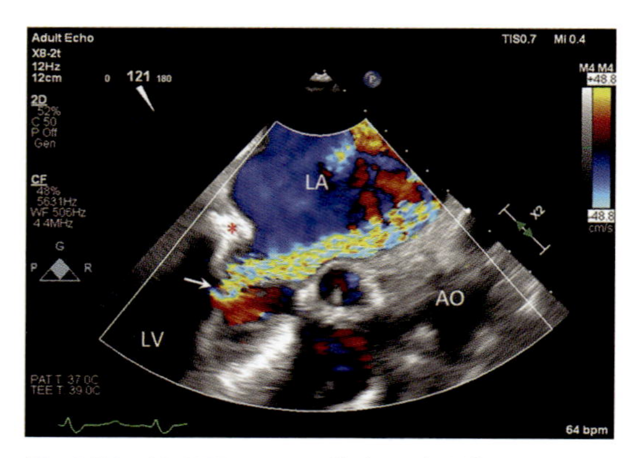

Fig.3.77　2D TEE，カラードプラ．偏心性 severe MR（矢印）を認める（Video 3.59）．

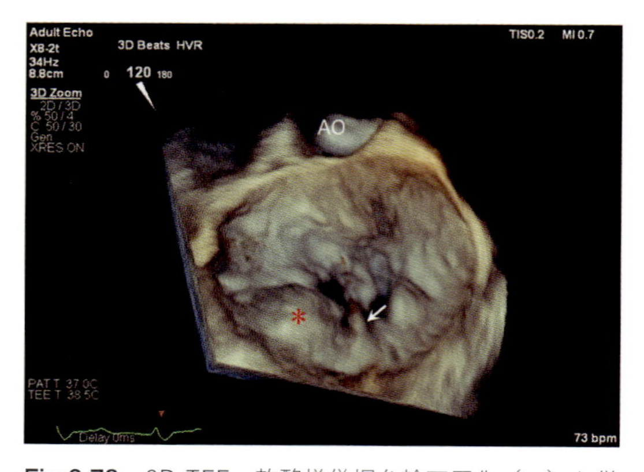

Fig.3.78　3D TEE．乾酪様僧帽弁輪石灰化（＊）と僧帽弁後尖の逸脱（矢印）を認める（Video 3.60）．

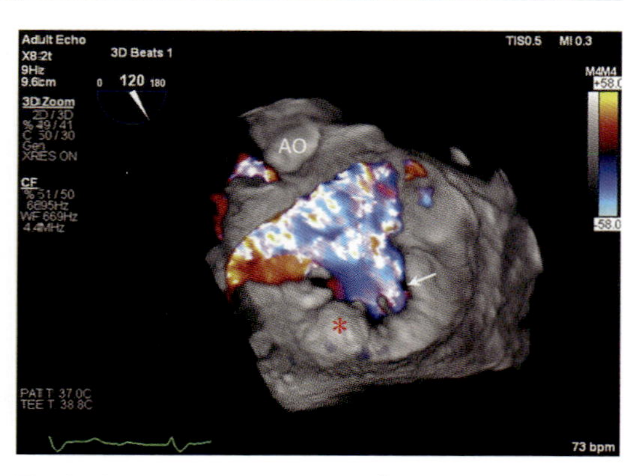

Fig.3.79　3D TEE，カラードプラ，正面像．severe MR（矢印）を認める（Video 3.61）．

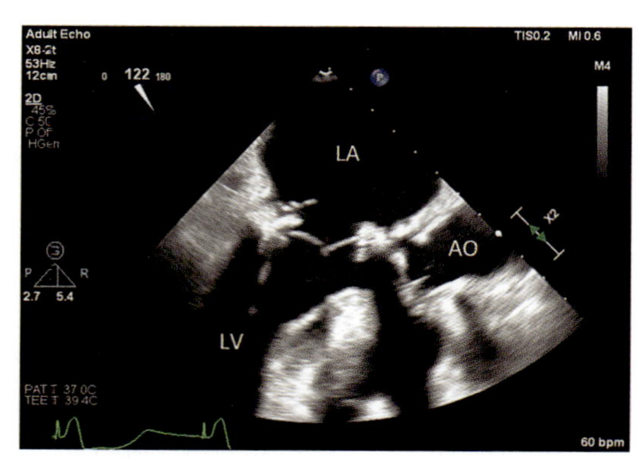

Fig.3.80　2D TEE，LAX．MVR 後．正常に開閉する人工弁を認める（Video 3.62）．

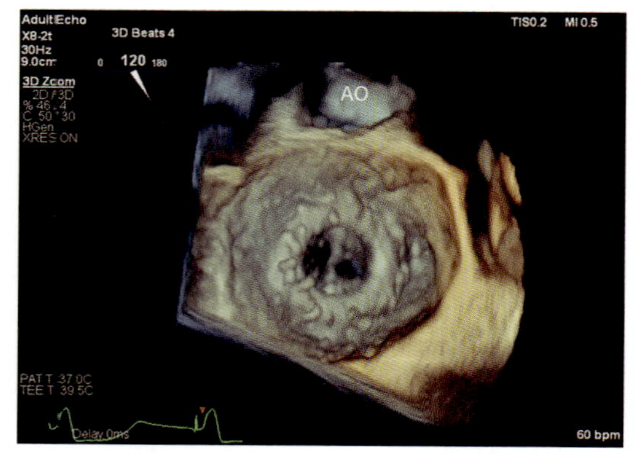

Fig.3.81　3D TEE，正面像．MVR 後．正常に開閉する人工弁を認める（Video 3.63）．

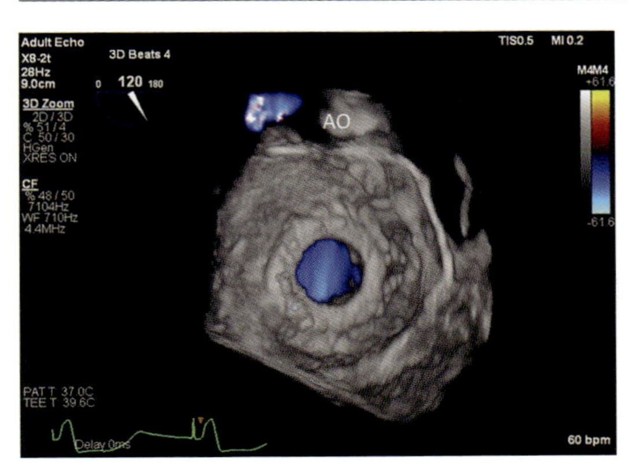

Fig.3.82 3D TEE，カラードプラ．MVR後．経僧帽弁血流が層流として描出されている（Video 3.64）．

Suggested Reading

Desai HM, Amonkar GP. Idiopathic mitral valve prolapse with tricuspid, aortic and pulmonary valve involvement: an autopsy case report. Indian J Pathol Microbiol. 2015;58(2):217–9.

Doğdu O, Baran O, Karaduman O, Yarlıoğlueş M. Subvalvular pulmonary stenosis, right ventricular hypertrophy and patent foramen ovale. Turk Kardiyol Dern Ars. 2011;39(7):626.

Elsayed M, Thind M, Nanda NC. Two- and three- dimensional transthoracic echocardiographic assessment of tricuspid valve prolapse with mid-to-late systolic tricuspid regurgitation. Echocardiography. 2015;32(6): 1022–5.

Kobza R, Kurz DJ, et al. Aberrant tendinous chords with tethering of the tricuspid leaflets: a congenital anomaly causing severe tricuspid regurgitation. Heart. 2004;90(3):319–23.

Kocabay G, Sirma D, Mert M, Tigen K. Isolated tricuspid valve prolapsed: identification using two- and three- dimensionalechocardiography and transoesophageal echocardiography. Cardiovasc J Afr. 2011;22(5):272–3.

Lai YQ, Meng X, et al. Edge-to-edge tricuspid valve repair: an adjuvant technique for residual tricuspid rgurgitation. Ann Thorac Surg. 2006;81:2179–82.

Miles LF, Leong T, McCall P, Weinberg L. Carcinoid heart disease: correlation of echocardiographic and histopathological findings. BMJ Case Rep. 2014;24:2014.

Muraru D, Badano LP, Sarais C, et al. Evaluation of tricuspid valve morphology and function by transthoracic three-dimensionalechocardiography. Curr Cardiol Rep. 2011;13(3):242–9.

Nalawadi SS, Siegel RJ, Wolin E, et al. Morphologic features of carcinoid heart disease as assessed by three-dimensional transesophageal echocardiography. Echocardiography. 2010;27(9):1098–105.

Reddy YN, Connolly HM, Ammash NM. Thrombotic obstruction of a melody valve-in-valve used for prosthetic tricuspid stenosis. World J Pediatr Congenit Heart Surg. 2015a;6(4):667–9.

Reddy G, Ahmed M, Alli O. Percutaneous valvuloplasty for severe bioprosthetic tricuspid valve stenosis in the setting of infective endocarditis. Catheter Cardiovasc Interv. 2015b;85(5):925–9.

Requilé A, Van De Bruaene A, Reenaers V, Dendale P. A case of carcinoid heart disease with desaturation and no liver metastases. Echocardiography. 2014;31(10): E307–9.

Roberts CC, Parmar RJ, Grayburn PA, et al. Clues to diagnosing carcinoid heart disease as the cause of isolated right-sided heart failure. Am J Cardiol. 2014;114 (10):1623–6.

Tefera E, Bermudez-Cañete R, Rubio L. Discrete subpulmonic membrane in association with isolated severe pulmonary valvar stenosis. BMC Cardiovasc Disord. 2013;13:43.

Waller AH, Chatzizisis YS, Moslehi JJ, et al. Real-time three-dimensional transesophageal echocardiography enables preoperative pulmonary valvulopathy assessment. Eur Heart J Cardiovasc Imaging. 2014;15(6):713

Yousif M, Elhassan NB, Ali SK, Ahmed Y. Isolated subpulmonic fibrous ring, mirror-image dextrocardia and situs solitus in a young lady unreported and a near miss.Interact Cardiovasc Thorac Surg. 2013;17(6):1043–4.

人工弁　4

Abstract

本章では人工弁に関する症例〔弁輪周囲逆流、僧帽弁位人工弁機能不全に対する経カテーテル的 valve in valve 置換術、大動脈弁再狭窄に対する経カテーテル的大動脈弁留置術（TAVI）など〕を提示する。

生体弁に縫合不全や組織変性が生じると、エコー像の解釈が難解になる。3D 経食道心エコー（TEE）を用いることで、正確な解剖学的情報や必要な外科的介入の判断など、有用な情報を得ることができる。

4.1　僧帽弁位人工弁 弁輪周囲逆流〔僧帽弁再置換術〕

56 歳、女性。14 年前に僧帽弁置換術（MVR）と三尖弁形成術を受けた既往がある。重度の息切れと起座呼吸を主訴に受診。

聴診所見：心音不整、心尖部で Levine Ⅱ度の収縮期雑音を聴取。ECG：頻脈性心房細動、心筋虚血所見を認める。胸部 X 線：心陰影拡大、右胸水。冠動脈 CT：心拡大と 3 本の冠動脈の開存を認める。術式：僧帽弁再置換術（再 MVR）、三尖弁形成術。

（Fig. 4.1, 4.2, 4.3, 4.4, 4.5, 4.6, 4.7, 4.8, 4.9, 4.10, 4.11）

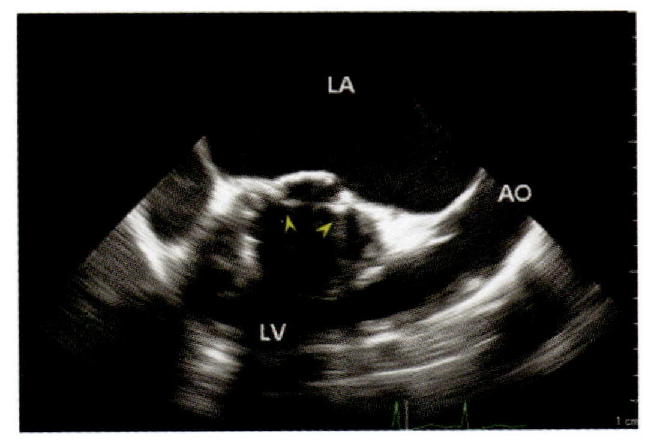

Fig.4.1　2D TEE，長軸象（LAX）．機械弁による僧帽弁置換術後（矢印）．左房（LA）拡大を認める．AO：大動脈，LV：左室（Video 4.1）．

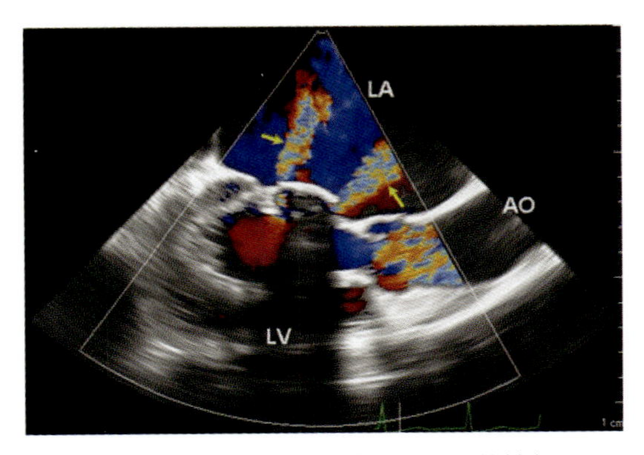

Fig.4.2　2D TEE，カラードプラ，LAX．機械弁による MVR 後．重度の弁輪周囲逆流（矢印）を認める（Video 4.2）．

Supplementary Information
The online version contains supplementary material available at
https://doi.org/10.1007/978-981-19-6794-8_4

W.-H. Yin, M.-C. Hsiung, *Atlas of Perioperative 3D Transesophageal Echocardiography*,
https://doi.org/10.1007/978-981-19-6794-8_4

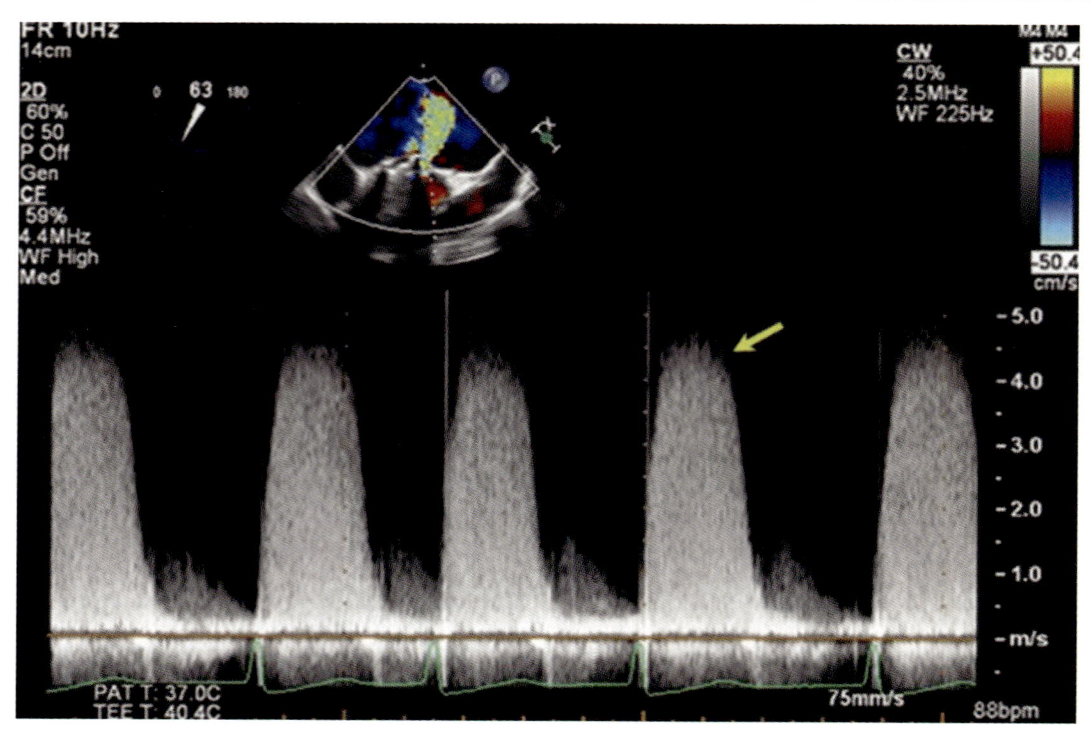

Fig.4.3 2D TEE，連続波ドプラ（CWD）．MVR 後．弁輪周囲逆流部に高い圧較差を認める（矢印）．

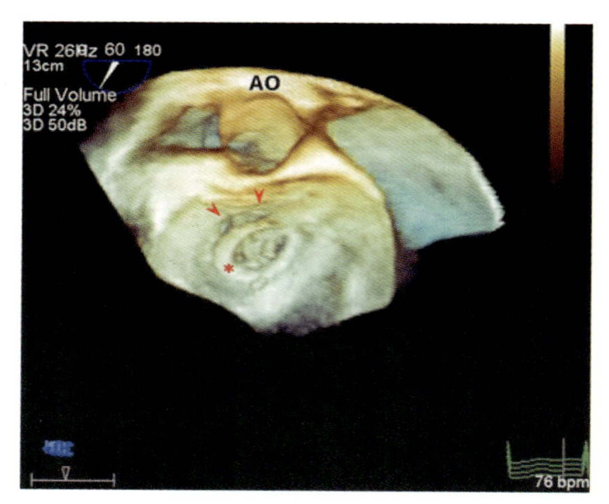

Fig.4.4 3D TEE，正面像．MVR 後．機械弁（＊）周囲の 9 時から 12 時の方向に裂開部（矢印）を認める（Video 4.3）．

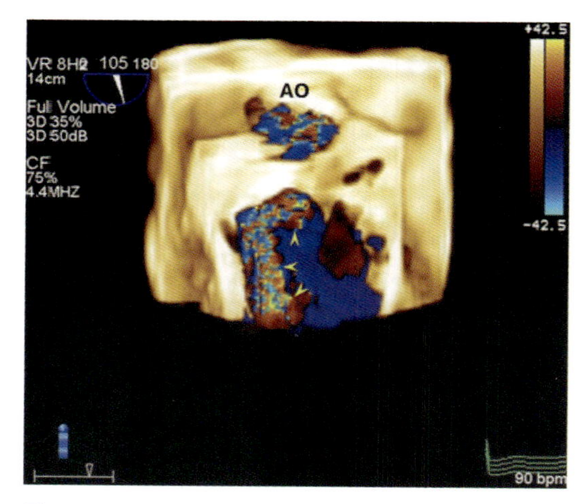

Fig.4.5 3D TEE，カラードプラ，正面像．MVR 後．重度の弁輪周囲逆流 jet（矢印）を認める（Video 4.4）．

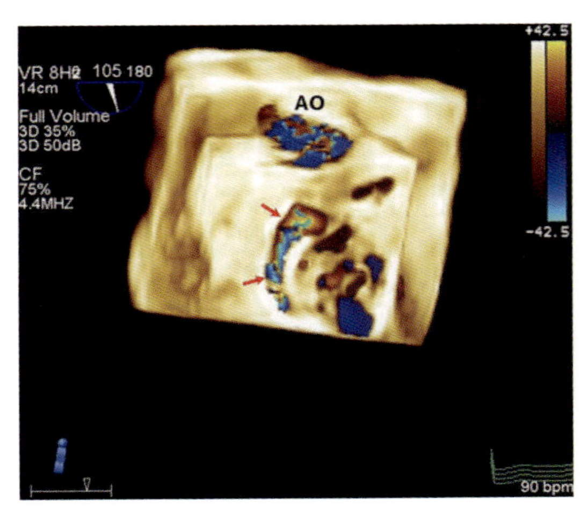

Fig.4.6 3D TEE，カラードプラ，正面像（トリミング処理後）．弁輪周囲逆流発生部位（矢印）を認める．

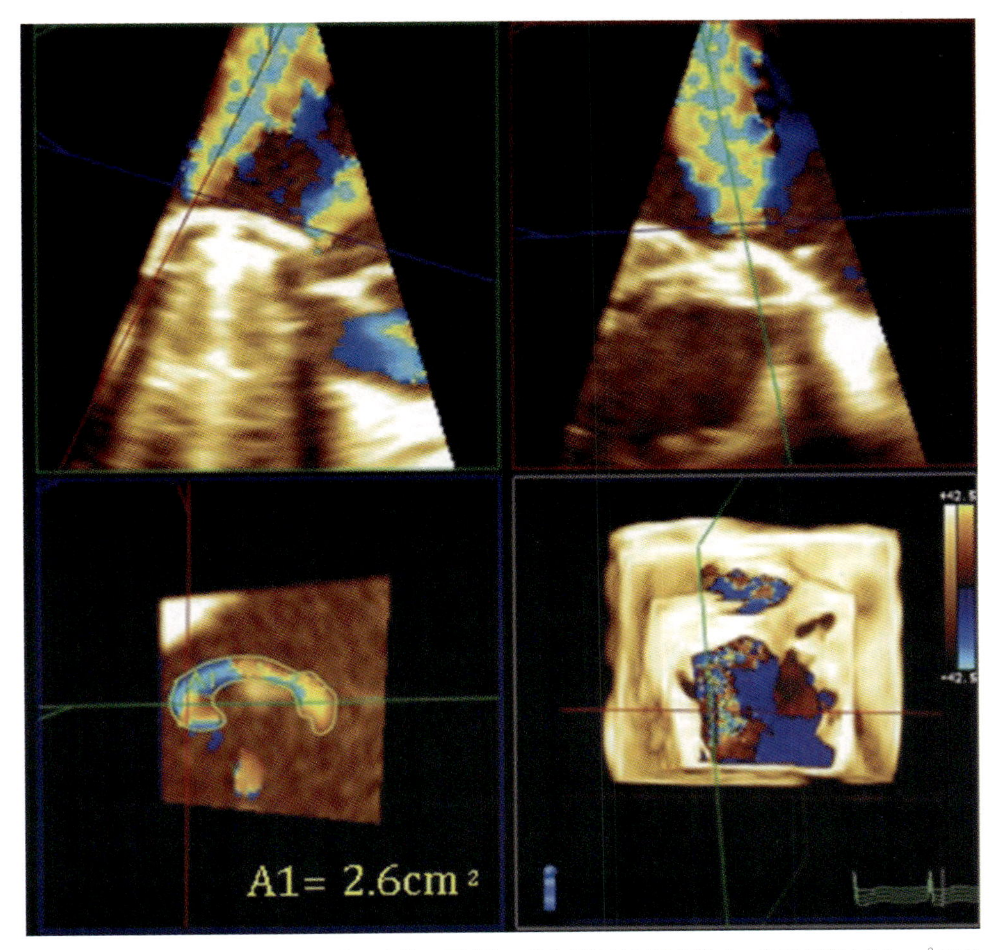

Fig.4.7 3D TEE，多断面再構成像．弁輪周囲逆流の発生部位は三日月型で，その面積は 2.6 cm^2 である．

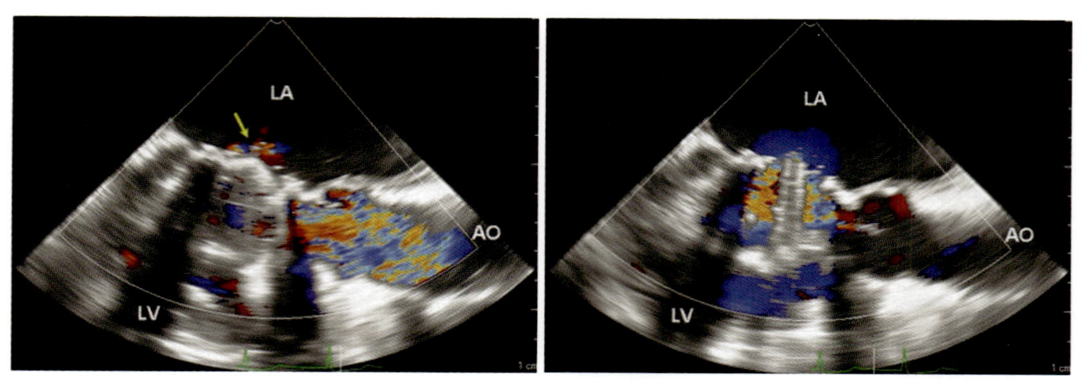

Fig.4.8, Fig.4.9　2D TEE，カラードプラ，LAX．機械弁による再 MVR 後．収縮期（左）に mild MR を認め（矢印），拡張期（右）に正常な流入血流を認める．

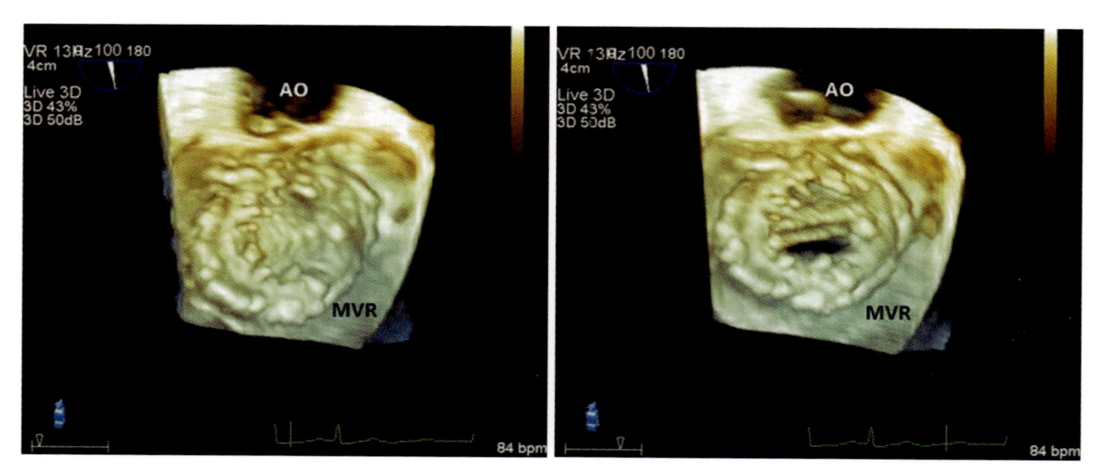

Fig.4.10, Fig.4.11　3D TEE，正面像．機械弁による再 MVR 後．心周期を通して人工弁の適切な開閉を認める．

▶Tips　MVR 後に人工弁に縫合不全が生じて、弁輪周囲逆流や溶血性貧血が生じることがある。リアルタイム 3D TEE を用いることで逆流部位やその機序を同定するための有用な情報を得ることができる。

4.2　僧帽弁位人工弁機能不全〔僧帽弁再置換術：valve in valve〕

63 歳、女性。2 年前に冠動脈バイパス術（CABG）1 枝〔左前下行枝（LAD）〕と生体弁 MVR を受けた既往がある。労作時呼吸困難と運動耐容能の低下を主訴に受診。

聴診所見：心音整、心尖部と腋窩で収縮期雑音を聴取。ECG：1 度房室ブロックと ST 低下を認め、心筋虚血が疑われる。胸部 X 線：心陰影拡大。心臓カテーテル検査：severe MR（僧帽弁逆流）。術式：経カテーテル的再 MVR（valve in valve）。

（Fig. 4.12, 4.13, 4.14, 4.15, 4.16, 4.17, 4.18, 4.19, 4.20, 4.21, 4.22）

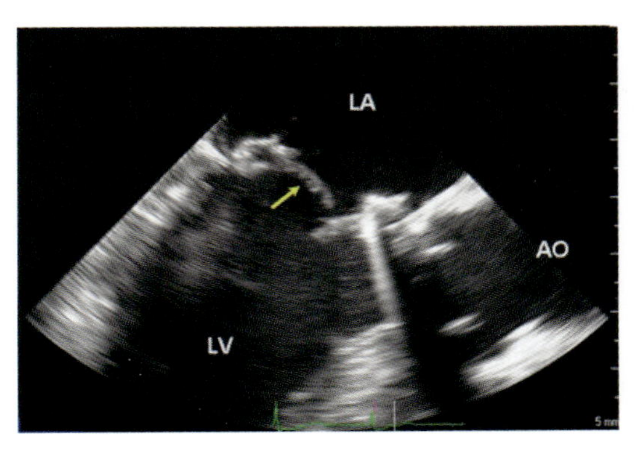

Fig.4.12 2D TEE，LAX．生体弁 MVR 後．僧帽弁位人工弁の閉鎖不全（矢印）と LA 拡大を認める（Video 4.5）．

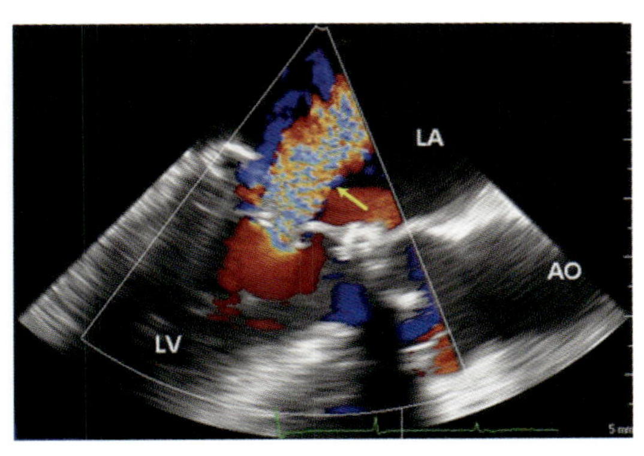

Fig.4.13 2D TEE，カラードプラ，LAX．生体弁 MVR 後．僧帽弁位人工弁の閉鎖不全と，それによる severe MR（矢印）を認める（Video 4.6）．

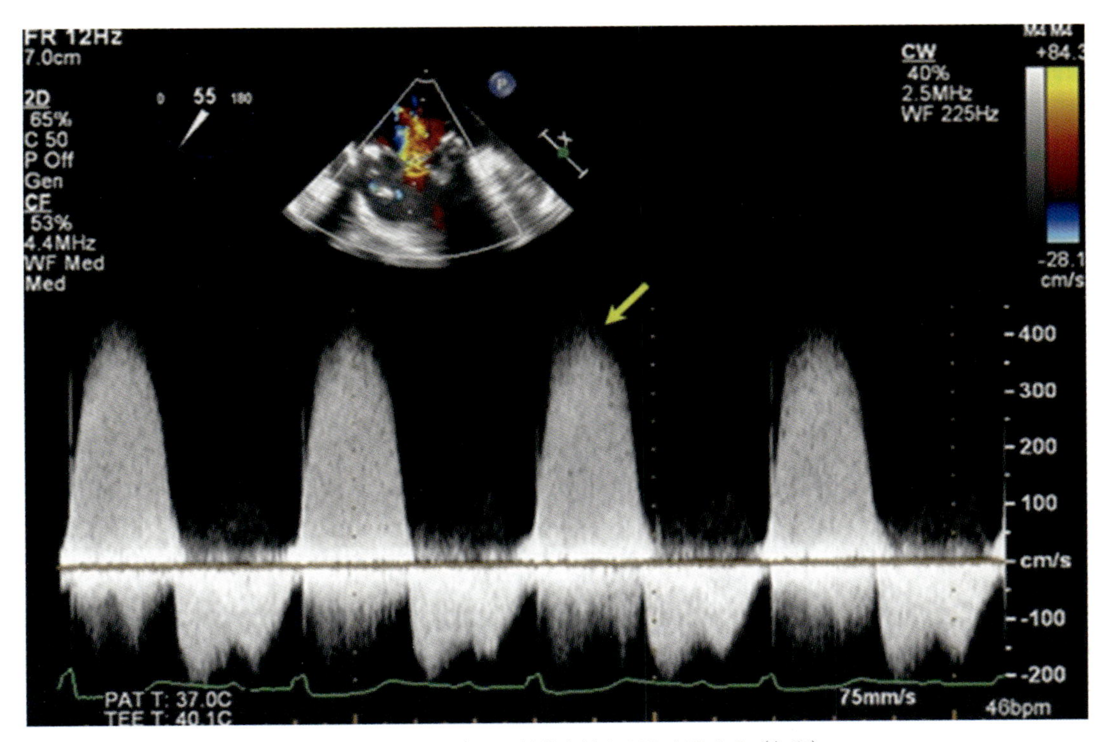

Fig.4.14 2D TEE，CWD．生体弁 MVR 後．高い圧較差を伴う MR を認める（矢印）．

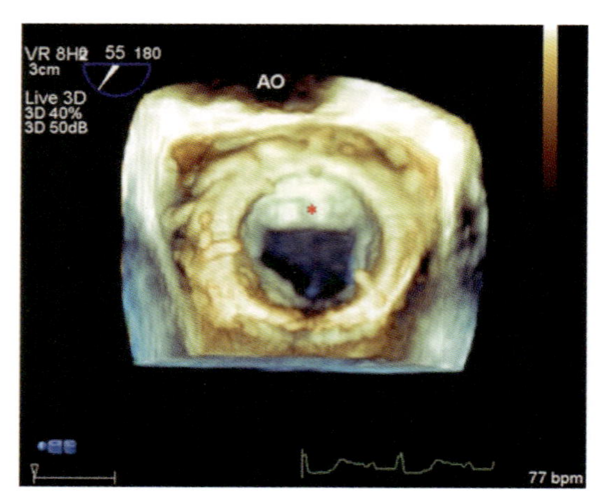

Fig.4.15 3D TEE，正面像．生体弁 MVR 後．僧帽弁位人工弁の弁葉の 1 つ（＊）が動いていないことがわかる（Video 4.7）．

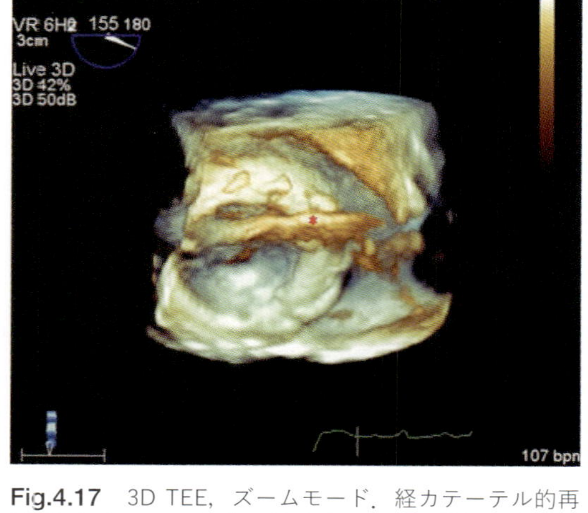

Fig.4.17 3D TEE，ズームモード．経カテーテル的再 MVR（valve in valve）が行われている．僧帽弁内をガイディングカテーテル（＊）が通過している（Video 4.9）．

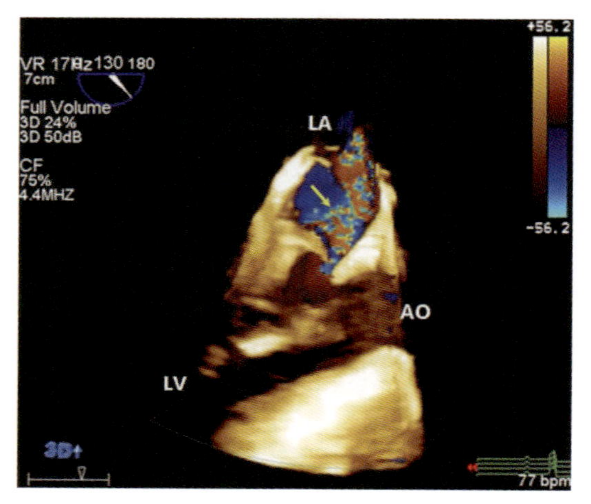

Fig.4.16 3D TEE，カラードプラ，LAX．生体弁 MVR 後．僧帽弁位人工弁の閉鎖不全と，それによる severe MR（矢印）を認める（Video 4.8）．

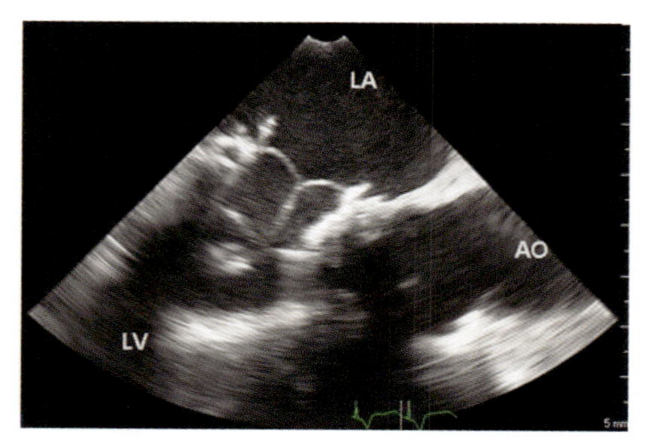

Fig.4.18 2D TEE，LAX．再 MVR（valve in valve）後．僧帽弁位人工弁の開閉は良好である．

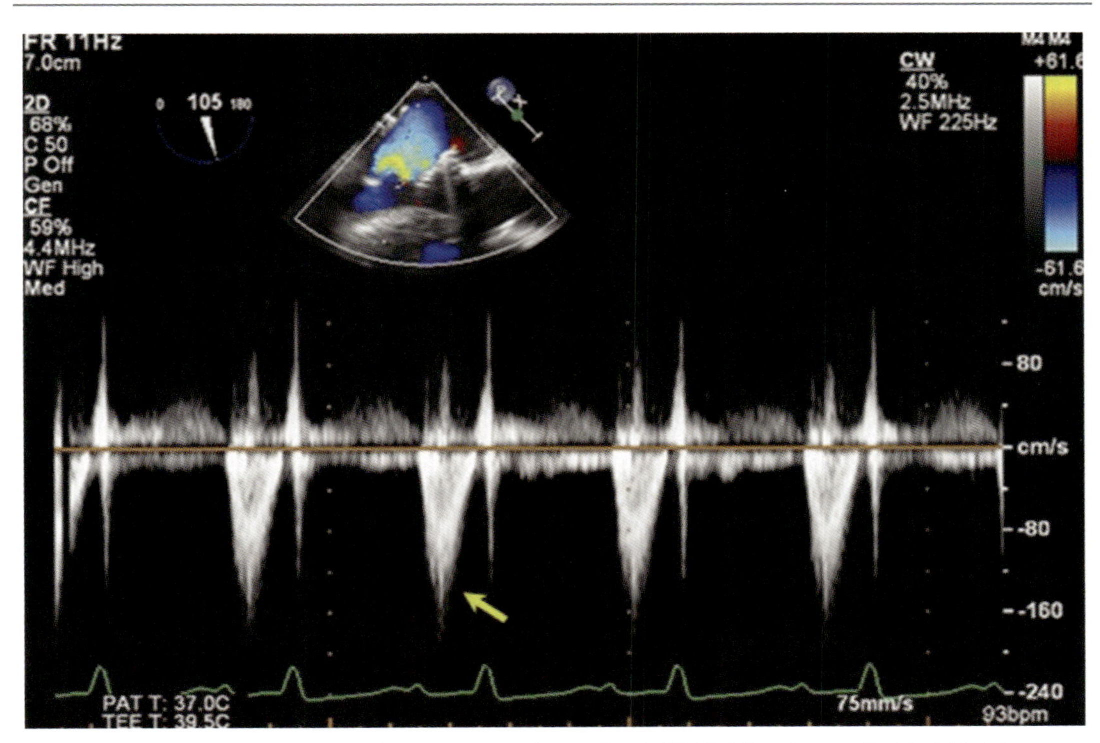

Fig.4.19 2D TEE，CWD．再 MVR（valve in valve）後．正常な経僧帽弁血流パターン（矢印）を認める．

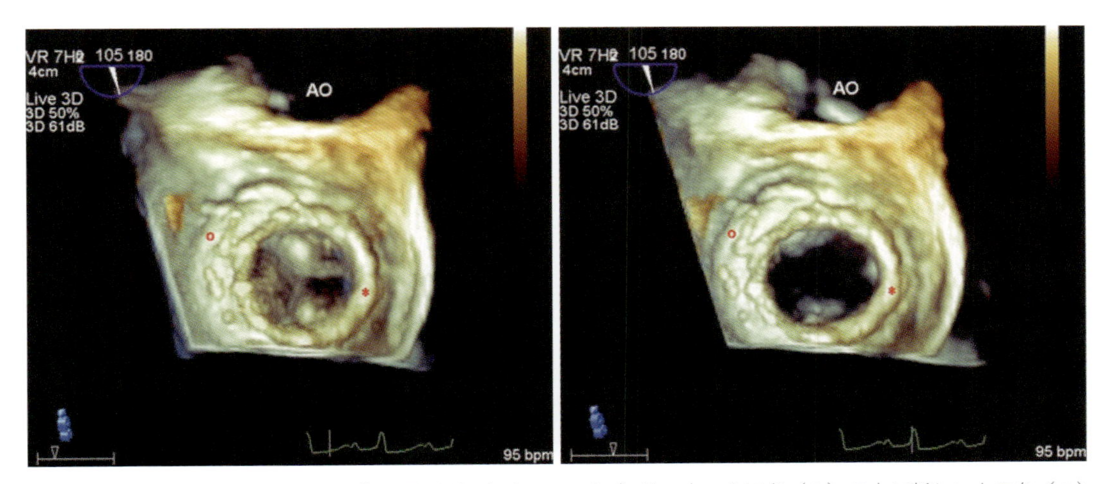

Fig.4.20, Fig.4.21 3D TEE，正面像．再 MVR（valve in valve）後．古い人工弁（○）の中に新しい人工弁（*）を認める．心周期を通して新しい置換弁の開閉は良好である（Video 4.10）．

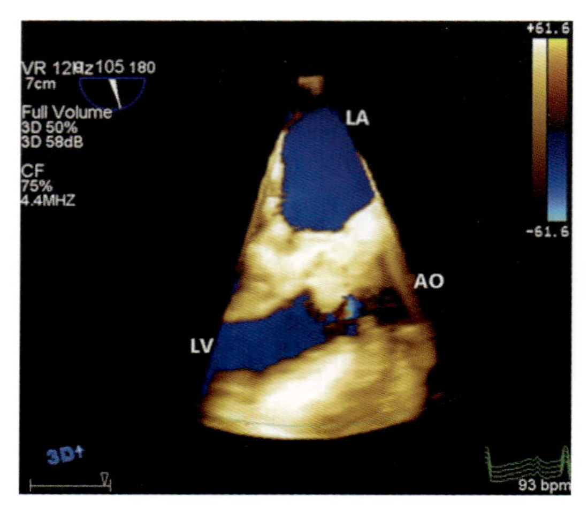

Fig.4.22 3D TEE，カラードプラ．再 MVR（valve in valve）後．正常な左室流入血流を認める（Video 4.11）．

▶**Tips** 僧帽弁位人工弁の機能不全に対する再置換術は高リスク手術となる。この場合、経カテーテル的置換術を行うことで、合併症や周術期死亡率を改善できるかもしれない。

4.3 大動脈弁位人工弁狭窄〔経カテーテル的大動脈弁再留置術（TAVI）〕

61 歳、女性。4 年前に大動脈弁置換術（AVR）（生体弁）、生体弁 MVR、三尖弁置換術（TVR）、左房アブレーションを受けた既往がある。繰り返す労作時呼吸困難を主訴に受診。

聴診所見：心音整、心尖部で Levine Ⅱ度の収縮期雑音を聴取。ECG：中等度の頻脈性心房細動、右脚ブロックを認める。胸部 X 線：心陰影拡大。胸部造影 CT：著明な心拡大、大動脈のアテローム性変化、甲状腺両葉の腫大を認める。術式：経カテーテル的大動脈弁再留置術（TAVI）、ペースメーカ植え込み術。

（Fig. 4.23, 4.24, 4.25, 4.26, 4.27, 4.28, 4.29, 4.30, 4.31, 4.32, 4.33, 4.34, 4.35）

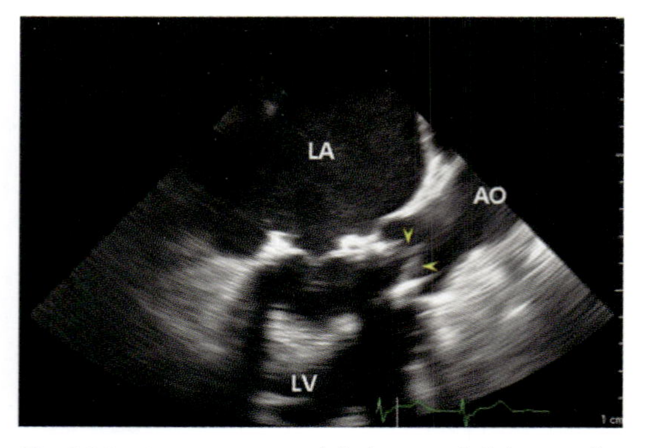

Fig.4.23 2D TEE，LAX．生体弁 AVR，生体弁 MVR 後．大動脈弁位人工弁の開閉不全による大動脈弁狭窄（AS）（矢印）と LA 拡大を認める（Video 4.12）．

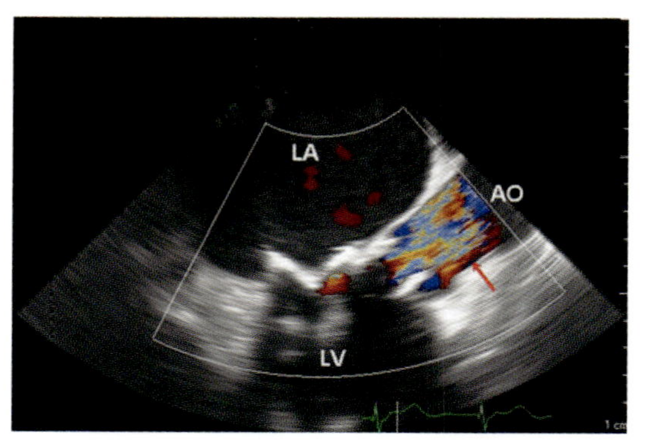

Fig.4.24 2D TEE，カラードプラ，LAX．生体弁 AVR，生体弁 MVR 後．経大動脈弁血流速度の上昇（矢印）を認める（Video 4.13）．

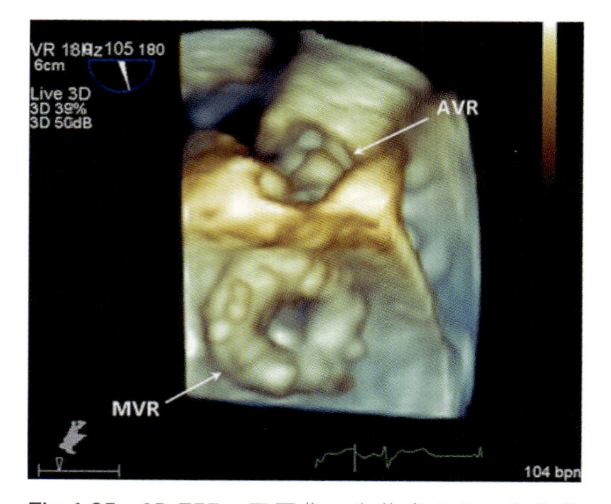

Fig.4.25 3D TEE，正面像．生体弁 AVR，生体弁 MVR 後．大動脈弁位人工弁狭窄を認める（Video 4.14）．

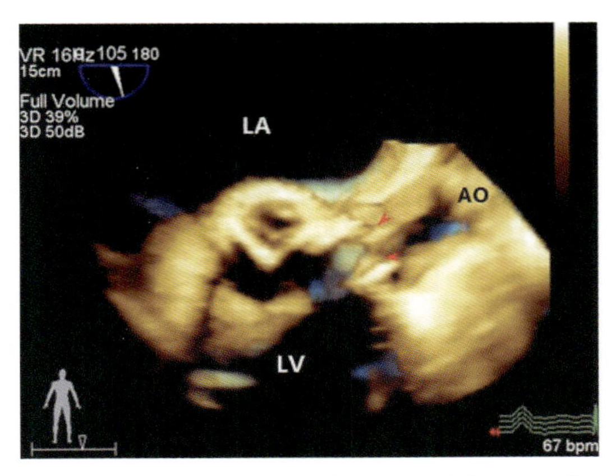

Fig.4.26 3D TEE，LAX．生体弁AVR，生体弁MVR後．人工弁輪の変形（矢印）を伴う大動脈弁位人工弁狭窄を認める（Video 4.15）．

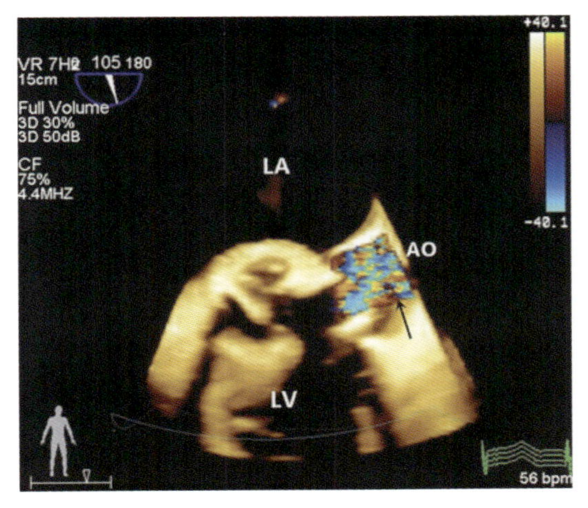

Fig.4.27 3D TEE，カラードプラ，LAX．生体弁AVR，生体弁MVR後．経大動脈弁血流速度の上昇（矢印）を認める（Video 4.16）．

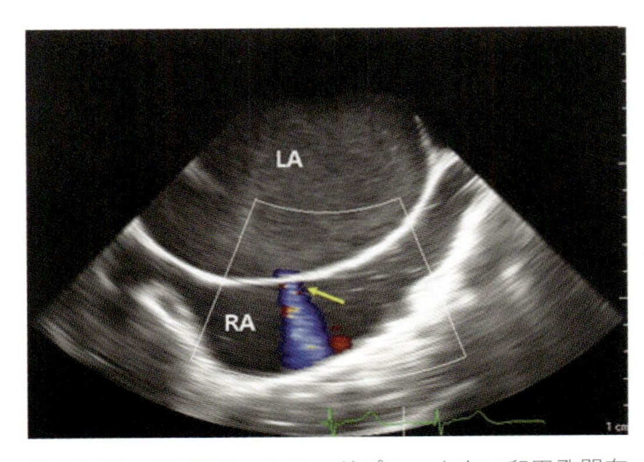

Fig.4.28 2D TEE，カラードプラ．小さい卵円孔開存（PFO）（矢印）とそれによる左右シャントを認める．RA：右房（Video 4.17）．

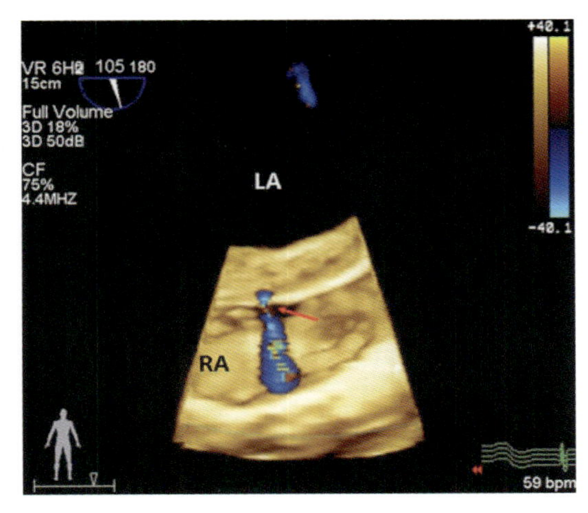

Fig.4.29 3D TEE，カラードプラ．小さいPFO（矢印）とそれによる左右シャントを認める（Video 4.18）．

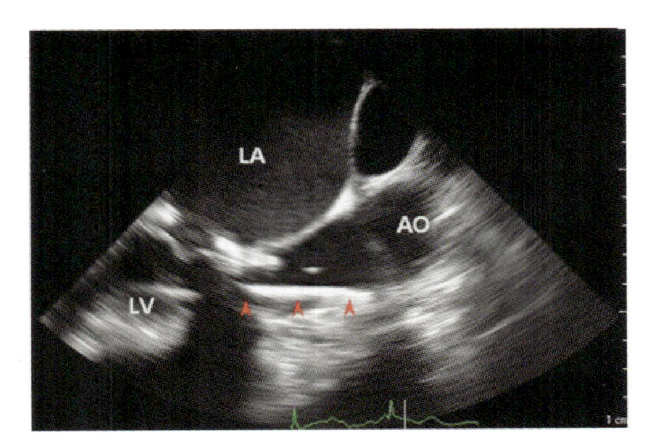

Fig.4.30 2D TEE，LAX．経カテーテル的大動脈弁留置術（TAVI）施行中．狭窄した大動脈弁位人工弁内をガイディングカテーテル（矢印）が通過している．

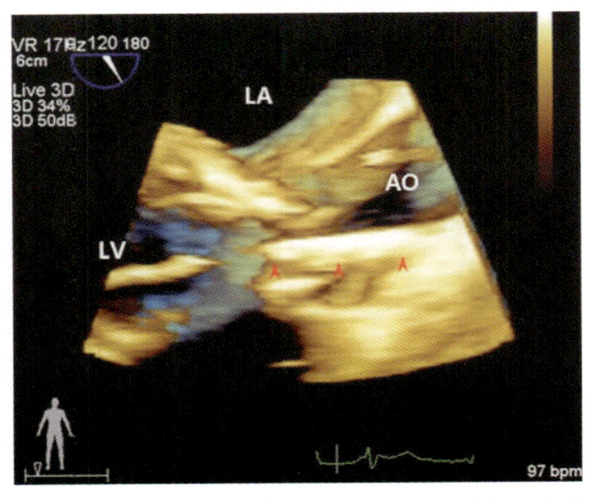

Fig.4.31 3D TEE，LAX．TAVI施行中．狭窄した大動脈弁位人工弁内をガイディングカテーテル（矢印）が通過している（Video 4.19）．

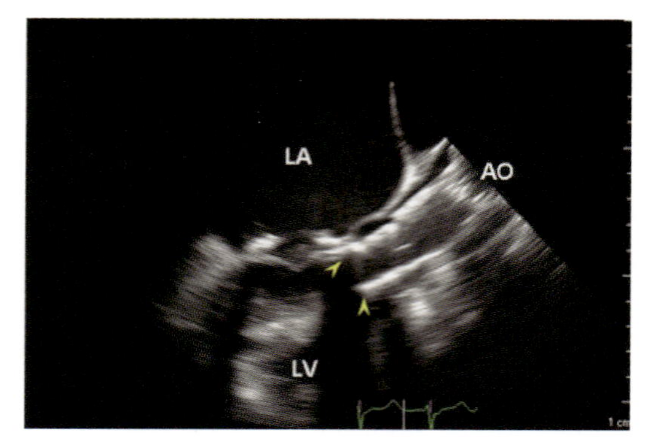

Fig.4.32 2D TEE，LAX．TAVI 術後．狭窄した大動脈弁位人工弁内に TAVI 弁（矢印）が留置されている．

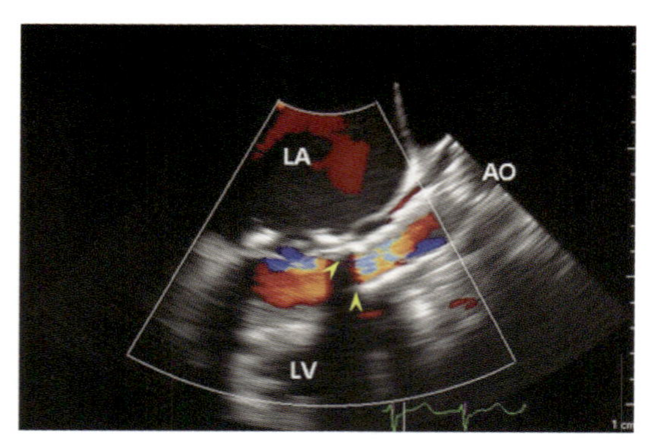

Fig.4.33 2D TEE，カラードプラ，LAX．TAVI 術後．TAVI 弁内に正常な血流（矢印）を認める．

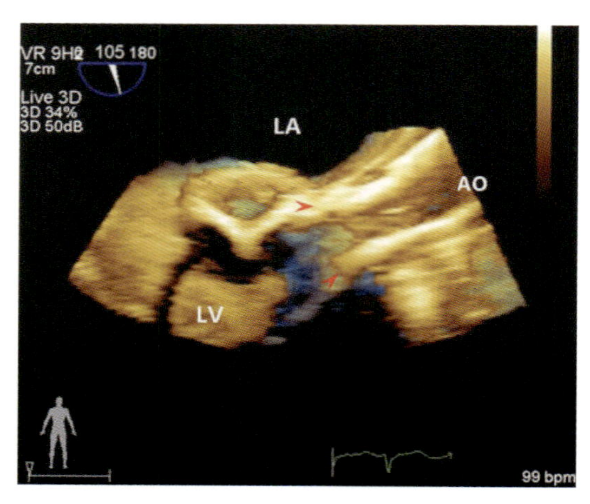

Fig.4.34 3D TEE，LAX．TAVI 術後．上行大動脈内に TAVI 弁（矢印）を認める（Video 4.20）．

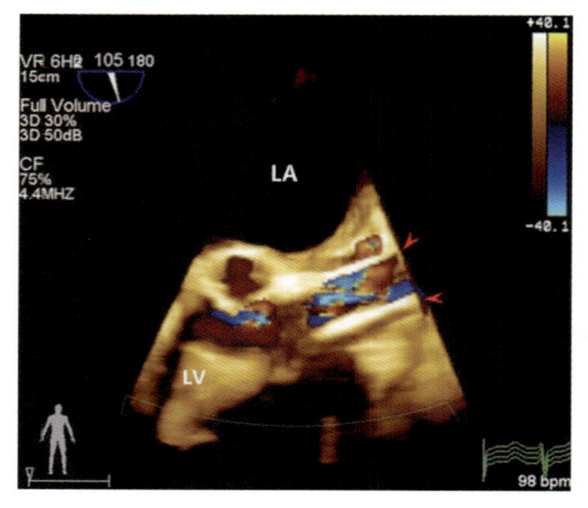

Fig.4.35 3D TEE，カラードプラ，LAX．TAVI 術後．TAVI 弁（矢印）内に正常な血流を認める（Video 4.21）．

▶**Tips** 置換された生体弁の機能不全の主な原因は弁自体の組織学的変性やステントの歪みなどである。弁尖の線維化や石灰化は弁の開放不全の原因となり、結果として人工弁狭窄が生じる。このような人工弁機能不全では、経カテーテル的 valve in valve 置換術が有用な治療選択肢の１つとなる。

4.4 僧帽弁形成術後 人工弁輪裂開〔僧帽弁再形成術〕

69 歳、男性。慢性閉塞性肺疾患（COPD)、冠動脈 3 枝病変に対して経皮的冠動脈形成術（PTCA）後〔LAD にステント留置〕、severe MR の既往がある。数週間前からの胸部絞扼感と労作時呼吸困難を主訴に受診。

ECG：洞調律。胸部 X 線：心陰影拡大。術式：CABG、僧帽弁再形成術。

（Fig. 4.36, 4.37, 4.38, 4.39, 4.40, 4.41, 4.42）

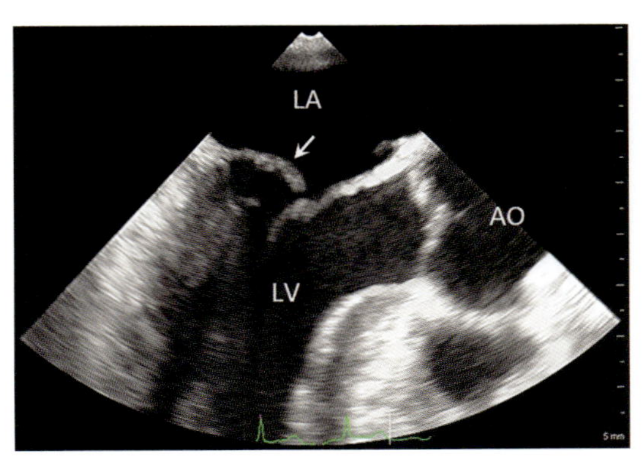

Fig.4.36　2D TEE．僧帽弁後尖逸脱（矢印）を認める（Video 4.22）．

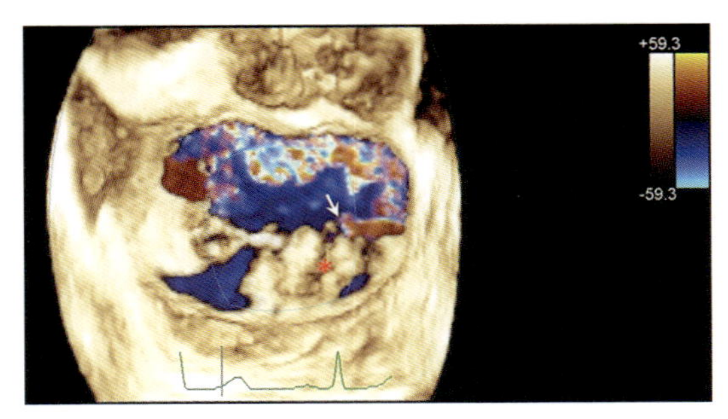

Fig.4.39　3D TEE，カラードプラ，正面像．MR（矢印）と P2 逸脱（＊）を認める（Video 4.25）．

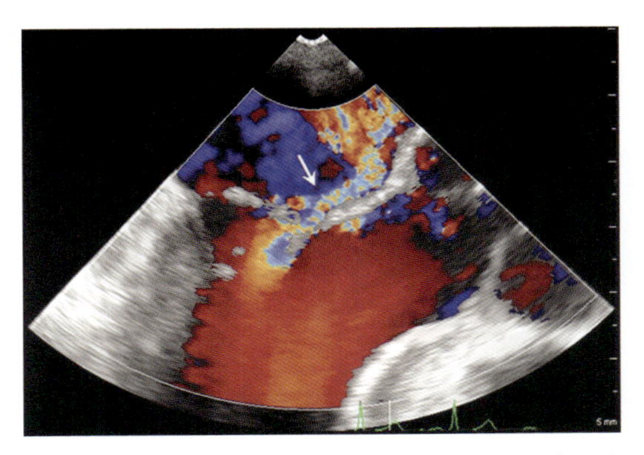

Fig.4.37　2D TEE，カラードプラ．severe MR（矢印）を認める（Video 4.23）．

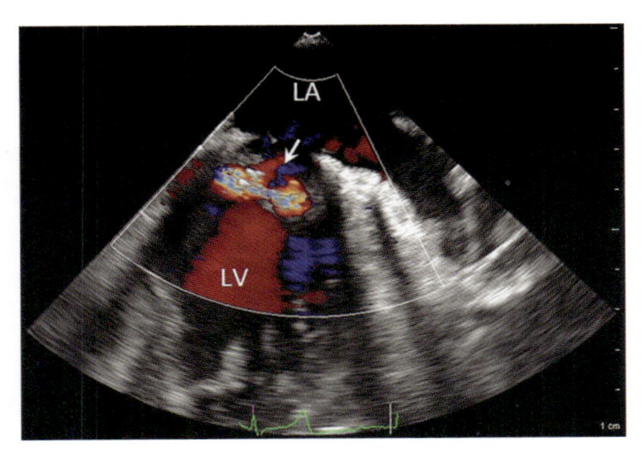

Fig.4.40　2D TEE，2CH．僧帽弁再形成術後．有意な MR（矢印）を認める（Video 4.26）．

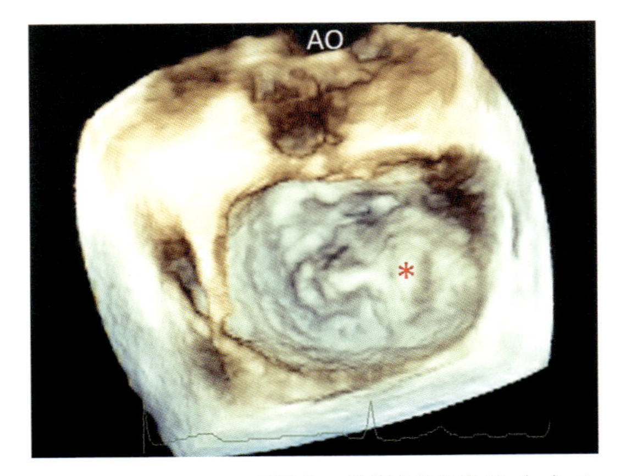

Fig.4.38　3D TEE，正面像．僧帽弁後尖逸脱（＊）を認める（Video 4.24）．

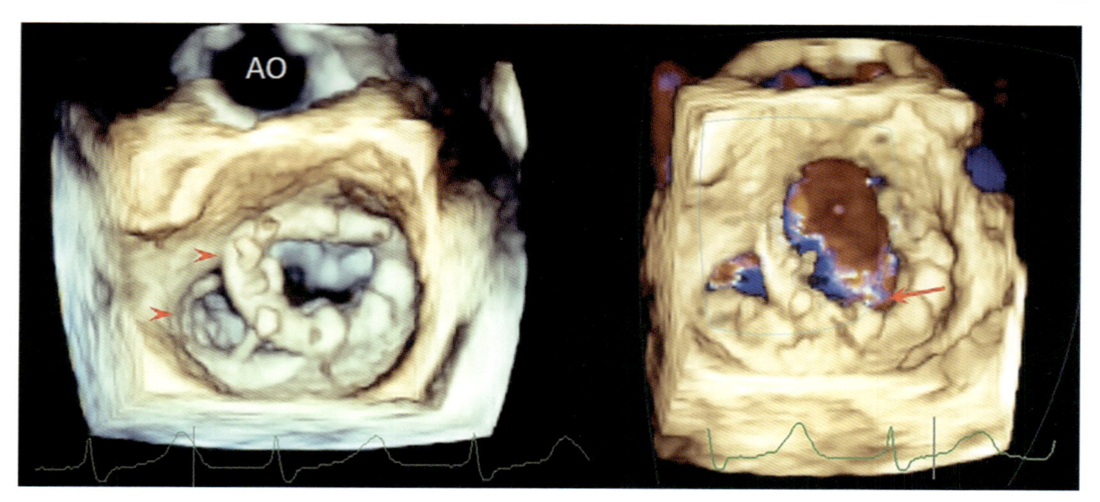

Fig.4.41 3D TEE，正面像（左）．人工弁輪の裂開（矢印）を認める．3D TEE，カラードプラ（右）．severe MR（矢印）を認める（Video 4.27，Video 4.28）．

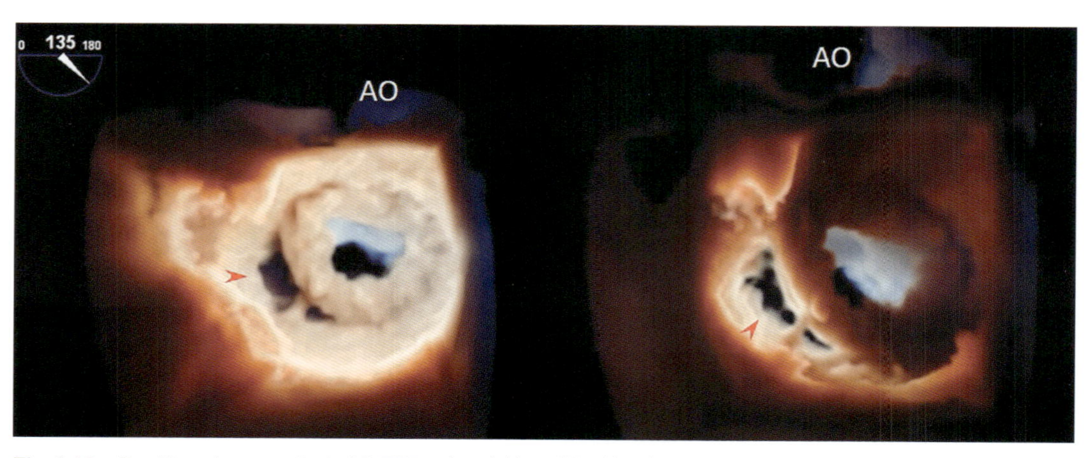

Fig.4.42 TrueVue photo-realistic 3D TEE．人工弁輪の裂開（矢印）を認める（Video 4.29，Video 4.30）．

4.5 僧帽弁置換術後僧帽弁逆流（MR）〔僧帽弁再置換術：valve in valve〕

50歳、女性。リウマチ性僧帽弁狭窄（MS）と心不全に対して生体弁 MVR＋三尖弁輪形成術を行った既往がある。重度の嘔気・嘔吐、動悸、呼吸困難を主訴に受診。

心臓カテーテル検査：MVR 後、置換弁機能不全による severe MR。虚血性心疾患は否定的である。術式：再 MVR（valve in valve）。

（Fig. 4.43, 4.44, 4.45, 4.46, 4.47, 4.48, 4.49, 4.50, 4.51）

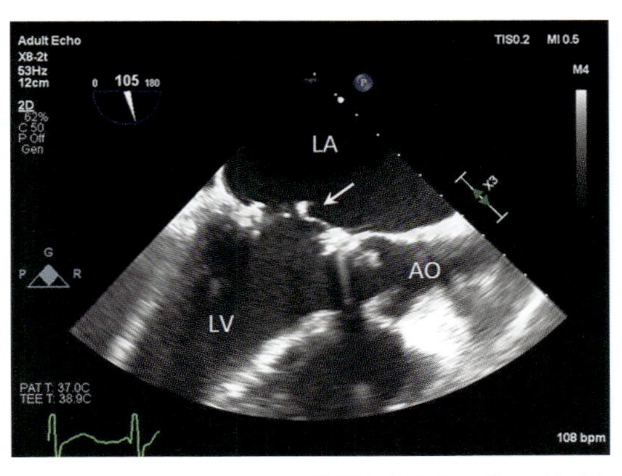

Fig.4.43 2D TEE，LAX．僧帽弁前後尖の flail（矢印）を認める（Video 4.31）．

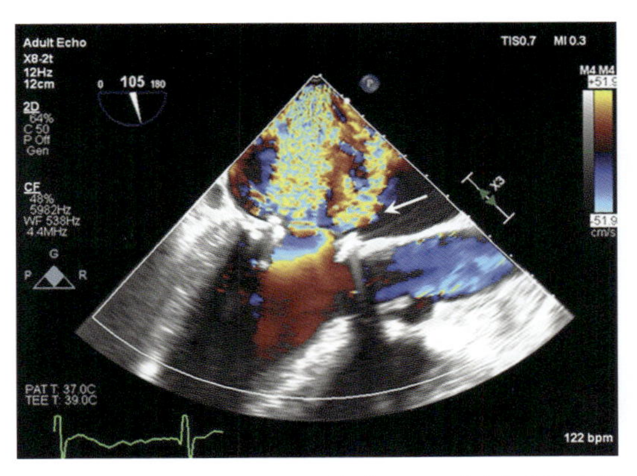

Fig.4.44 2D TEE，カラードプラ．モザイク血流を伴う MR（矢印）を認める（Video 4.32）．

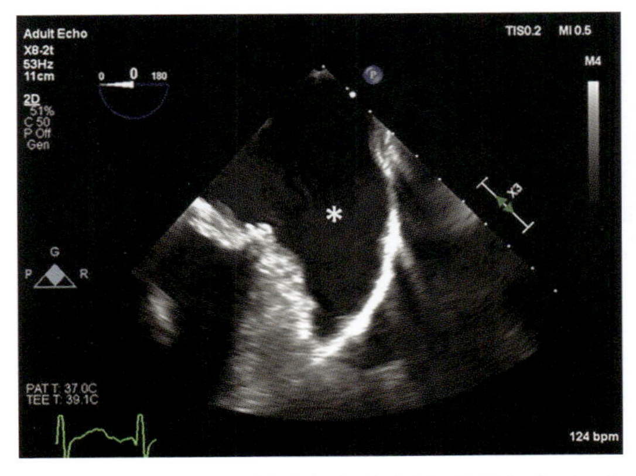

Fig.4.45 2D TEE．拡大した左心耳（LAA）（＊）を認める．血栓は認めず（Video 4.33）．

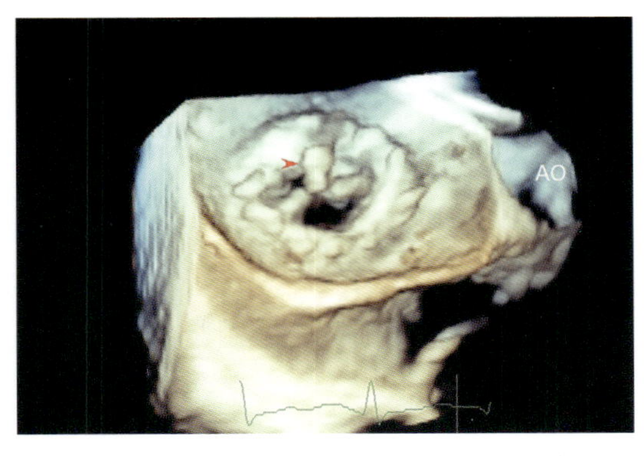

Fig.4.46 3D TEE．置換弁の弁尖の flail（矢印）を認める（Video 4.34）．

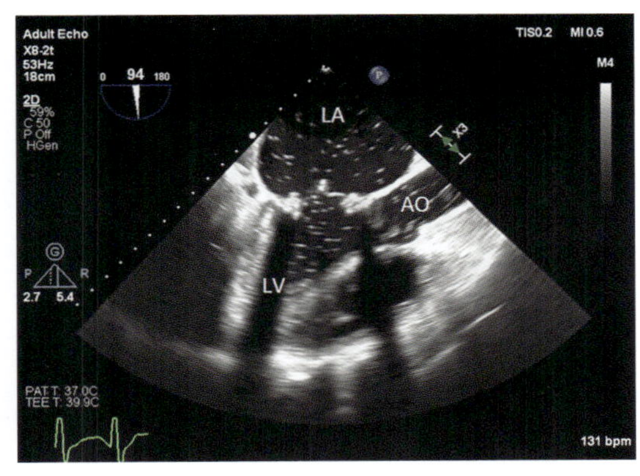

Fig.4.47 攪拌生理食塩水投与後．経心尖部経カテーテル的 valve in valve 置換術の際に攪拌生理食塩水投与法を併用することで，置換弁の位置を可視化できる（Video 4.35）．

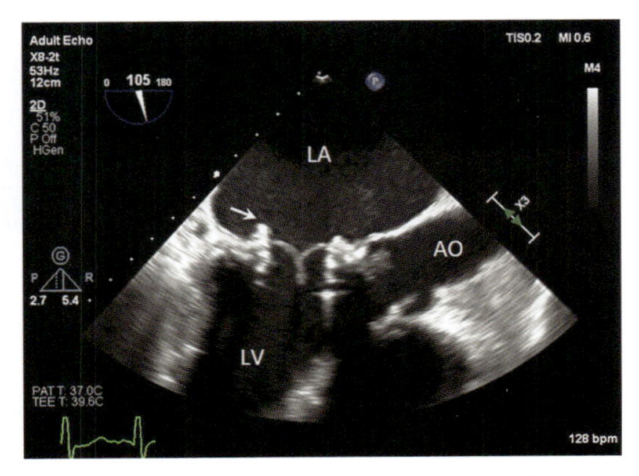

Fig.4.48 2D TEE，LAX．古い人工弁の中に新しい置換弁（矢印）を認める（Video 4.36）．

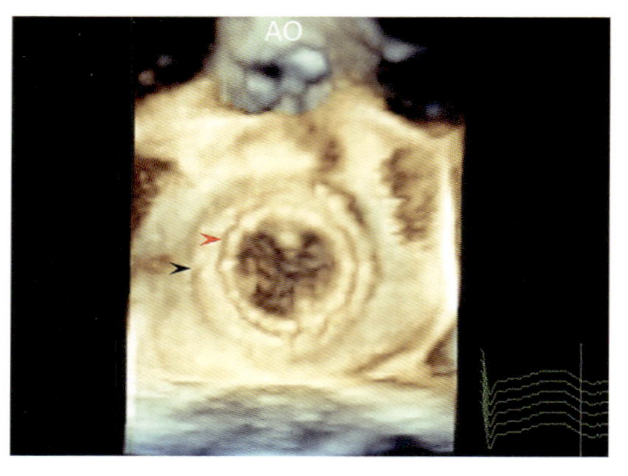

Fig.4.49 3D TEE．経カテーテル的 MVR 後．古い人工弁（黒矢印）の中に新しい置換弁（赤矢印）を認める（Video 4.37）．

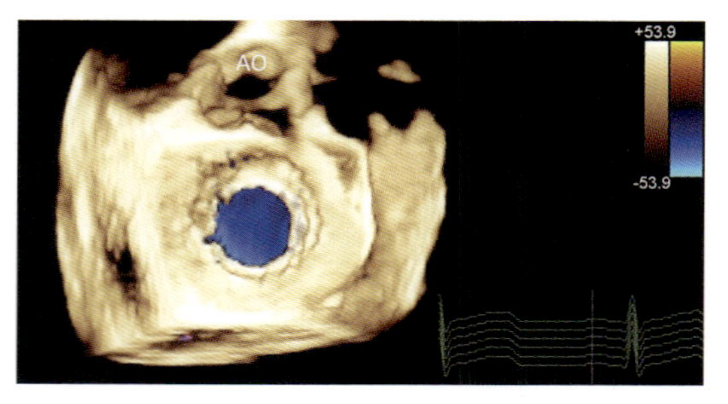

Fig.4.50 3D TEE，正面像．拡張期に正常な経僧帽弁血流を認める（Video 4.38）．

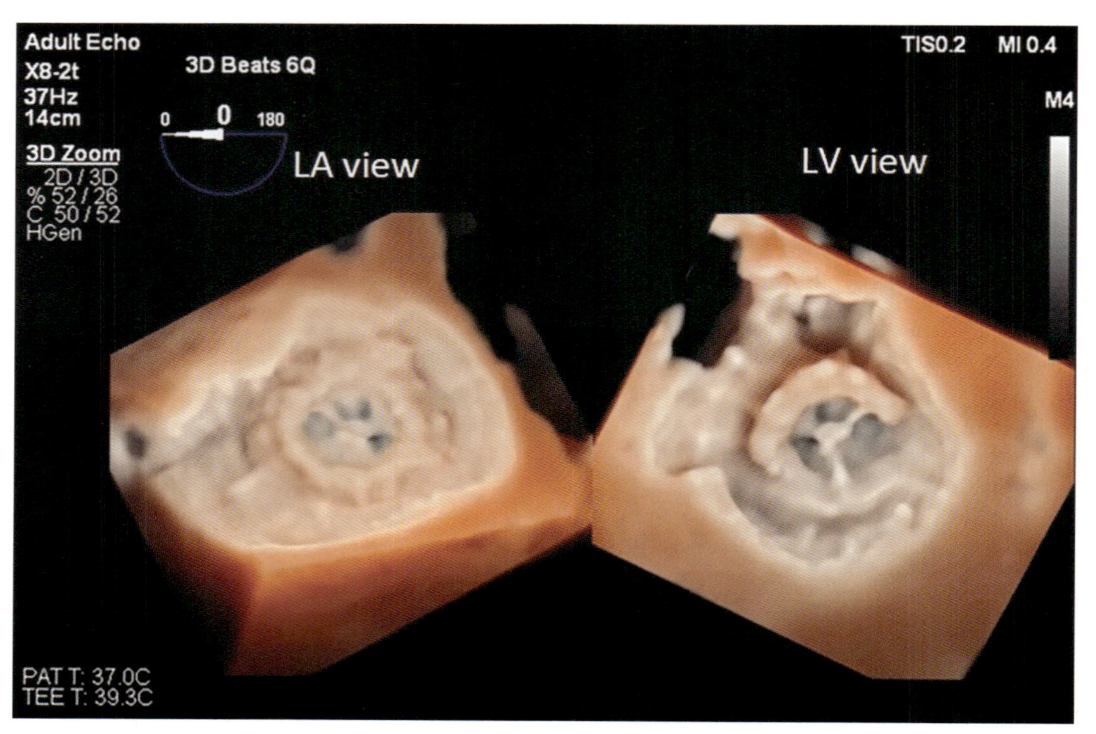

Fig.4.51 TrueVue 3D TEE．LA 側からの像（左）と LV 側からの像（右）．置換弁の正常な開閉を認める（Video 4.39）．

4.6　経カテーテル的大動脈弁留置術（TAVI）後 弁輪周囲逆流

87 歳、男性。多発脳梗塞（右脳幹、右大脳基底核、右視床）、発作性心房細動の既往があり、うっ血性心不全を伴う severe AS（大動脈弁狭窄）、moderate to severe AR（大動脈弁逆流）に対して TAVI を、冠動脈 3 枝病変に対して CABG とペースメーカ植え込み術が行われている。歩行が不安定になり、転びやすくなったことを主訴に受診。

（Fig. 4.52, 4.53, 4.54, 4.55, 4.56, 4.57, 4.58）

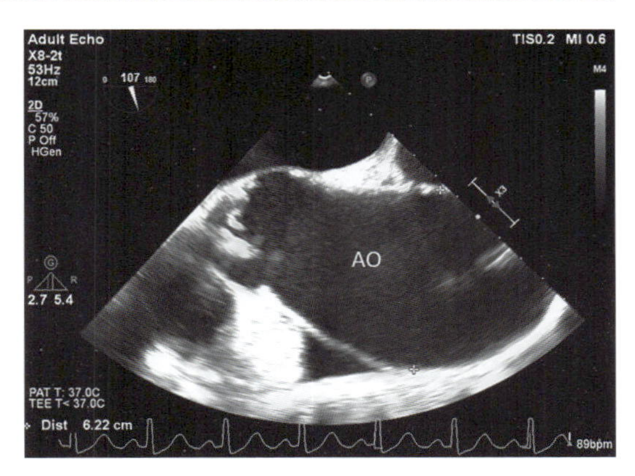

Fig.4.52　2D TEE．上行大動脈の拡大（6.2 cm）を認める（Video 4.40）．

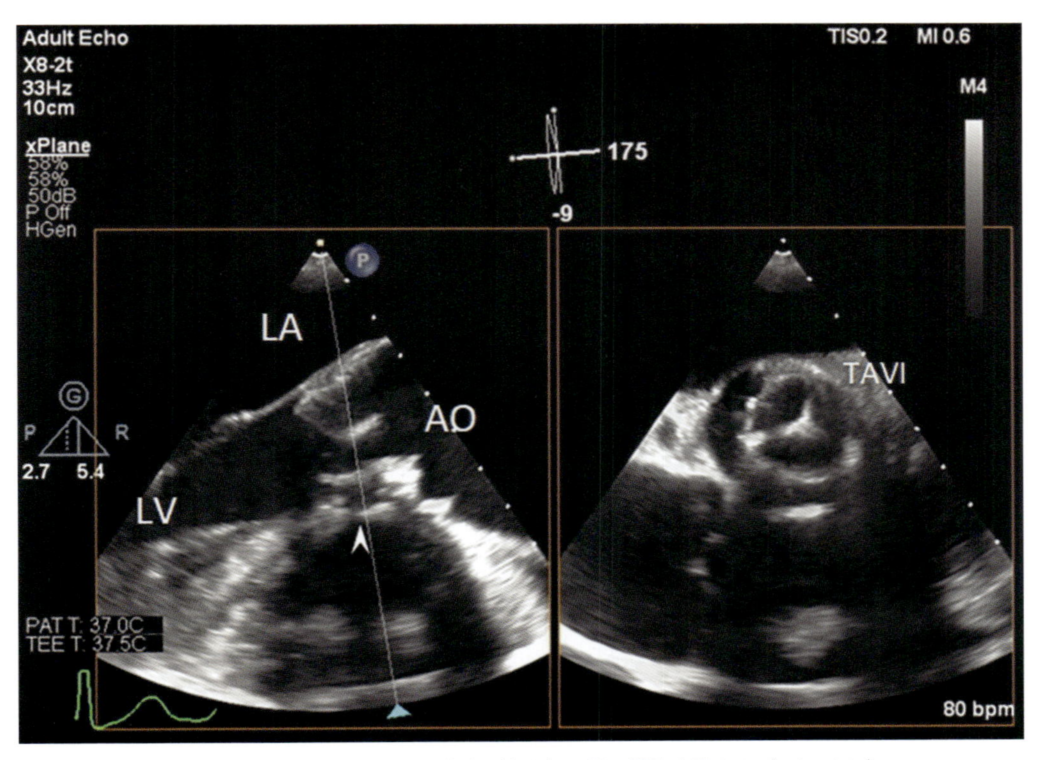

Fig.4.53　2D TEE，X-plane 像．大動脈と置換弁（矢印）の間に間隙を認める（Video 4.41）．

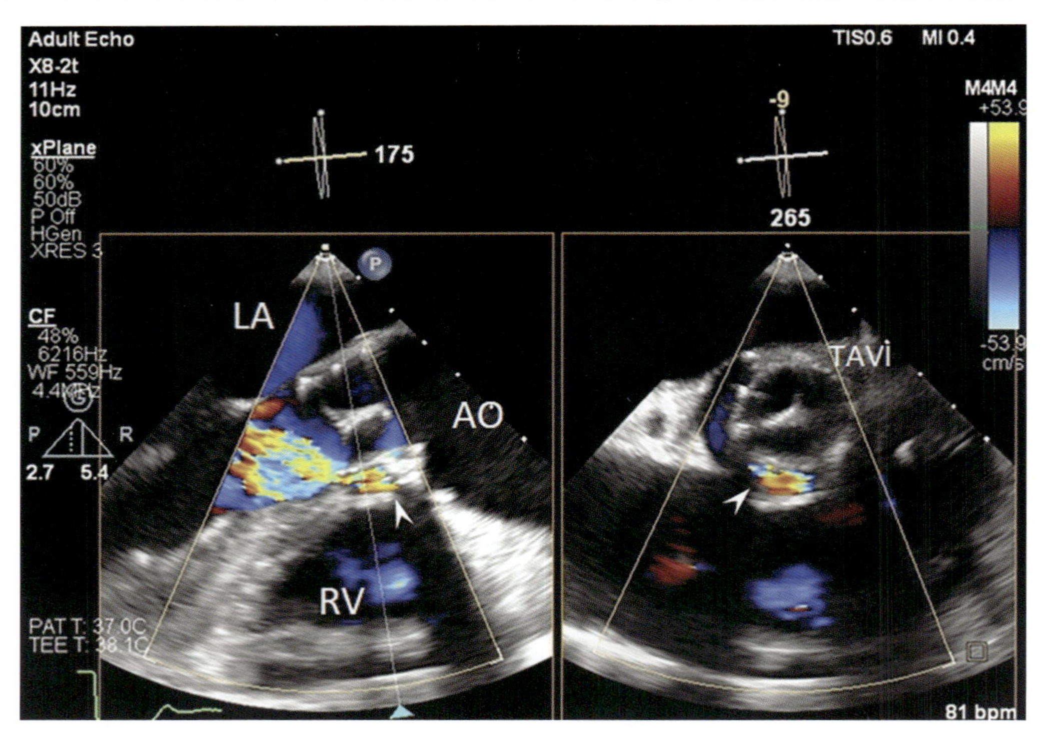

Fig.4.54　2D TEE，X-plane 像．大動脈弁位人工弁の 6 時方向に三日月型の間隙を認める．高度の弁輪周囲逆流（矢印）を認める．RV：右室（Video 4.42）．

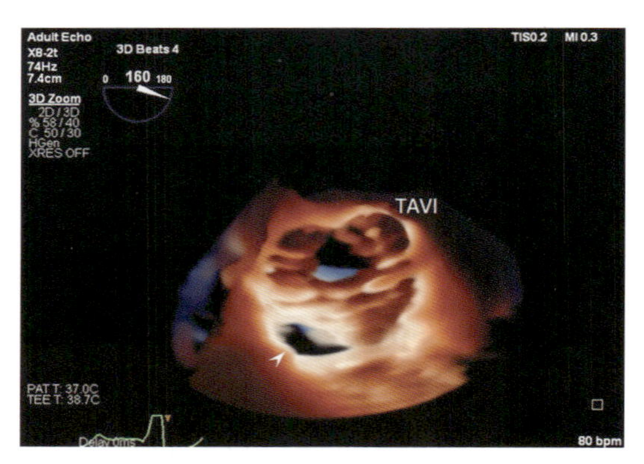

Fig.4.55　TrueVue 3D TEE．三日月型の間隙（矢印）を認める（Video 4.43）．

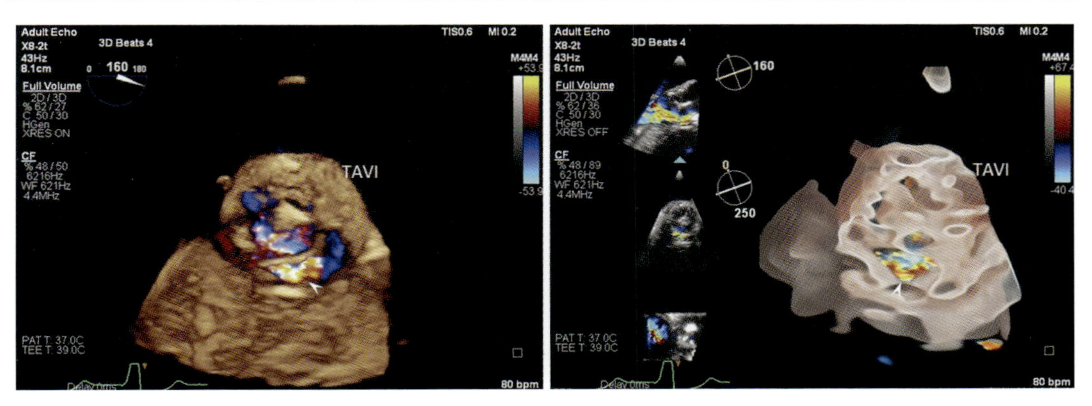

Fig.4.56 3D TEE（左），TrueVue 3D TEE（右）．6 時方向に弁輪周囲逆流（矢印）を認める（Video 4.44，Video 4.45）．

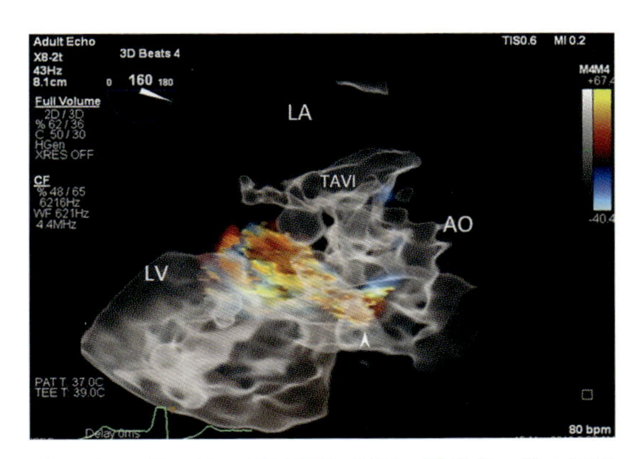

Fig.4.57 TrueVue 3D TEE，LAX．置換弁の脇の間隙を介した高度の弁輪周囲逆流（矢印）を認める（Video 4.46）．

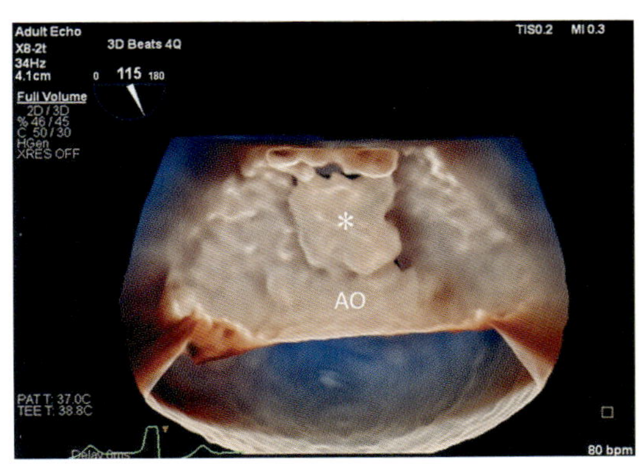

Fig.4.58 TrueVue 3D TEE．大動脈に付着したプラーク（＊）を認める（Video 4.47）．

4.7 僧帽弁置換術後 弁輪周囲逆流〔僧帽弁再置換術〕

82 歳、男性。高血圧、完全房室ブロックに対してペースメーカ植え込み術の既往がある。12 年前に肥大型心筋症と severe MR に対して機械弁 MVR と心室中隔切除を行っている。数ヶ月前から続く労作時呼吸困難と血尿を主訴に受診。

TTE：moderate to severe AR、僧帽弁位人工弁の高度弁輪周囲逆流、moderate TR（三尖弁逆流）を認める。心臓カテーテル検査：軽度の冠動脈病変を認める。術式：再 MVR（生体弁）、AVR（生体弁）、三尖弁輪形成術、大動脈基部形成術。

（Fig. 4.59, 4.60, 4.61, 4.62, 4.63）

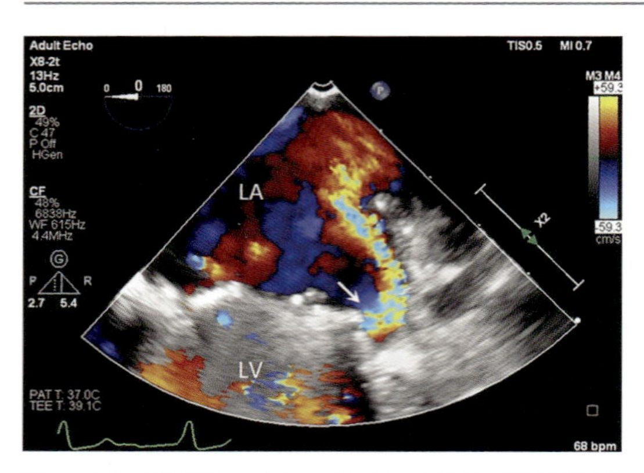

Fig.4.59 2D TEE，カラードプラ．高度の弁輪周囲逆流（矢印）を認める（Video 4.48）．

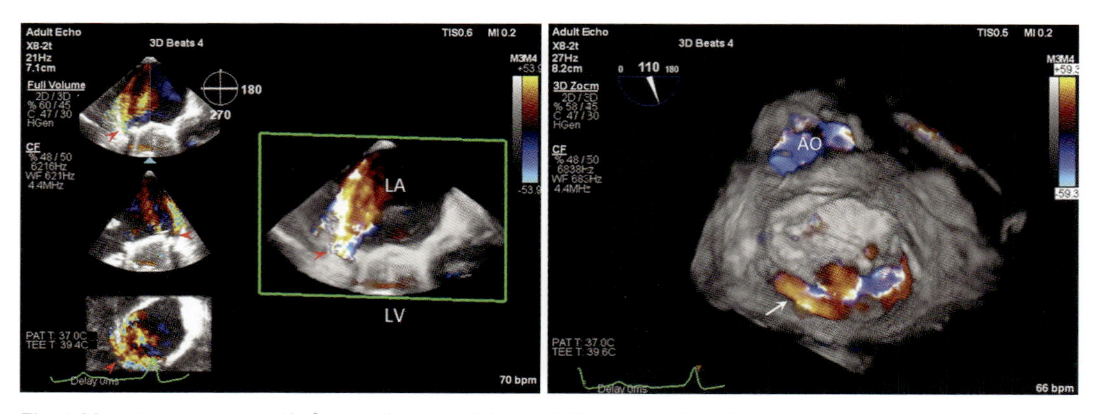

Fig.4.60 2D TEE，カラードプラ．4 時から 7 時方向に弁輪周囲逆流（矢印）を認める（Video 4.49，Video 4.50）．

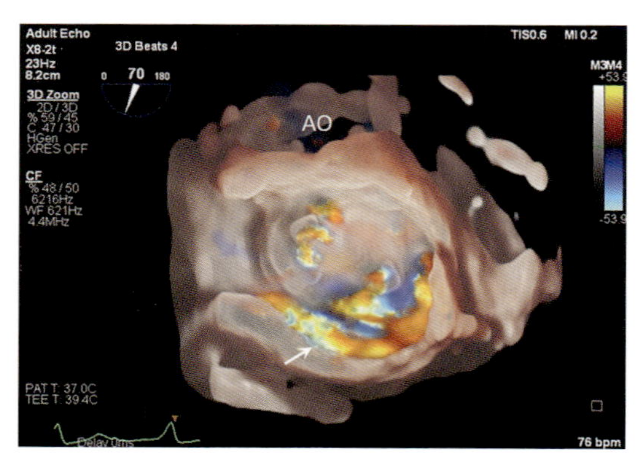

Fig.4.61 TrueVue 3D TEE，カラードプラ．4 時から 7 時方向に高度の弁輪周囲逆流（矢印）を認める（Video 4.51）．

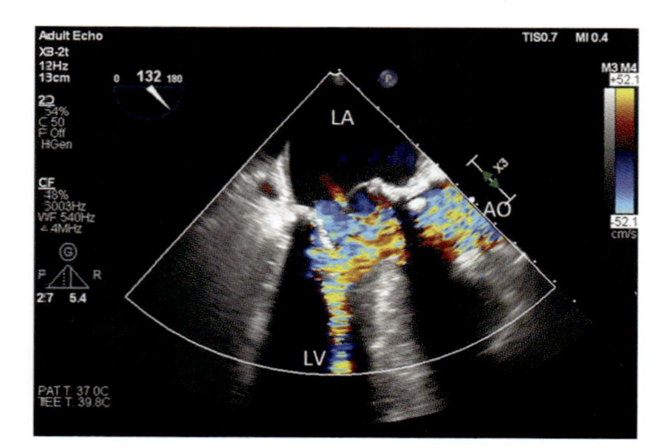

Fig.4.62 2D TEE，カラードプラ，LAX．再 MVR 後．正常に機能する生体弁と mild MR を認める（Video 4.52）．

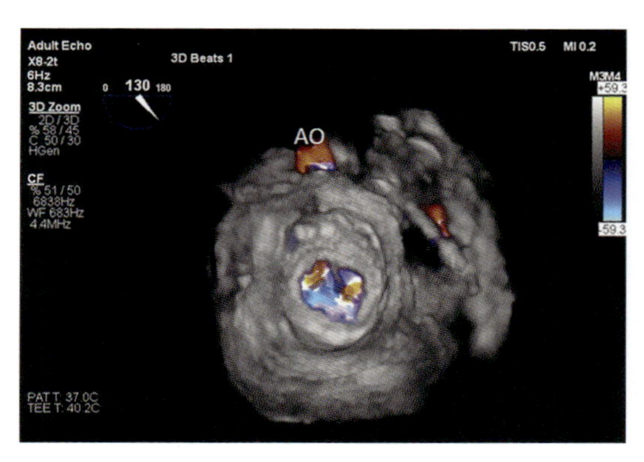

Fig.4.63 2D TEE，カラードプラ，正面像．正常な経僧帽弁血流を認める（Video 4.53）．

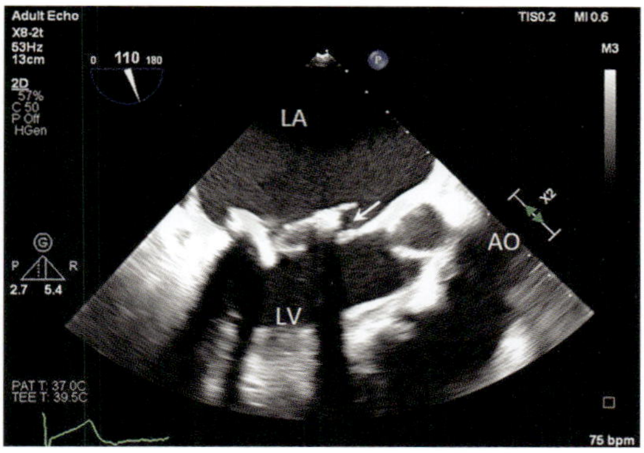

Fig.4.64 2D TEE．僧帽弁位生体弁の損傷（矢印）を認める（Video 4.54）．

4.8 僧帽弁置換術後 生体弁損傷〔僧帽弁再置換術〕

64歳、男性。高血圧、弁膜症の既往があり、過去に生体弁MVRが行われている。ここ数年、徐々に増悪する労作時呼吸困難を感じており、内服薬でも改善していない。

TTE：僧帽弁位生体弁の損傷によるsevere MR、TRを認める。ECG：中等度の頻脈性心房細動を認める。胸部X線：胸部大動脈にアテローム性動脈硬化性変化、心陰影拡大、両側下肺野に軽度の浸潤影、両側肺尖部の胸膜肥厚、胸骨正中切開痕を認める。術式：再MVR、三尖弁輪形成術、左心耳切除術。

（Fig. 4.64, 4.65, 4.66, 4.67, 4.68, 4.69, 4.70）

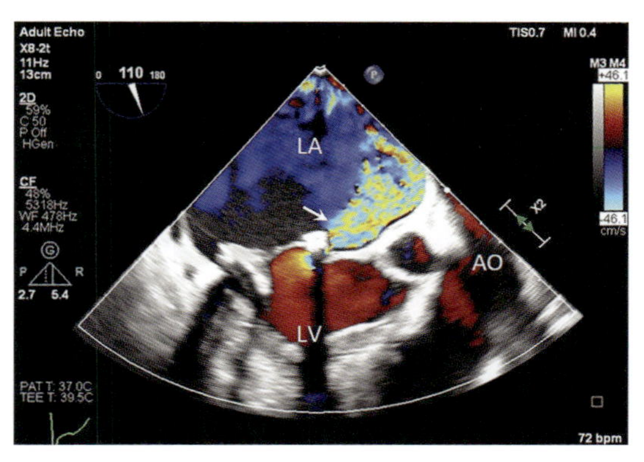

Fig.4.65 2D TEE，カラードプラ．人工弁の裂開部を介した偏心性severe MR（矢印）を認める（Video 4.55）．

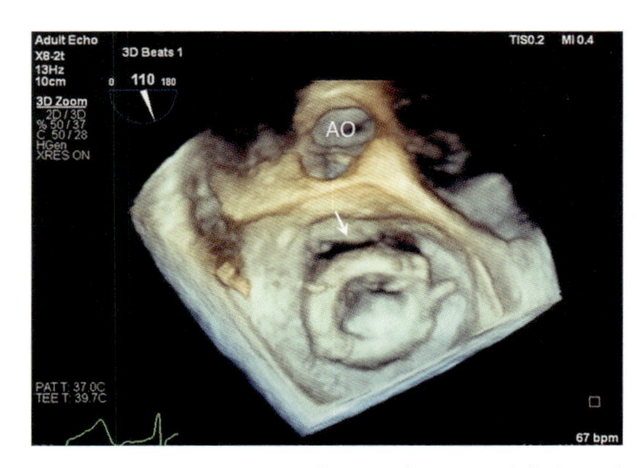

Fig.4.66 3D TEE，正面像．11時から1時方向に裂開部（矢印）を認める（Video 4.56）．

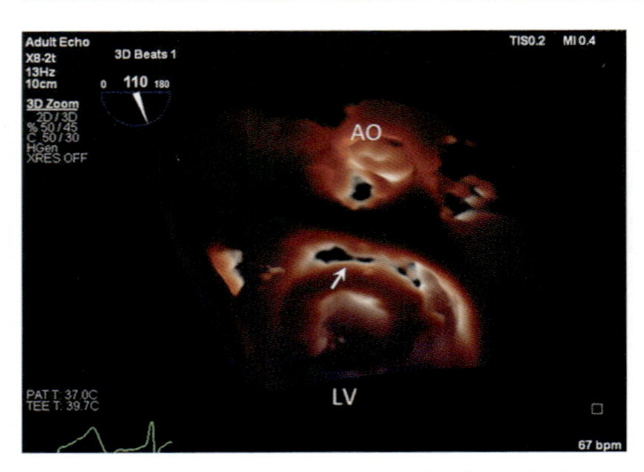

Fig.4.67 TrueVue 3D TEE，正面像（矢印）（Video 4.57）．

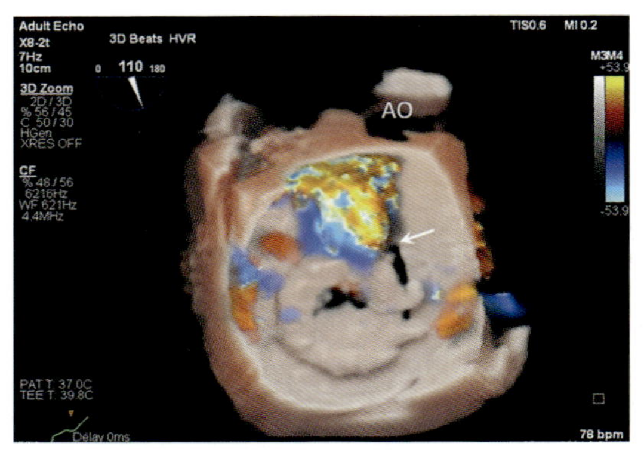

Fig.4.68 TrueVue 3D TEE，カラードプラ．11 時から 1 時方向に高度の弁輪周囲逆流（矢印）を認める（Video 4.58）．

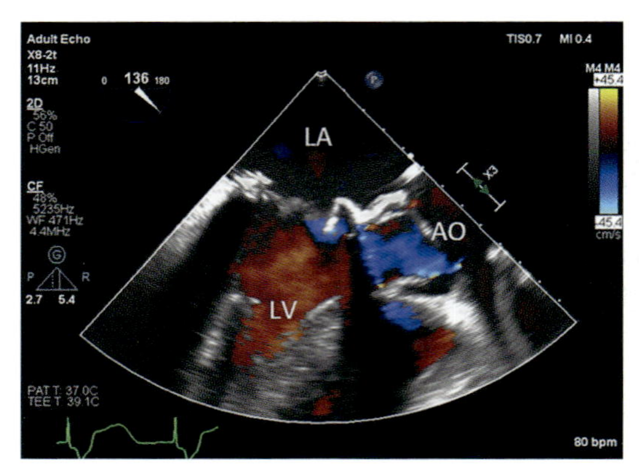

Fig.4.69 2D TEE，カラードプラ，LAX．再 MVR 後．正常に機能する生体弁を認める（Video 4.59）．

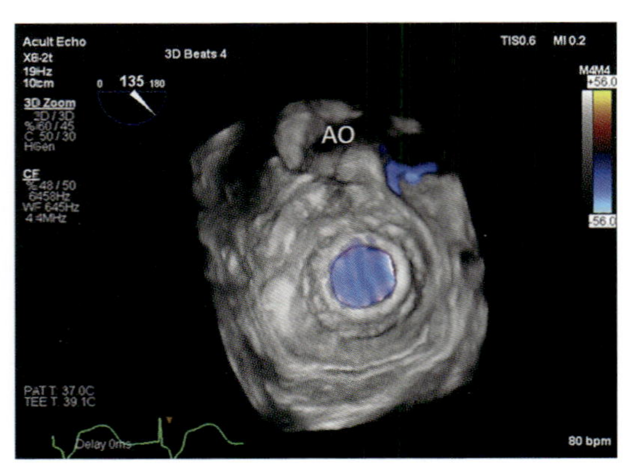

Fig.4.70 3D TEE，カラードプラ，正面像．正常な経僧帽弁血流を認める（Video 4.60）．

4.9 三尖弁置換術後 三尖弁狭窄（TS）〔三尖弁再置換術：valve in valve〕

54 歳、女性。高血圧、心室性期外収縮、Ebstein 病の既往があり、30 年前に TVR が行われている。比較的安定して経過していたが、数ヶ月前から胸部絞扼感と日常動作での呼吸困難が出現した。

TTE：severe TS（三尖弁狭窄）。胸部 X 線：三尖弁位人工弁、胸部大動脈の蛇行、心陰影拡大を認める。ECG：洞調律、1 度房室ブロック、完全右脚ブロックを認める。術式：三尖弁再置換術（再 TVR）（valve in valve）。

（Fig. 4.71, 4.72, 4.73, 4.74, 4.75, 4.76, 4.77, 4.78）

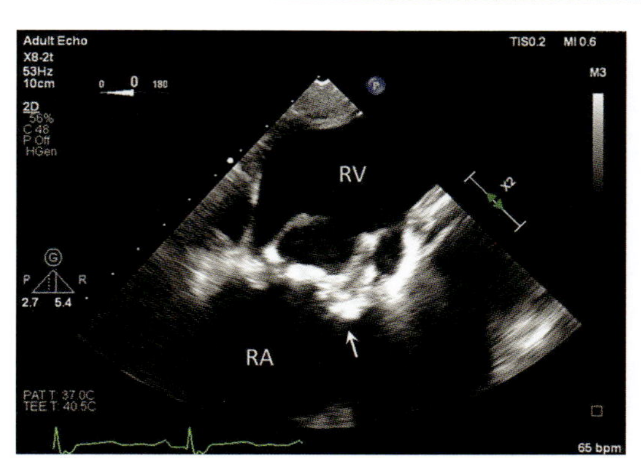

Fig.4.71　2D TEE．三尖弁位人工弁（矢印）の開閉異常を認める（Video 4.61）．

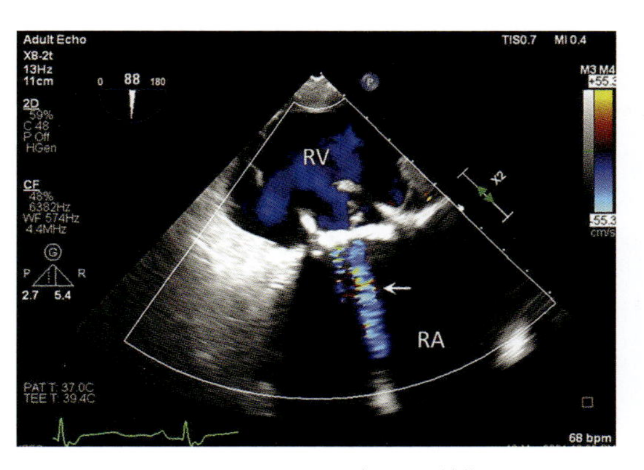

Fig.4.72　2D TEE，カラードプラ，収縮期．moderate以上の TR（矢印），軽度の弁輪周囲逆流を認める（Video 4.62）．

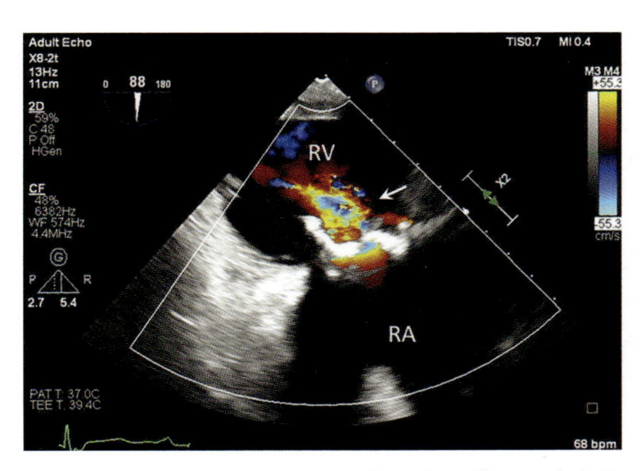

Fig.4.73　2D TEE，カラードプラ，拡張期．三尖弁位人工弁に severe TS（矢印）を認める．

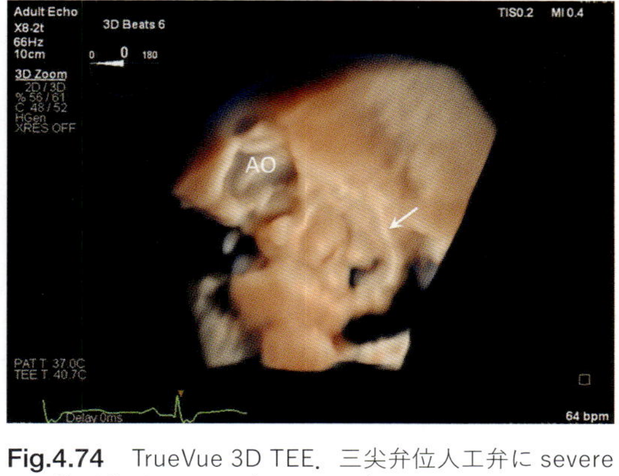

Fig.4.74　TrueVue 3D TEE．三尖弁位人工弁に severe TS（矢印）を認める（Video 4.63）．

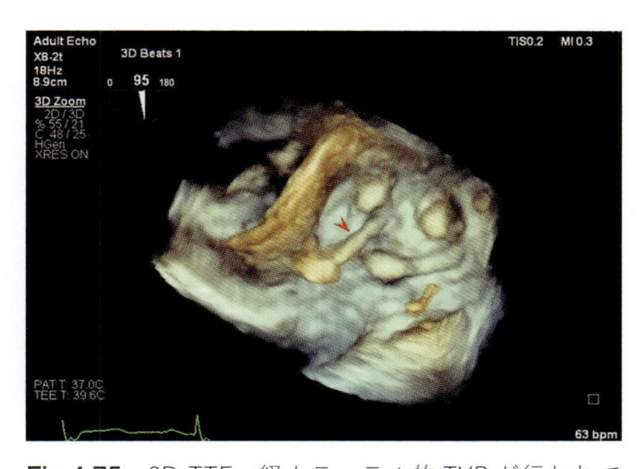

Fig.4.75　3D TTE，経カテーテル的 TVR が行われている．ガイディングカテーテルが三尖弁内（矢印）を通過している（Video 4.64）．

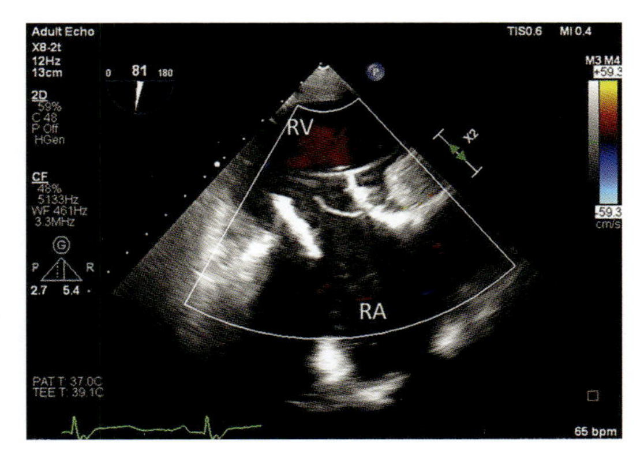

Fig.4.76　2D TEE，カラードプラ，収縮期．再 TVR 後．弁輪内逆流は消失し，新しい置換弁の周りに少量の弁輪周囲逆流のみを認める（Video 4.65）．

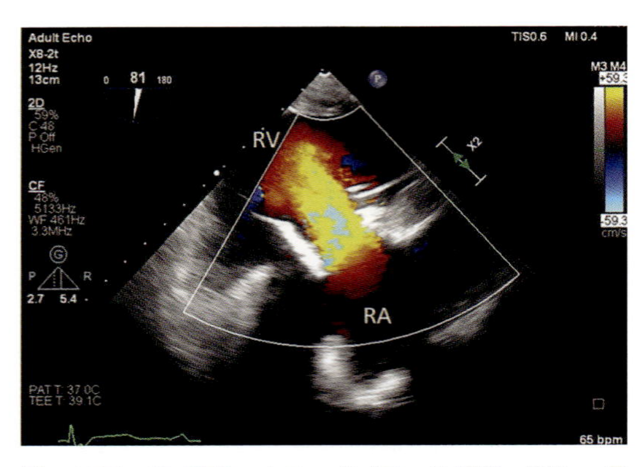

Fig.4.77 2D TEE，カラードプラ，拡張期．新しい置換弁（矢印）を介した層流を認める．

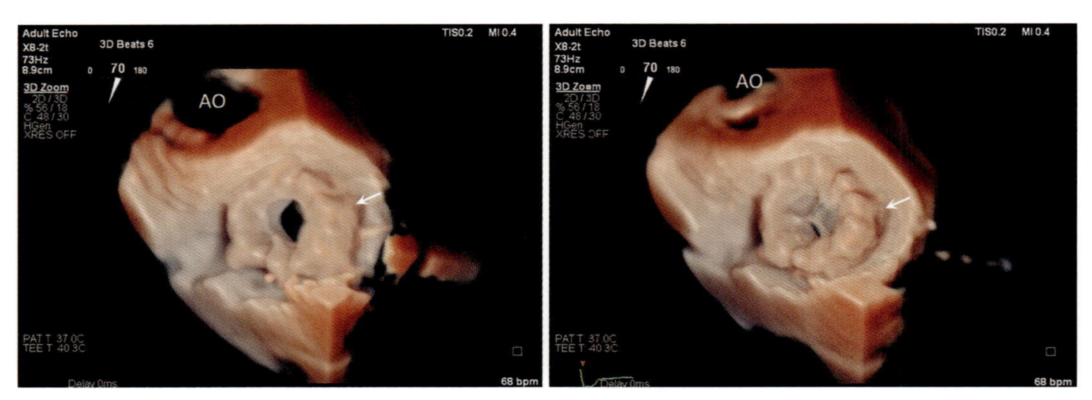

Fig.4.78 TrueVue 3D TEE，再 TVR（valve in valve）後．正常に機能する新しい置換弁（矢印）を認める（Video 4.66）．

4.10 僧帽弁置換術後 左室流出路狭窄〔僧帽弁再置換術〕

51歳、女性。肥大型心筋症、リウマチ性弁膜症に対してMVRを行った既往がある。数日前に出現した下痢、腹部膨満感、息切れを主訴に受診。

胸部X線：右胸水貯留。ECG：頻脈性心房粗動。TTE：左室流出路（LVOT）狭窄、MRの再発を認める。術式：再MVR（機械弁）。

（Fig. 4.79, 4.80, 4.81, 4.82, 4.83, 4.84, 4.85, 4.86, 4.87, 4.88, 4.89, 4.90）

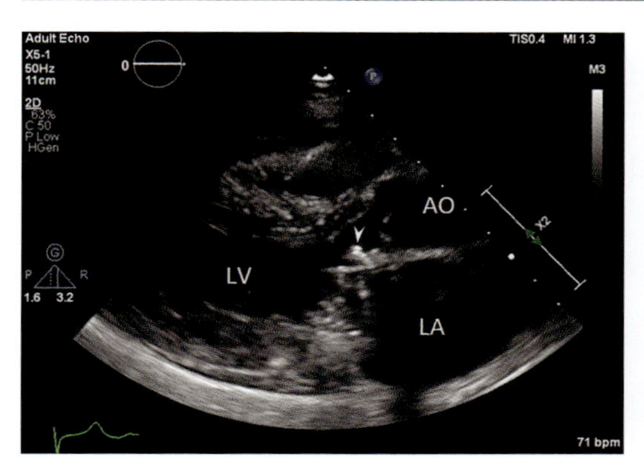

Fig.4.79 2D TEE．僧帽弁位人工弁（矢印）に形成されたパンヌスによる左室流出路（LVOT）狭窄を認める（Video 4.67）．

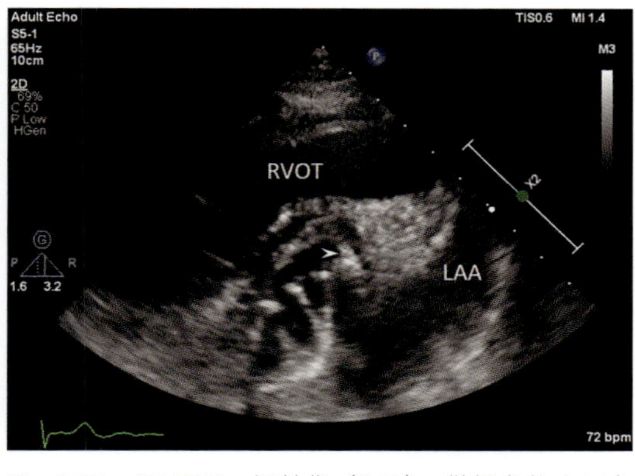

Fig.4.81 2D TEE，短軸像（SAX）．僧帽弁位人工弁の弁輪（矢印）に形成されたパンヌスを認める．RVOT：右室流出路（Video 4.69）．

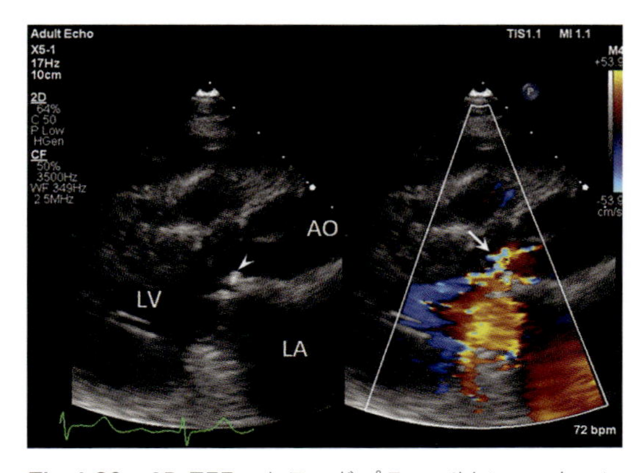

Fig.4.80 2D TEE，カラードプラ．mild to moderate AR（矢印），僧帽弁位人工弁によるアーチファクトを認める（Video 4.68）．

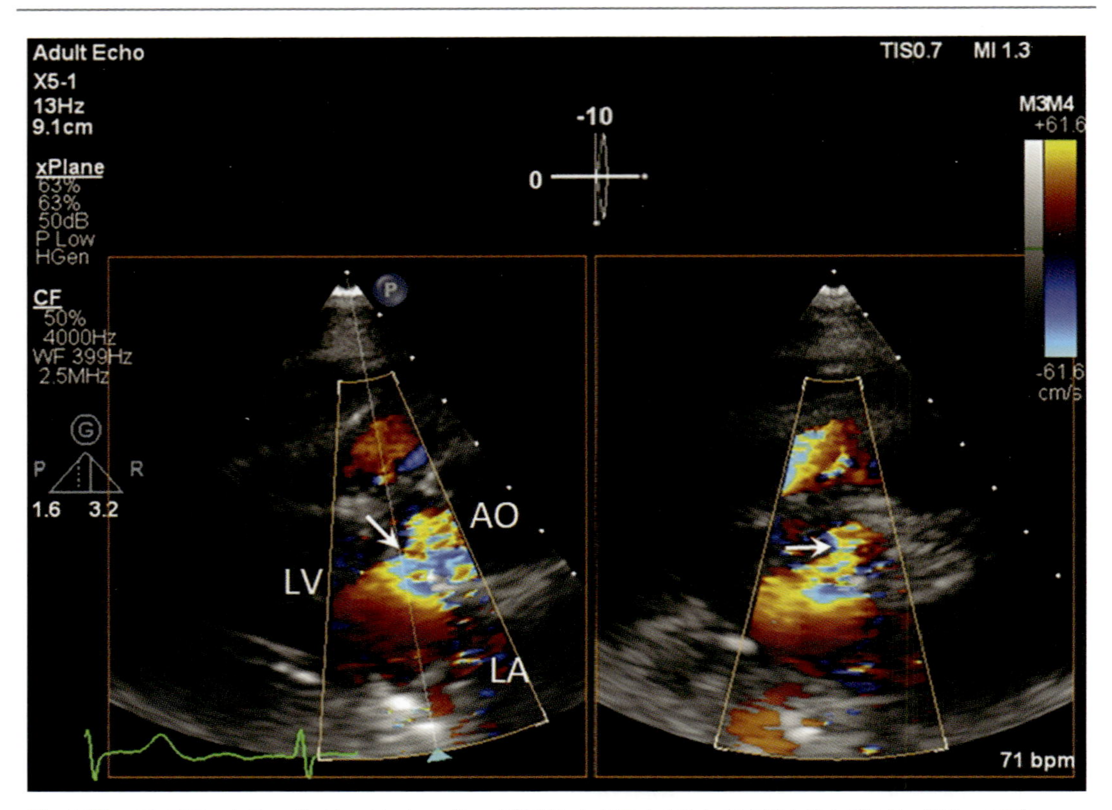

Fig.4.82　2D TEE，カラードプラ，X-plane 像．収縮期に LVOT 内を流れる高速血流を認める（Video 4.70）．

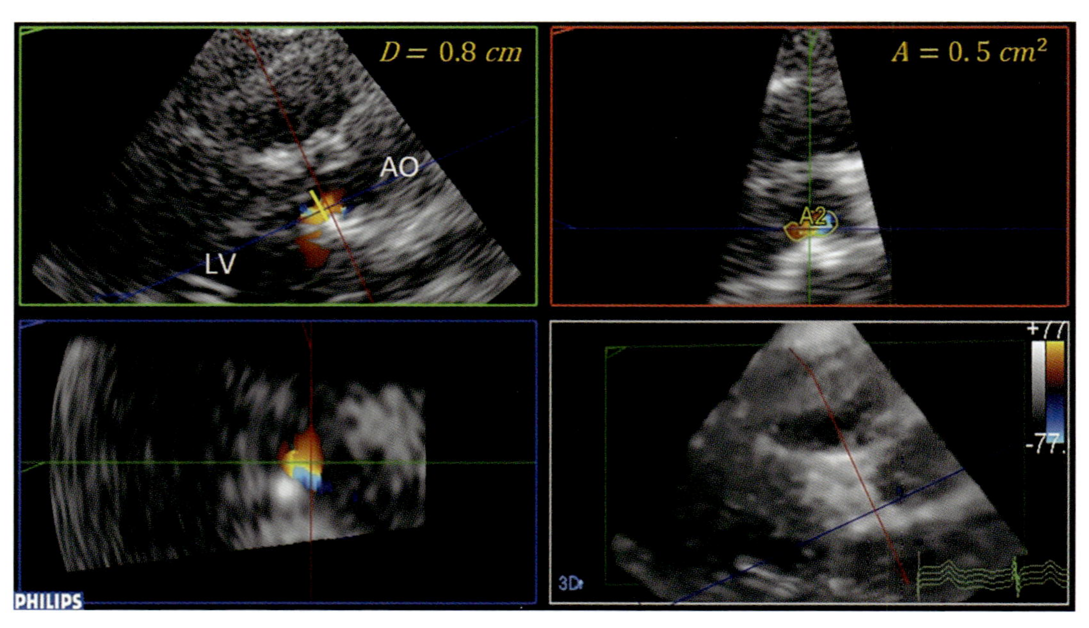

Fig.4.83　2D TEE，多断面再構成像．LVOT 狭窄の直径と断面積を計測している．

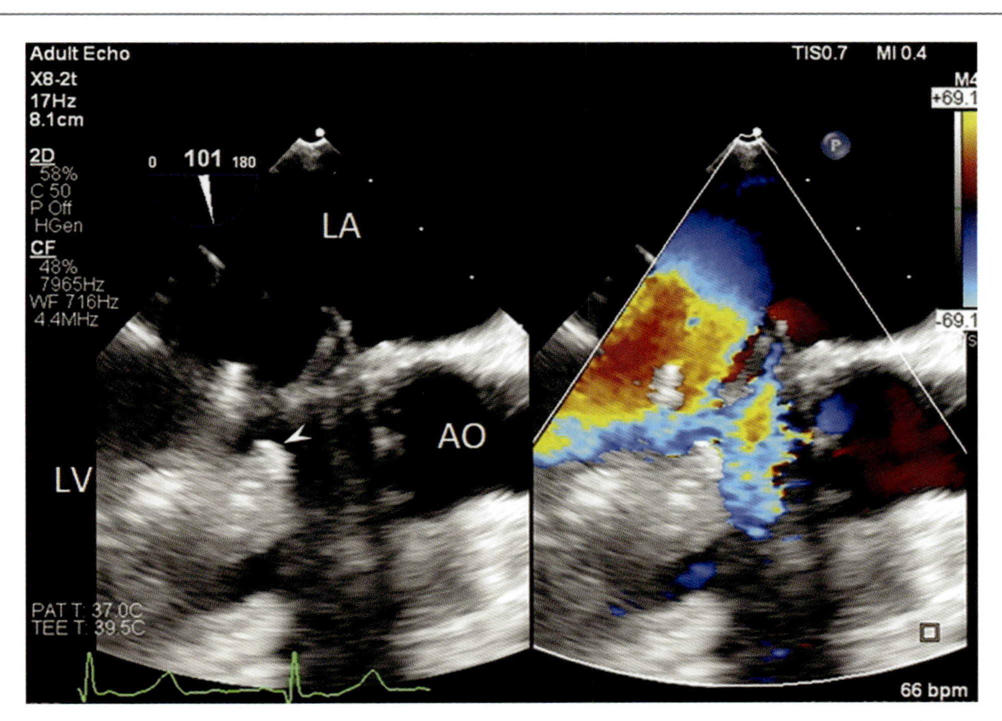

Fig.4.84 2D TEE，LAX．僧帽弁位生体弁の弁輪にパンヌス（矢印）が形成され，大動脈弁下狭窄の原因となっている（Video 4.71）．

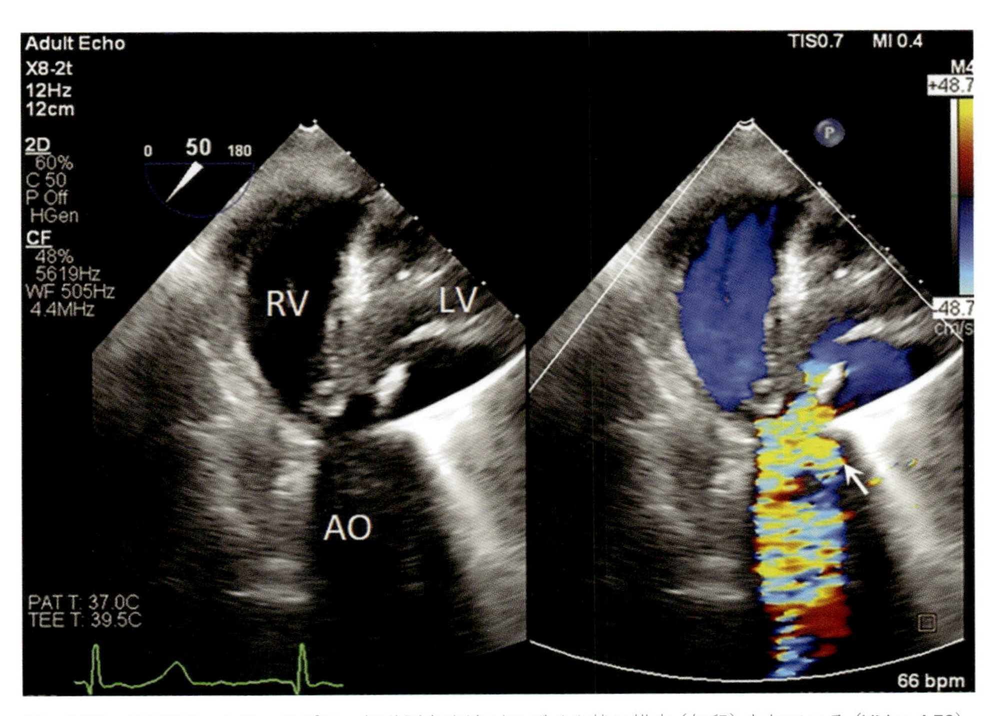

Fig.4.85 2D TEE，カラードプラ．経動脈弁血流がモザイク状に描出（矢印）されている（Video 4.72）．

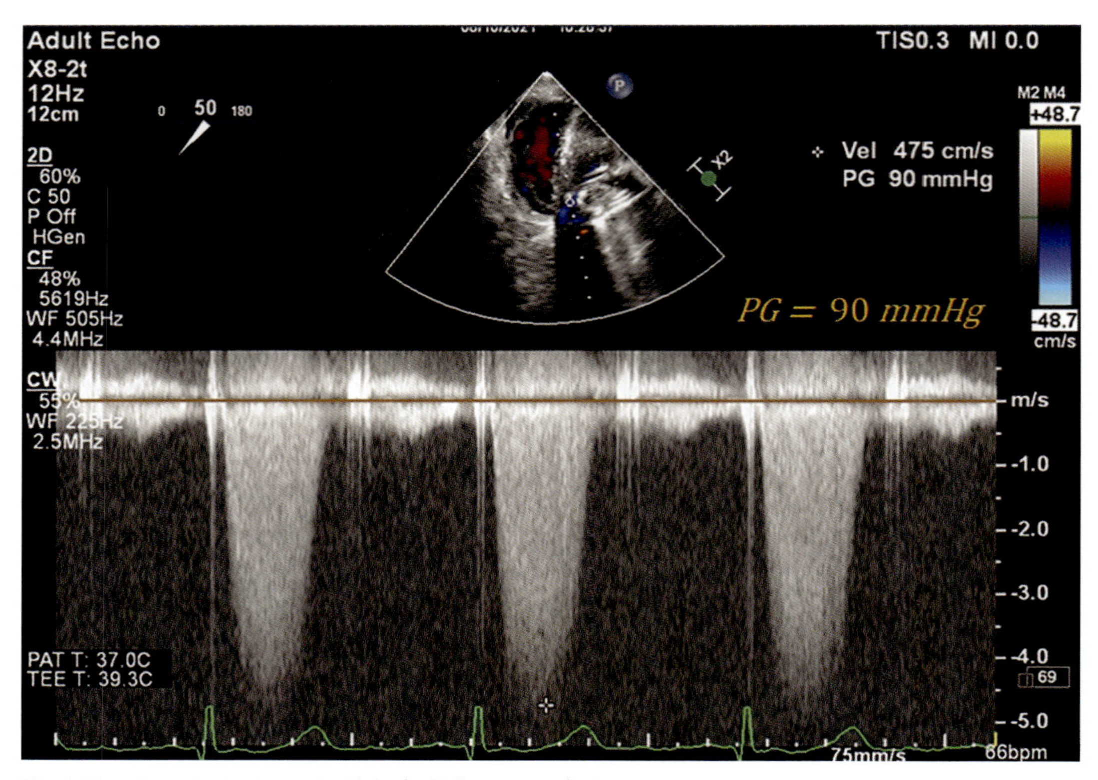

Fig.4.86 2D TEE，CWD．LVOT 狭窄（圧較差 90 mmHg）を認める．

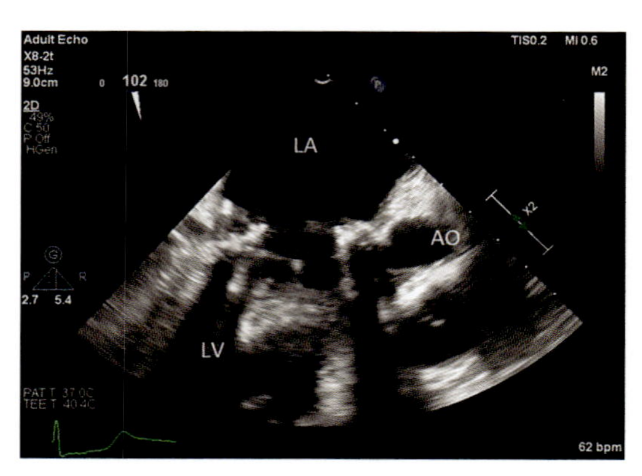

Fig.4.87 2D TEE．再 MVR 後．正常に機能する人工弁を認める（**Video 4.73**）．

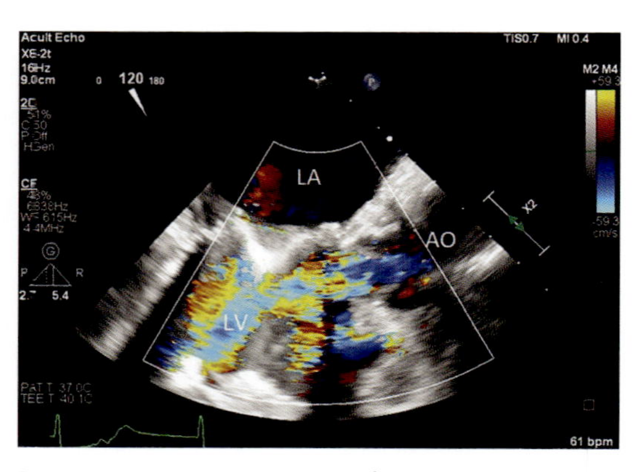

Fig.4.88 2D TEE，カラードプラ．再 MVR 後．正常な経 LVOT 血流を認める（**Video 4.74**）．

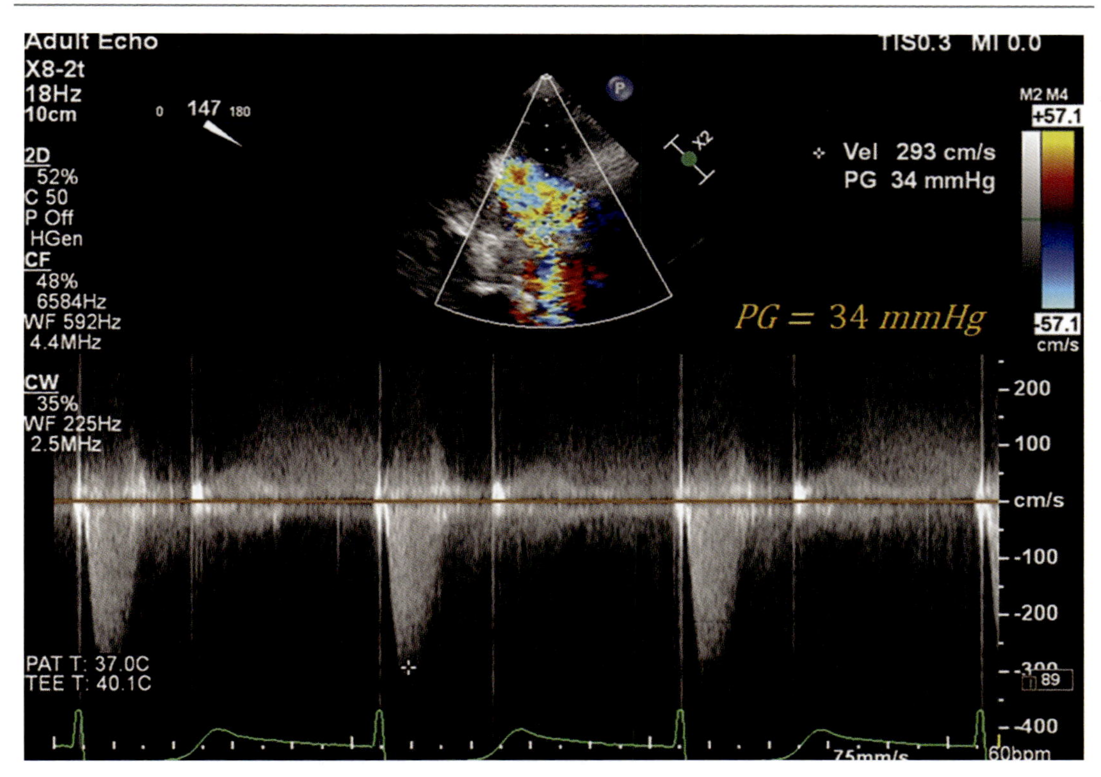

Fig.4.89　2D TEE，CWD．再 MVR 後．経 LVOT 血流の圧較差は 34 mmHg と算出される．

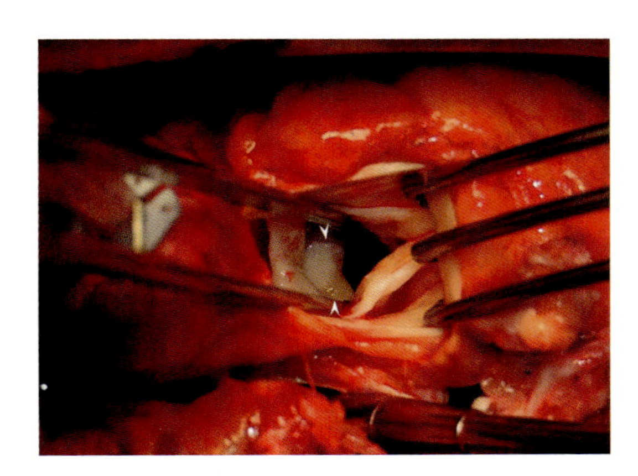

Fig.4.90　術野像．大きなパンヌス（矢印）が形成され，LVOT 狭窄を引き起こしている．

4.11　経カテーテル的大動脈弁留置術（TAVI）後 弁輪周囲逆流〔閉鎖栓留置術〕

80 歳、男性。冠動脈疾患に対して経皮的冠動脈インターベンション（PCI）後であり、ほかに AS、2 型糖尿病、脂質代謝異常症、発作性心房細動の既往がある。1 週間前からの間欠的なめまいと動悸を主訴に受診。症状は増悪しており、起座呼吸も出現している。

ECG：頻脈性心房細動。TTE：severe AS。術式：TAVI、ペースメーカ植え込み術。

（Fig. 4.91, 4.92, 4.93, 4.94, 4.95, 4.96, 4.97）

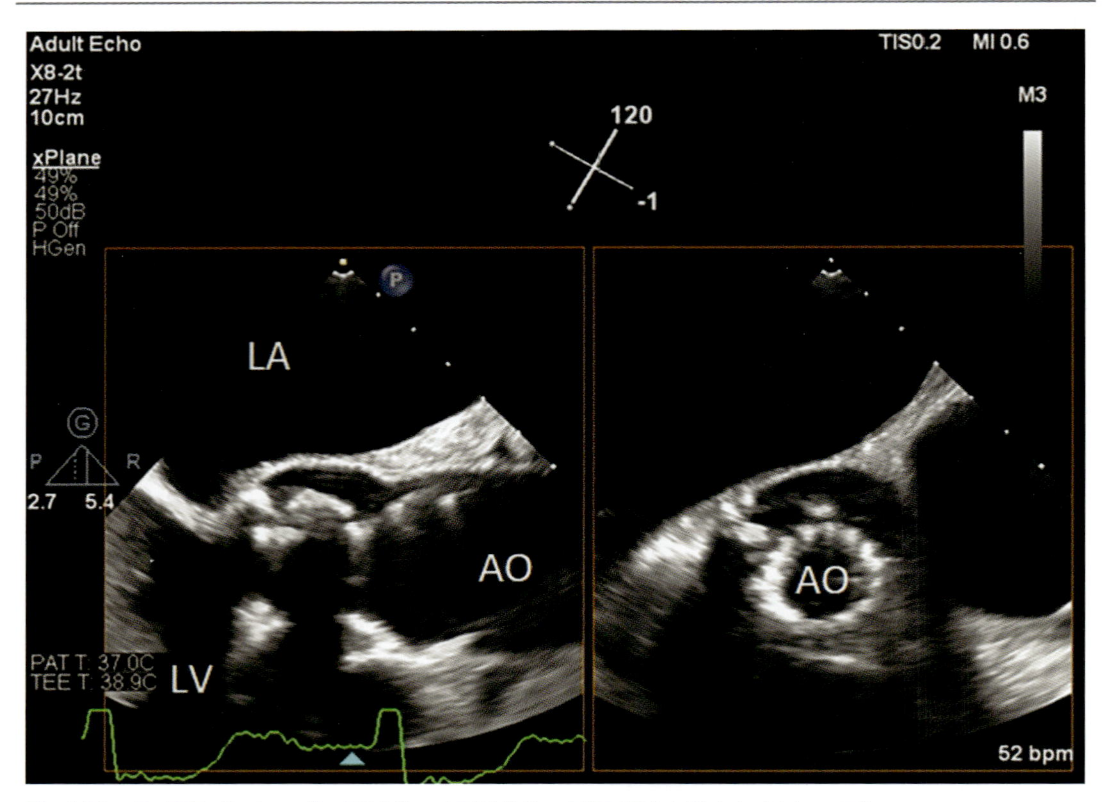

Fig.4.91　2D TEE，X-plane 像．TAVI 後．大動脈弁輪の高度石灰化を認める（Video 4.75）．

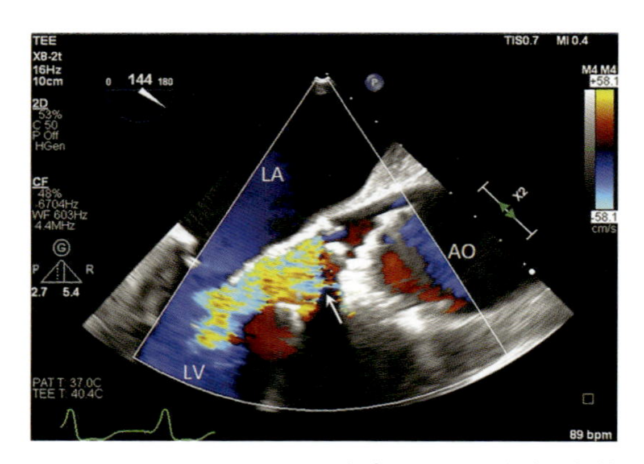

Fig.4.92　2D TEE，カラードプラ，LAX．大動脈弁輪石灰化に伴う高度な弁輪周囲逆流（矢印）を認める（Video 4.76）．

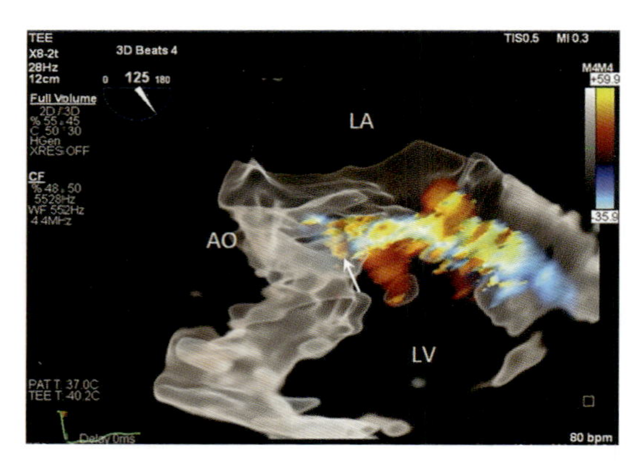

Fig.4.93　3D TEE，Glass View，カラードプラ．TAVI 弁による高度な弁輪周囲逆流（矢印）を認める（Video 4.77）．

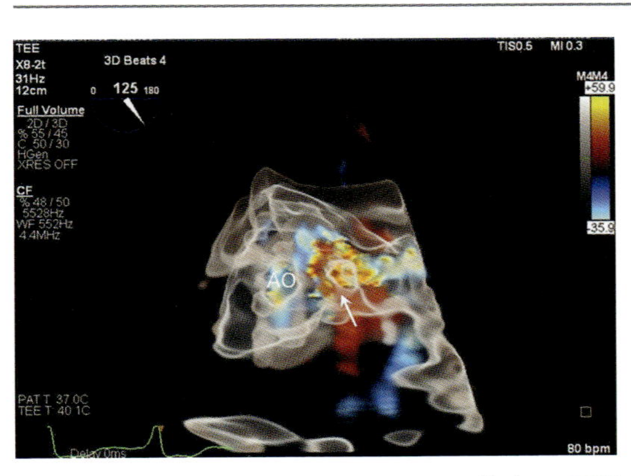

Fig.4.94 3D TEE，Glass View，カラードプラ，正面像．弁輪周囲逆流の発生部位（矢印）を認める（Video 4.78）．

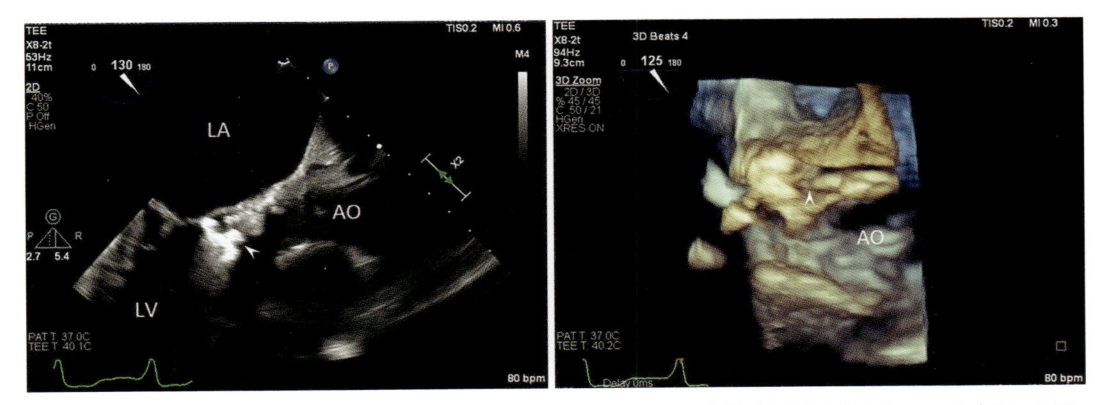

Fig.4.95 2D TEE，3D TEE．LAX．ガイディングカテーテルが逆流発生部位（矢印）を通過している（Video 4.79，Video 4.80）．

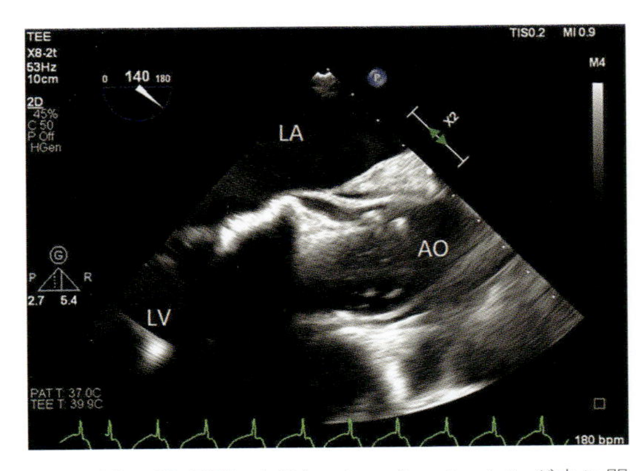

Fig.4.96 2D TEE，LAX．オーバーペーシング中に閉鎖栓を留置している（Video 4.81）．

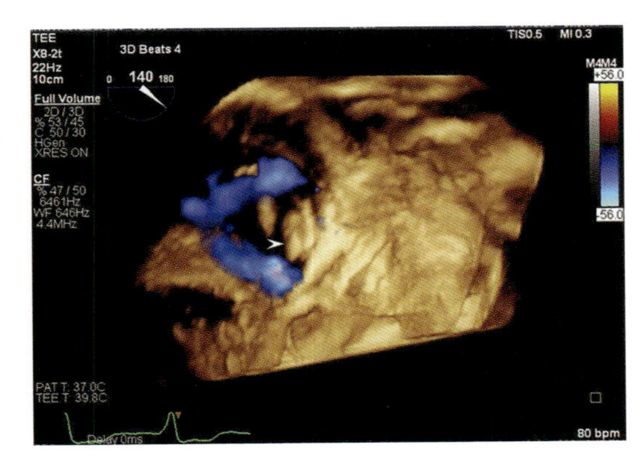

Fig.4.97 3D TEE，カラードプラ．閉鎖栓（矢印）と軽度の弁輪周囲逆流を認める（Video 4.82）．

Suggested Reading

Attizzani GF, Ohno Y, Latib A, et al. Transcatheter aortic valve implantation under angiographic guidance with and without adjunctive transesophageal echocardiography. Am J Cardiol. 2015;116(4):604–11.

Bapat V, Asrress KN. Transcatheter valve-in-valve implantation for failing prosthetic valves. Eur Intervent. 2014;10(8):900–2.

Bruschi G, De Marco F, Botta L, et al. Right anterior mini-thoracotomy direct aortic self-expanding transcatheter aortic valve implantation: a single center experience. Int J Cardiol. 2015;181:437–42.

Gürsoy OM, Astarcıoğlu MA, Gökdeniz T, et al. Severe mitral paravalvular leakage: echo-morphologic description of 47 patients from real-time three-dimensional transesophageal echocardiography perspective. Anadolu Kardiyol Derg. 2013;13(7):633–40.

Lazaro C, Hinojar R, Zamorano JL. Cardiac imaging in prosthetic paravalvular leaks. Cardiovasc Diagn Ther. 2014;4:307–13.

Oyama S, Ohuchi S, Okubo T, Kumagai K. Usefulness of echocardiography for detecting prosthesic valve dysfunction; report of a case. Kyobu Geka. 2014;67(11): 1025–8. Japanese.

Ozkan M, Gürsoy OM, Astarcıoğlu MA, et al. Percutaneous closure of paravalvular mitral regurgitation with vascular plug III under the guidance of real-time three-dimensional transesophageal echocardiography. Turk Kardiyol Dern Ars. 2012;40(7):632–41.

大動脈疾患　5

Abstract

本章では大動脈基部瘻孔、バルサルバ洞動脈瘤破裂、様々なタイプの大動脈解離などの症例を提示する。

大動脈は大動脈弁から始まり、総腸骨動脈分岐部まで続く。大動脈基部、上行大動脈、弓部大動脈、下行胸部大動脈、腹部大動脈に分けられる。大動脈解離患者では、解離範囲を評価するためにCTアンギオグラフィに加えて経食道心エコー（TEE）が行われる。

5.1　大動脈基部拡大〔David 手術〕

62歳、男性。長年の痛風と高血圧の既往あり。起座呼吸、増悪する息切れ、動悸を主訴に受診。

聴診所見：心音整、傍胸骨右縁でLevine Ⅲ度の収縮期雑音を聴取。ECG：洞調律、1度房室ブロック、早期再分極を認める。心臓カテーテル検査：冠動脈2枝病変とsevere AR（大動脈弁逆流）を認める。CTアンギオグラフィ：上行大動脈の拡大、冠動脈3枝病変で強いアテローム性動脈硬化を伴う。術式：David手術、上行大動脈置換術、冠動脈バイパス術（CABG）2枝〔左前下行枝（LAD）、右冠動脈（RCA）〕。

（Fig. 5.1, 5.2, 5.3, 5.4, 5.5, 5.6, 5.7, 5.8, 5.9, 5.10）。

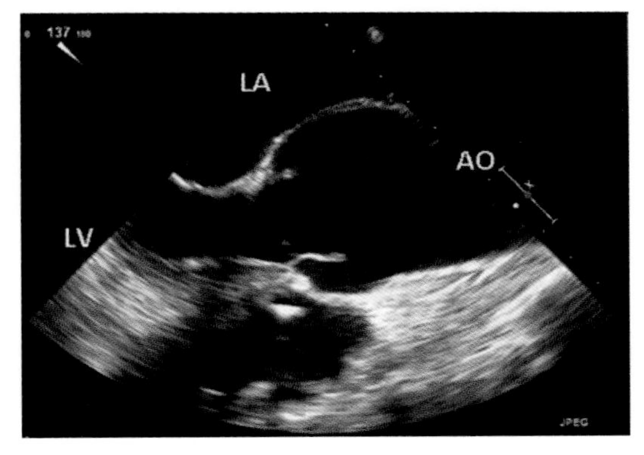

Fig.5.1　2D TEE，長軸像（LAX）．バルサルバ洞と上行大動脈の拡大を認める．AO：大動脈，LA：左房，LV：左室（Video 5.1）．

Supplementary Information
The online version contains supplementary material available at https://doi.org/10.1007/978-981-19-6794-8_5

W.-H. Yin, M.-C. Hsiung, *Atlas of Perioperative 3D Transesophageal Echocardiography*, https://doi.org/10.1007/978-981-19-6794-8_5

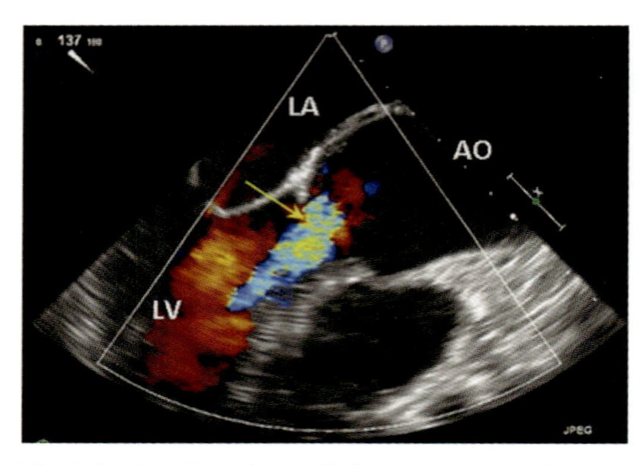

Fig.5.2　2D TEE，カラードプラ，LAX．バルサルバ洞拡大に伴う severe AR（矢印）を認める（Video 5.2）．

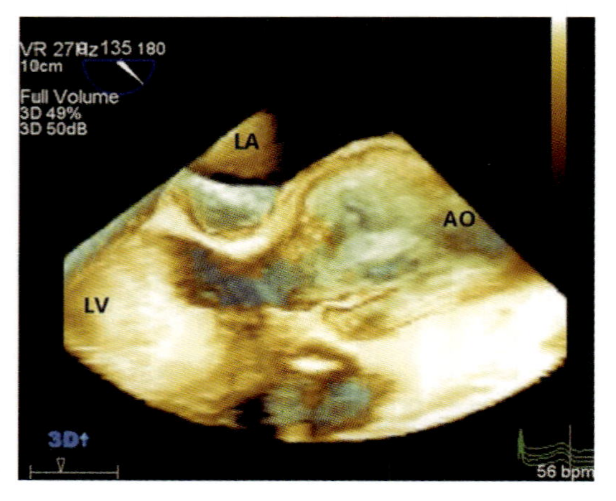

Fig.5.3　3D TEE，LAX．バルサルバ洞と上行大動脈の拡大を認める（Video 5.3）．

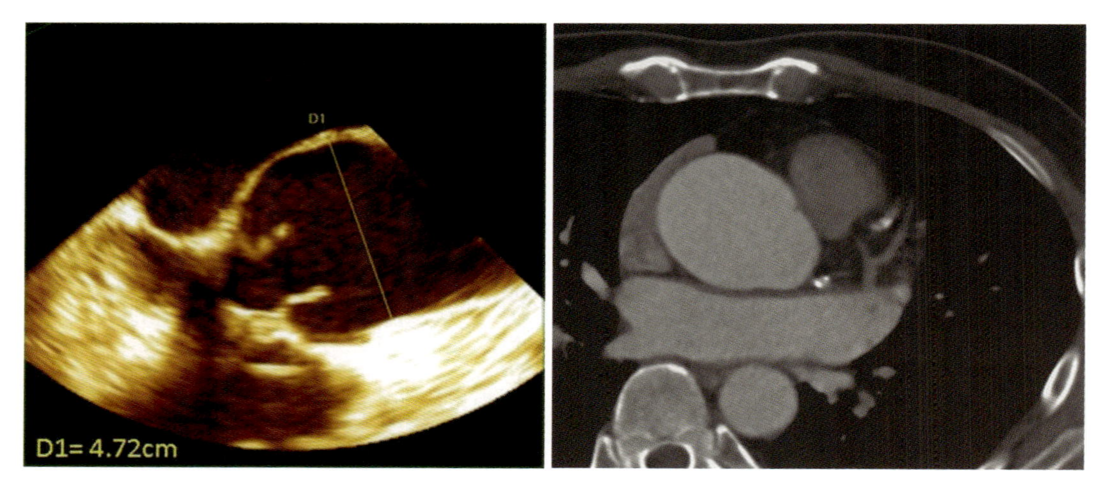

Fig.5.4, Fig.5.5　3D TEE，多断面再構成像（左）．上行大動脈の拡大は 4.72 cm である．造影 CT（右）でも上行大動脈の拡大を認める．

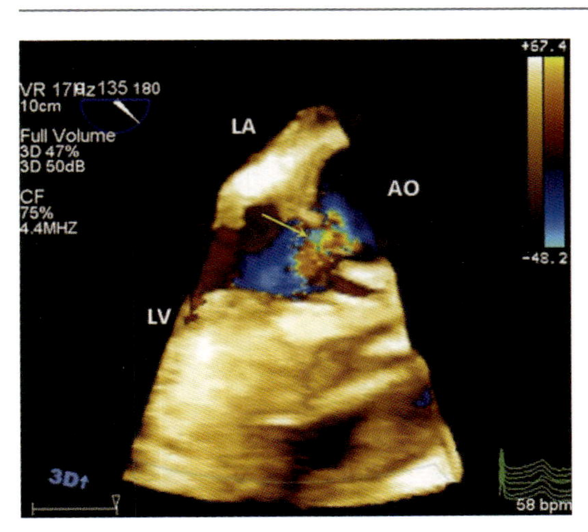

Fig.5.6 3D TEE，カラードプラ，LAX．バルサルバ洞拡大に伴う severe AR（矢印）を認める（Video 5.4）．

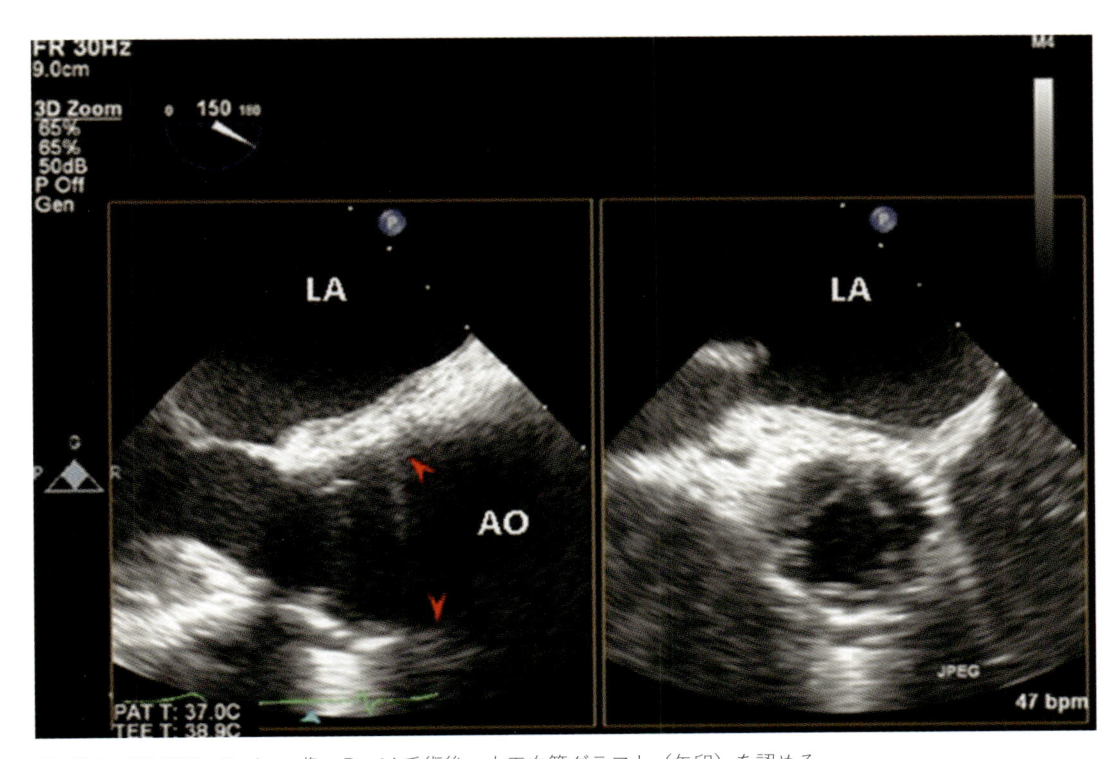

Fig.5.7 2D TEE，X-plane 像．David 手術後．人工血管グラフト（矢印）を認める．

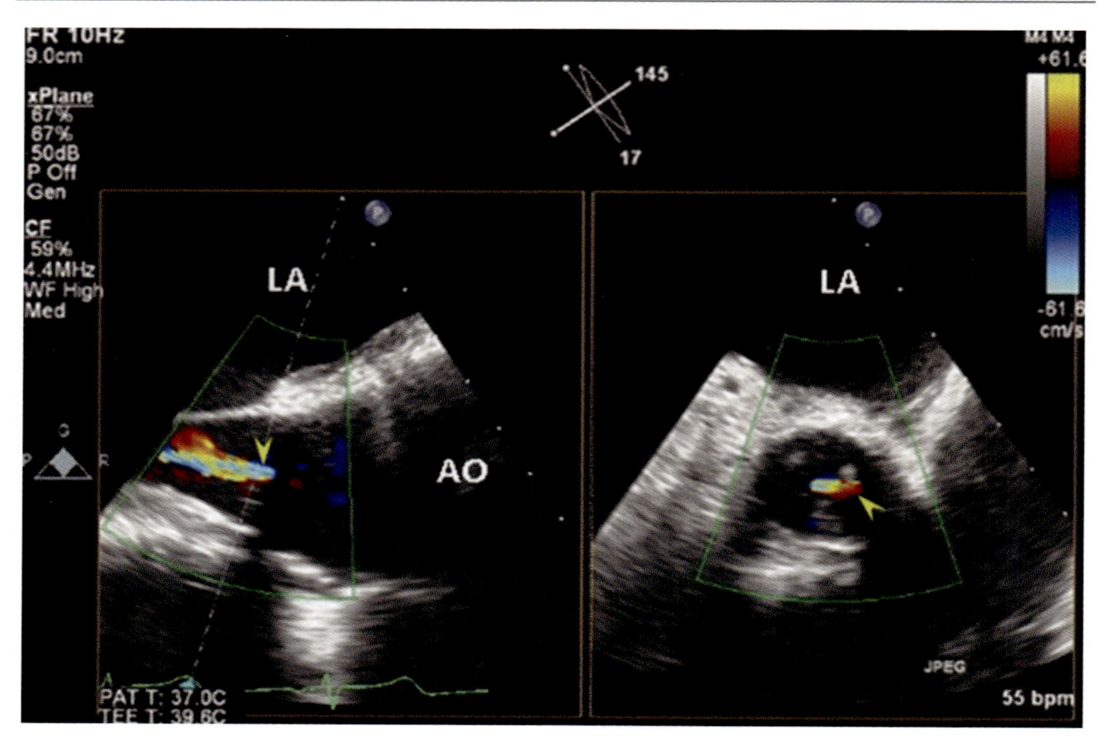

Fig.5.8 2D TEE，カラードプラ，X-plane 像．David 手術後．mild AR（矢印）を認める．

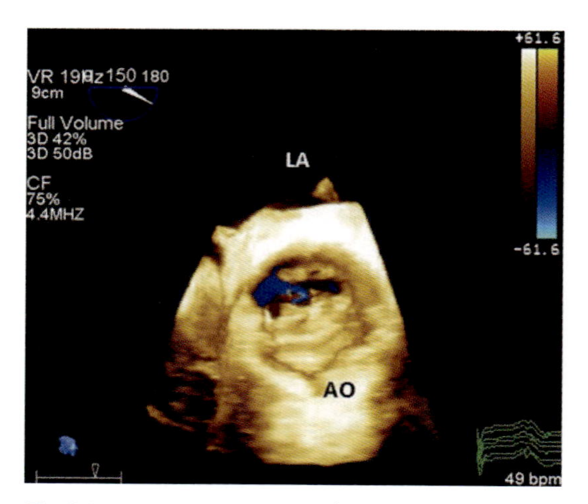

Fig.5.9 3D TEE，カラードプラ，大動脈弁正面像．David 手術後．mild AR を認める（Video 5.5）．

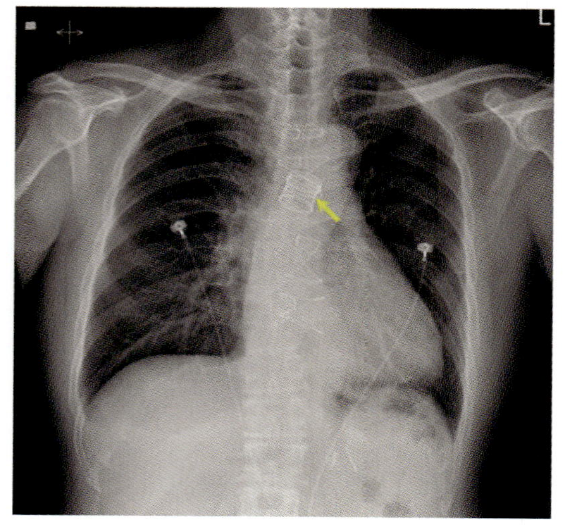

Fig.5.10 胸部 X 線像．David 手術後．上行大動脈に人工血管グラフト（矢印）を認める．

▶ **Tips** 大動脈瘤に対してどのような術式を行うかは、大動脈弁やバルサルバ洞、ST ジャンクションにどのような病変を合併しているかに依存する。そのうち、David 手術では、バルサルバ洞切除術後、自己大動脈弁を温存しつつ、大動脈基部を人工血管で置換する。

5.2 Stanford A 型大動脈解離〔大動脈置換術〕

58 歳、男性。高血圧の既往あり。突然発症した激しい胸痛を主訴に受診。腹部や頸部への放散痛を伴っている。前医で Stanford A 型大動脈解離と診断され、手術目的で救急搬送。

聴診所見：心音整、上行大動脈部に Levine Ⅱ度の収縮期雑音を聴取。ECG：反時計方向回転、非特異的 ST-T 変化を認める。胸部 CT：Stanford A 型大動脈解離を認める。解離腔は上行大動脈から総腸骨動脈分岐部まで続き、左腎動脈は偽腔に起始している。術式：大動脈置換術（上行・弓部・下行）、腕頭動脈再建術、左総頸動脈再建術。

（Fig. 5.11, 5.12, 5.13, 5.14, 5.15, 5.16, 5.17, 5.18, 5.19）

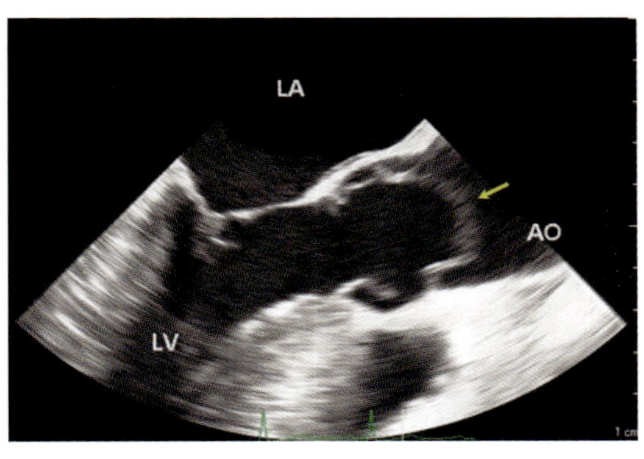

Fig.5.11 2D TEE, LAX. 上行大動脈の解離と，大動脈弁直上で激しく動く内膜フラップ（矢印）を認める（Video 5.6）.

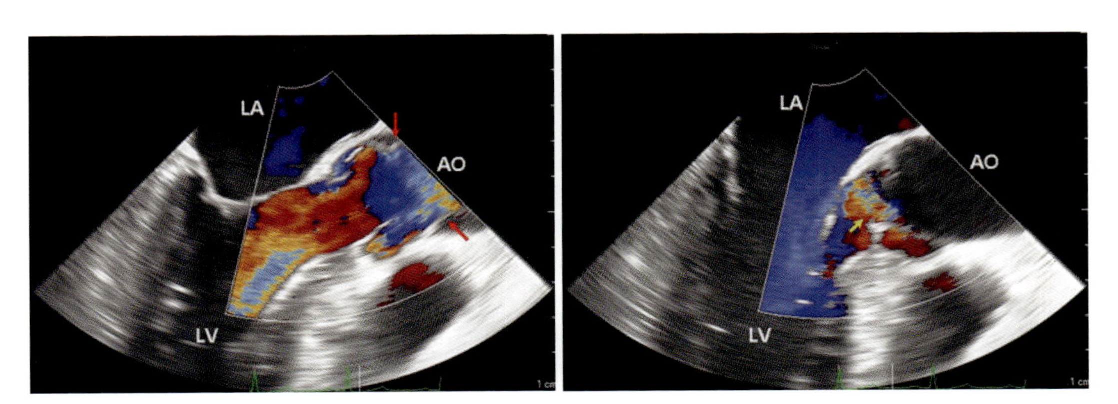

Fig.5.12, Fig.5.13 2D TEE, カラードプラ, LAX. 心周期に合わせて動く内膜フラップ（赤矢印）を認める．拡張期に大動脈弁に密接し（下），偏心性 AR を生じさせている（黄矢印）（Video 5.7）.

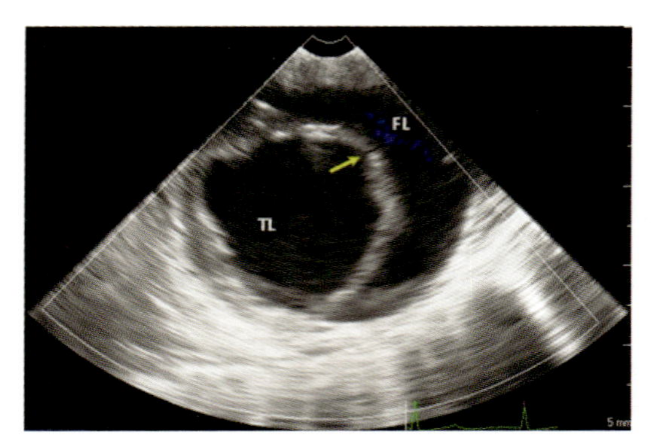

Fig.5.14　2D TEE，カラードプラ，上行大動脈短軸像（Asc Ao SAX）．真腔と偽腔の間に内膜フラップ（矢印）を認める．TL：真腔，FL：偽腔．

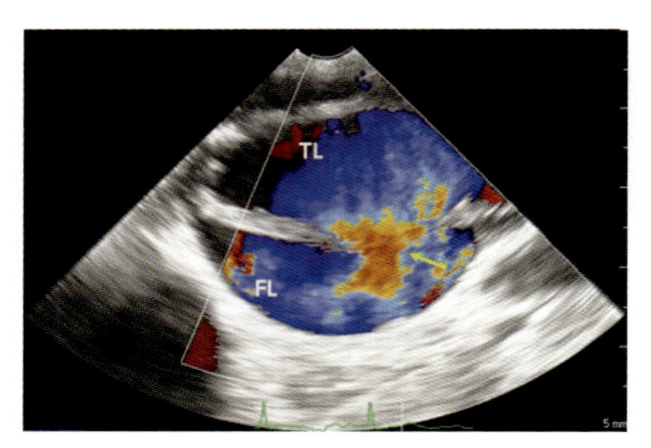

Fig.5.15　2D TEE，カラードプラ，Asc Ao SAX．内膜裂孔を介して真腔から偽腔に流れる血流（矢印）を認める（**Video 5.8**）．

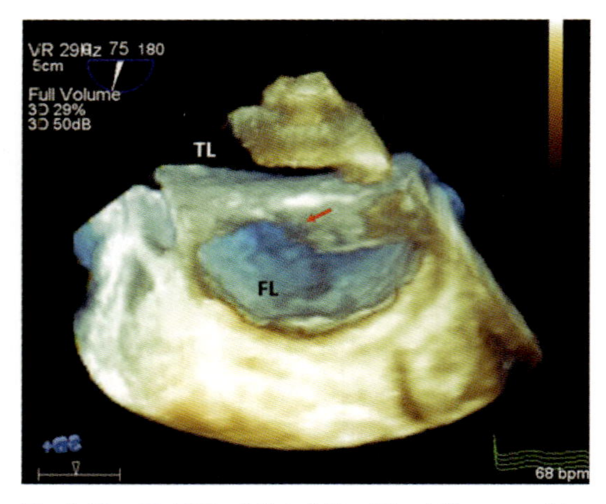

Fig.5.16　3D TEE．真腔と偽腔の間に内膜フラップと，辺縁不整な内膜裂孔（矢印）を認める（**Video 5.9**）．

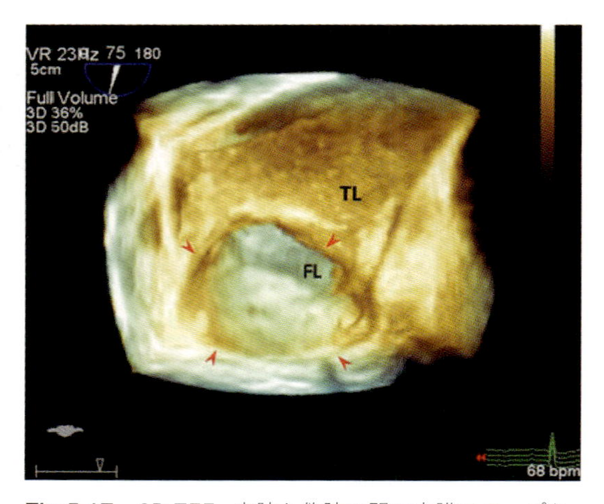

Fig.5.17　3D TEE．真腔と偽腔の間に内膜フラップと，辺縁不整な内膜裂孔（矢印）を認める．

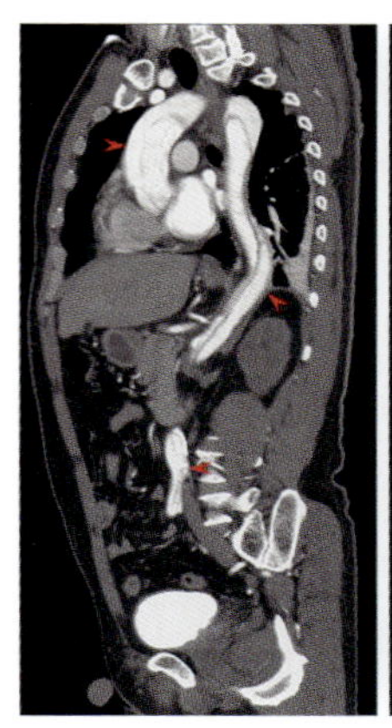

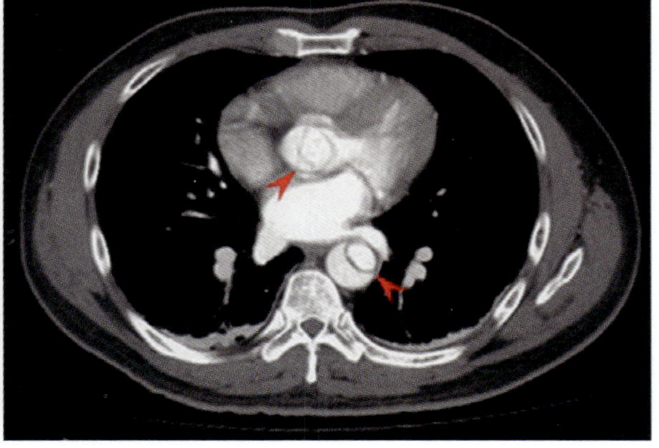

Fig.5.18, Fig.5.19 造影 CT．Stanford A 型大動脈解離を認める．解離腔は上行大動脈から始まり，下行大動脈まで続いている（矢印）．

▶**Tips** 大動脈解離の内膜裂孔の部位や真腔の開存状態、併発した合併症を診断するうえで、TEE は有用な診断ツールである。

5.3 Stanford A 型大動脈解離〔Bentall 手術〕

62 歳、女性。高血圧性心疾患、甲状腺機能低下症、A 型大動脈解離の既往あり。息切れ、労作時呼吸困難、胸痛を主訴に受診。

聴診所見：心音整、Levine Ⅳ度の汎収縮期雑音を聴取。ECG：洞調律、左軸偏位、非特異的 ST-T 変化を認める。胸部 CT：心嚢液貯留、上行大動脈に壁内血腫を認める。心臓 CT：大動脈基部（5.7 cm）から遠位上行大動脈まで続く Stanford A 型大動脈解離を認める。偽腔内には壁在血栓を認め、軽度の心嚢液貯留を伴う。術式：Bentall 手術。

（Fig. 5.20, 5.21, 5.22, 5.23, 5.24, 5.25, 5.26, 5.27, 5.28, 5.29, 5.30, 5.31）

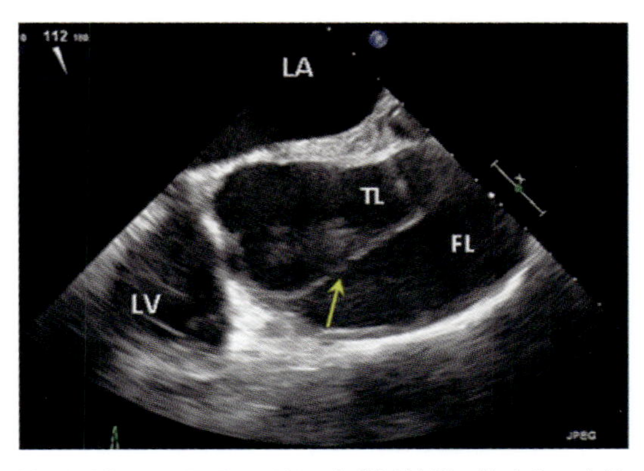

Fig.5.20 2D TEE，LAX．大動脈基部の拡大と，真腔と偽腔の間に内膜裂孔（矢印）を認める（Video 5.10）．

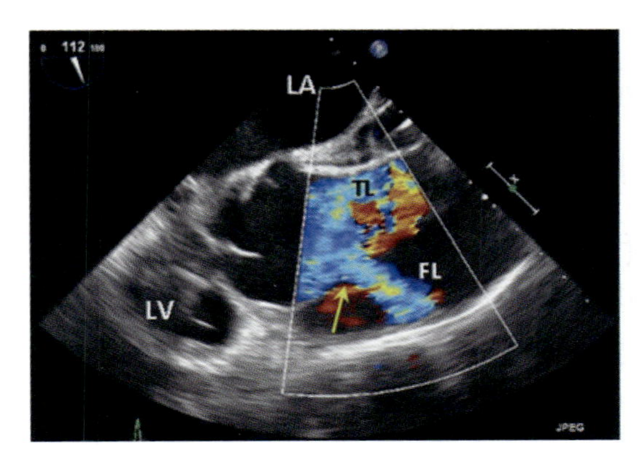

Fig.5.21 2D TEE，カラードプラ，LAX．内膜裂孔（矢印）を介して真腔から偽腔に流れる血流を認める．

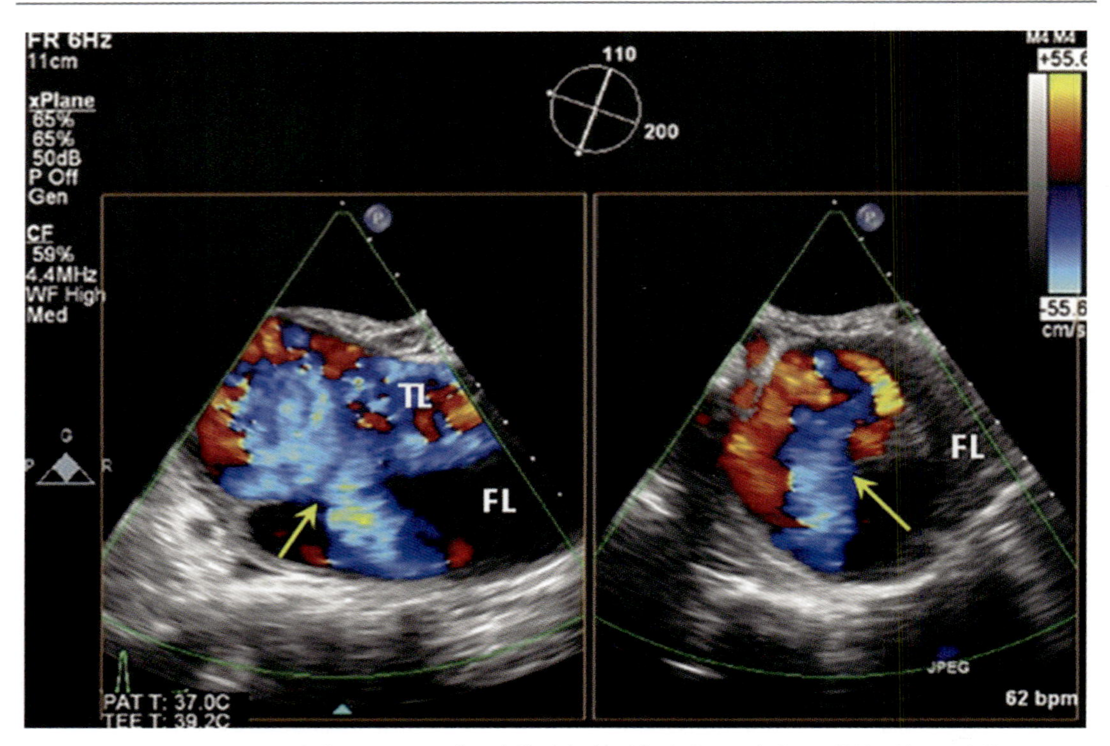

Fig.5.22 2D TEE，カラードプラ，X-plane 像．内膜裂孔（矢印）を介して真腔から偽腔に流れる血流を認める（Video 5.11）．

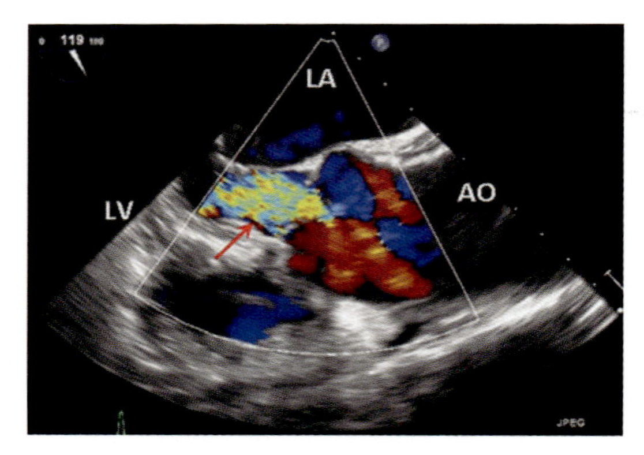

Fig.5.23 2D TEE，カラードプラ，LAX．大動脈弁輪拡大による moderate to severe AR（矢印）を認める（Video 5.12）．

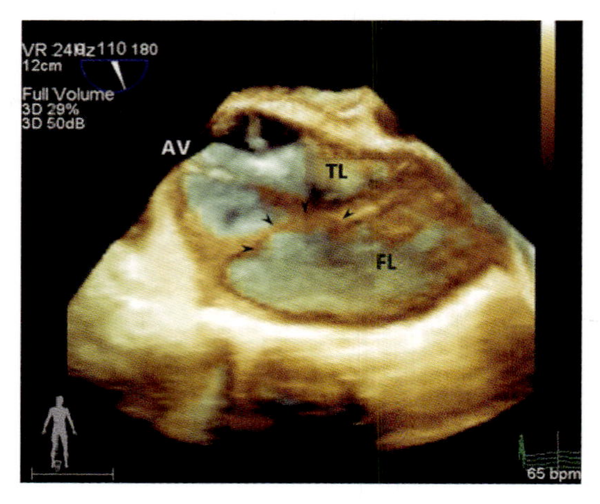

Fig.5.24 3D TEE，LAX．大動脈基部の拡大と内膜フラップ（矢印）を認める．AV：大動脈弁（Video 5.13）．

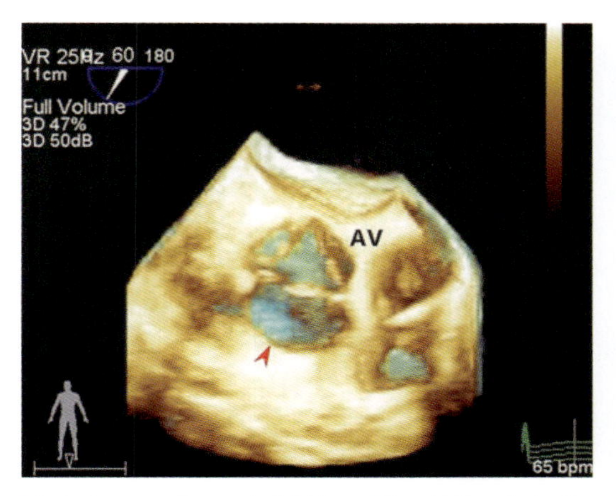

Fig.5.25　3D TEE，大動脈弁正面像．偽腔の突出（矢印）を認める（Video 5.14）．

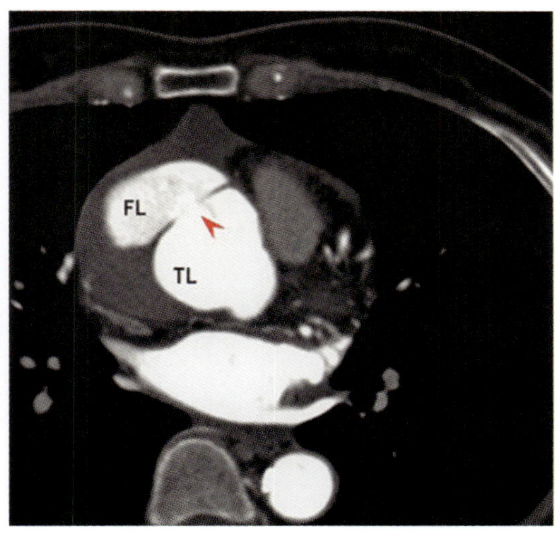

Fig.5.27　造影CT．Stanford A型大動脈解離を認める．大動脈基部に内膜裂孔（矢印）を認める．

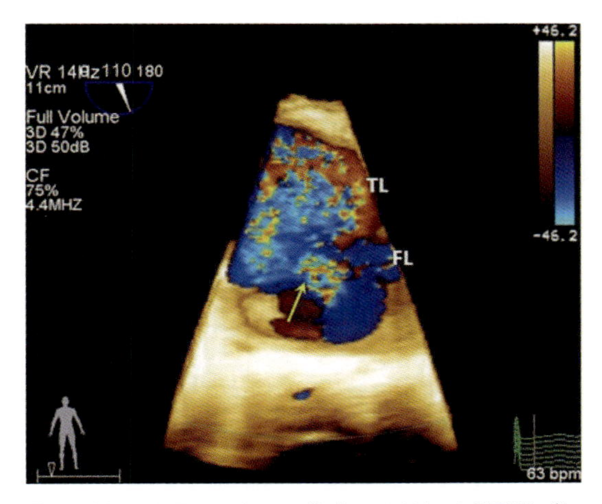

Fig.5.26　3D TEE，カラードプラ，LAX．内膜裂孔（矢印）を介して真腔から偽腔に流れる血流（矢印）を認める（Video 5.15）．

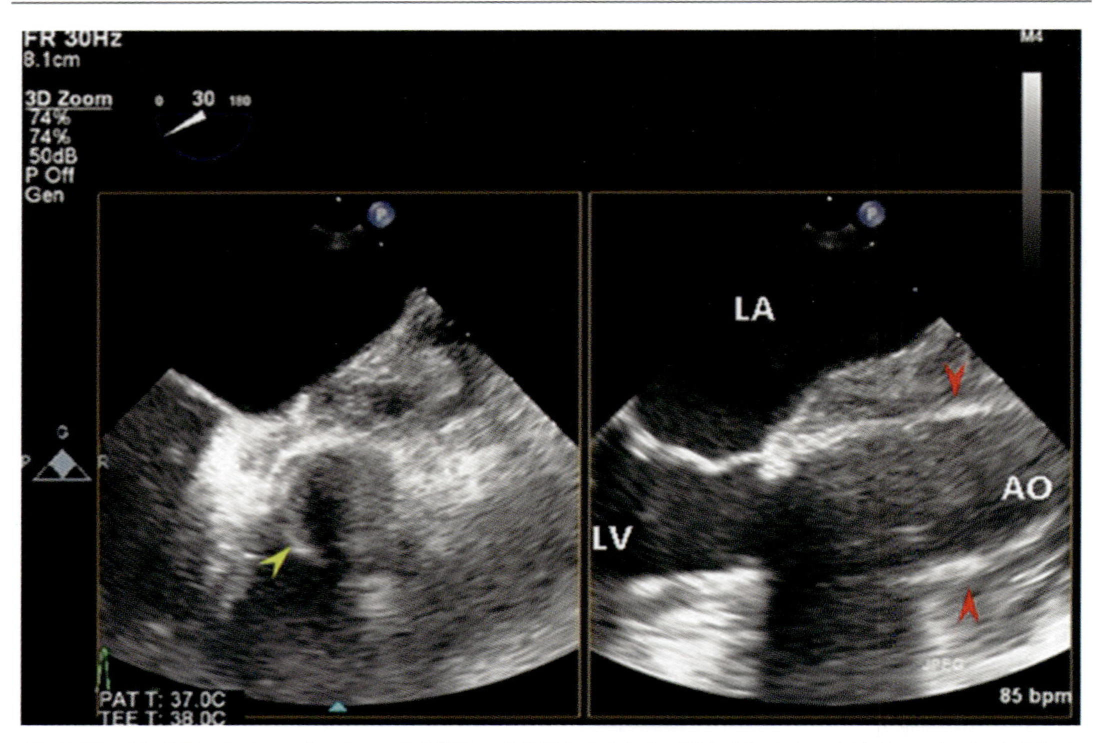

Fig.5.28　2D TEE，X-plane 像．Bentall 手術後．大動脈弁位生体弁（黄矢印）と人工血管グラフト（赤矢印）を認める．

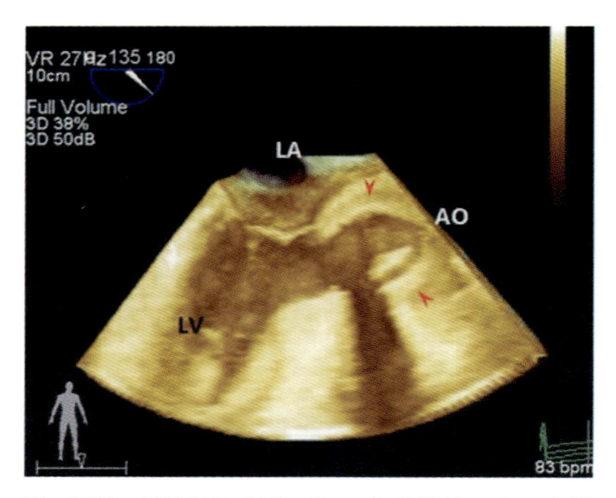

Fig.5.29　3D TEE，LAX．Bentall 手術後．人工血管グラフト（矢印）を認める（Video 5.16）．

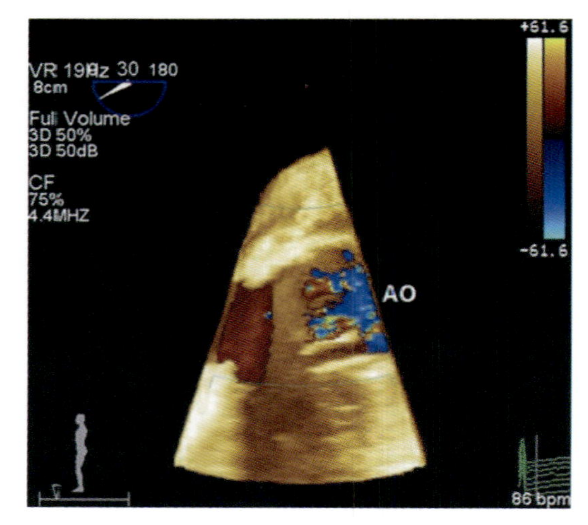

Fig.5.30　3D TEE，カラードプラ，LAX．Bentall 手術後．左室流出路（LVOT）は正常で AR を認めず（Video 5.17）．

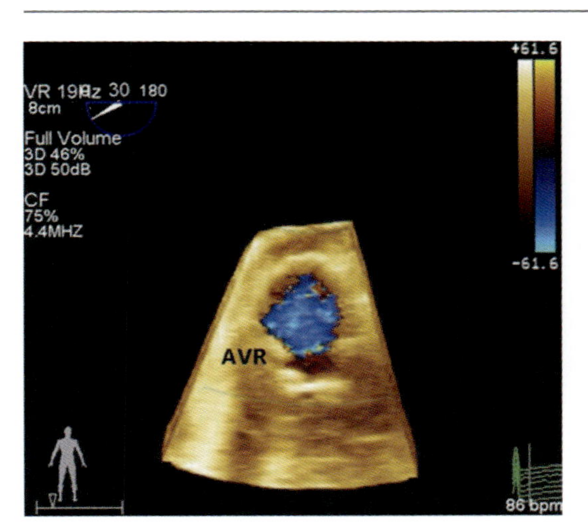

Fig.5.31 3D TEE，カラードプラ，大動脈弁正面像．Bentall 手術後．LVOT は正常で AR を認めず（Video 5.18）．

▶Tips 大動脈解離に大動脈弁異常を合併した場合、上行置換術と大動脈弁置換術（AVR）を同時にできる Bentall 手術は有用な術式である。Bentall 手術の適応は、① AVR が必要なほどの大動脈弁異常、②最大直径が 4.0cm ～ 4.5cm 以上で、大動脈基部置換術が必要、③生命予後が 10 年以上期待できる、である。

5.4 Stanford A 型大動脈解離、壁内血腫〔大動脈置換術〕

61 歳、男性。高血圧の既往があり内服でコントロールされている。胸痛と胸部絞扼感を主訴に受診。

聴診所見：心雑音を聴取せず。ECG：洞調律、左房拡大、非特異的 ST-T 変化を認める。CT アンギオグラフィ：上行大動脈から弓部大動脈まで続く Stanford A 型大動脈解離を認める。胸部大動脈や冠動脈にアテローム性変化を認める。心拡大と心嚢液貯留、左胸水を認める。術式：大動脈置換術。

（Fig. 5.32, 5.33, 5.34, 5.35, 5.36, 5.37, 5.38, 5.39）

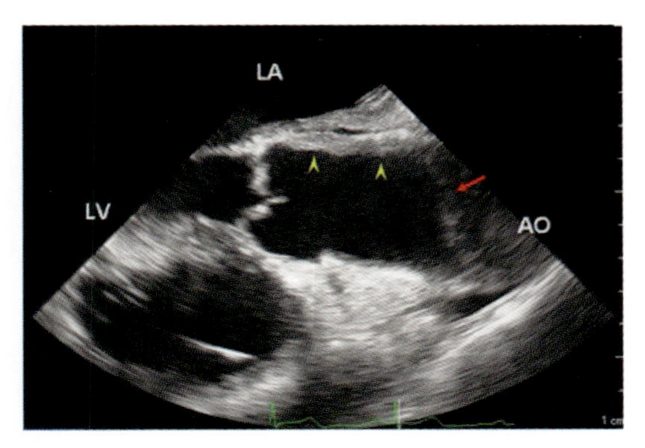

Fig.5.32 2D TEE，LAX．内膜裂孔（赤矢印）および上行大動脈に壁内血腫（黄矢印）を認める（Video 5.19）．

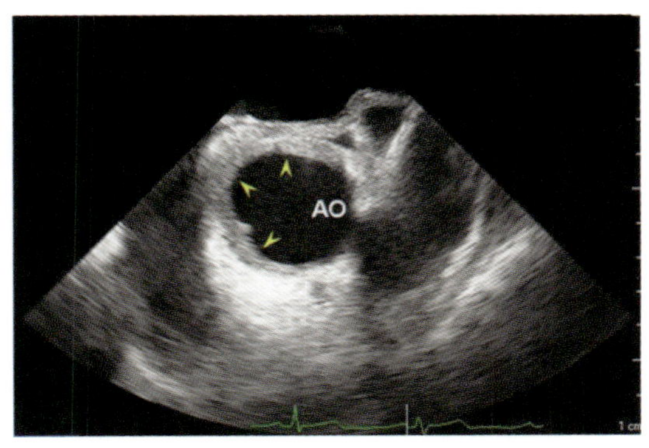

Fig.5.33 2D TEE，短軸像（SAX）．上行大動脈に三日月状の壁内血腫（矢印）を認める（Video 5.20）．

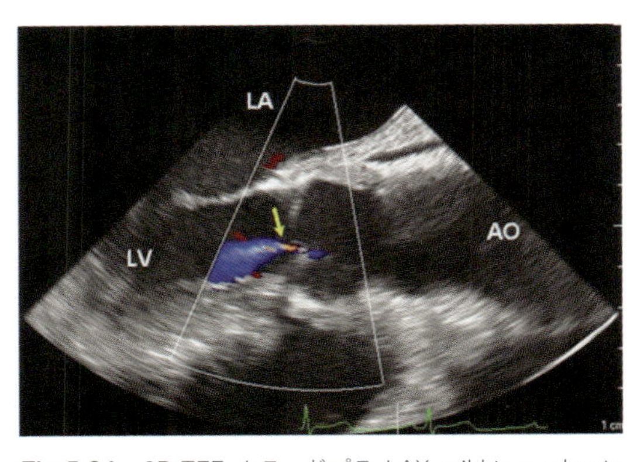

Fig.5.34 2D TEE，カラードプラ，LAX．mild to moderate AR（矢印）を認める．

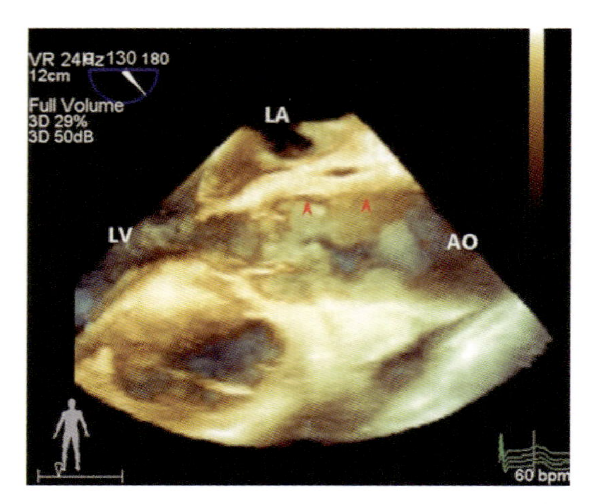

Fig.5.35 3D TEE，LAX．上行大動脈に壁内血腫（矢印）を認める（Video 5.21）．

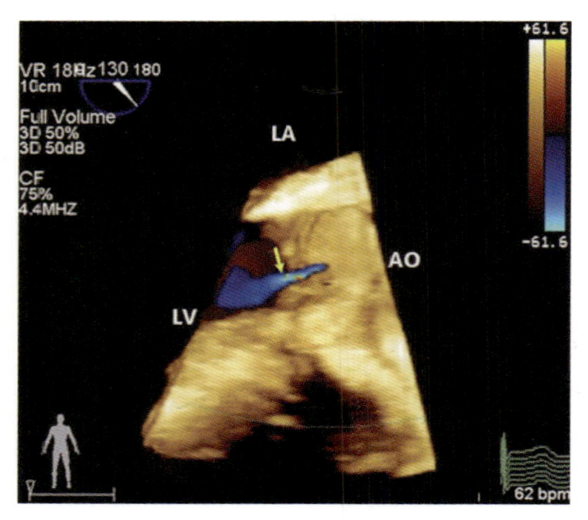

Fig.5.37 3D TEE, カラードプラ, LAX. mild to moderate AR（矢印）を認める（Video 5.23）.

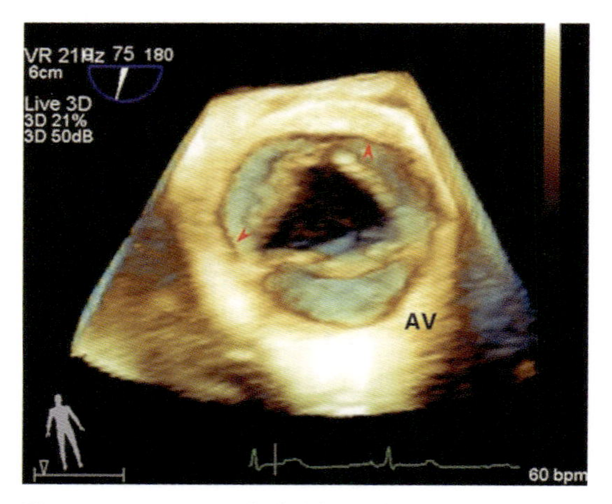

Fig.5.36 3D TEE，大動脈弁正面像．上行大動脈に壁内血腫（矢印）を認める（Video 5.22）．

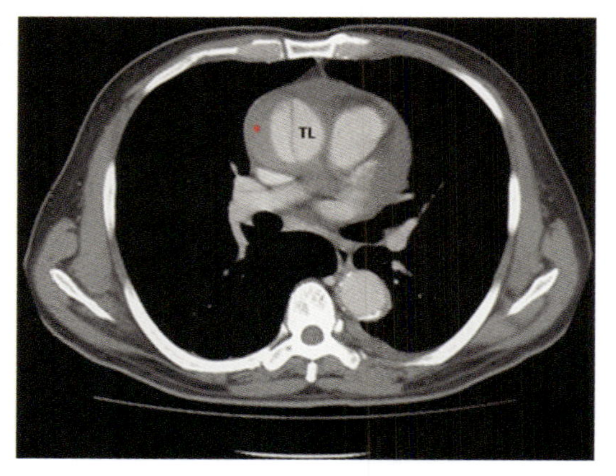

Fig.5.38 造影 CT 像．Stanford A 型大動脈解離を認める．真腔と偽腔の間に内膜フラップを認め，偽腔内に血栓（＊）を認める．

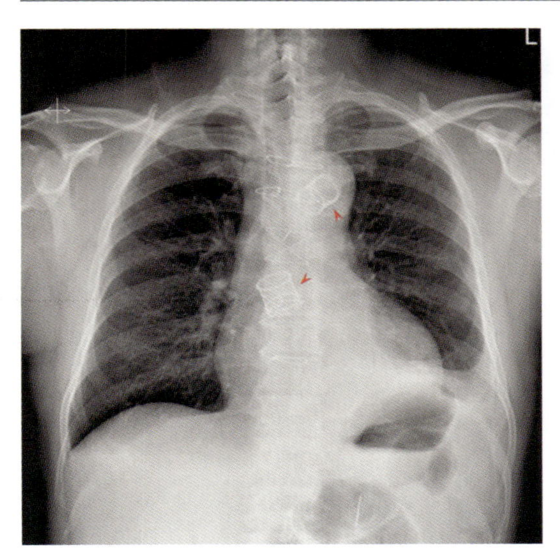

Fig.5.39 胸部 X 線像．人工血管置換術後．上行大動脈から弓部大動脈にかけて，置換された人工血管グラフト（矢印）を認める．

▶ **Tips** 壁内血腫は大動脈解離の一種であり、上行大動脈短軸像（Asc Ao SAX）で、全周性あるいは三日月状の大動脈壁肥厚を認める。

5.5 Stanford B 型大動脈解離〔大動脈置換術〕

50 歳、男性。高血圧、2 型糖尿病、脂質代謝異常症の既往あり。突然発症した腰背部痛を主訴に受診。Stanford B 型大動脈解離を認め、保存的加療が開始されたが、症状は増悪傾向である。

聴診所見：心音整、心雑音を聴取せず。ECG：洞調律、反時計方向回転を認める。CT アンギオグラフィ：弓部大動脈遠位部から始まる Stanford B 型大動脈解離を認める。解離は胸腹部大動脈・総腸骨動脈分岐部・上腸間膜動脈に及んでいる。術式：弓部大動脈遠位部・胸部大動脈置換術。

（Fig. 5.40, 5.41, 5.42, 5.43, 5.44, 5.45, 5.46, 5.47）

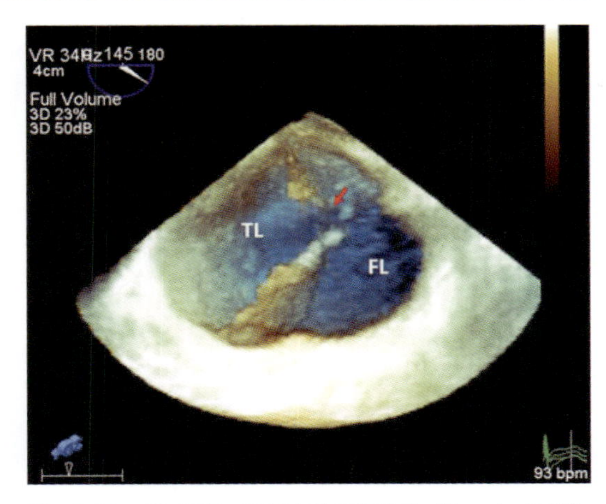

Fig.5.40 3D TEE，下行大動脈短軸像（Des Ao SAX）．真腔と偽腔の間に裂孔（矢印）を伴う内膜フラップを認める（Video 5.24）．

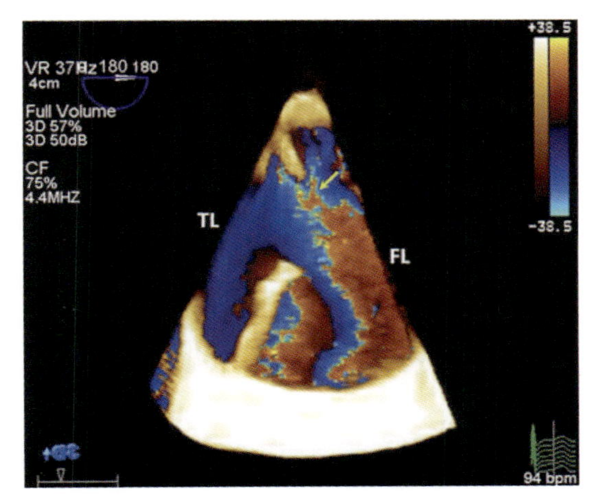

Fig.5.41 3D TEE，カラードプラ，Des Ao SAX．内膜裂孔（矢印）を介して，真腔から偽腔への血流を認める（Video 5.25）．

Fig.5.42, Fig.5.43 造影CT像．弓部大動脈遠位部から胸腹部大動脈，総腸骨動脈分岐部，上腸間膜動脈にかけて拡がるStanford B型大動脈解離（矢印）を認める．

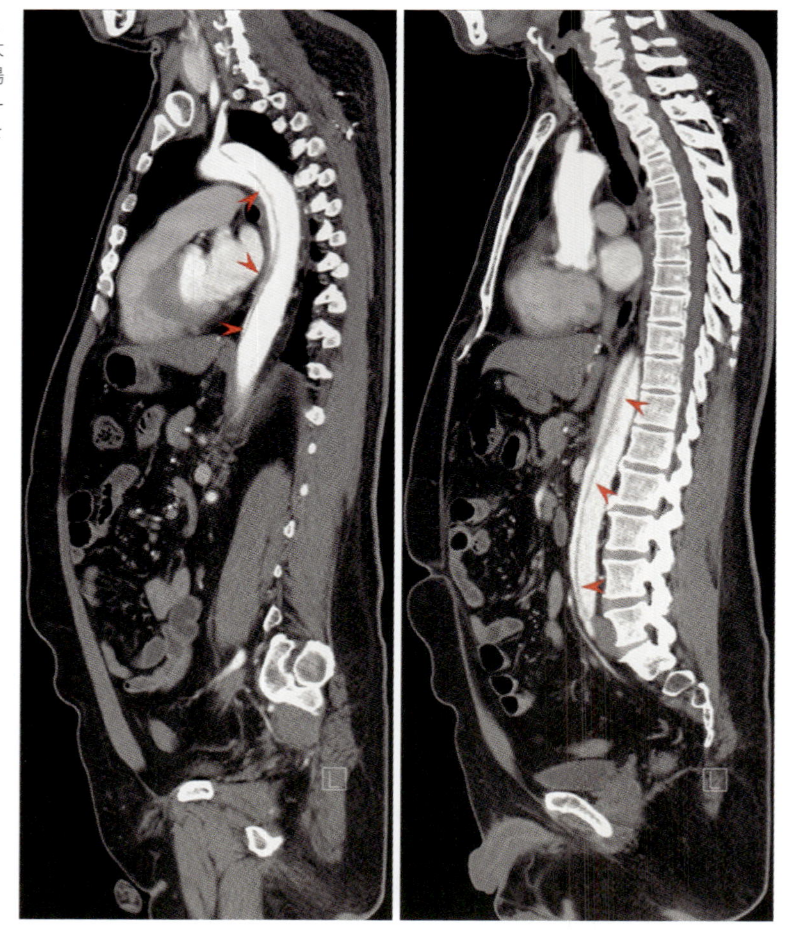

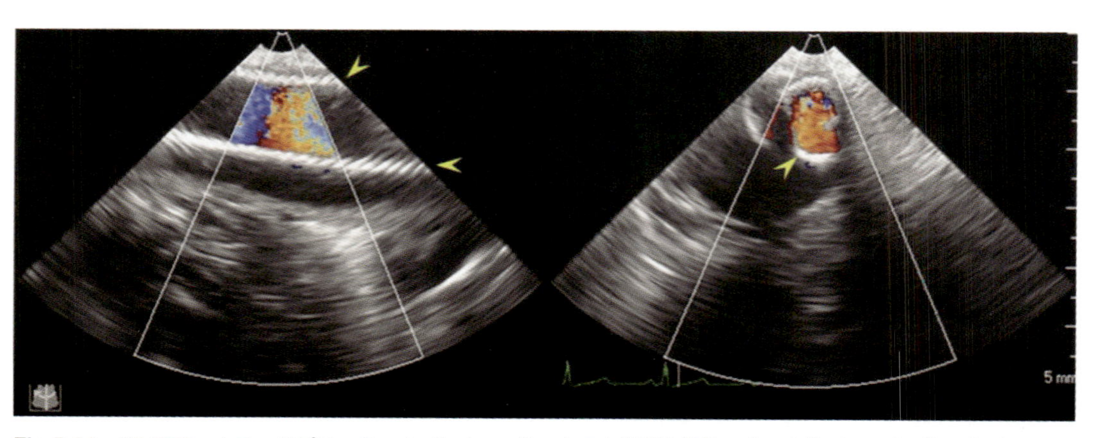

Fig.5.44 2D TEE，カラードプラ，Des Ao X-plane像．人工血管置換術後．人工血管グラフト（矢印）内の血流を認める（Video 5.26）．

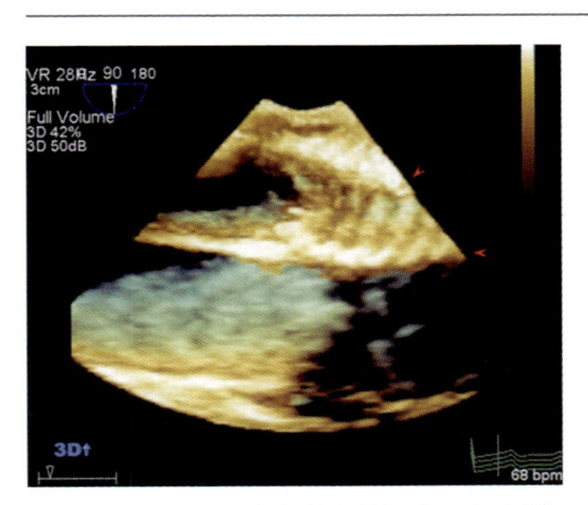

Fig.5.45 3D TEE，下行大動脈長軸像（Des Ao LAX）．人工血管置換術後．人工血管グラフト（矢印）を認める（Video 5.27）．

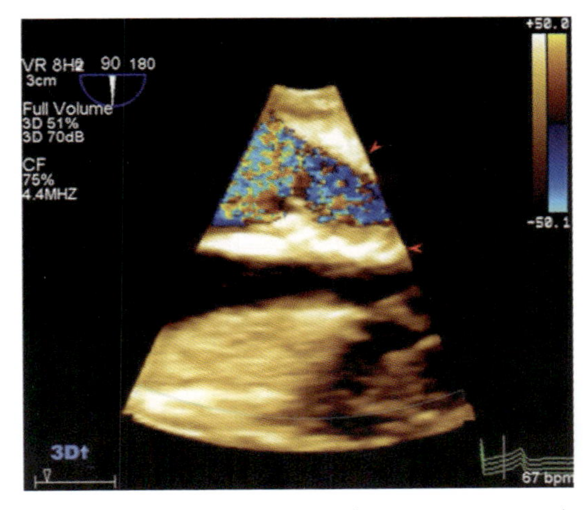

Fig.5.46 3D TEE，カラードプラ，Des Ao LAX．人工血管置換術後．人工血管グラフト（矢印）内の血流を認める（Video 5.28）．

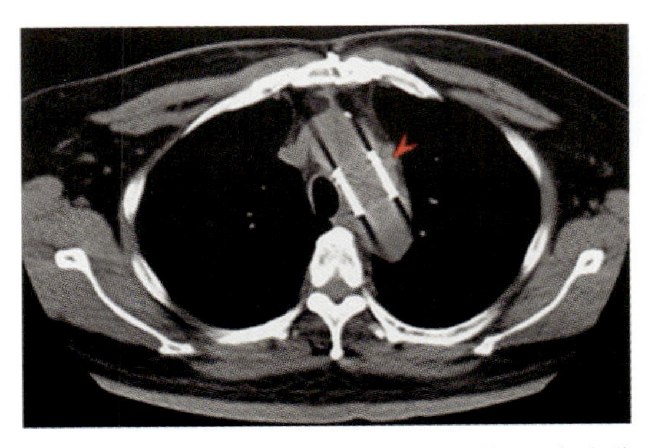

Fig.5.47 単純 CT 像．人工血管置換術後．弓部大動脈遠位部に人工血管グラフト（矢印）を認める．

▶**Tips** Stanford 分類において、A 型大動脈解離とは上行大動脈に解離が及んでいるタイプのことであり、B 型大動脈解離とは左鎖骨下動脈分岐部以遠から始まるタイプのことである。

5.6 Stanford B 型大動脈解離〔大動脈置換術〕

65 歳、男性。B 型大動脈解離に対して右腎動脈バイパスグラフト術後、慢性動脈閉塞症に対して経皮的血管形成術後、冠動脈 1 枝病変、2 型糖尿病、脂質代謝異常症、高血圧、高尿酸血症の既往がある。突然発症した胸痛、倦怠感、全身疲労、冷汗を主訴に受診。胸痛は腰背部への放散痛を伴っている。

聴診所見：心音整、心雑音を聴取せず。ECG：洞調律、左軸偏位を認める。胸腹部 CT：Stanford B 型大動脈解離を認める。病変は下行大動脈近位部から始まり、腹部大動脈遠位部、右腎動脈に至り、腹部大動脈遠位部の狭窄を伴う。術式：大動脈置換術。

（Fig. 5.48, 5.49, 5.50, 5.51, 5.52, 5.53, 5.54, 5.55）

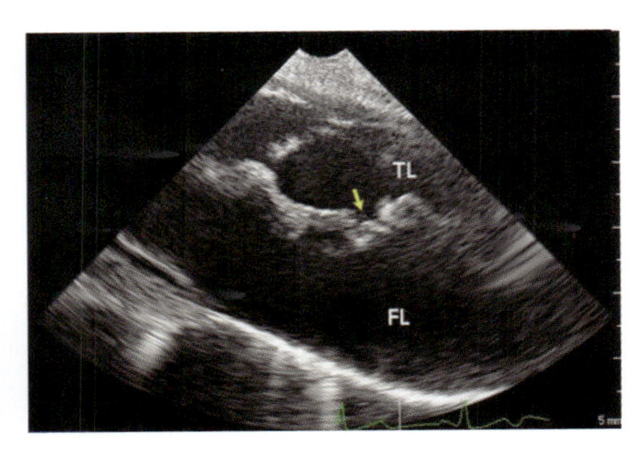

Fig.5.48 2D TEE，Des Ao LAX．真腔と偽腔の間に裂孔（矢印）を伴う内膜フラップを認める（Video 5.29）．

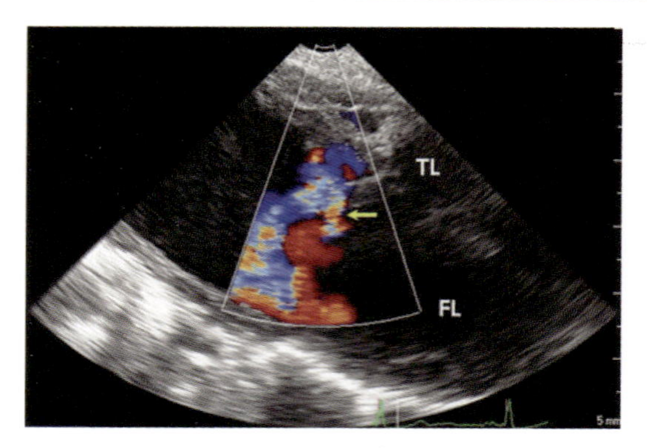

Fig.5.49 2D TEE，カラードプラ，Des Ao LAX．内膜裂孔を介して，真腔から偽腔への血流（矢印）を認める（Video 5.30）．

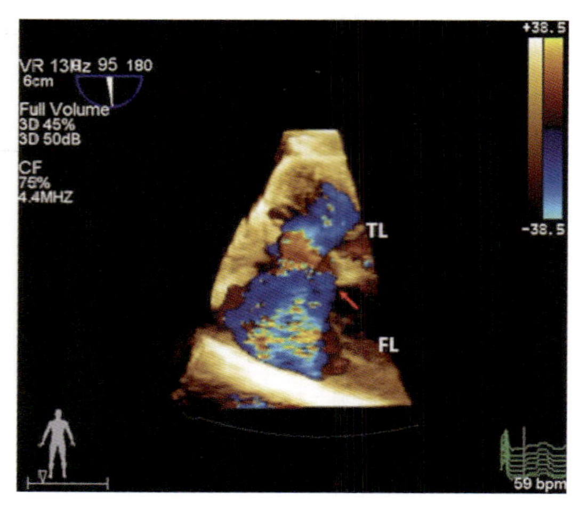

Fig.5.51 3D TEE，カラードプラ，Des Ao LAX．内膜裂孔（矢印）を介して，真腔から偽腔への血流を認める（Video 5.32）．

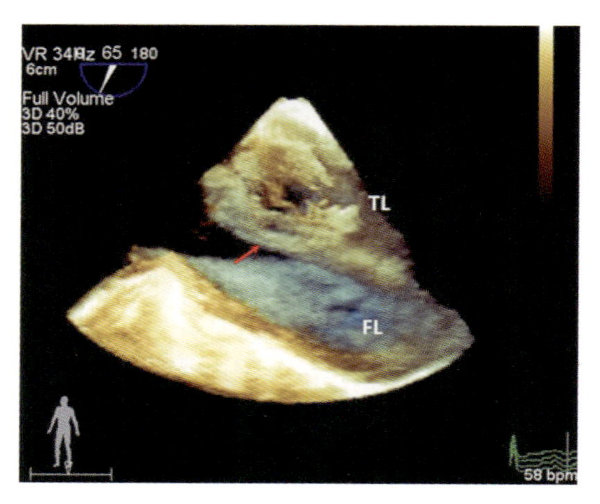

Fig.5.50 3D TEE，Des Ao LAX．真腔と偽腔の間に裂孔（矢印）を伴う内膜フラップを認める（Video 5.31）．

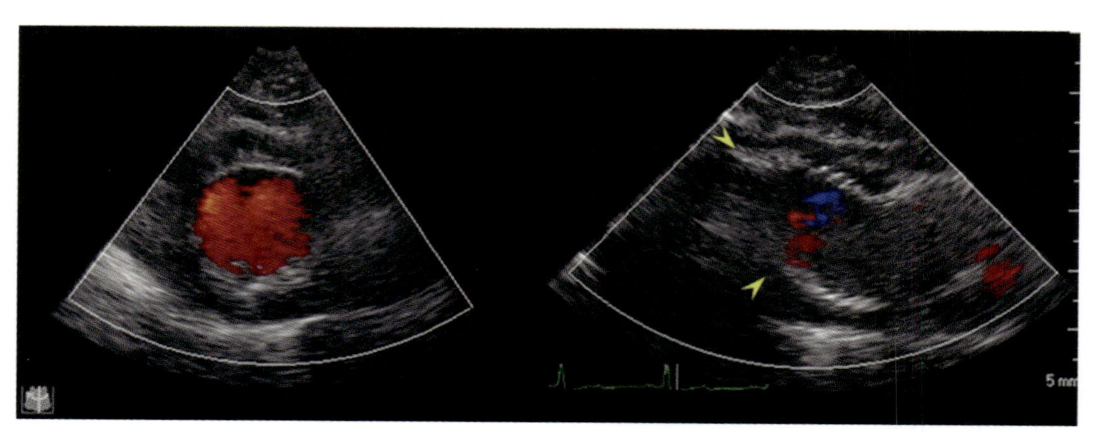

Fig.5.52 2D TEE，カラードプラ，Des Ao X-plane 像．人工血管置換術後．人工血管グラフト（矢印）内の血流を認める．

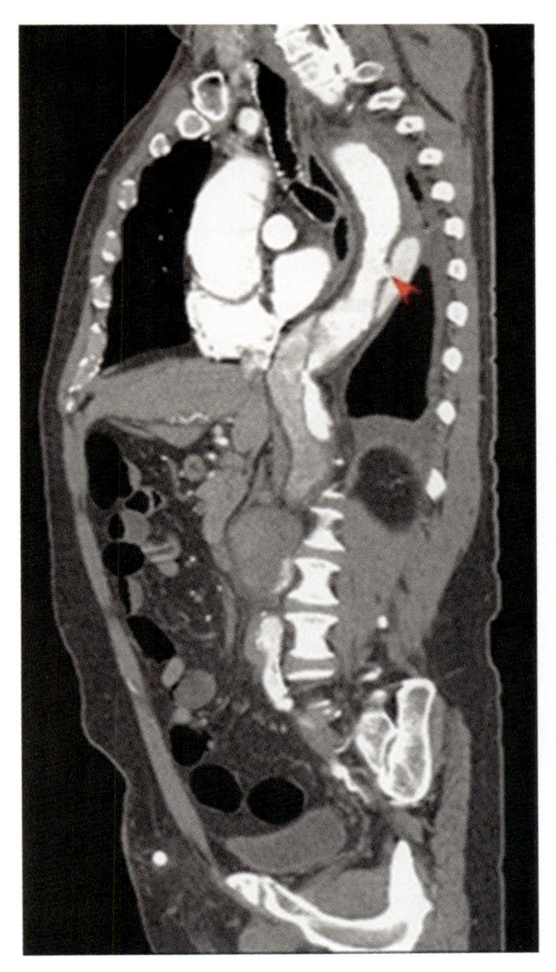

Fig.5.53 造影 CT 像（術前）．下行大動脈近位部から腹部大動脈下部へと至る Stanford B 型大動脈解離を認める．下行大動脈に内膜裂孔（矢印）を認める．

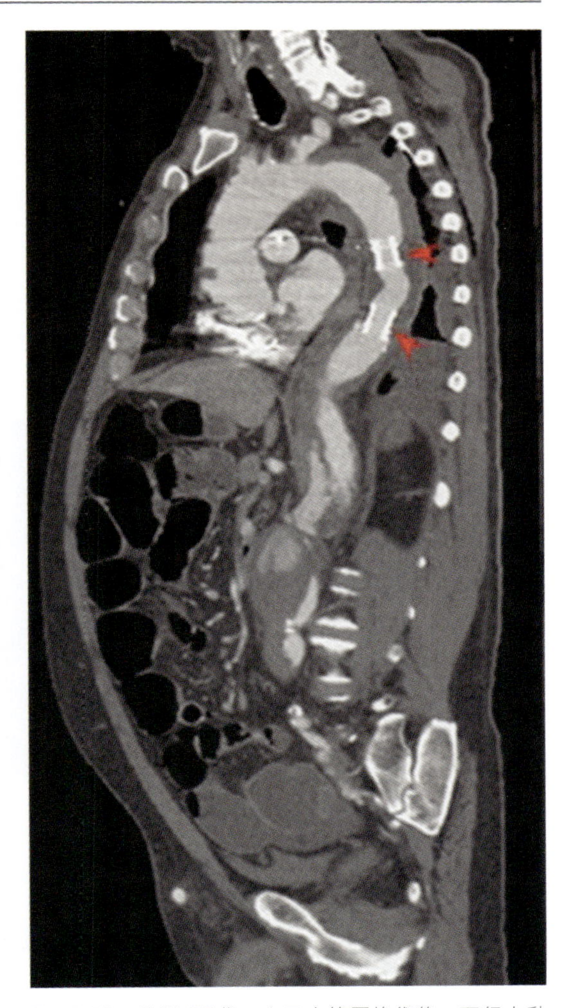

Fig.5.54 造影 CT 像．人工血管置換術後．下行大動脈に人工血管グラフト（矢印）を認める．

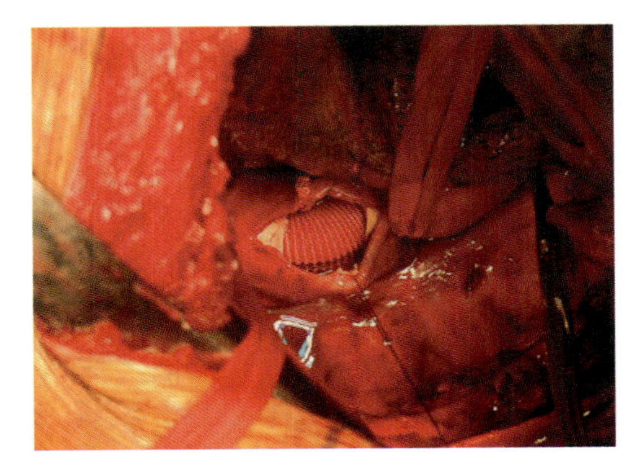

Fig.5.55 術野像．下行大動脈内に人工血管グラフトを認める．

▶Tips 大動脈解離では、大血管が内膜フラップを介して真腔と偽腔に解離する。通常、偽腔は真腔よりも大きい。

5.7 大動脈-左室瘻孔〔閉鎖栓留置術〕

54歳、男性。大動脈二尖弁、感染性心内膜炎に対してAVR後である。息切れと労作時呼吸困難を主訴に受診。大動脈-左室瘻孔とそこを通過するシャント血流を認める。

聴診所見：心音整、胸骨左縁でLevine Ⅱ度の連続性雑音を聴取。ECG：1度房室ブロックを認める。心臓カテーテル検査：大動脈-左室瘻孔を伴うバルサルバ洞動脈瘤を認め、中等度のシャント血流を伴う。術式：閉鎖栓留置術。(Fig. 5.56, 5.57, 5.58, 5.59, 5.60, 5.61, 5.62, 5.63, 5.64, 5.65)。

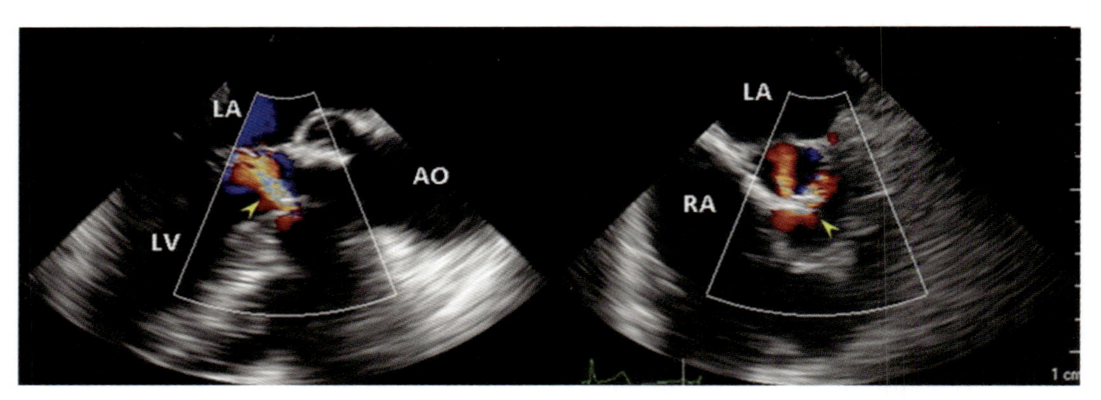

Fig.5.56 2D TEE，カラードプラ，X-plane像．生体弁AVR後．中等度のシャント血流（矢印）を伴う大動脈-左室瘻孔を認める．RA：右房（Video 5.33）．

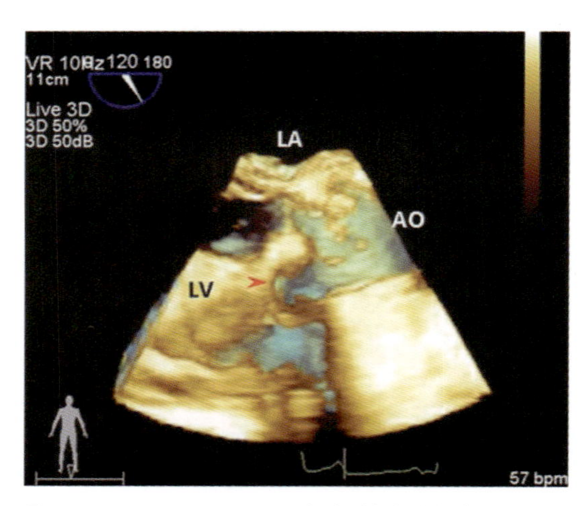

Fig.5.57 3D TEE，LAX．大動脈弁位生体弁の裂開を認める．生体弁輪の後方に無エコー領域（矢印）を認める（Video 5.34）．

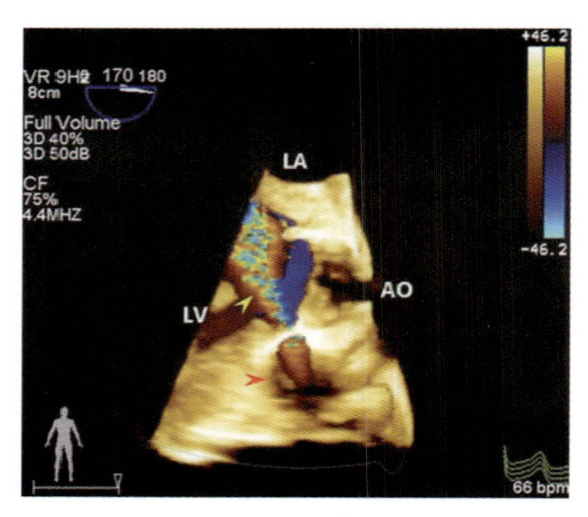

Fig.5.58 3D TEE，カラードプラ，LAX．大動脈弁位生体弁の裂開を認める．生体弁輪の後方に無エコー領域（赤矢印）を認める．大動脈からLVへの連続性血流（黄矢印）を伴う（Video 5.35）．

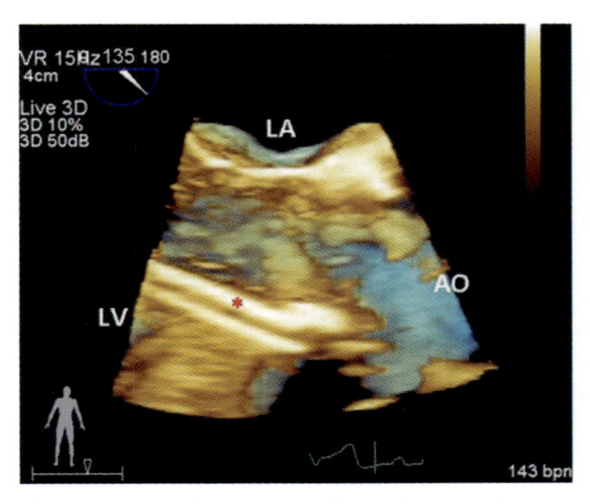

Fig.5.59 3D TEE，LAX．閉鎖栓留置中．大動脈-左室瘻孔を通過するガイディングカテーテル（*）を認める（Video 5.36）．

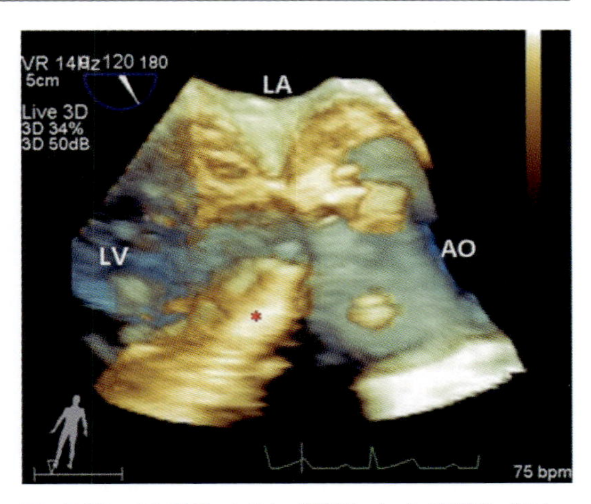

Fig.5.62 3D TEE，LAX．閉鎖栓（*）留置後（Video 5.37）．

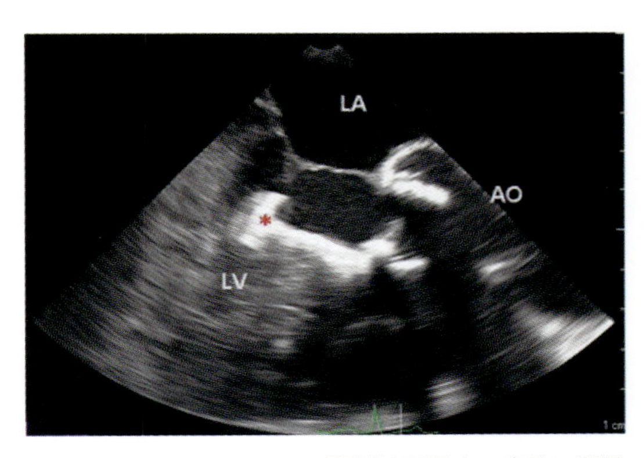

Fig.5.60 2D TEE，LAX．閉鎖栓留置中．瘻孔に留置された閉鎖栓（*）を認める．

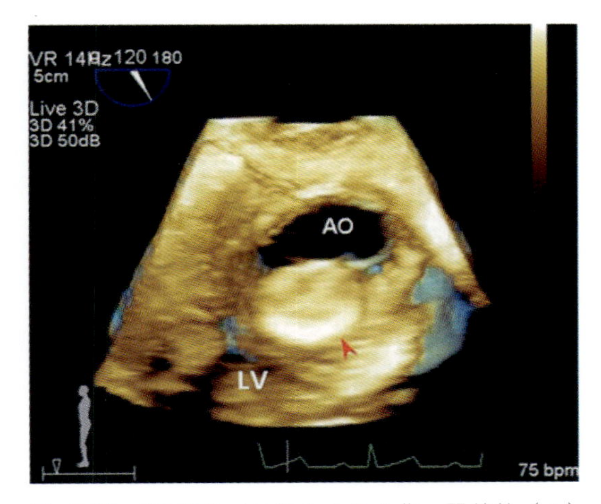

Fig.5.63 3D TEE，LV 側から見た像．閉鎖栓（*）留置後（Video 5.38）．

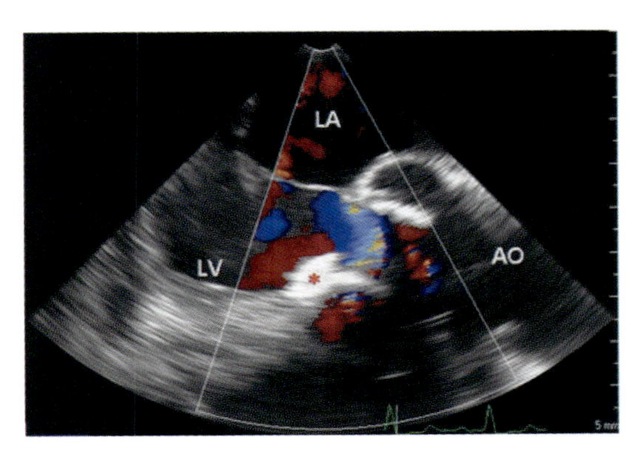

Fig.5.61 2D TEE，カラードプラ，LAX．閉鎖栓（*）留置後．ごくわずかなシャント血流を認める．

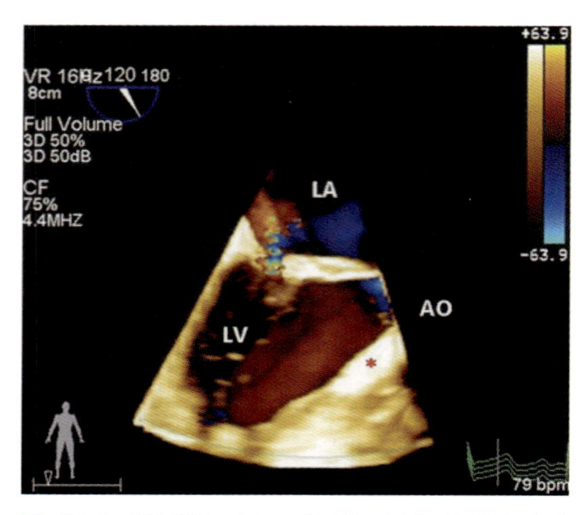

Fig.5.64 3D TEE，カラードプラ，LAX．閉鎖栓（＊）留置後．ごくわずかなシャント血流を認める（Video 5.39）．

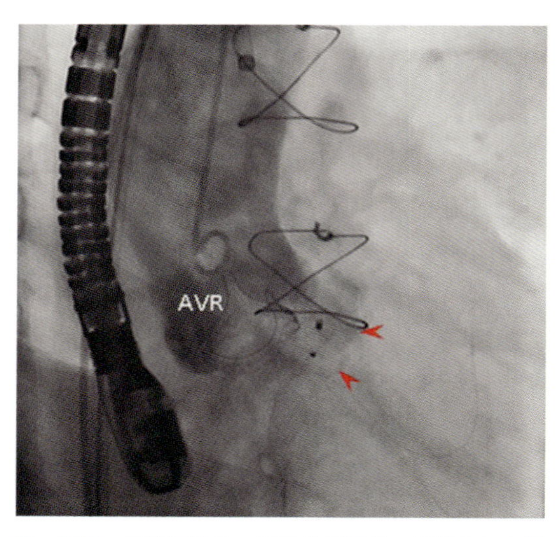

Fig.5.65 X 線透視像．閉鎖栓留置後．留置された閉鎖栓（矢印）を認める．

▶**Tips** 生体弁 AVR 後の患者に大動脈-左室瘻孔が生じている。その原因として新たに感染性心内膜炎が生じた可能性があるが、血液培養は陰性であった。

5.8 上行大動脈仮性瘤〔閉鎖栓留置術〕

58 歳、男性。CABG、AVR、僧帽弁形成術、慢性心房細動に対するアブレーション、卵円孔開存（PFO）に対する閉鎖術、高血圧の既往がある。1 ヶ月前に発症した息切れを主訴に受診。上行大動脈に仮性瘤を指摘された。

聴診所見：心音整、心雑音を聴取せず。ECG：洞調律、左軸偏位を認める。胸部 X 線：心陰影拡大、上行大動脈陰影拡大。CT アンギオグラフィ：上行大動脈瘤（7.23 cm × 9.77 cm）を認める。真腔と偽腔の間に 1 cm ほどの小孔を伴う仮性瘤を認める。術式：閉鎖栓留置術。（Fig. 5.66, 5.67, 5.68, 5.69, 5.70, 5.71, 5.72, 5.73, 5.74, 5.75）

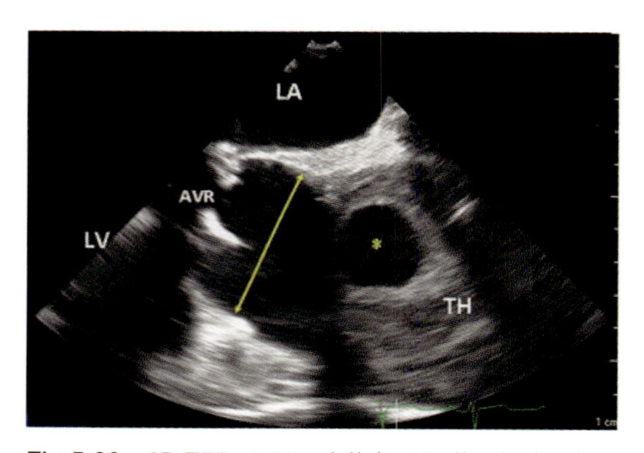

Fig.5.66 2D TEE，LAX．生体弁 AVR 後．拡張した上行大動脈（矢印）と，血栓を伴う仮性瘤（＊）を認める．TH：血栓（Video 5.40）．

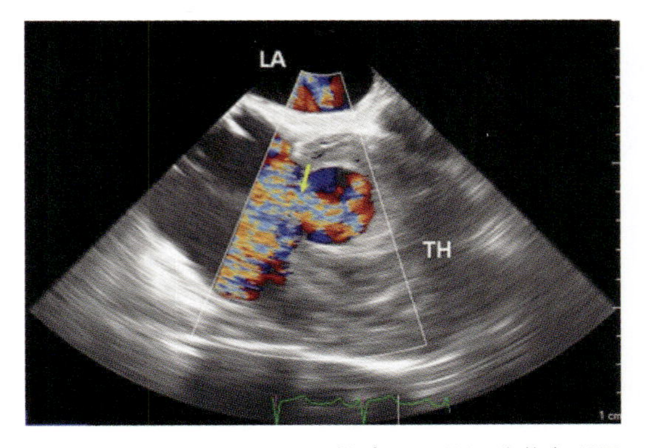

Fig.5.67 2D TEE，カラードプラ，LAX．生体弁 AVR 後．大動脈から仮性瘤へ流れる血流（矢印）を認める（Video 5.41）．

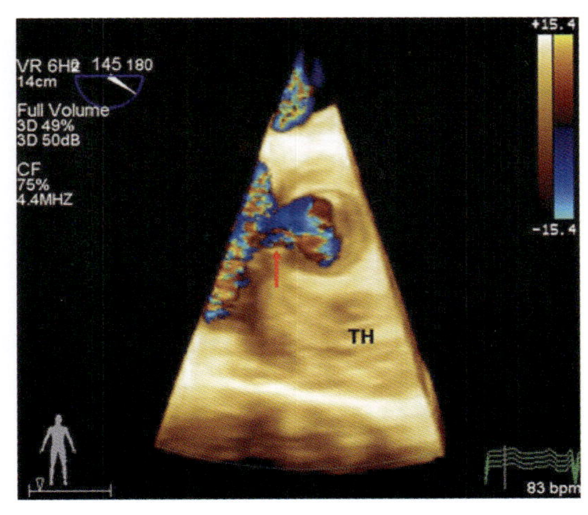

Fig.5.69 3D TEE，カラードプラ，LAX．生体弁 AVR 後．上行大動脈近位部に血栓を伴う仮性瘤を認める．大動脈から仮性瘤へ流れる血流（矢印）を認める（Video 5.43）．

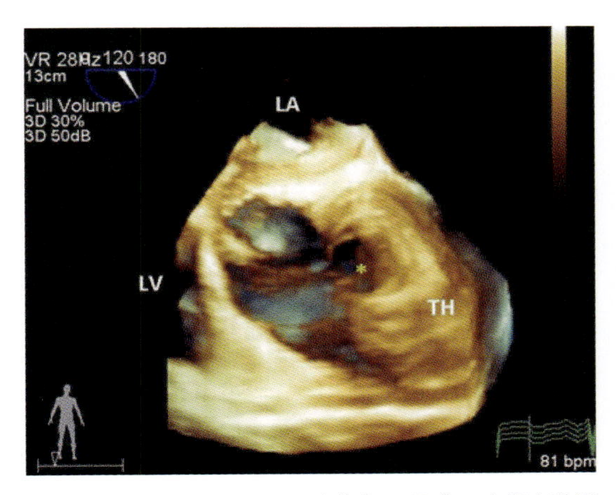

Fig.5.68 3D TEE，LAX．生体弁 AVR 後．上行大動脈近位部に血栓を伴う仮性瘤（＊）を認める（Video 5.42）．

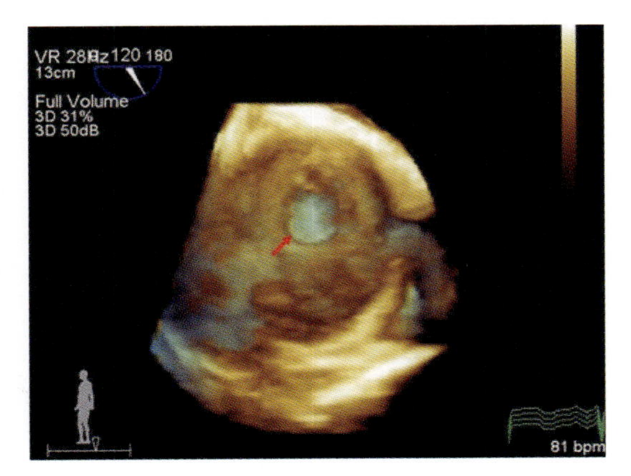

Fig.5.70 3D TEE，上行大動脈から見た像．上行大動脈と仮性瘤の結合部（矢印）を認める．

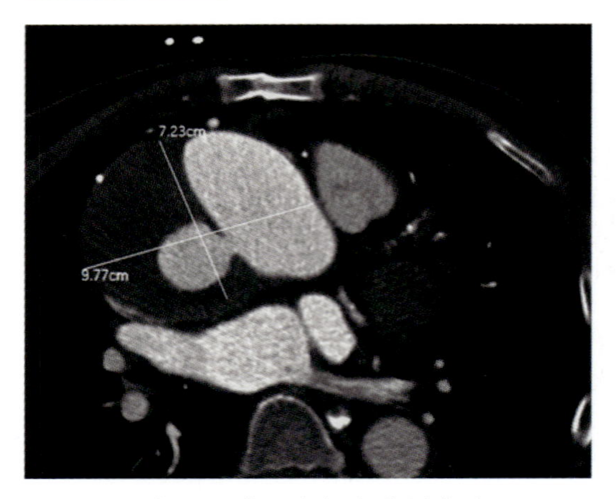

Fig.5.71 造影CT像．上行大動脈瘤（7.23 cm × 9.77 cm）を認める．真腔と偽腔の間に1 cmほどの小孔を伴う仮性瘤を認める．

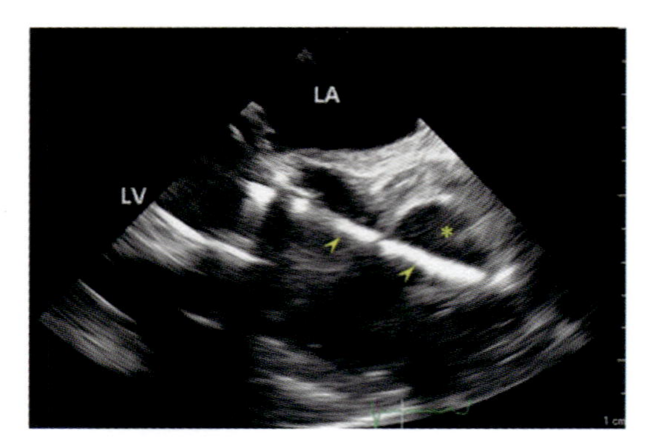

Fig.5.72 2D TEE，LAX．閉鎖栓留置中．大動脈-仮性瘤（*）の結合部を通過するガイディングカテーテル（矢印）を認める（Video 5.44）．

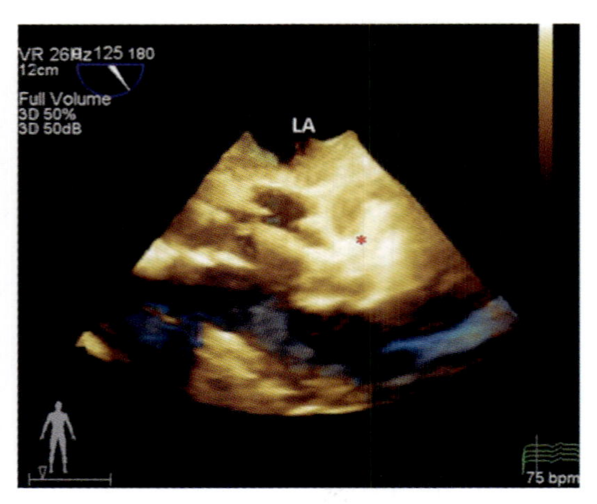

Fig.5.73 3D TEE，LAX．閉鎖栓留置中．大動脈-仮性瘤の結合部を閉じるために閉鎖栓（*）を留置する（Video 5.45）．

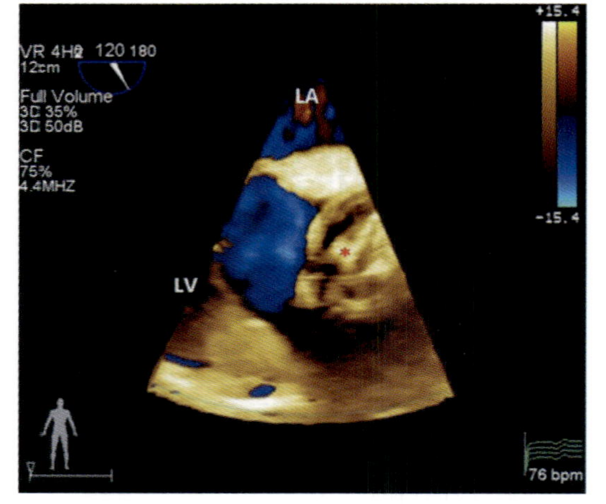

Fig.5.74 3D TEE，カラードプラ，LAX．閉鎖栓（*）留置後．ごくわずかなシャント血流を認める（Video 5.46）．

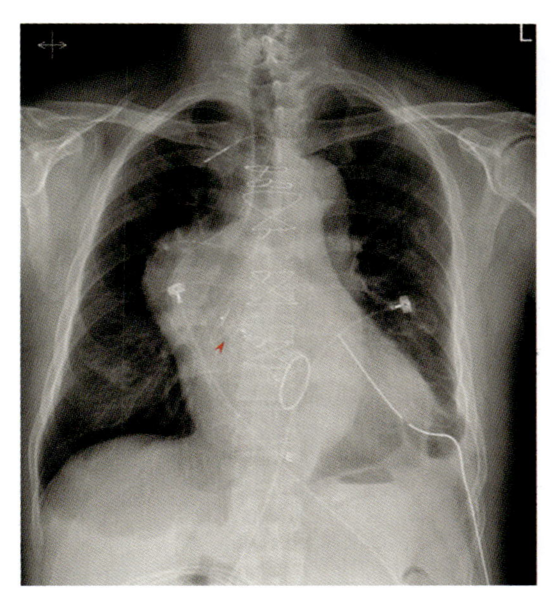

Fig.5.75　胸部 X 線像．閉鎖栓留置後．留置された閉鎖栓（矢印）を認める．

▶Tips　大動脈仮性瘤は真性瘤とは異なり、大動脈壁の全層破裂の結果として生じる病態である。

5.9　バルサルバ洞動脈瘤破裂〔閉鎖栓留置術〕

29 歳、女性。生来健康。胸部圧迫感と労作時呼吸困難を主訴に受診。

聴診所見：心音整、胸骨左縁で Levine Ⅲ度の収縮期雑音を聴取。ECG：洞調律。術式：閉鎖栓留置術。

（Fig. 5.76, 5.77, 5.78, 5.79, 5.80, 5.81, 5.82, 5.83, 5.84, 5.85）

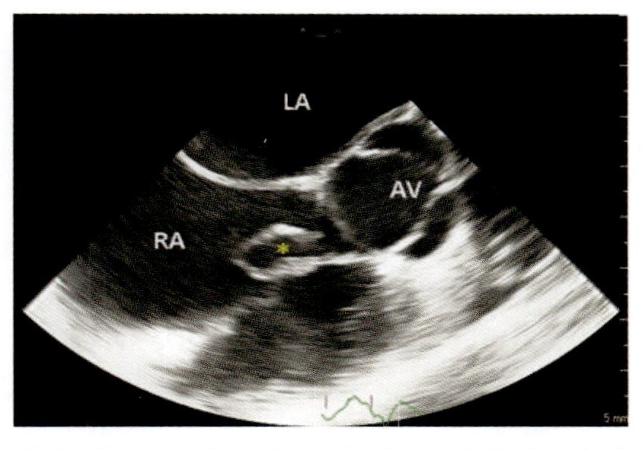

Fig.5.76　2D TEE，SAX．バルサルバ洞動脈瘤（＊）を認める．無冠尖（NCC）が吹き流しのように RA 側に突出しているのが見える（Video 5.47）．

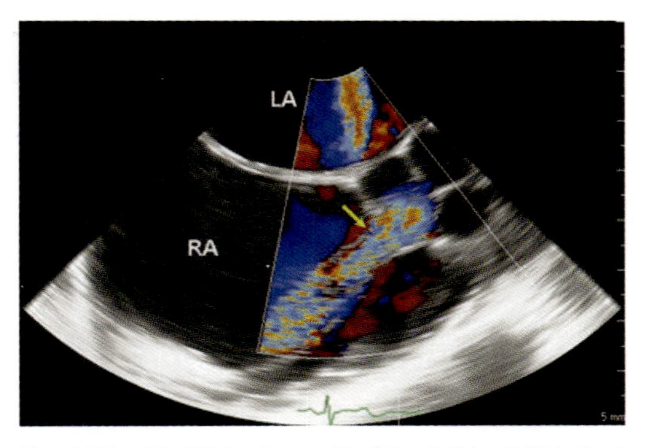

Fig.5.77　2D TEE，カラードプラ，SAX．破裂したバルサルバ洞動脈瘤を介したモザイク状血流（矢印）を認める（Video 5.48）．

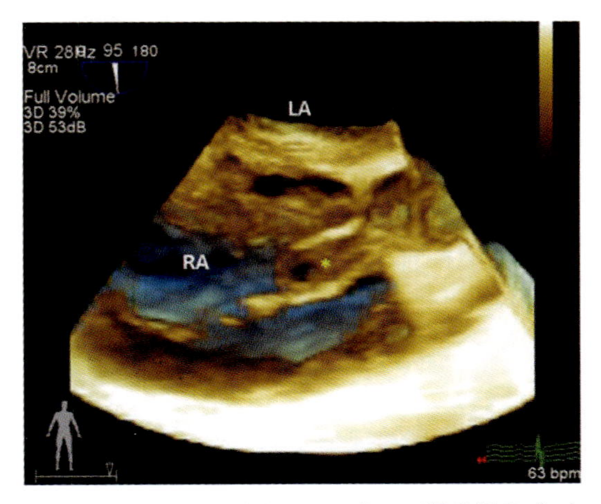

Fig.5.78　3D TEE，SAX．バルサルバ洞動脈瘤（＊）を認める．NCC の RA 側への突出を認める（Video 5.49）．

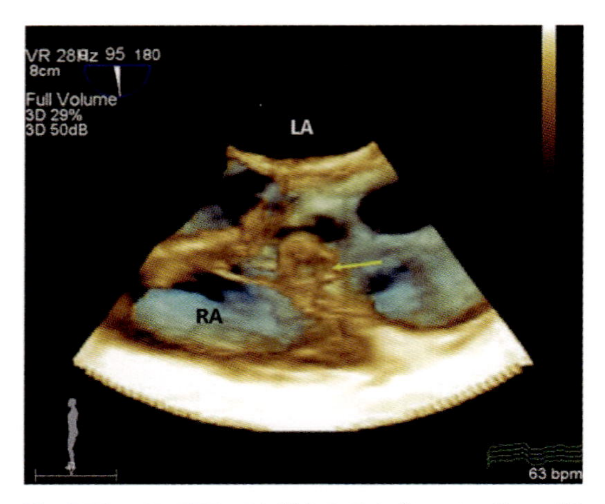

Fig.5.79 3D TEE，RA 側から見た像．バルサルバ洞動脈瘤の破裂（矢印）を認める（Video 5.50）．

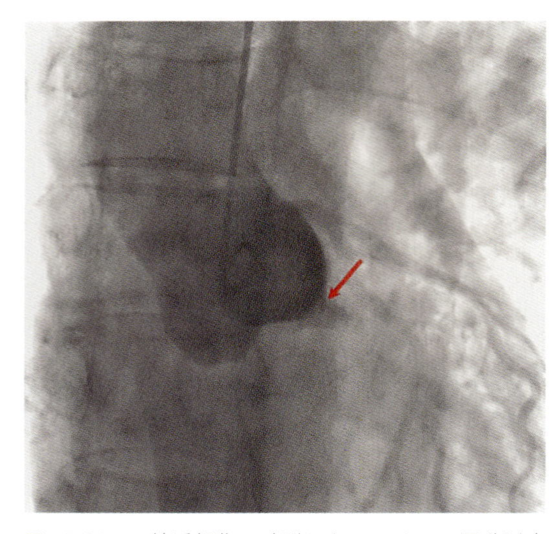

Fig.5.81 X 線透視像．破裂したバルサルバ洞動脈瘤を認める．シャント血流（矢印）は少量である．

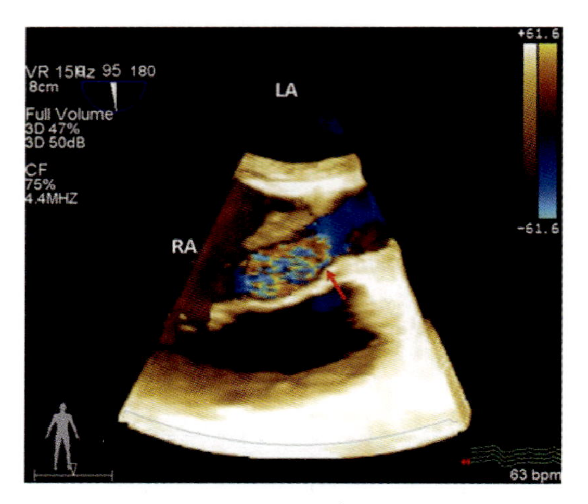

Fig.5.80 3D TEE，カラードプラ，SAX．破裂したバルサルバ洞動脈瘤を介した大動脈-右房シャント（矢印）を認める（Video 5.51）．

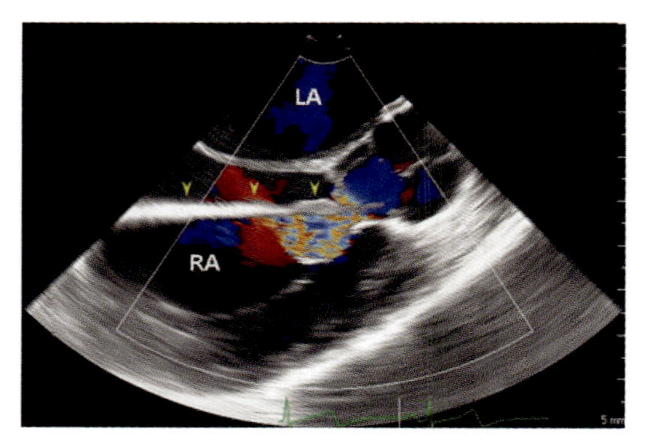

Fig.5.82 2D TEE，カラードプラ，SAX．閉鎖栓留置中．大動脈からバルサルバ洞動脈瘤破裂部を介して RA に向かうガイディングカテーテル（矢印）を認める．

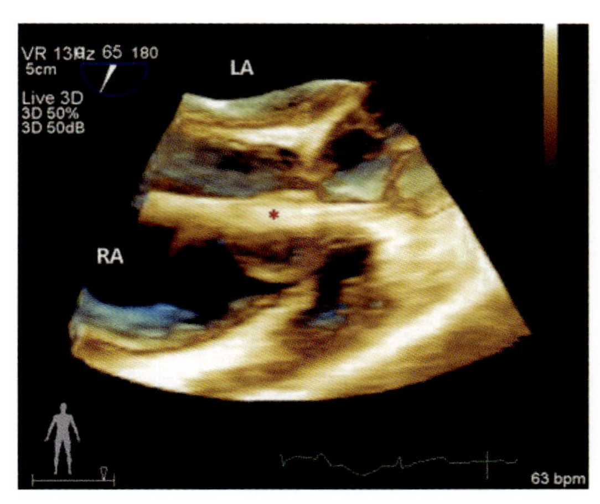

Fig.5.83 3D TEE, SAX. 閉鎖栓留置中. 大動脈からバルサルバ洞動脈瘤破裂部を介して RA に向かうガイディングカテーテル（*）を認める（Video 5.52）.

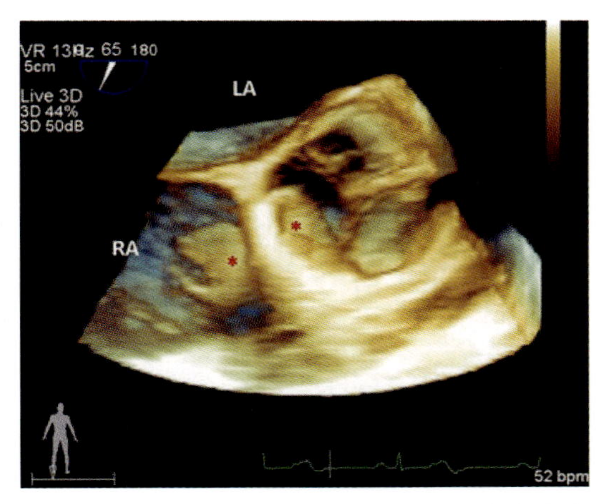

Fig.5.84 3D TEE, SAX. 閉鎖栓留置後. 大動脈-右房瘻孔を塞いでいる閉鎖栓（*）を認める（Video 5.53）.

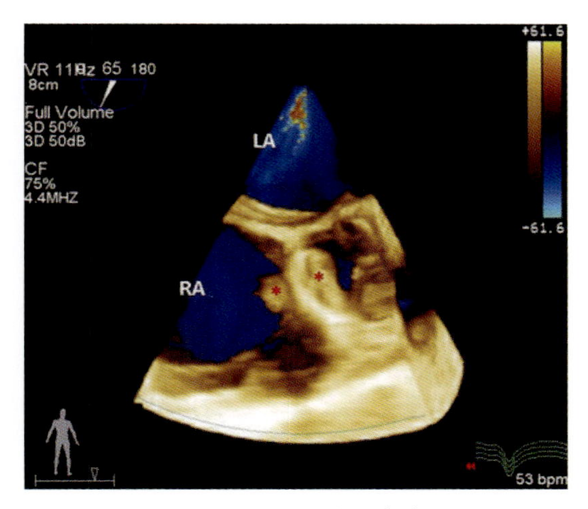

Fig.5.85 3D TEE, SAX. 閉鎖栓（*）留置後. シャント血流の残存を認めず（Video 5.54）.

▶**Tips** 孤発性のバルサルバ洞動脈瘤の原因は、先天性、外傷性、感染性心内膜炎、Marfan 症候群、梅毒などである。バルサルバ洞動脈瘤破裂に対する経皮的形成術は有用な治療選択肢の1つである。

5.10 下行大動脈-左下肺静脈瘻孔〔胸部大動脈ステントグラフト内挿術（TEVAR）〕

43 歳、女性。5 年前から自覚している間欠的なめまいと胸部絞扼感を主訴に受診。症状は 2 年前から悪化している。

胸部 X 線：左下肺野中枢側に屈曲・拡大した血管陰影を認める。胸部造影 CT：胸部下行大動脈から左下肺静脈への動静脈瘻を認める。術式：胸部大動脈ステントグラフト内挿術（TEVAR）による動静脈瘻閉鎖術。

（Fig. 5.86, 5.87, 5.88, 5.89, 5.90, 5.91, 5.92, 5.93, 5.94）

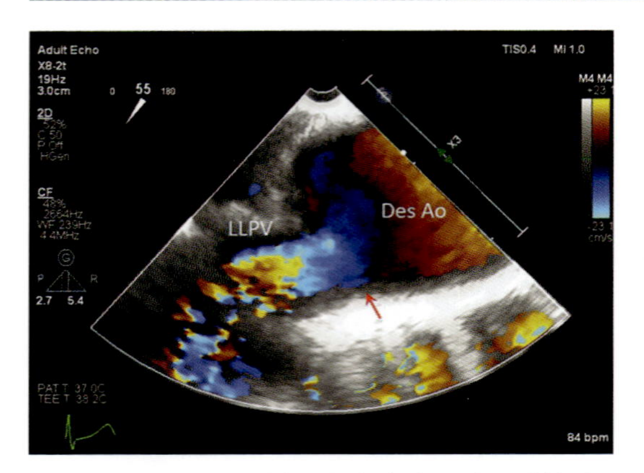

Fig.5.86 2D TEE．胸部下行大動脈から左下肺静脈への動静脈瘻（矢印）を認める．Des Ao：胸部下行大動脈，LLPV：左下肺静脈（Video 5.55）．

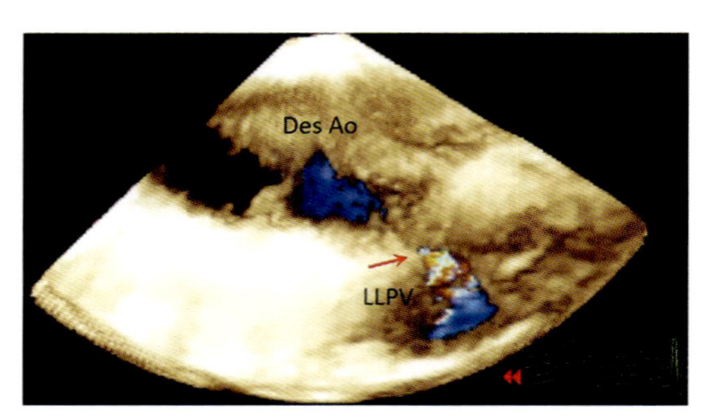

Fig.5.87 3D TEE．胸部下行大動脈から左下肺静脈への動静脈瘻（矢印）を認める（Video 5.56）．

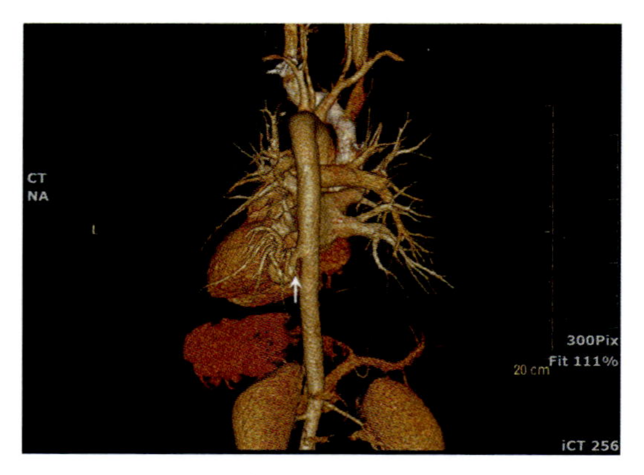

Fig.5.88 CT アンギオグラフィの 3D 再構成像．胸部下行大動脈から左下肺静脈への動静脈瘻（矢印）を認める（Video 5.57）．

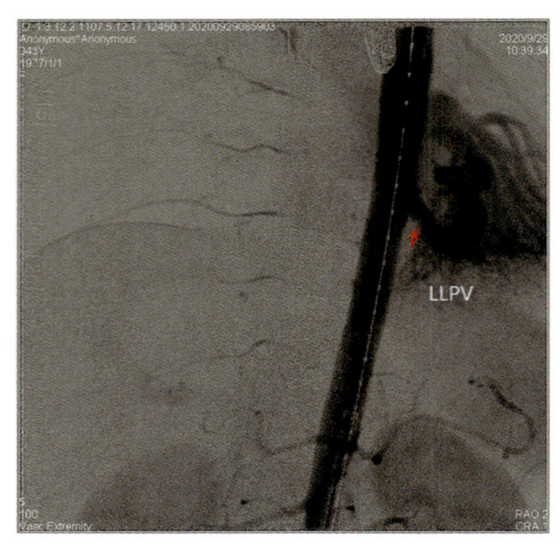

Fig.5.89 大動脈血管造影．大動脈から左下肺静脈につながる異常血管（矢印）を認める（Video 5.58）．

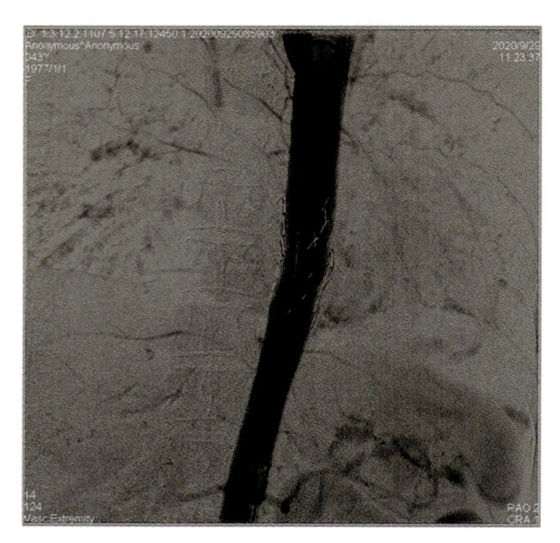

Fig.5.90 胸部大動脈ステントグラフト内挿術（TEVAR）後．異常血管は認められず（Video 5.59）．

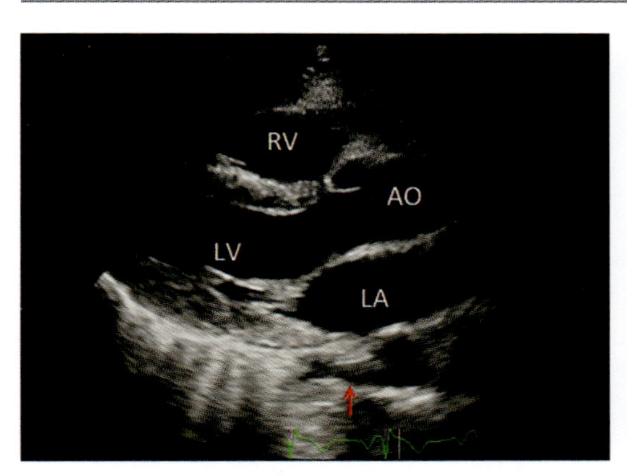

Fig.5.91　TTE，傍胸骨 LAX．拡大した肺静脈が下行大動脈（矢印）につながっている．RV：右室．

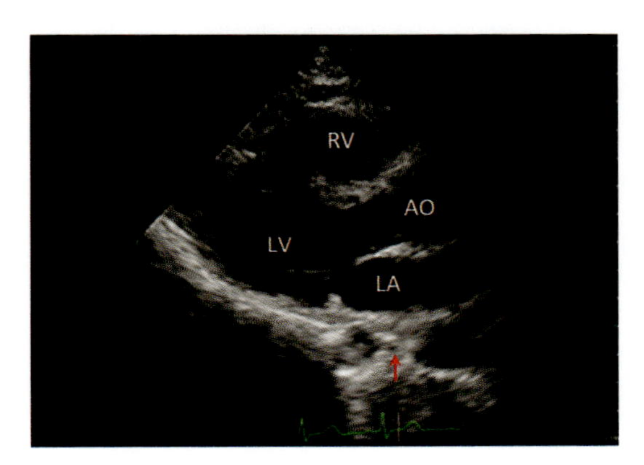

Fig.5.92　TTE，傍胸骨 LAX．TEVAR 後．留置した人工血管グラフトが瘻孔（矢印）を閉鎖している．

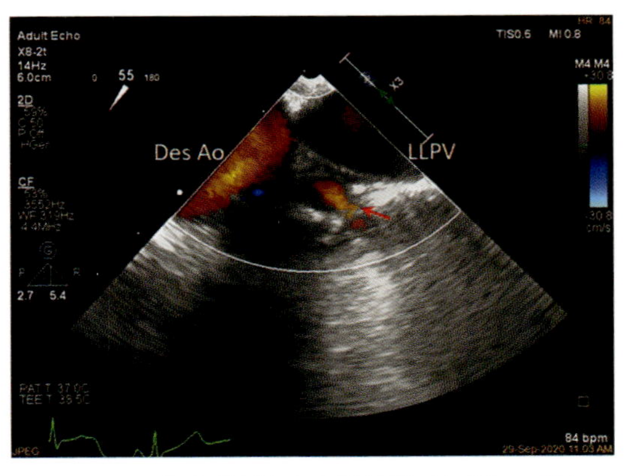

Fig.5.93　下行大動脈と左下肺静脈（矢印）の間にステントグラフトを認める（Video 5.60）．

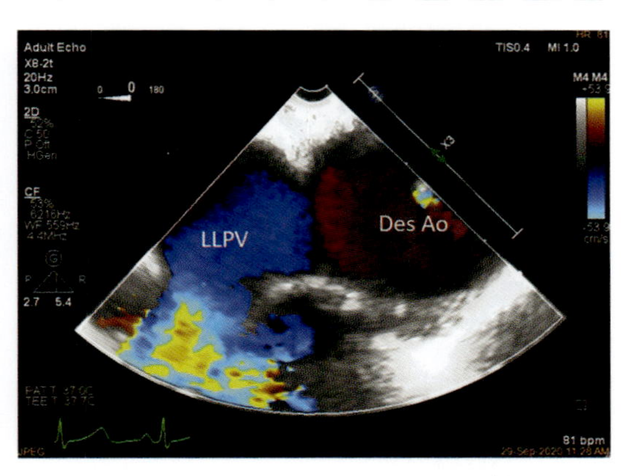

Fig.5.94　TEVAR 後．下行大動脈と左下肺静脈の間の瘻孔は十分に閉鎖されている（Video 5.61）．

5.11　Stanford A 型大動脈解離〔大動脈置換術〕

54 歳、女性。特記すべき既往なし。3 日前から続いている胸部絞扼感、動悸、背部痛、呼吸困難、上肢のしびれを主訴に受診。

ECG：洞調律。胸部 CT：上行から下行大動脈にかけて大動脈解離を認める。解離腔は腹部大動脈、右総腸骨動脈にまで及んでいる。中等度の両側胸水貯留、心嚢液貯留を認める。術式：大動脈置換術（上行・弓部・下行大動脈置換術、弓部分枝再建術）。

（Fig. 5.95, 5.96, 5.97, 5.98, 5.99, 5.100）

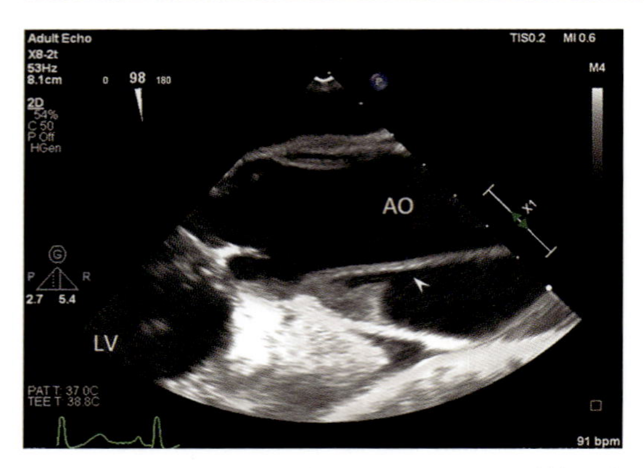

Fig.5.95 2D TEE．ST ジャンクションに逆流性血流を伴う内膜フラップ（矢印）を認める（Video 5.62）．

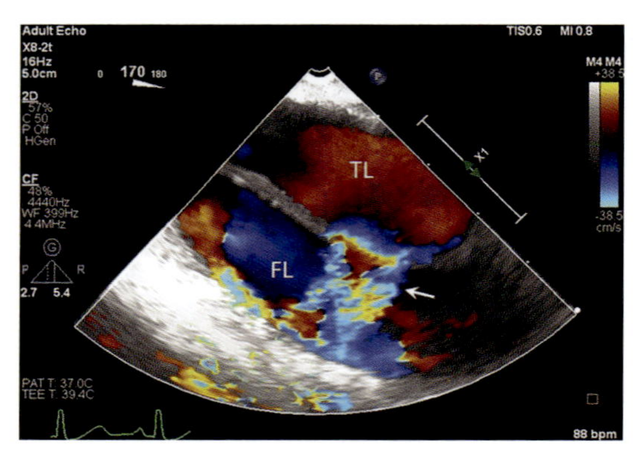

Fig.5.96 2D TEE，カラードプラ．内膜裂孔を介して真腔から偽腔に流入する血流（矢印）を認める（Video 5.63）．

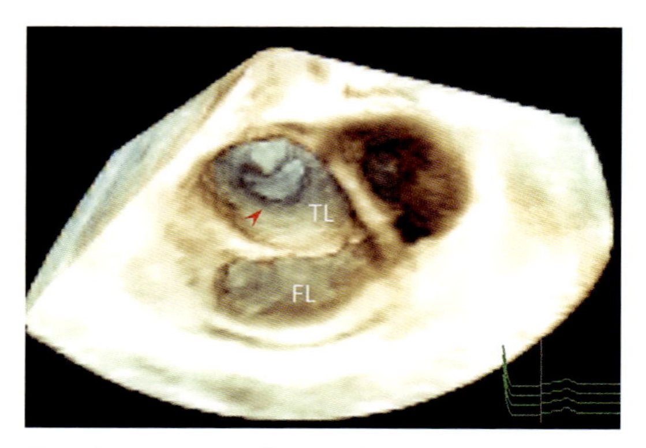

Fig.5.97 3D TEE．拡張した上行大動脈内に真腔と偽腔をつなぐ内膜裂孔（矢印）を認める（Video 5.64）．

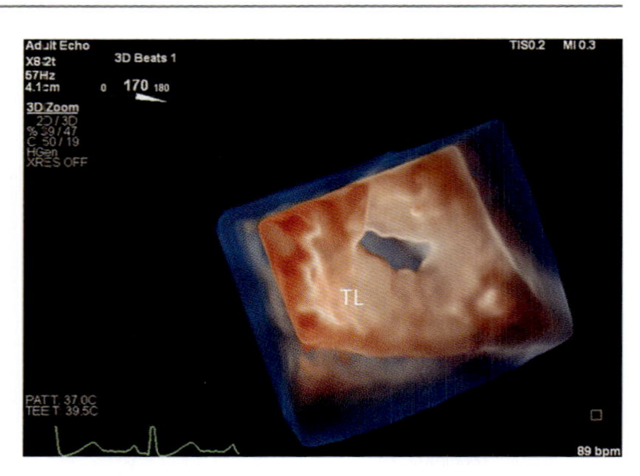

Fig.5.98 TrueVue 3D TEE．内膜裂孔を認める（Video 5.65）．

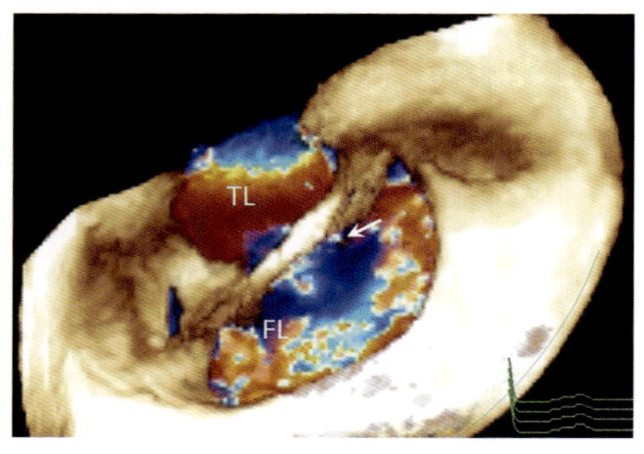

Fig.5.99 3D TEE，カラードプラ．真腔から偽腔に流入する血流（矢印）を認める（Video 5.66）．

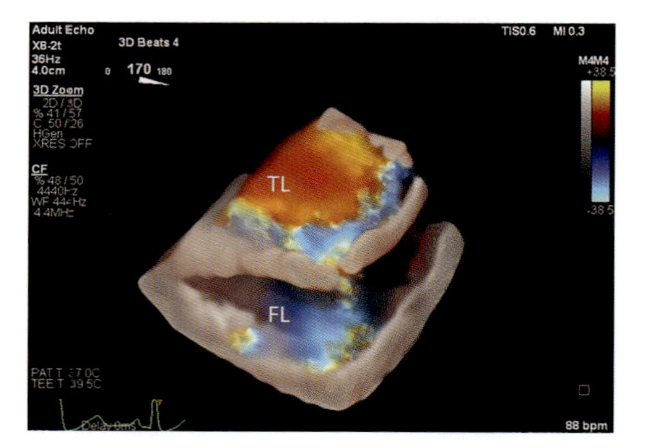

Fig.5.100 TrueVue 3D TEE．内中膜破裂部を介して真腔から偽腔に流入する血流を認める（Video 5.67）．

5.12 Stanford A 型大動脈解離、severe AR〔大動脈置換術、大動脈弁置換術、冠動脈バイパス術（CABG)〕

56 歳、男性。高尿酸血症、高血圧性心血管疾患、大動脈解離（保存加療中）の既往がある。

胸腹骨盤部造影 CT：弓部大動脈から右総腸骨動脈に達する大動脈解離を認める。左腎動脈は偽腔から起始し、Stanford B 型大動脈解離の診断。上行大動脈の壁肥厚も認められ、偽腔内の線維化や大動脈解離が鑑別に挙がった。

TTE：severe AR、Stanford A 型大動脈解離を認める。上行大動脈、下行大動脈、腹部大動脈に内膜フラップを認める。外科的介入が提案され、精査目的で入院となった。術式：CABG 2 枝、AVR、上行大動脈置換術、弓部分枝再建術。

（Fig. 5.101, 5.102, 5.103, 5.104, 5.105）

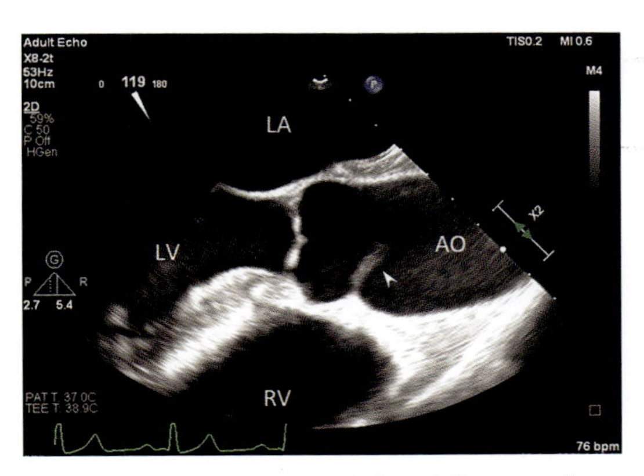

Fig.5.101 2D TEE．大動脈基部に内膜フラップの一部（矢印）を認める（Video 5.68）．

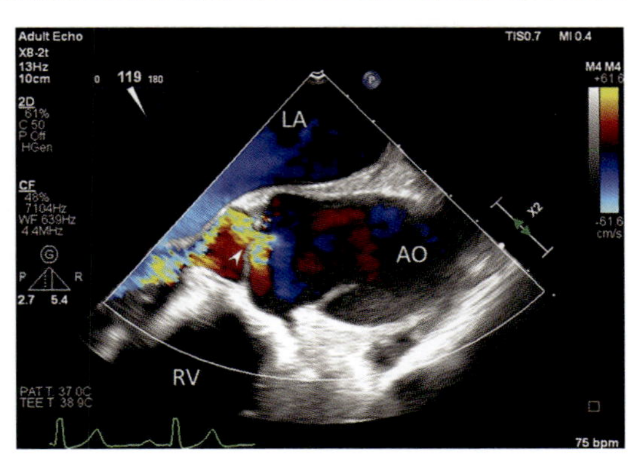

Fig.5.102 2D TEE，カラードプラ．大動脈基部拡大と severe AR（矢印）を認める（Video 5.69）．

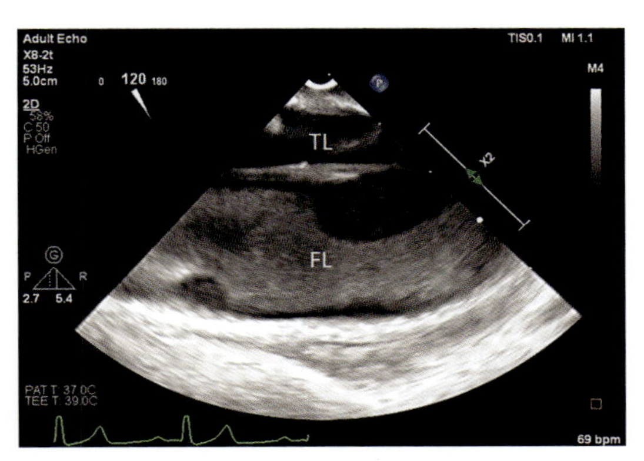

Fig.5.103 2D TEE．下行大動脈の偽腔内に血栓形成を認める（Video 5.70）．

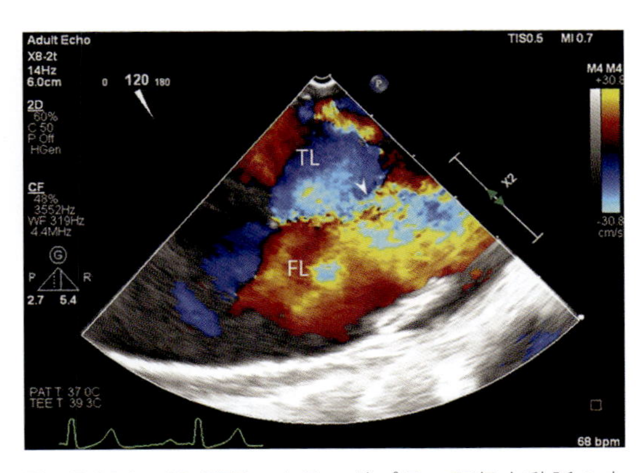

Fig.5.104 2D TEE，カラードプラ．下行大動脈の内膜裂孔（矢印）を通過する血流を認める（Video 5.71）．

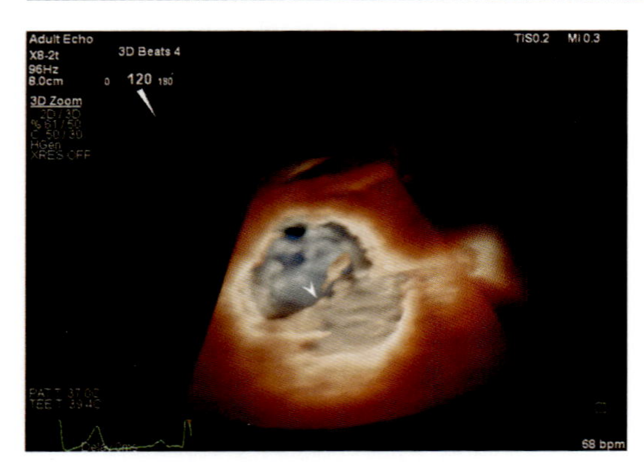

Fig.5.105 TrueVue 3D TEE．上行大動脈から大動脈弁を見下ろしている．真腔と偽腔を隔てる内膜フラップ（矢印）を認める（**Video 5.72**）．

Suggested Reading

Ashoub A, Tang A, Shaktawat S. Extensive aneurysms of sinuses of Valsalva precluding valve sparing aortic root re-implantation (David procedure). Interact Cardiovasc Thorac Surg. 2011;12(3):500–1.

Benedik J, Wendt D, Perrey M, et al. Adjustment of aortic annulus size during David re-implantation (how to do it). Scand Cardiovasc J. 2013;47(4):245–6.

Brinster DR, Parrish DW, Meyers KS, et al. Central aortic cannulation for Stanford type a aortic dissection with the use of three-dimensional and two-dimensional transesophageal echocardiography. J Card Surg. 2014;29(5):729–32.

Cao X, Zhang F, Wang L, Jing H, Li N. Transthoracic minimally invasive closure for the treatment of ruptured sinus of Valsalva aneurysm: a case report. J Cardiothorac Surg. 2014;9:27.

Červenka L, Melenovský V, Husková Z, et al. Inhibition of soluble epoxide hydrolase does not improve the course of congestive heart failure and the development of renal dysfunction in rats with volume overload induced by aorto-caval fistula. Physiol Res. 2015;64:857–73.

Fujita A, Kurazumi H, Suzuki R, et al. Aortic arch- descending aorta bypass for intraoperative lower body malperfusion during chronic type a aortic dissection repair. Kyobu Geka. 2015;68(6):435–8. Japanese.

Gomero-Cure W, Lowery RC, O'Donnell S. Stent graft-induced new entry tear after endoluminal grafting for aortic dissection repaired with open interposition graft. J Vasc Surg. 2013;58(6):1652–6.

Hashimoto K, Itoh S, Tajima Y, et al. Distal aortic arch aneurysm, acute type B aortic dissection, and acute bilateral limb ischemia treated by two-stage total arch replacement;report of a case. Kyobu Geka. 2015;68(5): 371–4. Japanese.

İlkay E, Çelebi ÖÖ, Kaçmaz F, Pampal K. Retrograde approach for percutaneous closure in a patient with ruptured sinus of Valsalva. Turk Kardiyol Dern Ars. 2014;42(8):759–62.

Itoga NK, Kakazu CZ, White RA. Enhanced visual clarity of intimal tear using real-time 3D transesophageal echocardiography during TEVAR of a type B dissection. J Endovasc Ther. 2013;20(2):221–2.

Kassaian SE, Abbasi K, Mousavi M, Sahebjam M. Endovascular treatment of acute type B dissection complicating aortic coarctation. Tex Heart Inst J. 2013;40(2):176–81.

Kieser TM, Spence FP, Kowalewski R. Iatrogenic aortic root and left main dissection during non-emergency coronary surgery: a solution applicable to heavily calcified coronary arteries. Interact Cardiovasc Thorac Surg. 2015;22:246–8.

Lin CH, Murphy J, Balzer DT. Case report: percutaneous closure of an ascending aortic pseudoaneurysm by 3D angiography guidance. Methodist Debakey Cardiovasc J. 2015;11(2):137–9.

Marjanović I, Sarac M, Tomić A, et al. Visceral hybrid reconstruction of thoracoabdominal aortic aneurysm after open repair of type A aortic dissection by the Bentall procedure with the elephant trunk technique— a case report. Vojnosanit Pregl. 2014;71(9):879–83.

Michel S, Hagl C, Juchem G, Sodian R. Type a intramural hematoma often turns out to be a type a dissection. Heart Surg Forum. 2013;16(6):E351–2.

Rajan S, Sonny A, Sale S. Retrograde type a aortic dissection after thoracoabdominal aneurysm repair: early diagnosis with intraoperative transesophageal echocardiography. AA Case Rep. 2015;4(5):58–60.

Rossokha OA, Shelestova IA, Boldyrev SI, et al. Detection of determinants of functional aortic regurgitation in patients with ascending aorta aneurism by transesophageal echocardioscopy. Kardiologiia. 2015;55 (3):61–6. Russian.

Sabzi F, Khosravi D. Huge dissected ascending aorta associated with pseudo aneurysm and aortic coarctation feridoun. Acta Med Iran. 2015;53(7):444–7.

Stiver K, Bayram M, Orsinelli D. Aortic root bentall graft disarticulation following repair of type a aortic dissection. Echocardiography. 2010;27(2):E27–9.

Thorsgard ME, Morrissette GJ, Sun B, et al. Impact of intraoperative transesophageal echocardiography on acute type a aortic dissection. J Cardiothorac Vasc Anesth. 2014;28(5):1203–7.

Tourmousoglou C, Meineri M, Feindel C, Brister S. Repair of aorto-left ventricular and aorto-right ventricular fistulas following prosthetic valve endocarditis. J Card Surg. 2013;28(6):654–9.

冠動脈疾患 6

Abstract

本章では虚血性僧帽弁逆流（MR）、左室心尖部の無収縮に対するDor手術、心筋梗塞後心室中隔欠損症（VSD）など、冠動脈疾患に関連する症例を提示する。

心筋梗塞後の壁運動異常などの合併症はベッドサイドで気づかれなければならない。周術期の左室機能評価では、前負荷、ペーシング、人工呼吸器の設定などが血行動態に影響し、病勢が大きく変化する。

6.1 虚血性僧帽弁逆流（MR）〔僧帽弁形成術〕

61歳、男性。胸部絞扼感を主訴に受診。最近、冠動脈3枝病変に由来する心筋梗塞を前医で診断されている。

聴診所見：心音整、心尖部でLevine Ⅲ度の収縮期雑音を聴取。ECG：洞調律、1度房室ブロック、時計方向回転、非特異的ST-T変化を認める。胸部X線：左室拡大を伴う心陰影拡大。術式：冠動脈バイパス術（CABG）4枝〔左内胸動脈（LITA）-対角枝、伏在静脈グラフト（SVG）-左前下行枝（LAD）、SVG-鈍角枝（OM）、SVG-右冠動脈（RCA）〕、僧帽弁形成術。

（Fig. 6.1, 6.2, 6.3, 6.4, 6.5, 6.6, 6.7, 6.8, 6.9）

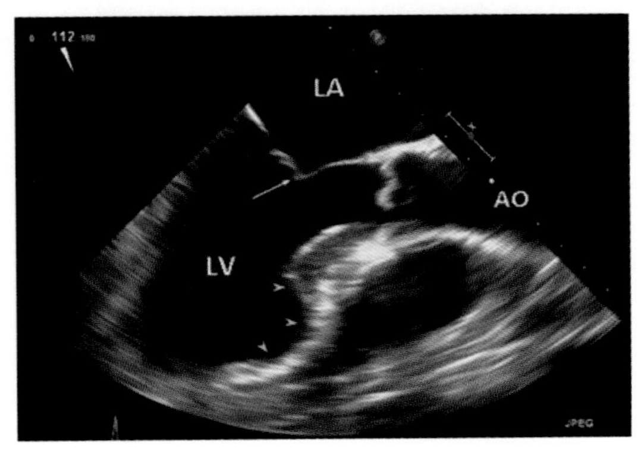

Fig.6.1 2D TEE，長軸像（LAX）．心尖部から前壁中隔にかけて小さい心室瘤（黄矢印）と，僧帽弁前尖のカモメサイン（白矢印）を認める．後者は左室梗塞によってテザリングが生じた結果である．AO：大動脈，LA：左房，LV：左室（Video 6.1）．

Supplementary Information
The online version contains supplementary material available at https://doi.org/10.1007/978-981-19-6794-8_6

W.-H. Yin, M.-C. Hsiung, *Atlas of Perioperative 3D Transesophageal Echocardiography*, https://doi.org/10.1007/978-981-19-6794-8_6

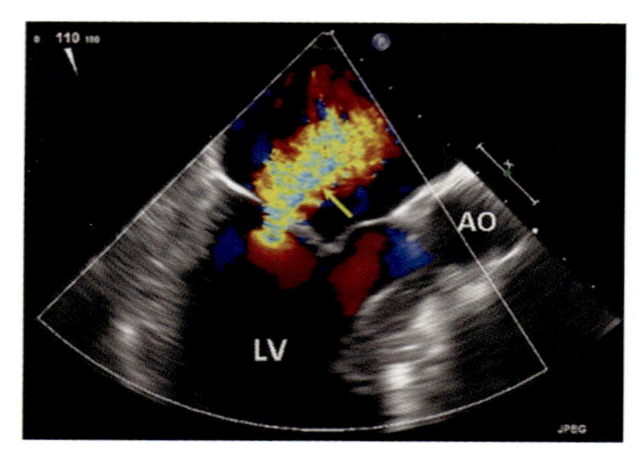

Fig.6.2 2D TEE，カラードプラ，LAX．虚血性 severe MR（矢印）を認める（Video 6.2）．

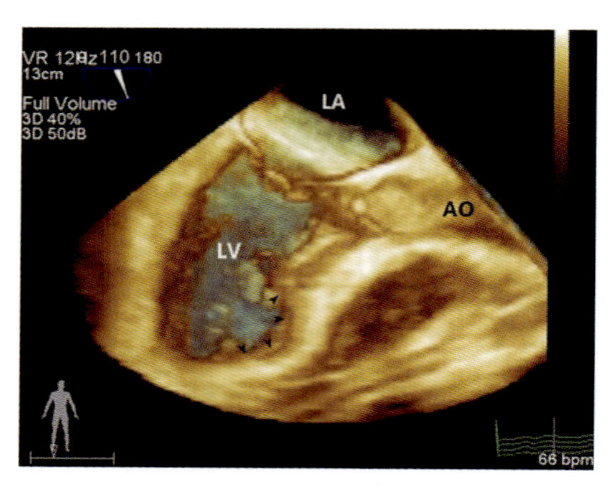

Fig.6.3 3D TEE，LAX．心尖部から前壁中隔にかけて小さい心室瘤（矢印）を認める（Video 6.3）．

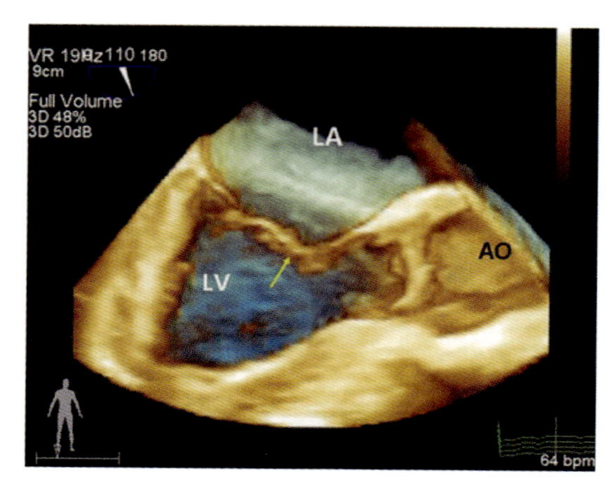

Fig.6.4 3D TEE，LAX．左室梗塞によるテザリングの結果，僧帽弁前尖にカモメサイン（矢印）を認める（Video 6.4）．

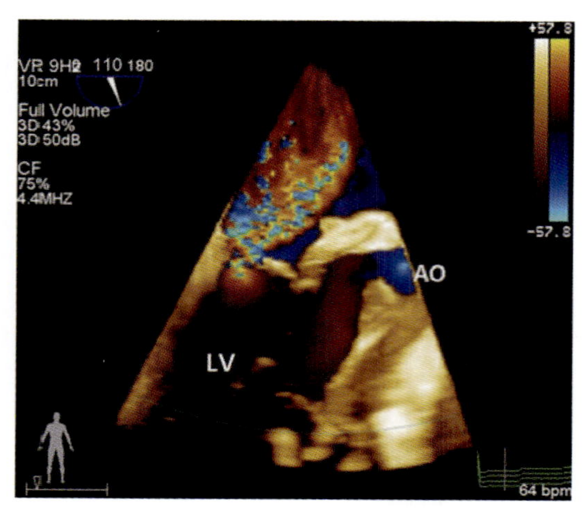

Fig.6.5 3D TEE，カラードプラ，LAX．虚血性 severe MR を認める（Video 6.5）．

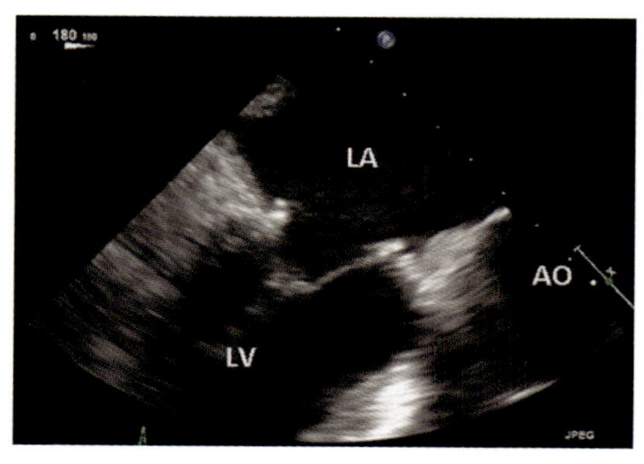

Fig.6.6 2D TEE，LAX．冠動脈バイパス術（CABG）と僧帽弁形成術後．僧帽弁は正常に機能している．

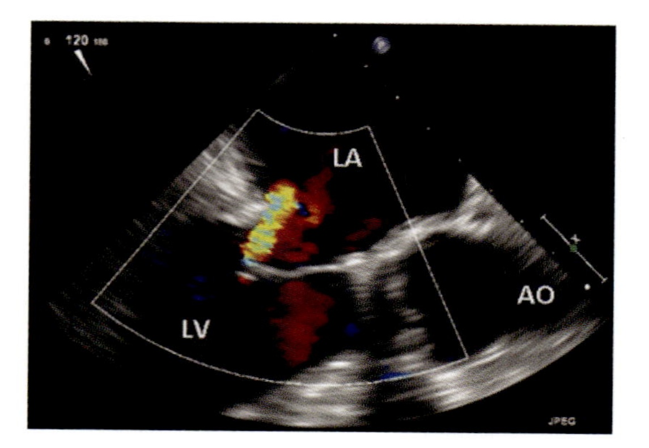

Fig.6.7 2D TEE，カラードプラ，LAX．CABG と僧帽弁形成術後．mild MR を認める．

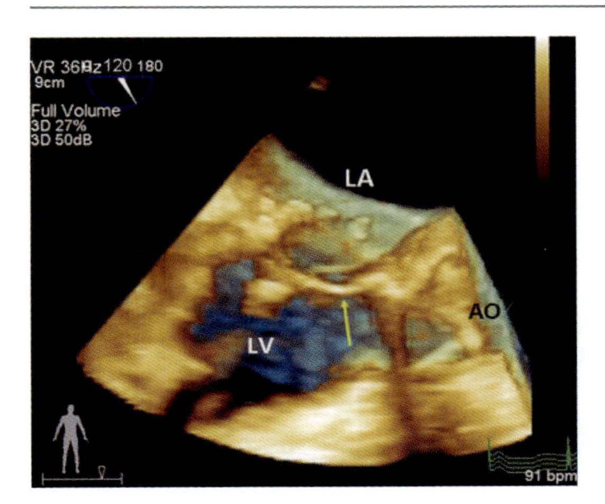

Fig.6.8 3D TEE, LAX. CABG と僧帽弁形成術後．人工弁輪（矢印）を認める（Video 6.6）.

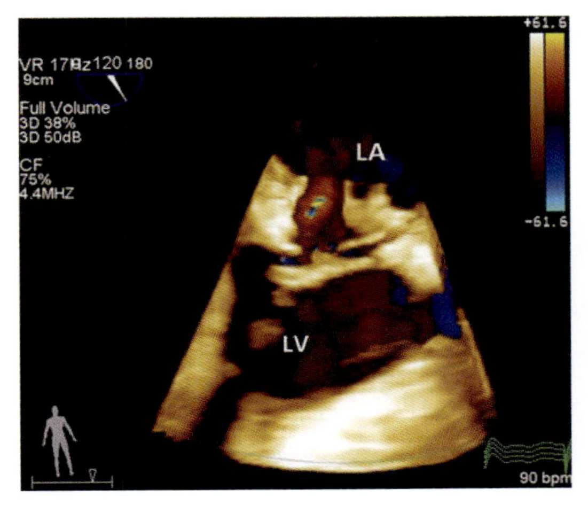

Fig.6.9 3D TEE, カラードプラ, LAX. CABG と僧帽弁形成術後．mild MR を認める（Video 6.7）.

▶**Tips** 僧帽弁弁尖、弁下組織、心室機能の観察は、MR の病態を鑑別するうえで重要な情報になる。

6.2 左室心尖部の無収縮と血栓形成〔Dor 手術〕

24 歳、男性。痛風の既往あり。重度の胸痛、冷汗、嘔吐、軽度の呼吸苦が出現した。緊急心臓カテーテル検査が行われ、LAD に動脈瘤を認め、内部に血栓が形成されていた。続いて経皮的冠動脈形成術と血栓吸引術が行われたが、不成功に終わった。

聴診所見：心音整、心雑音なし。ECG：洞調律、陳旧性前壁梗塞と心室瘤形成を認める。胸部 CT：心尖部の拡大と左冠動脈の突出を認める。術式：CABG 1 枝（SVG-LAD）、Dor 手術、左室内血栓除去術。

（Fig. 6.10, 6.11, 6.12, 6.13, 6.14, 6.15, 6.16）

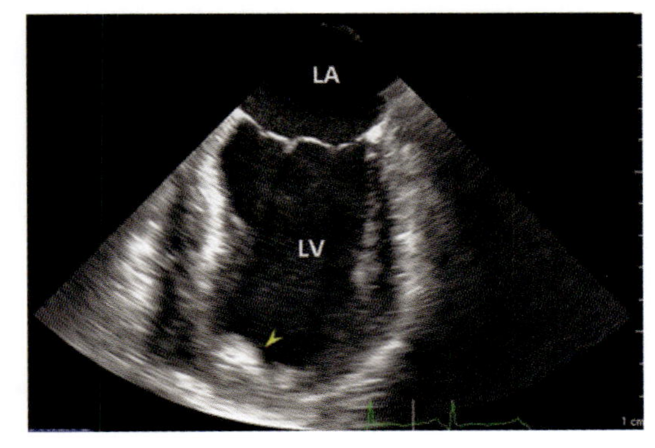

Fig.6.10 2D TEE, 2CH. 左室心尖部の無収縮領域と血栓形成（矢印）を認める（Video 6.8）.

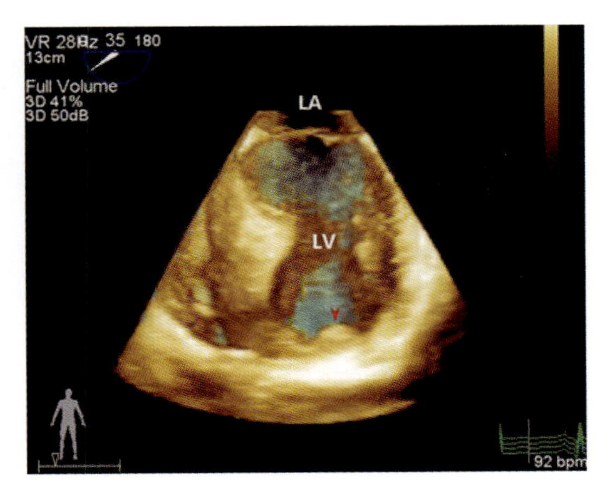

Fig.6.11 3D TEE, 2CH. 左室心尖部の無収縮領域と血栓形成（矢印）を認める（Video 6.9）.

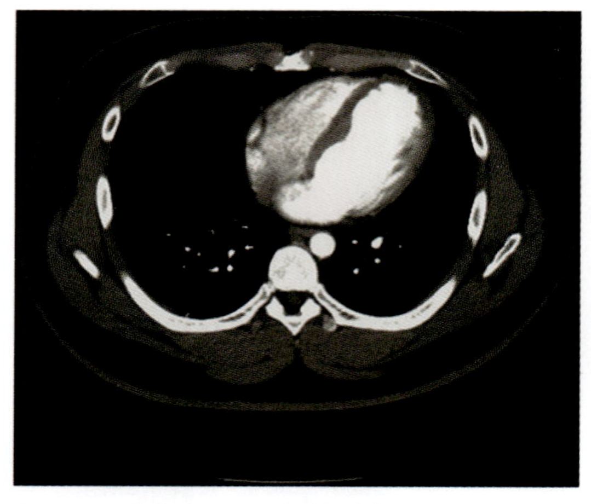

Fig.6.12　胸部造影 CT．左室心尖部の拡大を認める．

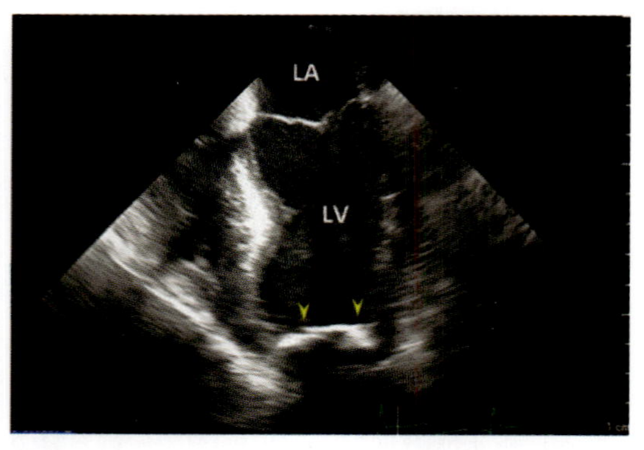

Fig.6.14　2D TEE，2CH．Dor 手術後．無収縮領域を減らして駆出分画率（EF）を上昇させるために，左室心尖部にパッチ形成が行われている（矢印）．

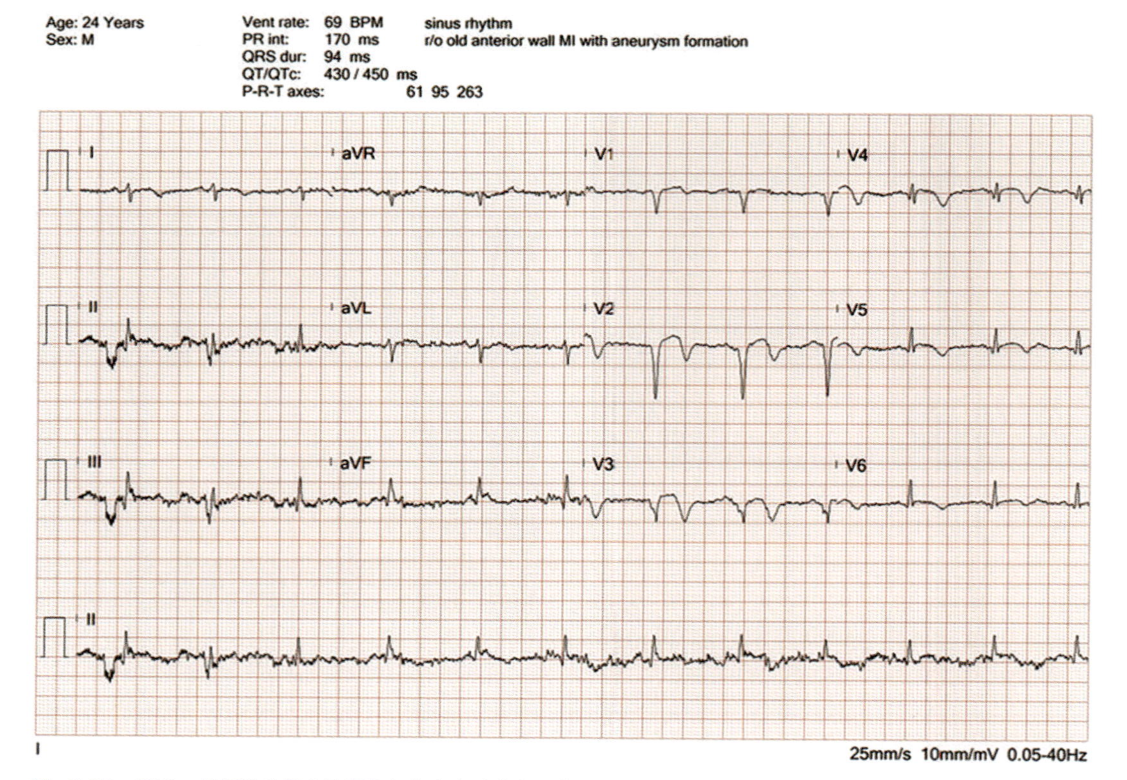

Fig.6.13　ECG．陳旧性前壁心筋梗塞と心室瘤形成を示唆する所見を認める．

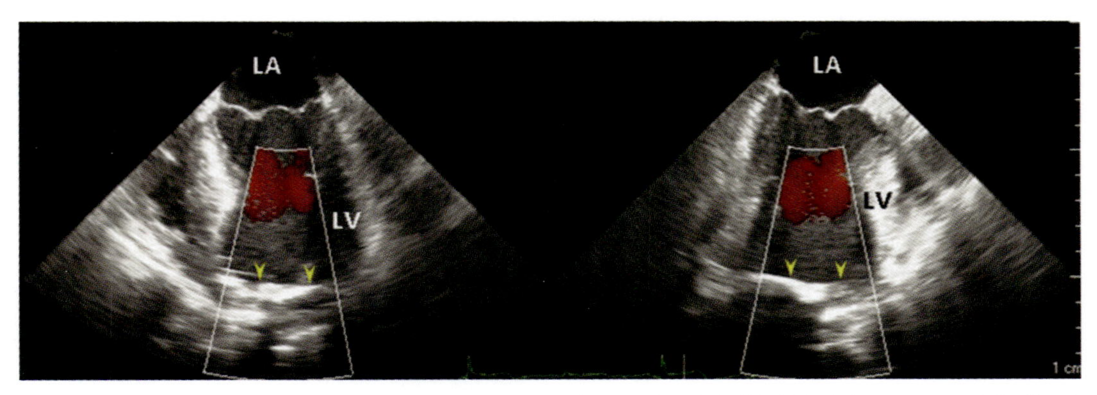

Fig.6.15　2D TEE，カラードプラ，X-plane 像．Dor 手術後．心尖部の無収縮領域を除去してパッチ形成（矢印）を行うことで1回拍出量（SV）を上昇させている．

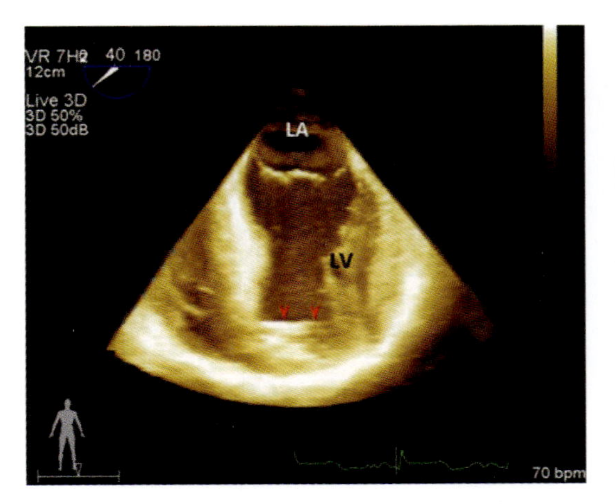

Fig.6.16　3D TEE，2CH．Dor 手術後．心尖部にパッチ形成術が行われている（矢印）（Video 6.10）．

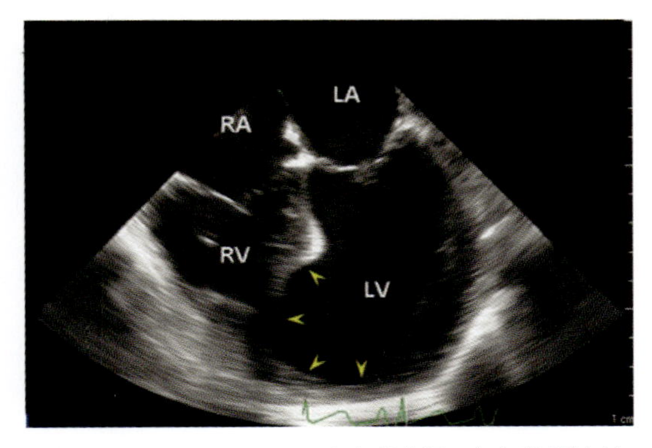

Fig.6.17　2D TEE，4CH．心尖部中隔に無収縮領域（矢印）を認め，心筋梗塞の所見である．RA：右房，RV：右室（Video 6.11）．

▶**Tips**　心機能の低下は、血流のうっ滞と血栓形成リスクの上昇をもたらす。心室の壁運動異常と冠動脈病変を関連づけるためには、心筋セグメントモデルの理解が必要である。

6.3　心筋梗塞後心室中隔欠損症（VSD）〔閉鎖栓留置術〕

49歳、女性。特記すべき既往なし。胸部絞扼感、胸痛、息切れ、労作時呼吸困難を主訴に受診。

聴診所見：心音不整、心尖部で汎収縮期雑音を聴取。ECG：洞性頻脈、完全右脚ブロック、前壁領域のST上昇を認める。胸部X線：心陰影拡大。心臓カテーテル検査：左室心尖部の奇異性収縮、前壁の低収縮、中等度以上の左室収縮能低下、VSDを認める。術式：VSD閉鎖栓留置術、LADへの経皮的冠動脈インターベンション（PCI）。

（Fig. 6.17, 6.18, 6.19, 6.20, 6.21, 6.22, 6.23, 6.24, 6.25, 6.26, 6.27, 6.28, 6.29, 6.30）

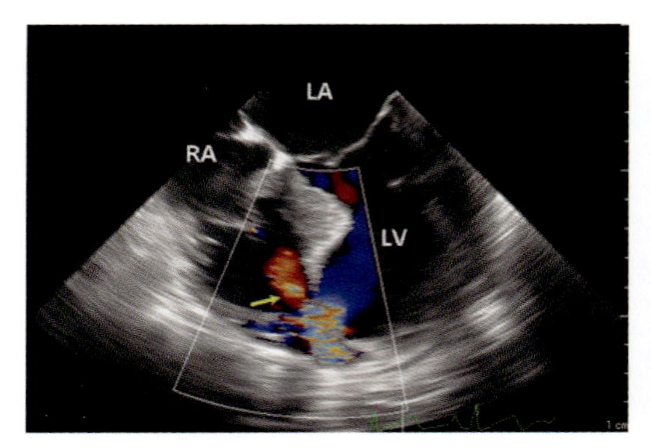

Fig.6.18 2D TEE，カラードプラ，4CH．心尖部心筋梗塞後の VSD で，左右シャント（矢印）を認める（Video 6.12）．

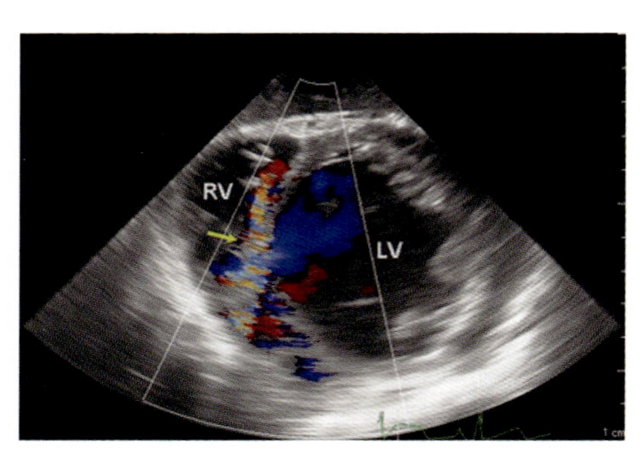

Fig.6.19 2D TEE，カラードプラ，経胃短軸像（TG SAX）．心筋梗塞後の VSD で，左右シャント（矢印）を認める（Video 6.13）．

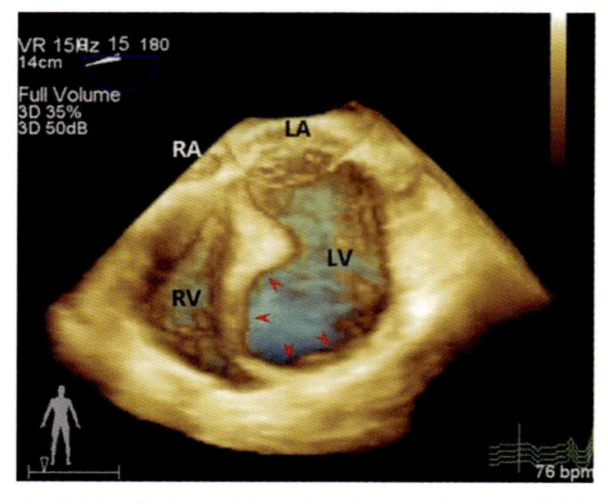

Fig.6.20 3D TEE，4CH．心尖部中隔に無収縮領域（矢印）を認め，心筋梗塞の所見である（Video 6.14）．

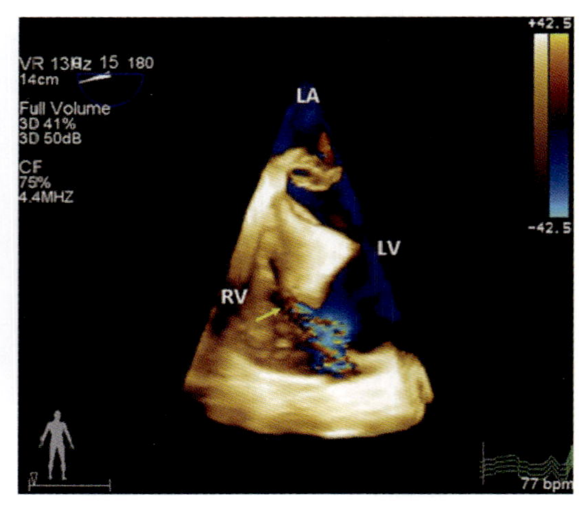

Fig.6.21 3D TEE，カラードプラ，4CH．心尖部心筋梗塞後の VSD で，左右シャント（矢印）を認める（Video 6.15）．

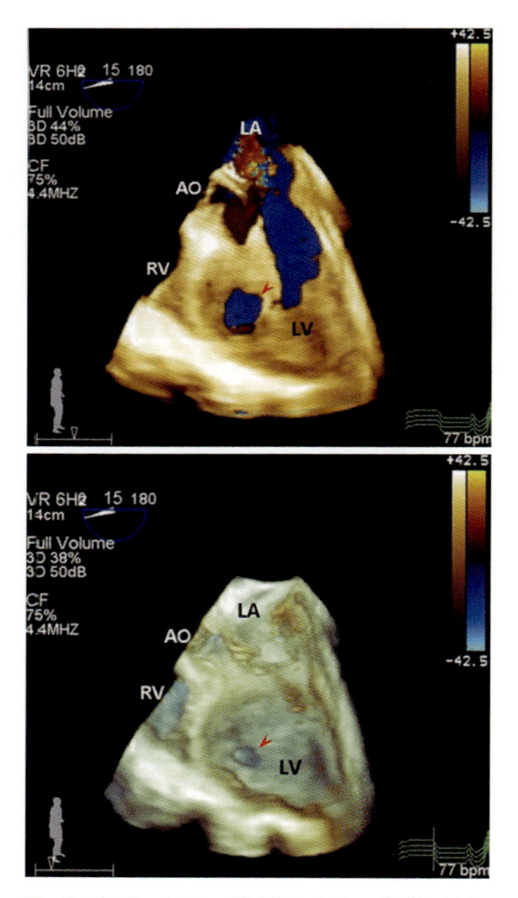

Fig.6.22, Fig.6.23 3D TEE，カラードプラ（上），カラー抑制像（下）．LA 側から見ている．心尖部に VSD（矢印）を認める（Video 6.16，Video 6.17）．

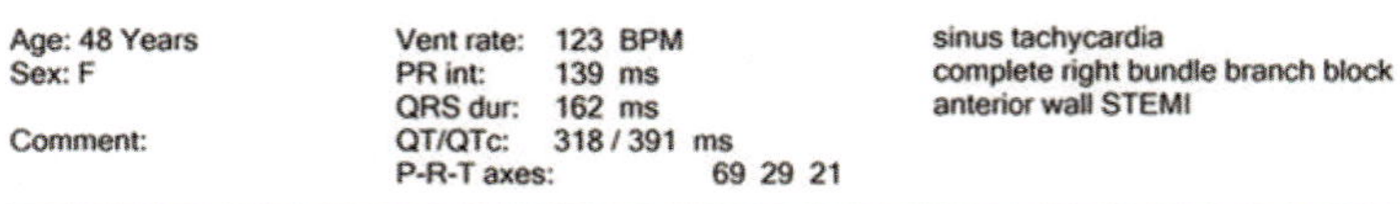

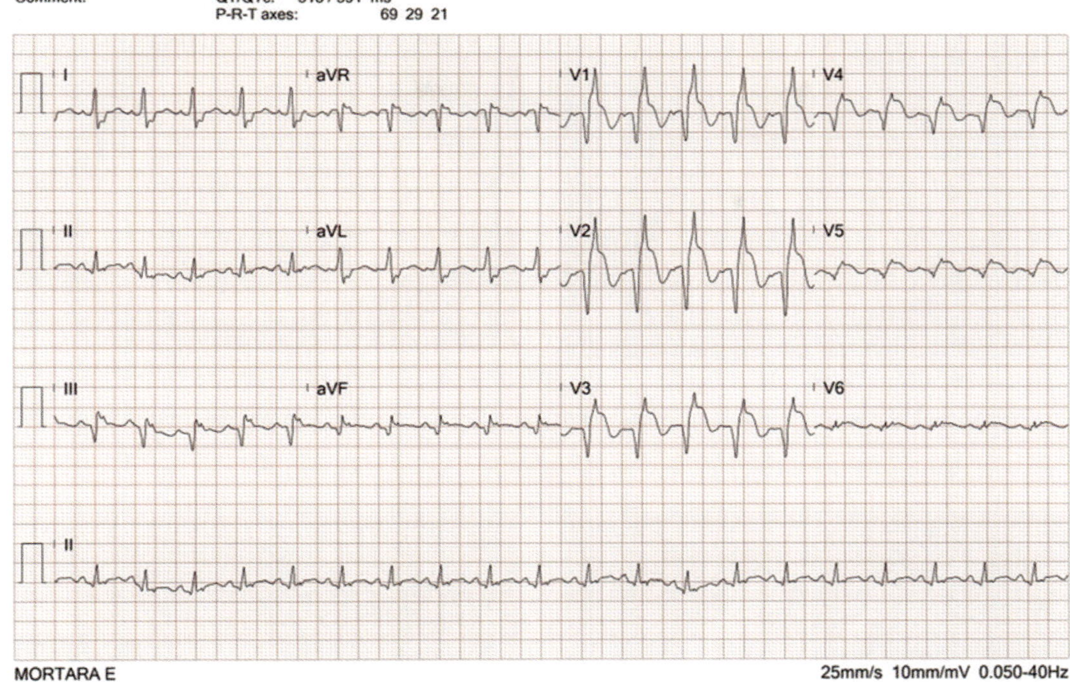

Fig.6.24 ECG．前壁領域で ST 上昇を認め，心筋梗塞を示唆する．

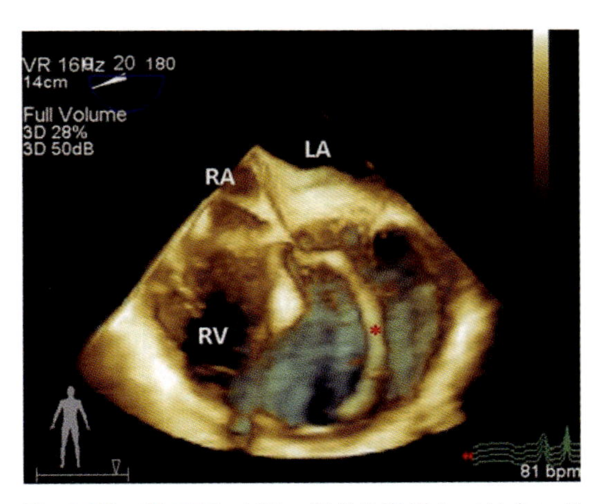

Fig.6.25 3D TEE，4CH．閉鎖栓留置中．LV 内にガイディングカテーテル（＊）を認める．

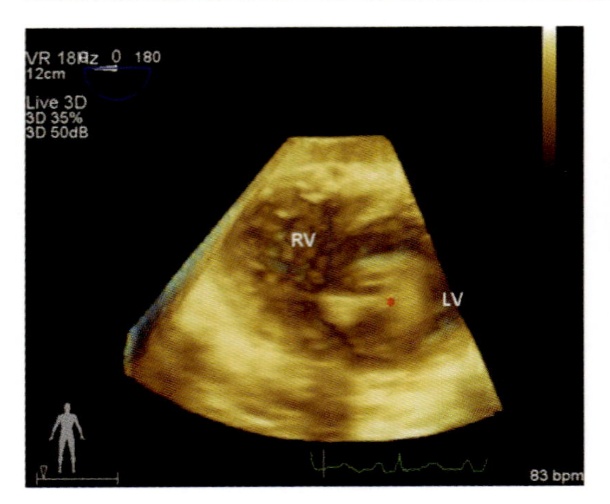

Fig.6.26　3D TEE，TG SAX．閉鎖栓留置中．心尖部VSDを塞ぐように閉鎖栓（＊）が留置されている（Video 6.18）．

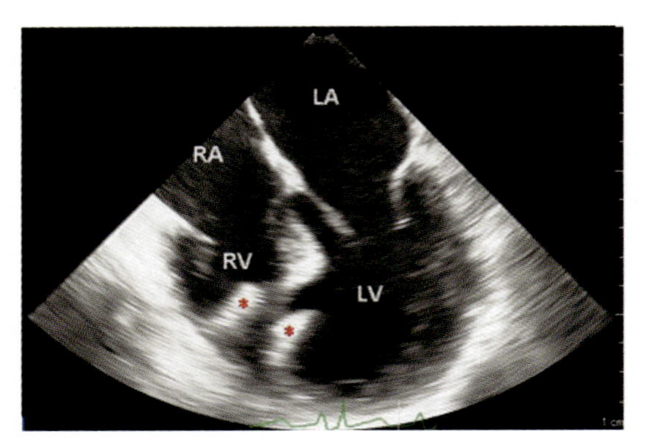

Fig.6.27　2D TEE，4CH．閉鎖栓（＊）留置後．

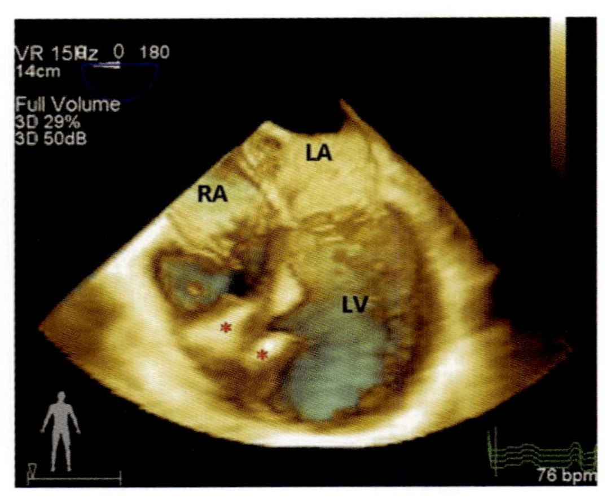

Fig.6.28　3D TEE，4CH．閉鎖栓（＊）留置後（Video 6.19）．

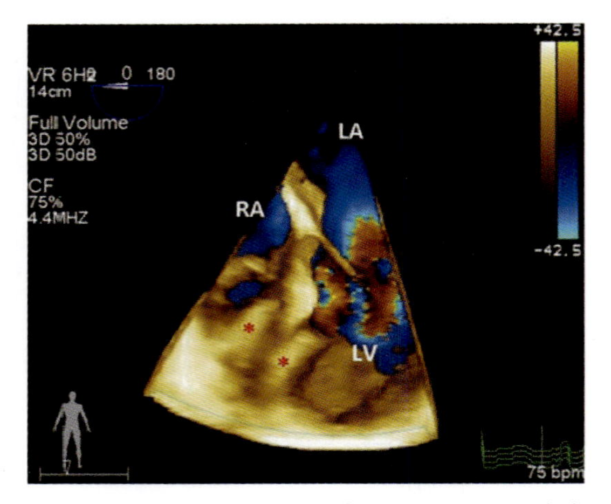

Fig.6.29　3D TEE，カラードプラ，4CH．閉鎖栓（＊）留置後．ごく少量のシャント血流を認める（Video 6.20）．

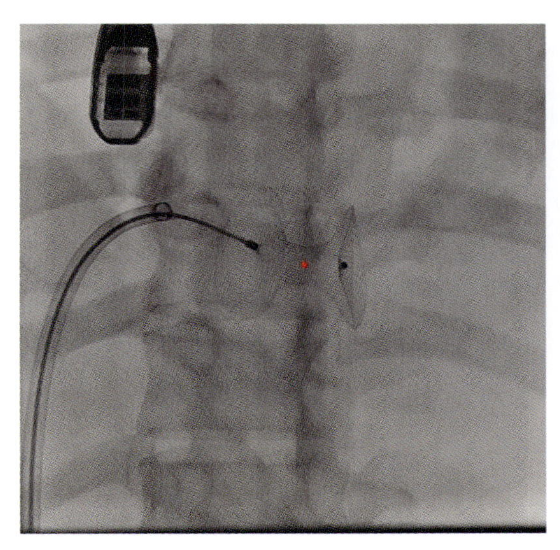

Fig.6.30　X線透視像．閉鎖栓留置後．留置された閉鎖栓（＊）を認める．

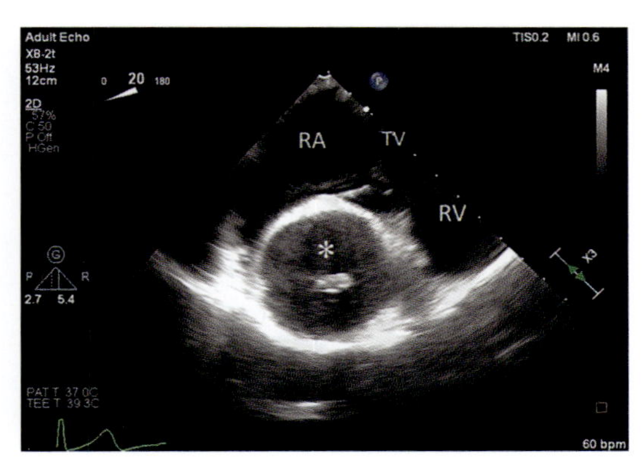

Fig.6.31　2D TEE．RA 領域の上部に高エコー性病変（＊）を認める．内部を右冠動脈が通過している．TV：三尖弁（Video 6.21）．

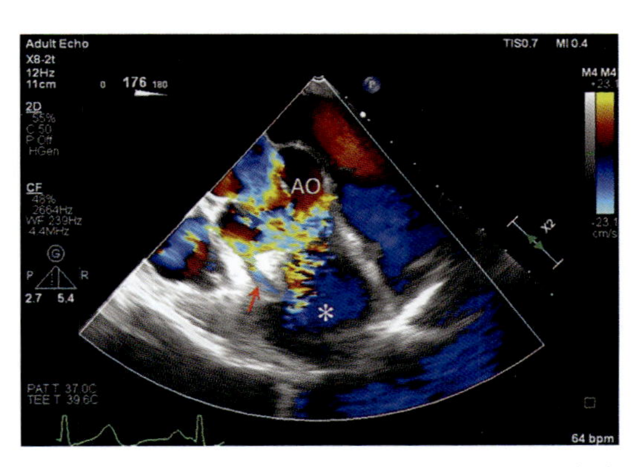

Fig.6.32　2D TEE，カラードプラ．腫瘍性病変（＊）によって右冠動脈（矢印）が完全に包埋されている（Video 6.22）．

Tips　本症例の VSD は心筋梗塞の合併症である。経胃（TG）像では VSD を直接観察でき、3D を併用することで VSD の数、大きさ、位置、関連病変を精査できる。

6.4　右冠動脈偽腫瘍〔偽腫瘍切除術、冠動脈バイパス術（CABG）〕

76 歳、男性。気管支喘息、高血圧、前立腺肥大症の既往あり。下腹部の疝痛の精査目的で入院し、胃潰瘍と結腸潰瘍の診断となった。

ECG：洞調律、左室肥大を認める。胸部X線：胸部大動脈陰影の蛇行、弓部大動脈の石灰化、心陰影の拡大、両側下肺野に軽度の気管支周囲影、右中肺葉にすりガラス影を認める。胸部 CT：右冠動脈を囲むように 4.9 cm × 4.6 cm の腫瘍性病変を認め、造影効果を伴う。術式：偽腫瘍切除術、CABG 1 枝（SVG-RCA）。組織学的診断：炎症性偽腫瘍。

（Fig. 6.31, 6.32, 6.33, 6.34, 6.35, 6.36）

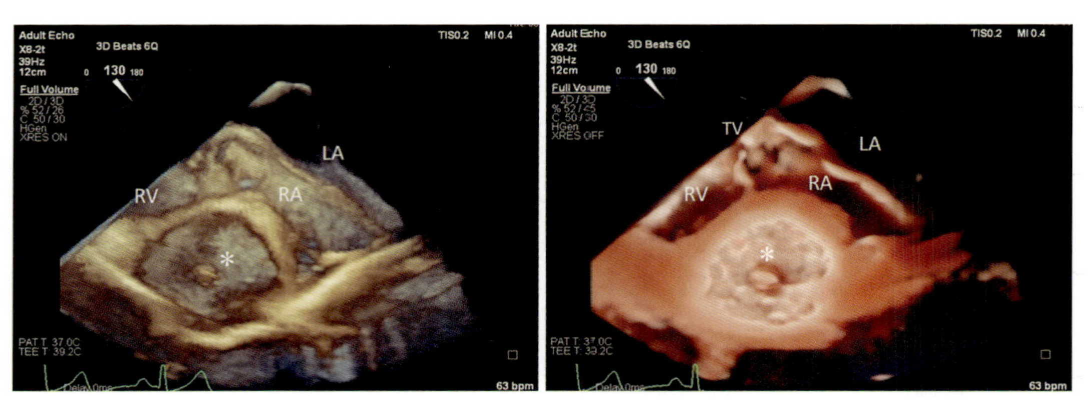

Fig.6.33 TrueVue 3D TEE, bicaval view. RA の後方に球状病変（＊）があり，RA を圧排している（Video 6.23, Video 6.24）.

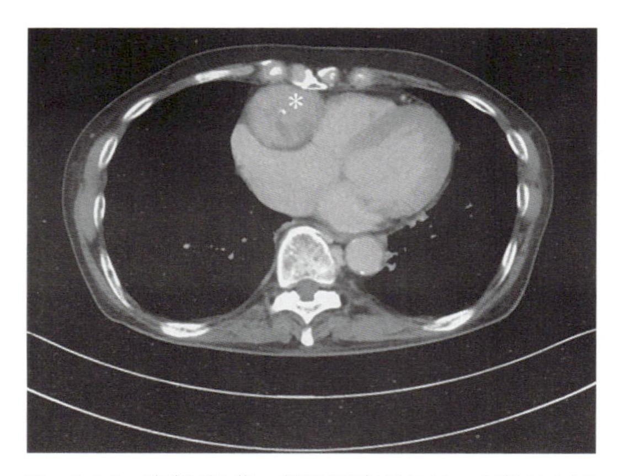

Fig.6.34 胸部 CT 像．縦隔腫瘍があり，内部に右冠動脈を包埋している．右冠動脈の血流は保たれている（＊）が，RA を圧迫している．

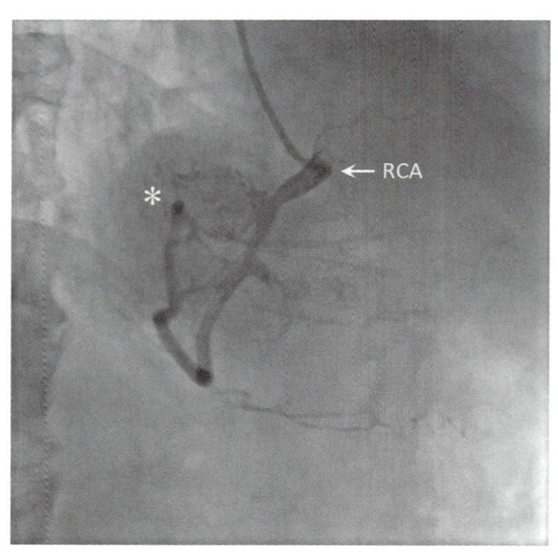

Fig.6.35 冠動脈造影．右冠動脈（RCA）から腫瘍性病変（＊）に向かう栄養血管が分枝している．

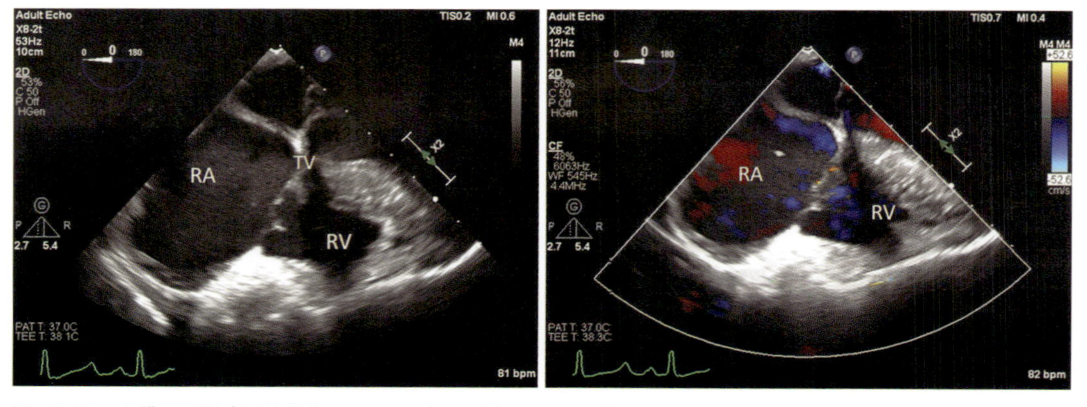

Fig.6.36 心臓周囲腫瘍切除術後．RA の正常な収縮を認める（Video 6.25, Video 6.26）.

6.5　冠動脈瘻孔〔冠動脈-肺動脈瘻孔結紮術〕

63歳、男性。脂質代謝異常症と7年前に指摘された冠動脈瘻孔の既往があり、内服加療されている。数ヶ月前から胸部絞扼感、呼吸促迫、めまいが間欠的に継続しているため受診。

CTアンギオグラフィ：冠動脈-肺動脈瘻孔を4箇所認める。2つは左冠動脈主幹部に起始し、もう2つはLAD近位部に起始し、動脈瘤を形成している。上行大動脈に直径4.1 cmの拡張を認める。冠動脈造影：冠動脈のアテローム性動脈硬化を認め、LADから肺動脈や左心耳（LAA）につながる瘻孔を認め、血液が流入している。術式：冠動脈-肺動脈瘻孔結紮術。（Fig. 6.37, 6.38, 6.39, 6.40, 6.41, 6.42, 6.43）。

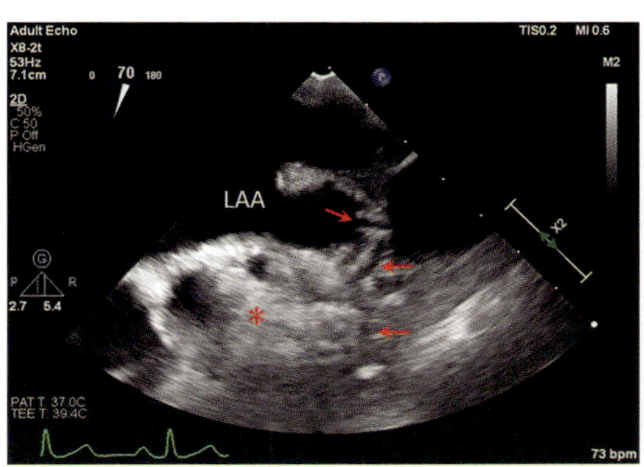

Fig.6.37　2D TEE．冠動脈に複数の瘻孔（矢印）を認め，左心耳（LAA）や肺動脈と交通している．そのうち，少なくとも1箇所は肺動脈主幹部（＊）と交通している．

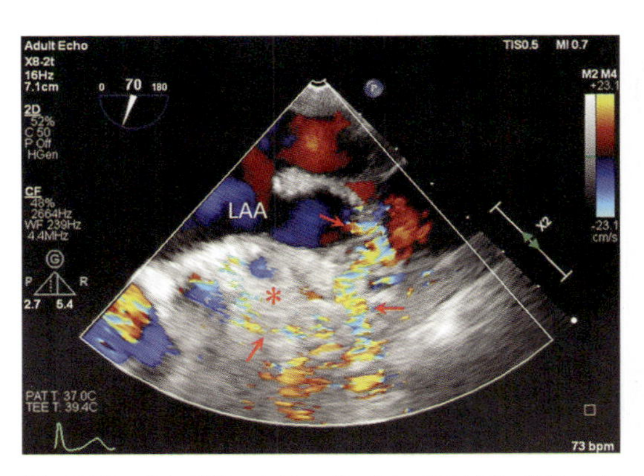

Fig.6.38　2D TEE，カラードプラ．冠動脈に複数の瘻孔（矢印）を認め，LAAや肺動脈と交通している．そのうち，少なくとも1箇所は肺動脈主幹部（＊）と交通している（Video 6.27）．

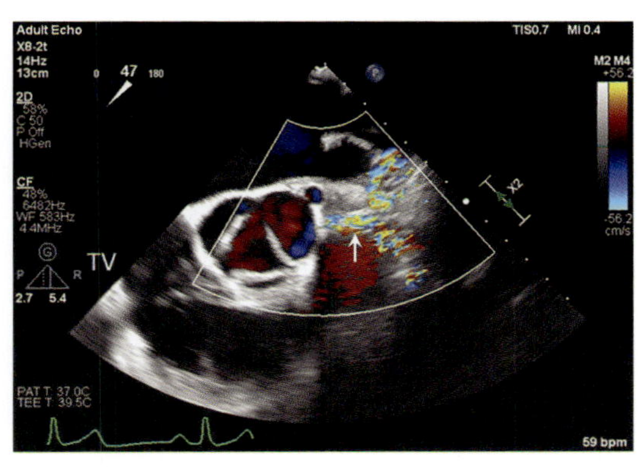

Fig.6.39　2D TEE，カラードプラ．大動脈弁短軸像（AV SAX）．冠動脈-肺動脈瘻孔を認める．瘻孔は大動脈（矢印）から起始している（Video 6.28）．

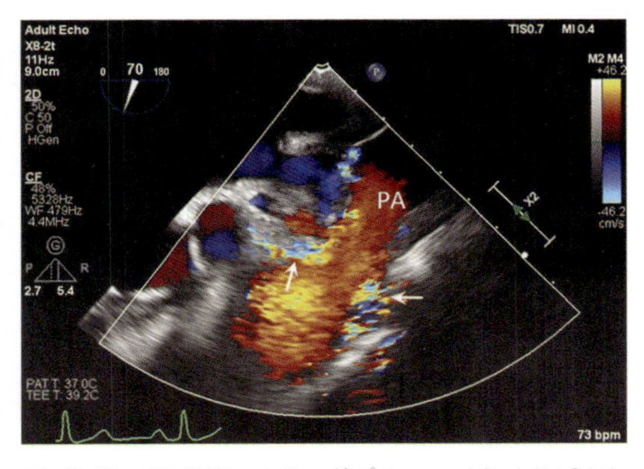

Fig.6.40　2D TEE，カラードプラ．modified AV SAX．冠動脈瘻孔（矢印）の流入部位を複数認める．PA：肺動脈（Video 6.29）．

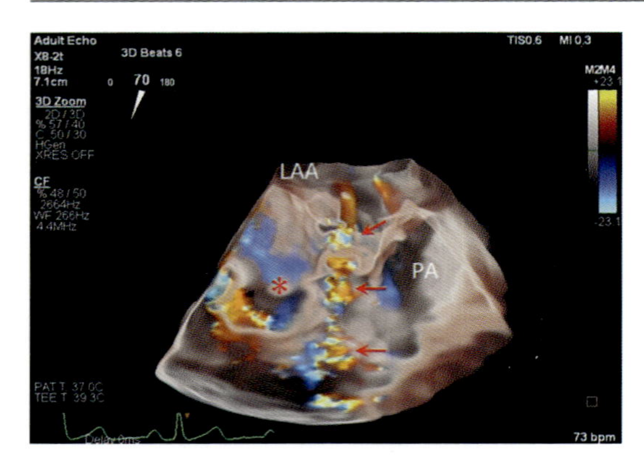

Fig.6.41 TrueVue 3D TEE．冠動脈-肺動脈瘻孔は LAA と複数箇所で交通している（Video 6.30）．

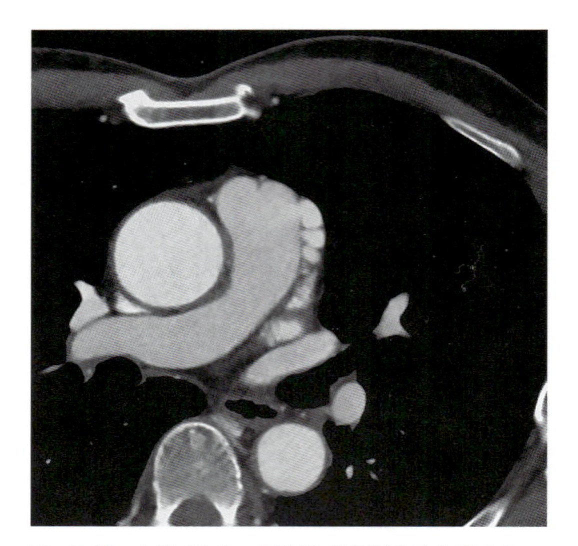

Fig.6.42 心臓 CT 像．冠動脈-肺動脈瘻孔を認める．

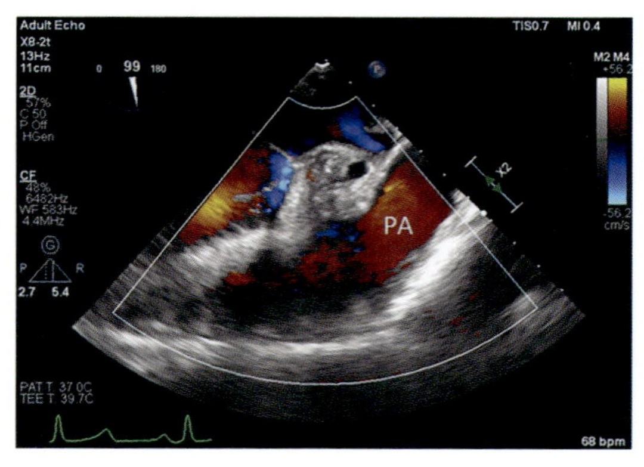

Fig. 6.43 冠動脈-肺動脈瘻孔結紮術後（Video 6.31）．

6.6 心臓移植後
虚血性心室中隔欠損症（VSD）

70 歳、男性。拡張型心筋症（DCM）に対して心臓移植を受けた既往がある。悪寒と軽度の胸部絞扼感を主訴に受診。

ECG：側壁誘導で ST 上昇を認める。血液検査：トロポニン-I 11.096 ng/mL、CK-MB 5.7 ng/mL、hs-CRP 19.30 mg/dL。胸部 X 線：右下肺野に斑状影を認める。ST 上昇型心筋梗塞（STEMI）の診断でアスピリン、チカグレロル、ヘパリンが開始され、アンギオグラフィ目的で入院となった。PCI が行われた数日後、心原性ショックを発症した。経胸壁心エコー（TTE）で心筋梗塞後 VSD が認められた。

（Fig. 6.44, 6.45, 6.46, 6.47, 6.48, 6.49, 6.50）

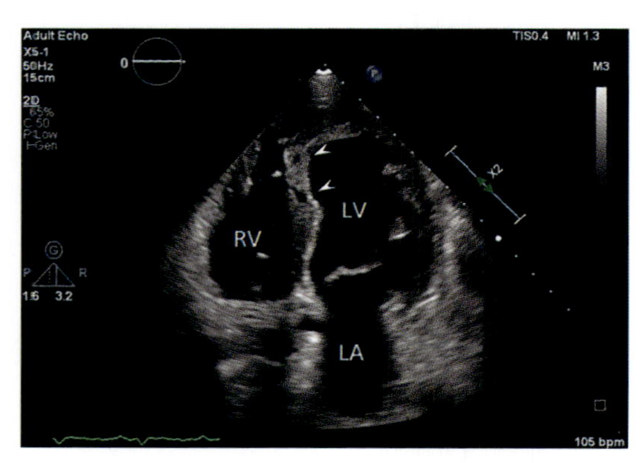

Fig.6.44 2D TTE，4CH．複数の心筋欠損部位（矢印）を認める（Video 6.32）．

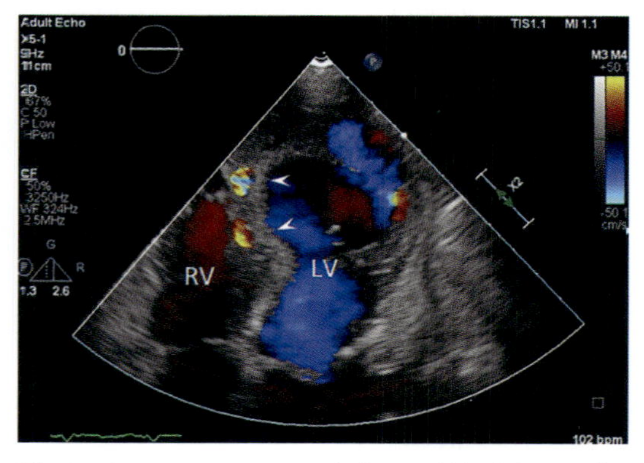

Fig.6.45 2D TTE，カラードプラ．心筋梗塞後 VSD（矢印）を認める（Video 6.33）．

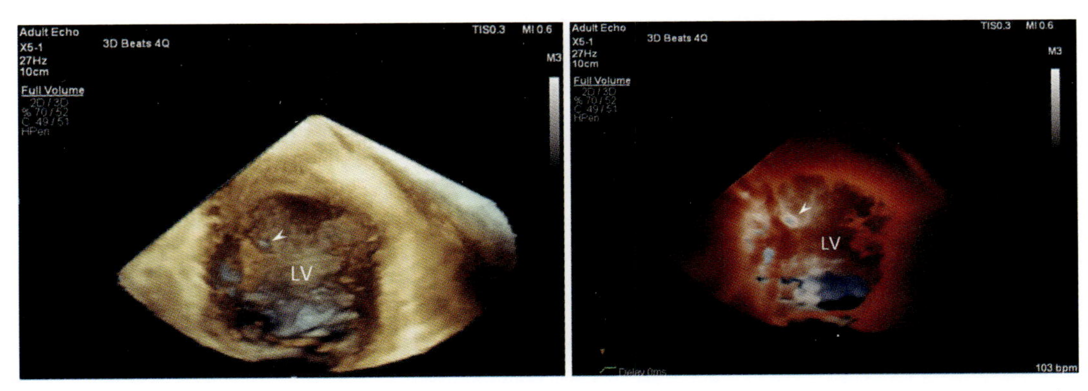

Fig.6.46 3D TTE（左），TrueVue 3D（右）．LV 前壁に心筋欠損部位（矢印）を認める（Video 6.34，Video 6.35）．

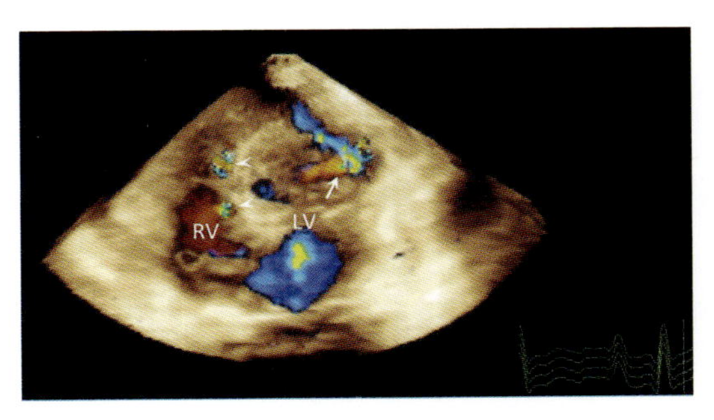

Fig.6.47 3D TTE．LV の前壁から心尖部にかけて複数の心筋欠損部位（矢印）を認める（Video 6.36）．

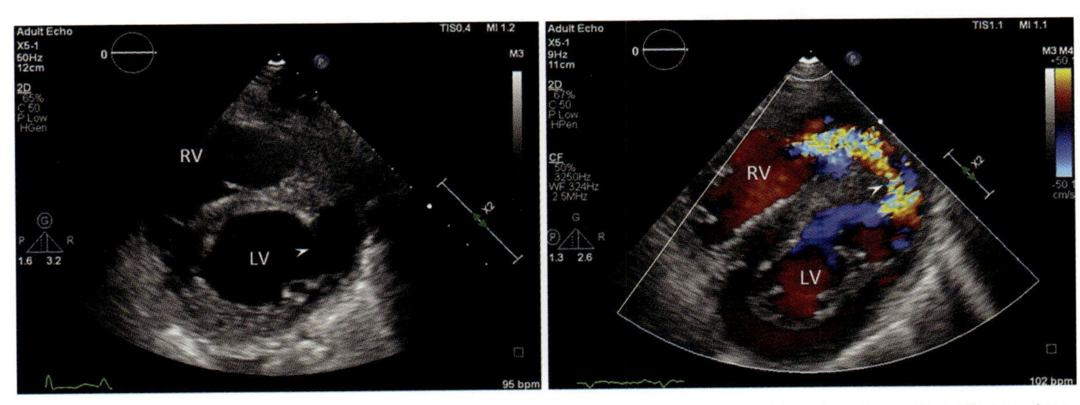

Fig.6.48 2D TTE，短軸像（SAX）．大きな VSD（矢印）を介して LV から RV に流入する高速血流を認める（Video 6.37，Video 6.38）．

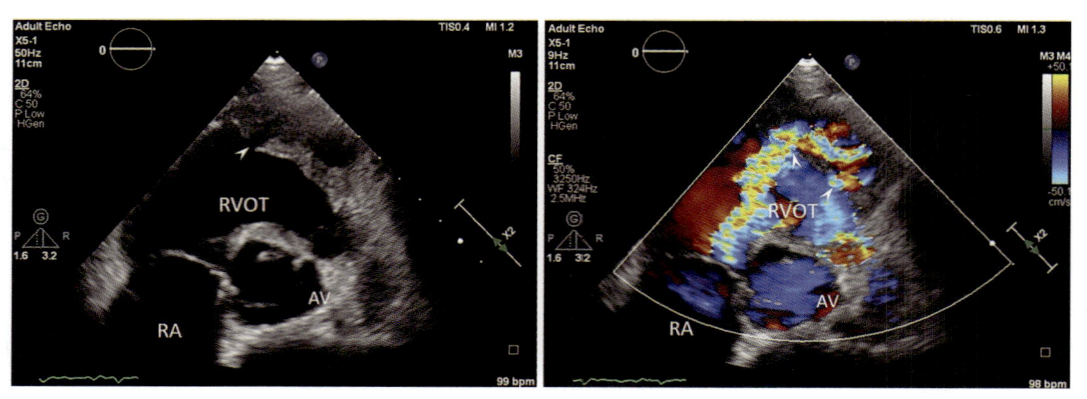

Fig.6.49 2D TTE，AV SAX．左室心尖部に心室瘤が形成され，そこから欠損孔（矢印）を介した左右シャント を認める．RVOT：右室流出路（**Video 6.39**，**Video 6.40**）．

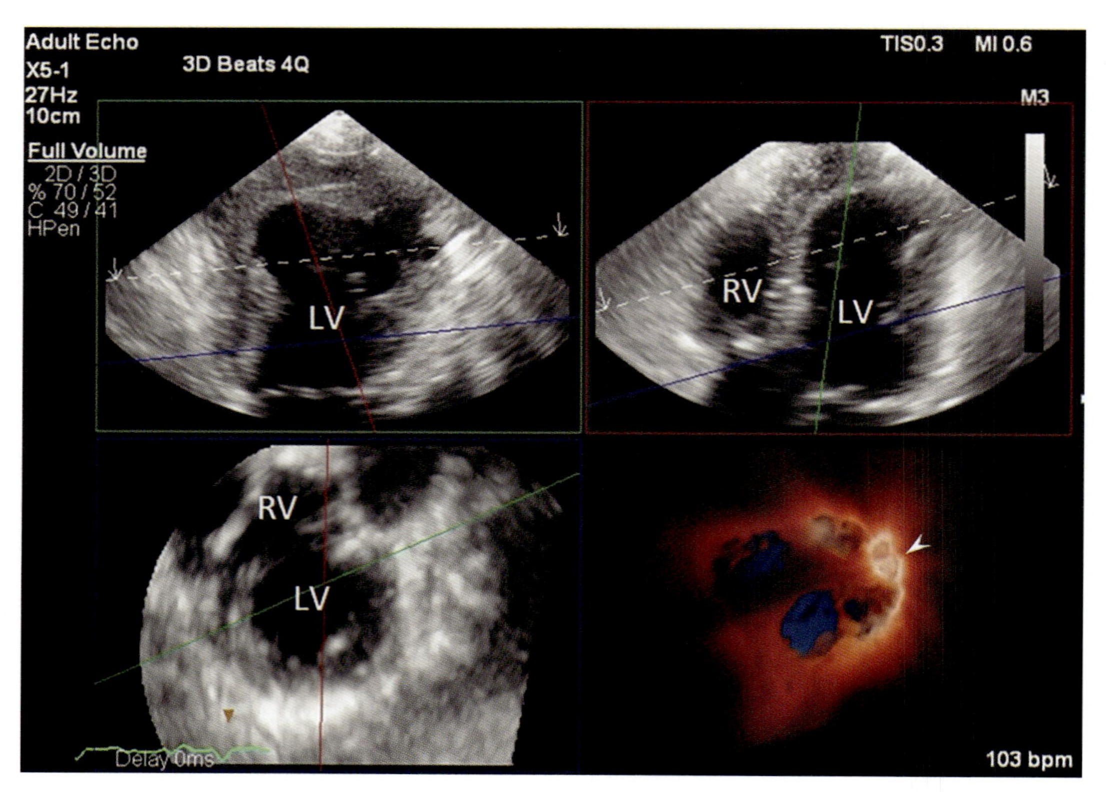

Fig.6.50 TrueVue 3D TTE，多断面再構成像．左心系内腔を描出している．左室心尖部から RV にかけて虚血性 VSD（矢印）を認める（**Video 6.41**）．

Suggested Reading

Baldasare MD, Polyakov M, Laub GW, et al. Percutaneous repair of post-myocardial infarction ventricular septal defect: current approaches and future perspectives. Tex Heart Inst J. 2014;41(6):613–9.

Egbe AC, Poterucha JT, Rihal CS, et al. Transcatheter closure of postmyocardial infarction, iatrogenic, and postoperative ventricular septal defects: the Mayo Clinic experience. Catheter Cardiovasc Interv. 2015;86:1264–70.

Fattouch K, Castrovinci S, Murana G, et al. Relocation of papillary muscles for ischemic mitral valve regurgitation: the role of three-dimensional transesophageal echocardiography. Innovations (Phila). 2014;9(1):54–9.

Gianstefani S, Douiri A, Delithanasis I, et al. Incidence and predictors of early left ventricular thrombus after ST-elevation myocardial infarction in the contemporary era of primary percutaneous coronary intervention. Am J Cardiol. 2014;113(7):1111–6.

Grayburn PA, She L, Roberts BJ, et al. Comparison of transesophageal and transthoracic echocardiographic measurements of mechanism and severity of mitral regurgitation in ischemic cardiomyopathy (from the surgical treatment of ischemic heart failure trial). Am J Cardiol. 2015;116(6):913–8.

Osaki S, Edwards NM, Kohmoto T. Strategies for left ventricular assist device insertion after the dor procedure. J Heart Lung Transplant. 2009;28(5):520–2.

Shabestari MM, Ghaderi F, Hamedanchi A. Transcatheter closure of postinfarction ventricular septal defect: a case report and review of literature. J Cardiovasc Thorac Res. 2015;7(2):75–7.

Trivedi KR, Aldebert P, Riberi A, et al. Sequential management of post-myocardial infarction ventricular septal defects. Arch Cardiovasc Dis. 2015;108(5):321–30.

Zeng X, Nunes MC, Dent J, et al. Asymmetric versus symmetric tethering patterns in ischemic mitral regurgitation: geometric differences from three-dimensional transesophageal echocardiography. J Am Soc Echocardiogr. 2014;27(4):367–75.

Zou H, Zhang Y, Tong J, Liu Z. Multidetector computed tomography for detecting left atrial/left atrial appendage thrombus: a meta-analysis. Intern Med J. 2015;45(10):1044–53.

先天性心疾患 7

Abstract

本章では、大動脈弁下狭窄症、心房中隔欠損症（ASD）や心室中隔欠損症（VSD）の閉鎖栓留置術やパッチ閉鎖術など、先天性心疾患の症例を提示する。

3D 経食道心エコー（TEE）で様々な角度から観察することで、ASD や VSD の正確なサイズ測定や病勢の評価が可能となる。また、術中の偶発的イベントや治療の評価などをすぐに確認でき、必要に応じて外科的処置の追加を提案できる。

7.1 卵円孔開存（PFO）〔閉鎖栓留置術〕

22 歳、男性。漏斗胸に対して手術を受けた既往があり、その際に卵円孔開存（PFO）を指摘されている。胸部不快感、めまいを主訴に受診。

聴診所見：心音整、有意な心雑音なし。ECG：洞性頻脈。術式：閉鎖栓留置術。

（Fig. 7.1, 7.2, 7.3, 7.4, 7.5, 7.6, 7.7, 7.8, 7.9, 7.10）

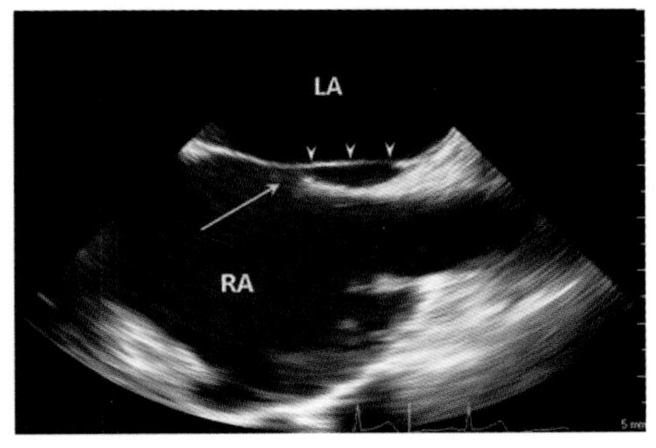

Fjg.7.1 2D TEE, bicaval view. フラップ状の構造物（白矢印）で覆われた卵円孔開存（PFO）（黄矢印）を認める．LA：左房，RA：右房（**Video 7.1**）.

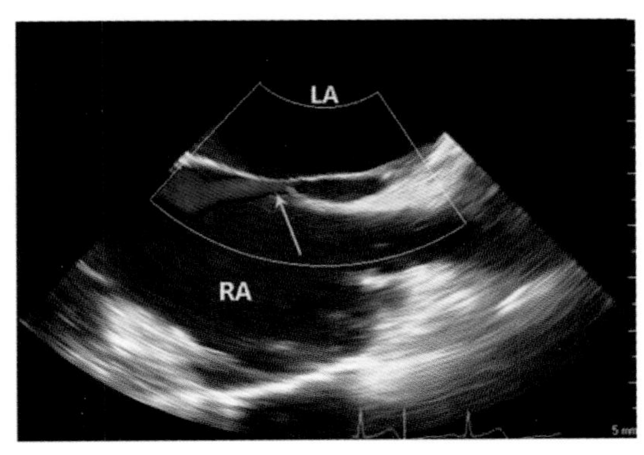

Fig.7.2 2D TEE, カラードプラ, bicaval view. PFO を通過する左右シャント（矢印）を認める（**Video 7.2**）.

Supplementary Information
The online version contains supplementary material available at
https://doi.org/10.1007/978-981-19-6794-8_7

W.-H. Yin, M.-C. Hsiung, *Atlas of Perioperative 3D Transesophageal Echocardiography*,
https://doi.org/10.1007/978-981-19-6794-8_7

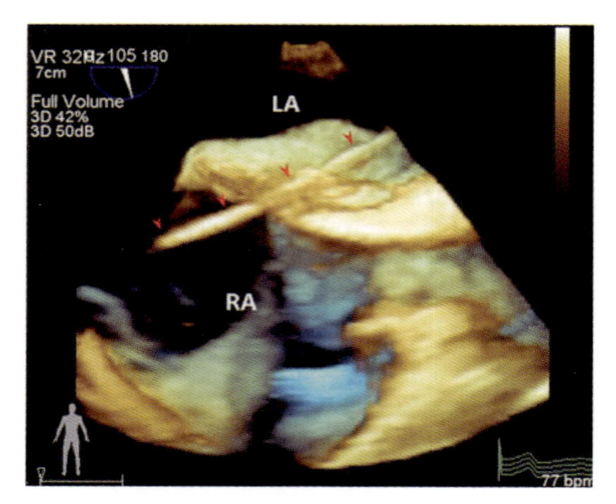

Fig.7.3 3D TEE，bicaval view．閉鎖栓留置中．ガイディングカテーテル（矢印）が PFO を通過している（Video 7.3）．

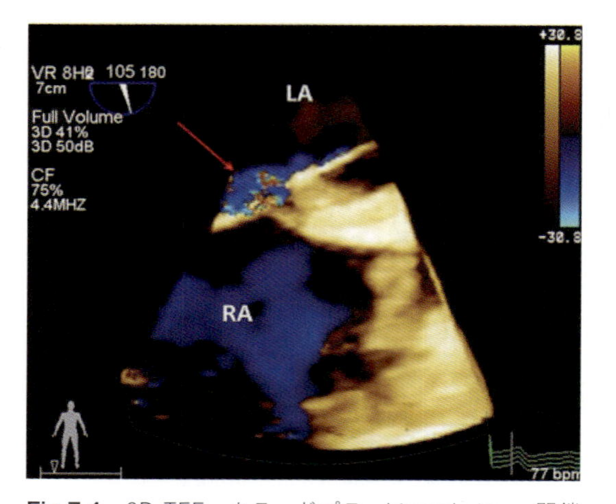

Fig.7.4 3D TEE，カラードプラ，bicaval view．閉鎖栓留置中．ガイディングカテーテルが PFO を通過している．左右シャント（矢印）を認める（Video 7.4）．

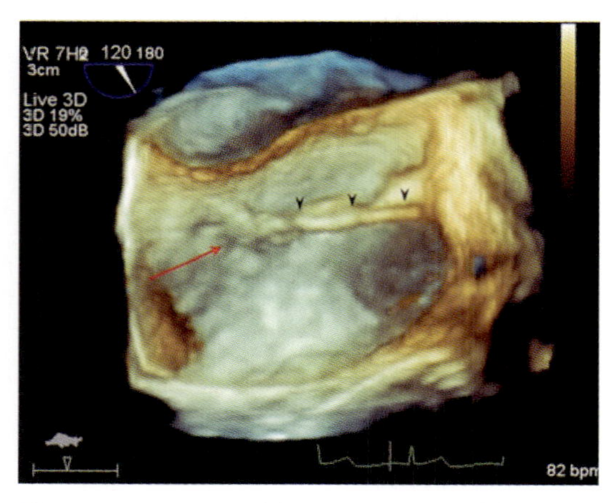

Fig.7.5 3D TEE，LA 側から見ている．閉鎖栓留置中．ガイディングカテーテル（黒矢印）が PFO（赤矢印）を通過している（Video 7.5）．

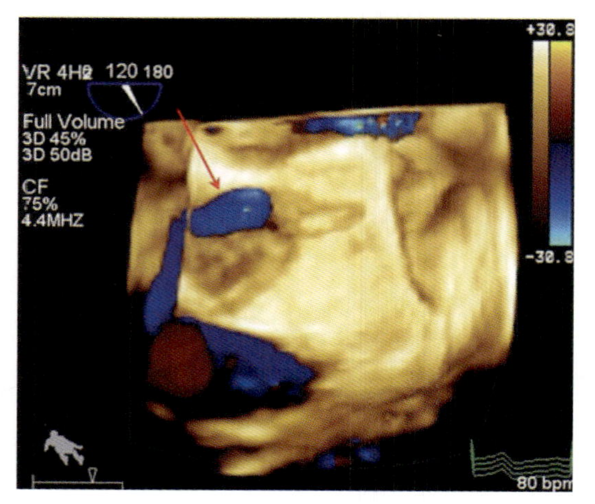

Fig.7.6 3D TEE，カラードプラ，LA 側から見ている．閉鎖栓留置中．PFO（矢印）を通過する左右シャントを認める（Video 7.6）．

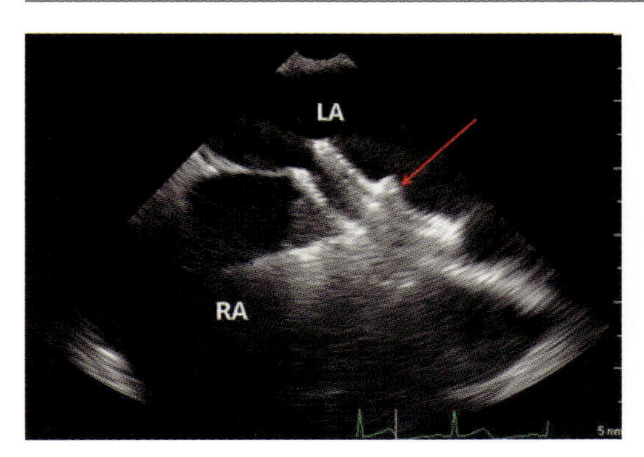

Fig.7.7　2D TEE，bicaval view．閉鎖栓留置後．PFO に閉鎖栓（矢印）が留置されている．

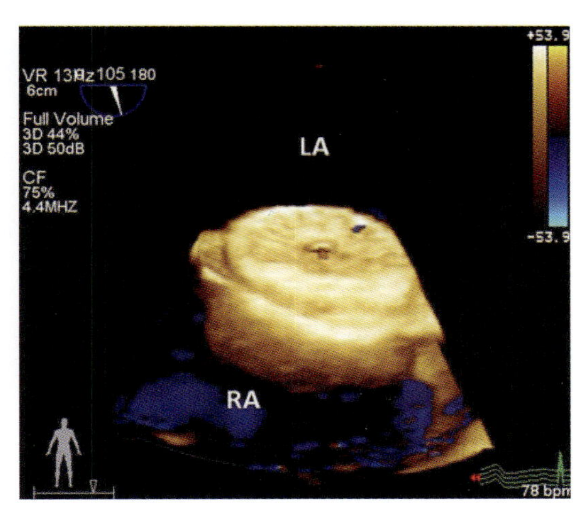

Fig.7.9　3D TEE，bicaval view．閉鎖栓留置後．閉鎖栓は適切に留置されており，残存シャントを認めず（Video 7.8）．

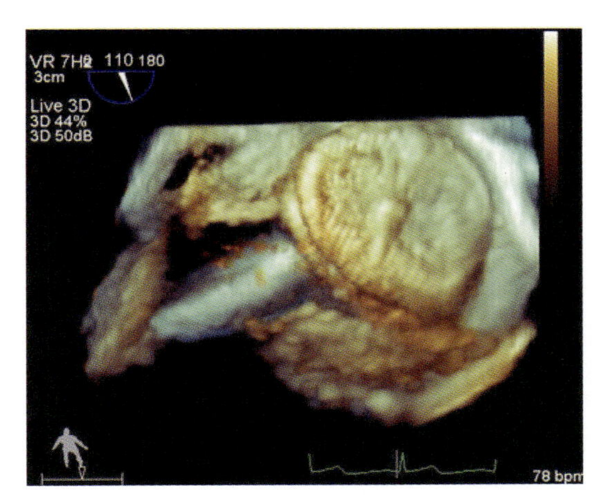

Fig.7.8　3D TEE，LA 側から見ている．閉鎖栓留置後．閉鎖栓は適切に留置されている（Video 7.7）．

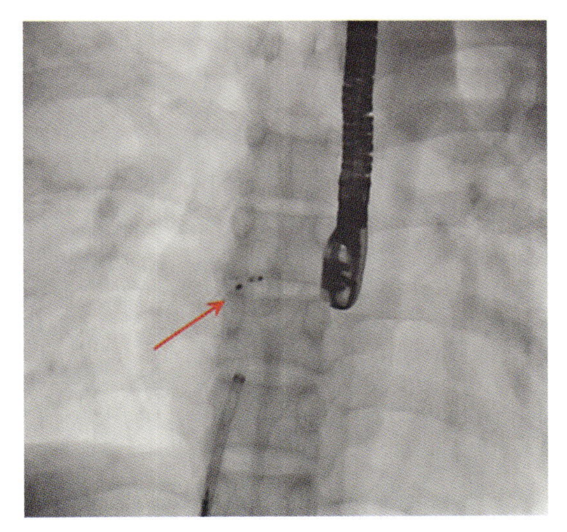

Fig.7.10　X 線透視像．閉鎖栓留置後．閉鎖栓（矢印）は適切に留置されている．

Tips　bicaval view ではエコービームが心房中隔に垂直に当たるため、心房中隔病変を評価する際に鮮明な画像で観察できる。PFO へのカテーテル治療は安全性が高く、PFO による脳梗塞発症を防ぐことができる。

7.2　一次孔欠損型心房中隔欠損症（ASD）〔ASD パッチ閉鎖術〕

48 歳、女性。労作時呼吸困難と胸痛を主訴に受診。

聴診所見：心音整、心尖部で Levine Ⅲ度の収縮期雑音を聴取。ECG：洞調律、不完全右脚ブロックを認める。胸部 X 線：軽度の心陰影拡大を認める。心臓カテーテル検査：ASD と moderate to severe MR（僧帽弁逆流）を認める。術式：ASD パッチ閉鎖術、僧帽弁形成術、三尖弁形成術。

（Fig. 7.11, 7.12, 7.13, 7.14, 7.15, 7.16, 7.17, 7.18, 7.19, 7.20, 7.21, 7.22, 7.23, 7.24, 7.25, 7.26, 7.27, 7.28, 7.29, 7.30, 7.31, 7.32）

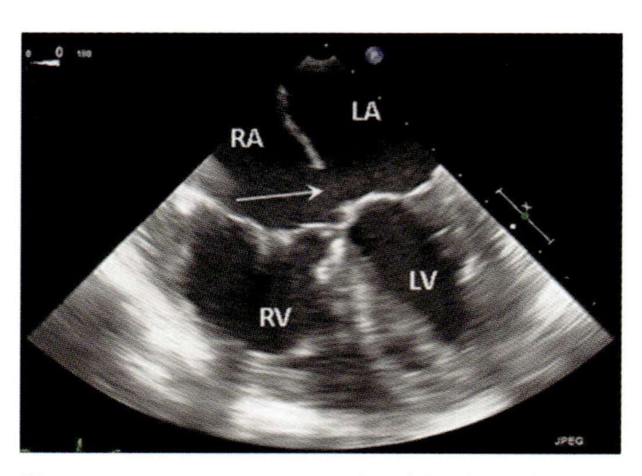

Fig.7.11　2D TEE，4CH．一次孔欠損型心房中隔欠損（ASD）（矢印）を認める．欠損孔は中心線維体に隣接している．RA 拡大，右室（RV）拡大を認める．LV：左室（Video 7.9）．

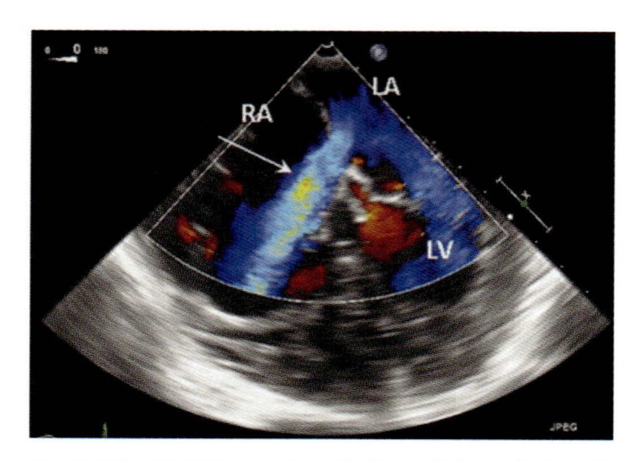

Fig.7.12　2D TEE，カラードプラ，4CH．一次孔欠損型 ASD と左右シャント（矢印）を認める．シャント血流は拡大した RA・RV に流入している（Video 7.10）．

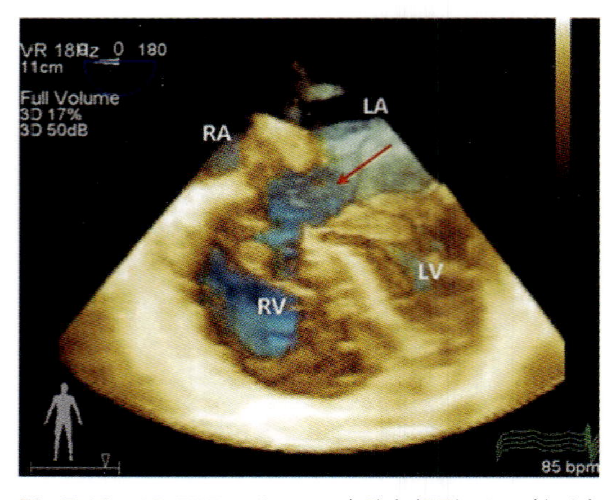

Fig.7.13　3D TEE，4CH．一次孔欠損型 ASD（矢印）を認める．欠損孔は中心線維体に隣接している（Video 7.11）．

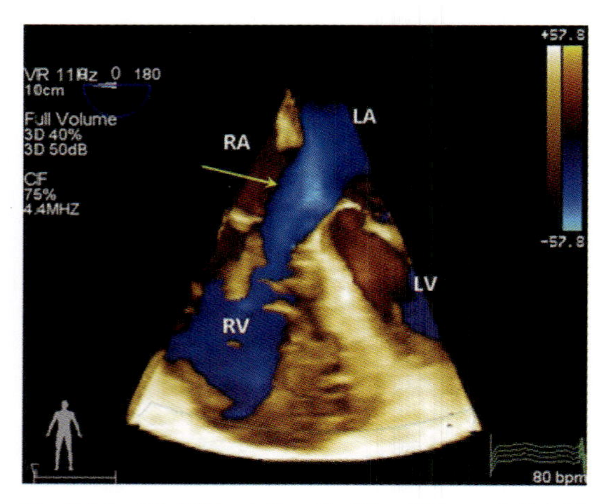

Fig.7.14　3D TEE，カラードプラ，4CH．一次孔欠損型 ASD と左右シャント（矢印）を認める．シャント血流は拡大した RA・RV に流入している（Video 7.12）．

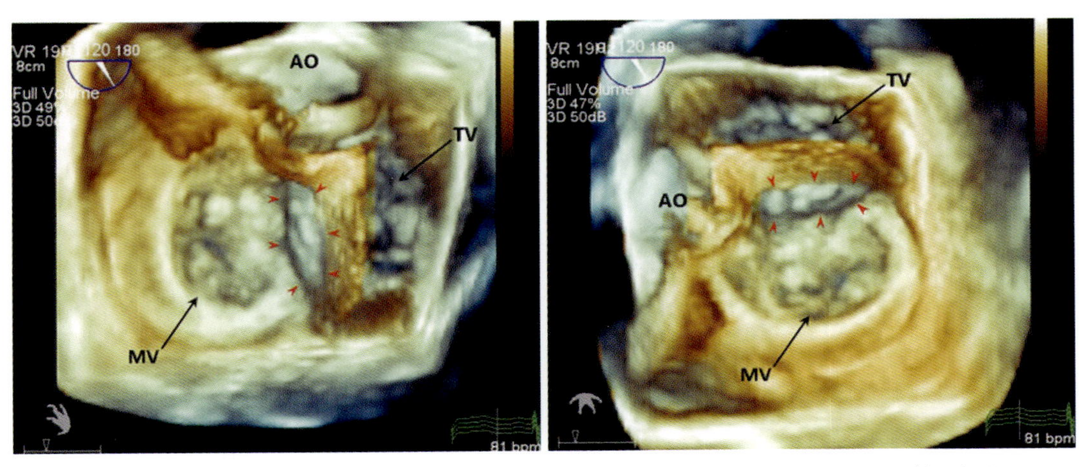

Fig.7.15, Fig.7.16　3D TEE，心房側から見ている．房室接合部に隣接した一次孔欠損型 ASD（矢印）を認める．AO：大動脈，MV：僧帽弁，TV：三尖弁（Video 7.13，Video 7.14）．

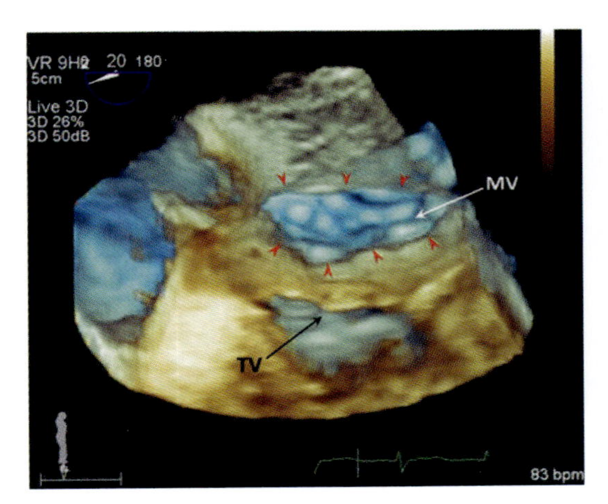

Fig.7.17　3D TEE，RA 側から見ている．房室接合部に隣接した一次孔欠損型 ASD（矢印）を認める（Video 7.15）．

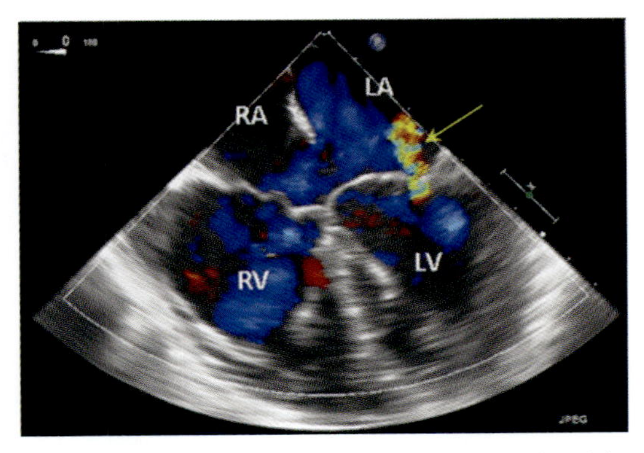

Fig.7.18　2D TEE，カラードプラ，4CH．一次孔欠損型 ASD に関連した僧帽弁異常と moderate to severe MR（矢印）を認める（Video 7.16）．

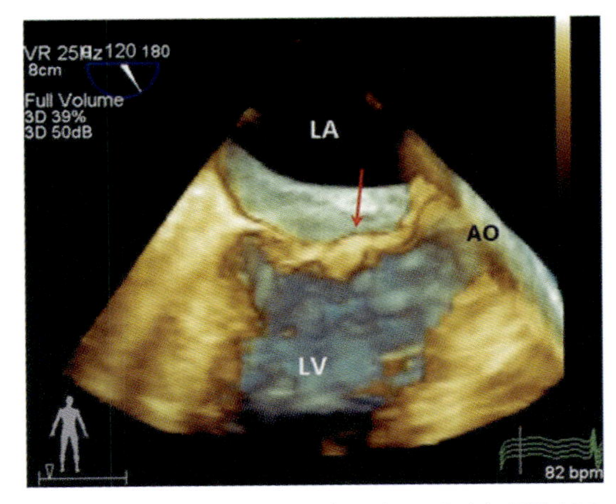

Fig.7.19　3D TEE，長軸像（LAX）．一次孔欠損型 ASD に関連した僧帽弁異常（矢印）を認める（Video 7.17）．

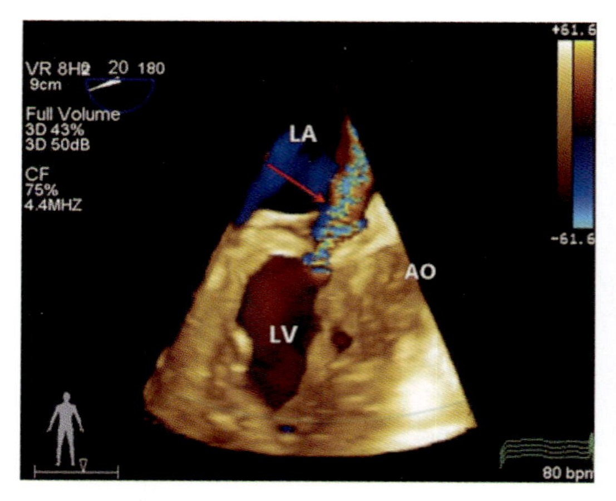

Fig.7.20 3D TEE，カラードプラ，LAX．一次孔欠損型 ASD に関連した僧帽弁異常と moderate to severe MR（矢印）を認める（Video 7.18）．

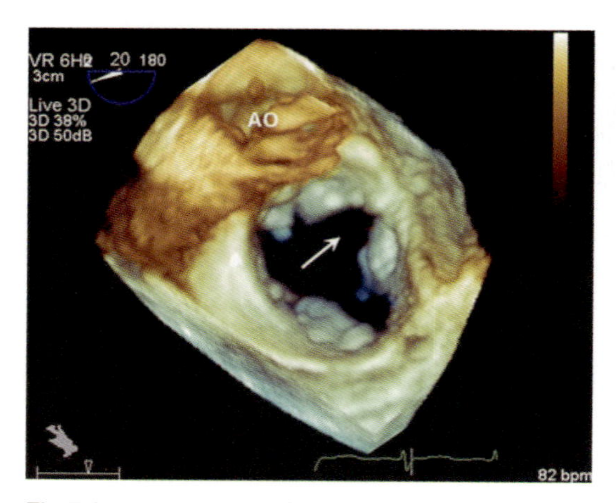

Fig.7.21 3D TEE，正面像．僧帽弁前尖の断裂（矢印）を伴う僧帽弁 cleft を認める（Video 7.19）．

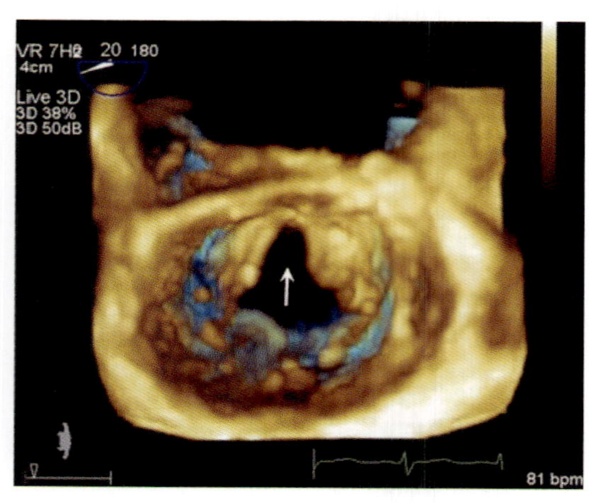

Fig.7.22 3D TEE，心室側から見ている．僧帽弁前尖の断裂（矢印）を伴う僧帽弁 cleft を認める（Video 7.20）．

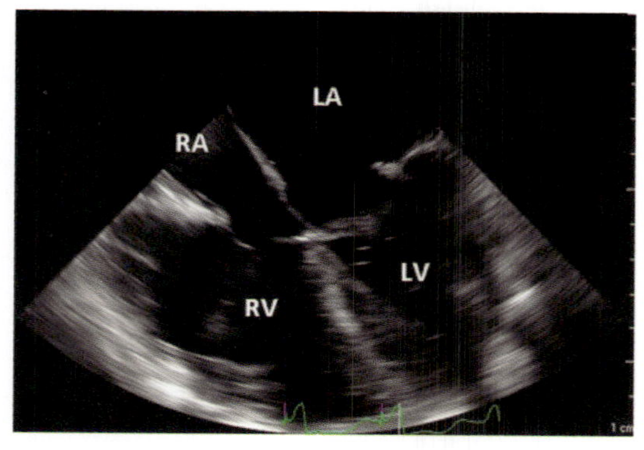

Fig.7.23 2D TEE，4CH．ASD パッチ閉鎖術，僧帽弁形成術，三尖弁形成術後．正常な心房中隔と正常な僧帽弁の開閉を認める（Video 7.21）．

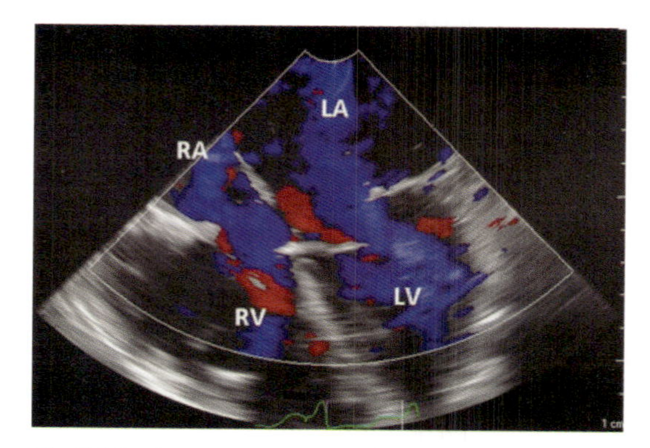

Fig.7.24 2D TEE，カラードプラ，4CH．ASD パッチ閉鎖術，僧帽弁形成術，三尖弁形成術後．ASD と MR の残存血流はごく少量である（Video 7.22）．

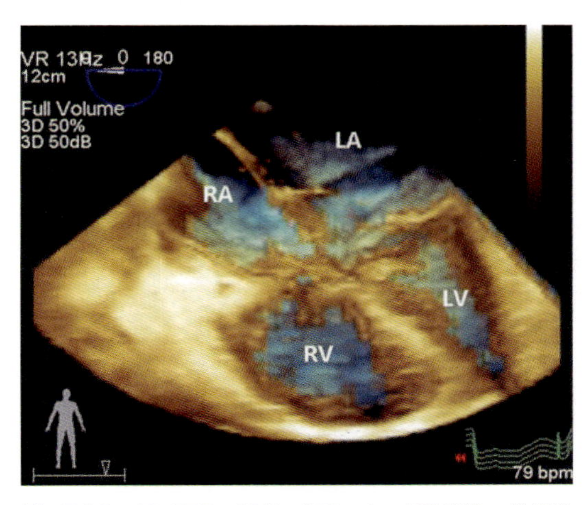

Fig.7.25 3D TEE，4CH．ASD パッチ閉鎖術，僧帽弁形成術，三尖弁形成術後．正常な心房中隔と正常な僧帽弁の開閉を認める（Video 7.23）．

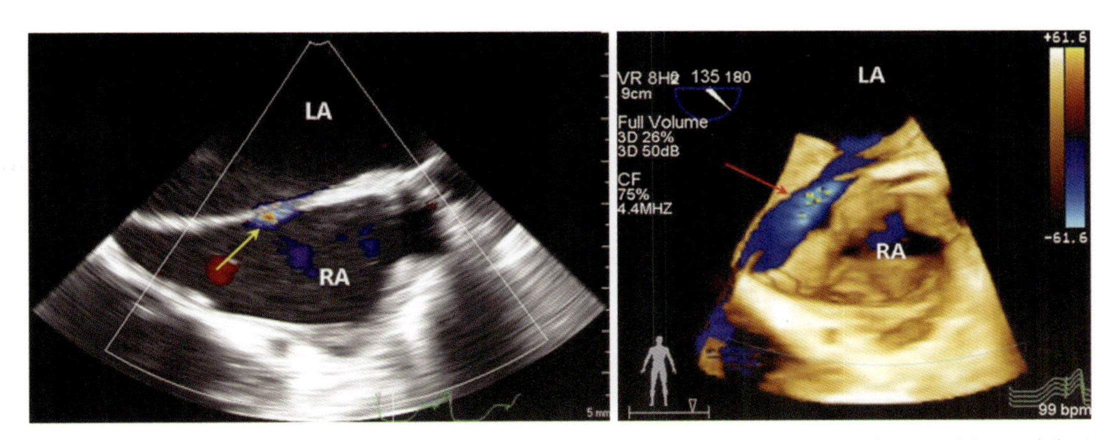

Fig.7.26, Fig.7.27 2D TEE（左），3D TEE（右），カラードプラ．ASD パッチ閉鎖術，僧帽弁形成術，三尖弁形成術後．ASD の残存血流はごく少量である（矢印）（Video 7.24，Video 7.25）．

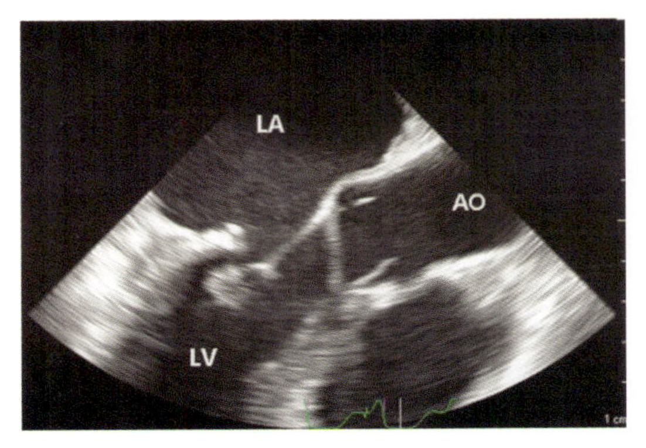

Fig.7.28 2D TEE，LAX．ASD パッチ閉鎖術，僧帽弁形成術，三尖弁形成術後．正常な僧帽弁の開閉を認める．

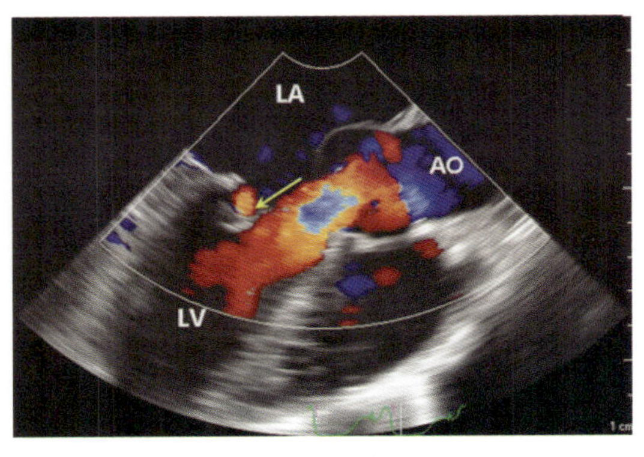

Fig.7.29 2D TEE，カラードプラ，LAX．ASD パッチ閉鎖術，僧帽弁形成術，三尖弁形成術後．MR の残存血流はごく少量である（矢印）．

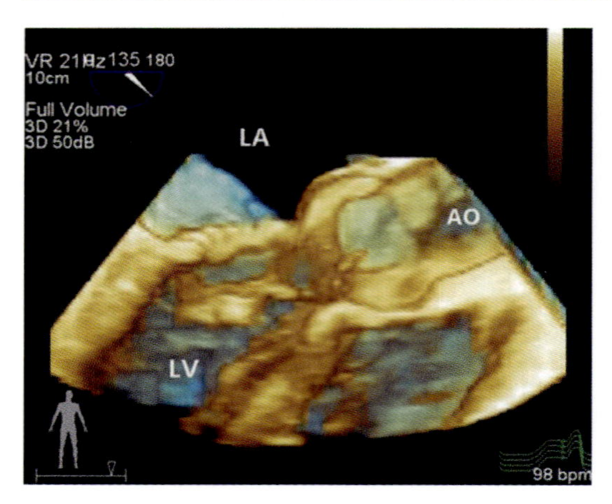

Fig.7.30 3D TEE，LAX．ASD パッチ閉鎖術，僧帽弁形成術，三尖弁形成術後．正常な僧帽弁の開閉を認める（Video 7.26）．

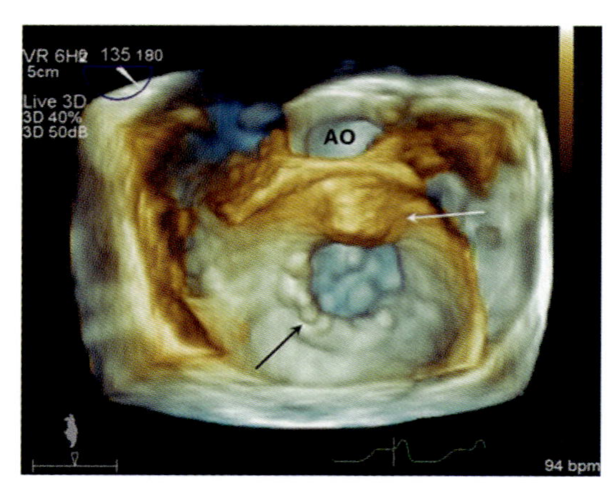

Fig.7.31 3D TEE，正面像．ASD パッチ閉鎖術（白矢印），僧帽弁形成術（黒矢印）後（Video 7.27）．

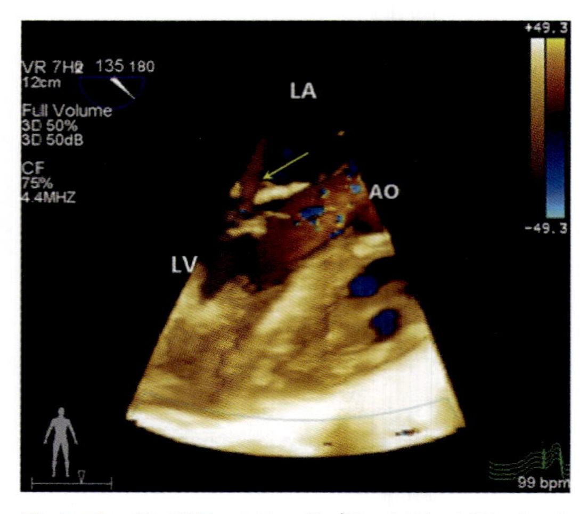

Fig.7.32 2D TEE，カラードプラ，LAX．ASD パッチ閉鎖術，僧帽弁形成術，三尖弁形成術後．MR の残存血流はごく少量である（矢印）（Video 7.28）．

▶**Tips** 僧帽弁 cleft は、3D TEE で心室側からの透亮像で注意深く観察すると視認できる。そこでは cleft 縁に沿った著明な肥厚と線維化を観察できる。

7.3 二次孔欠損型心房中隔欠損症（ASD）〔閉鎖栓留置術〕

89 歳、女性。ASD と高血圧の既往あり。息切れと胸部不快感を主訴に受診。

聴診所見：心音整、左第二肋間で Levine Ⅱ度の収縮期雑音を聴取。ECG：洞性徐脈、1 度房室ブロック、時計方向回転、心筋虚血所見を認める。胸部 X 線：心陰影拡大、両側肺動脈陰影の拡張を認める。心臓カテーテル検査：冠動脈 1 枝病変を認める。術式：閉鎖栓留置術。

（Fig. 7.33, 7.34, 7.35, 7.36, 7.37, 7.38, 7.39, 7.40, 7.41, 7.42, 7.43, 7.44, 7.45, 7.46, 7.47, 7.48, 7.49）

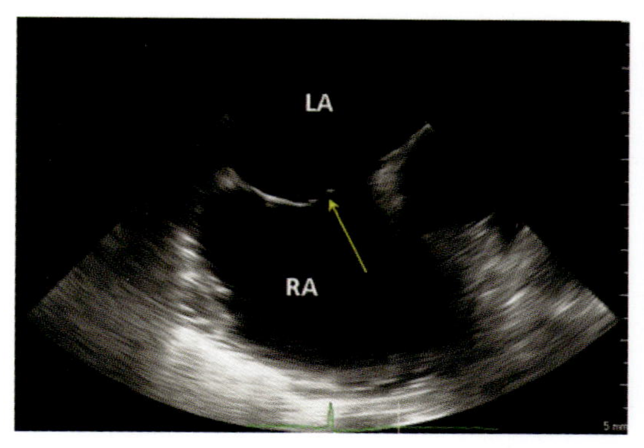

Fig.7.33 2D TEE，短軸像（SAX）．RA の拡大と，心房中隔中央に二次孔欠損型 ASD（矢印）を認める．

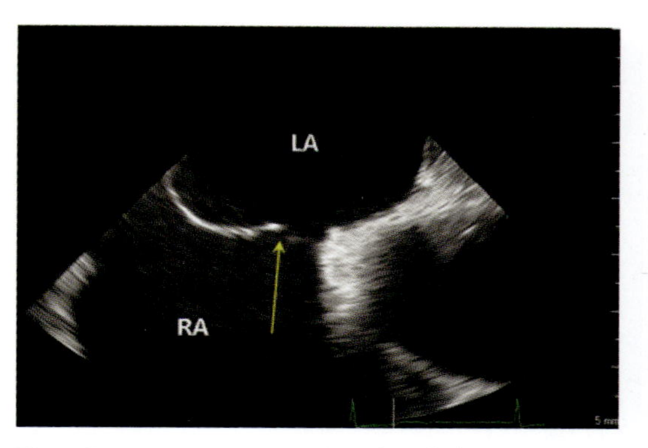

Fig.7.34 2D TEE，SAX．心房中隔中央に二次孔欠損型 ASD（矢印）を認める（Video 7.29）．

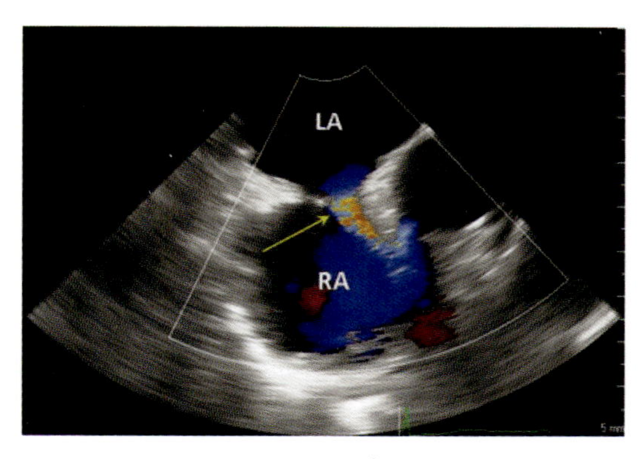

Fig.7.35 2D TEE，カラードプラ，SAX．ASD を通過する左右シャント（矢印）を認める（Video 7.30）．

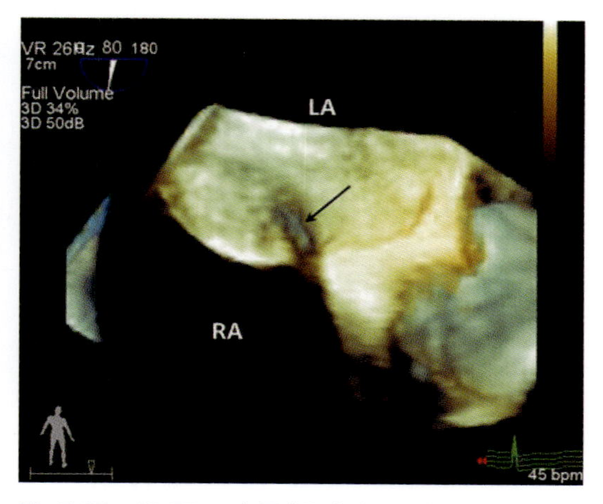

Fig.7.36 3D TEE．心房中隔中央に二次孔欠損型 ASD（矢印）を認める（Video 7.31）．

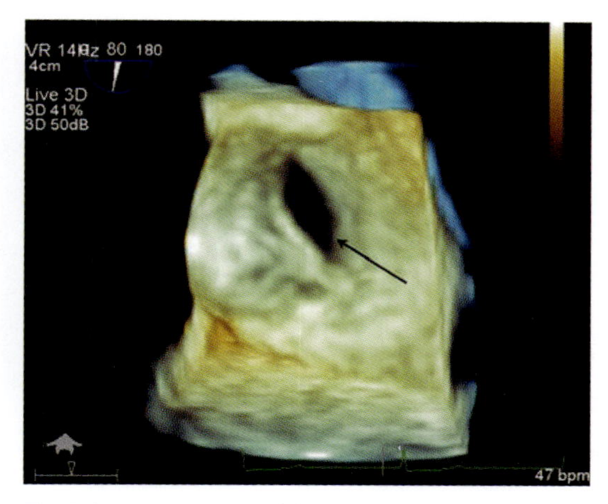

Fig.7.37 3D TEE．LA 側から見ている．心房中隔中央に二次孔欠損型 ASD（矢印）を認める（Video 7.32）．

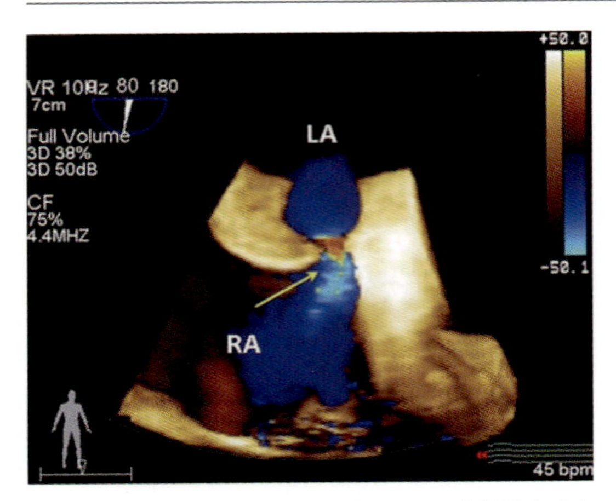

Fig.7.38 3D TEE，カラードプラ．ASDを通過する左右シャント（矢印）を認める（Video 7.33）．

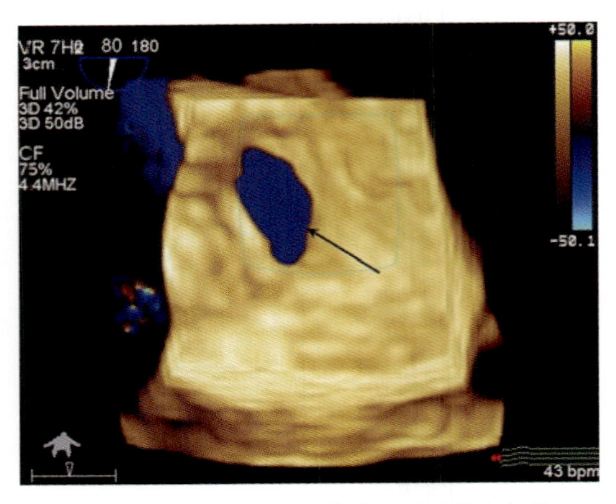

Fig.7.39 3D TEE，カラードプラ，LA側から見ている．ASDを通過する連続性血流（矢印）を認める（Video 7.34）．

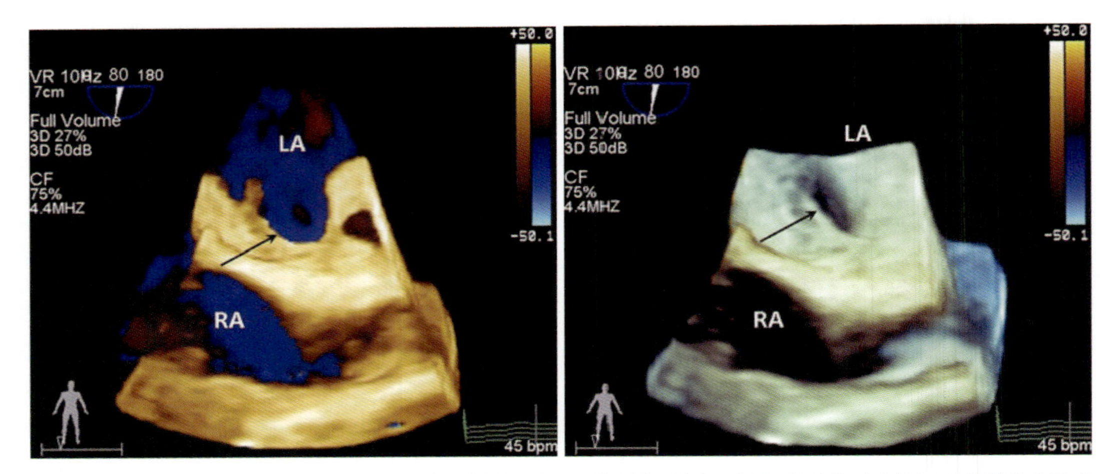

Fig.7.40, Fig.7.41 3D TEE，カラードプラ（左），カラー抑制像（右）．ASD（矢印）を通過する連続性血流を認める（Video 7.35，Video 7.36）．

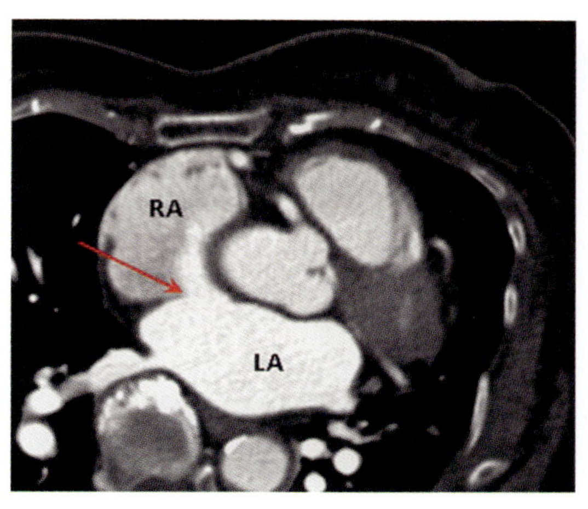

Fig.7.42 胸部造影 CT 像．心房中隔中央に二次孔欠損型 ASD（矢印）を認める．

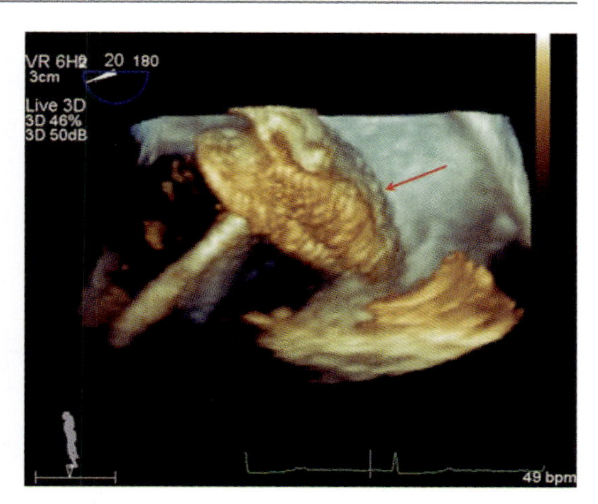

Fig.7.44 3D TEE，LA 側から見ている．閉鎖栓留置中．ASD に閉鎖栓（矢印）が留置されている（Video 7.38）．

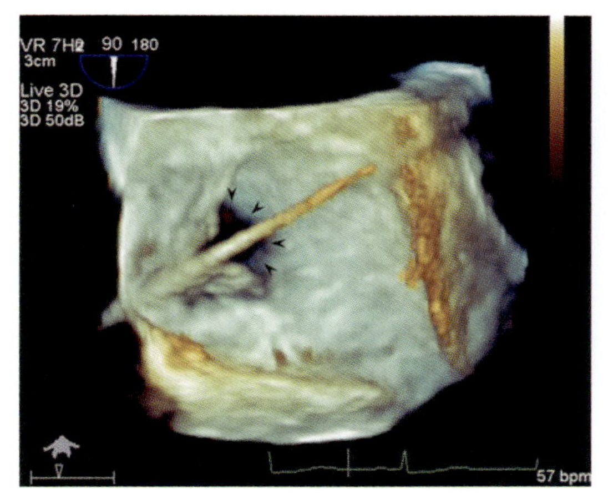

Fig.7.43 3D TEE，LA 側から見ている．閉鎖栓留置中．ガイディングカテーテルが ASD（矢印）を通過している（Video 7.37）．

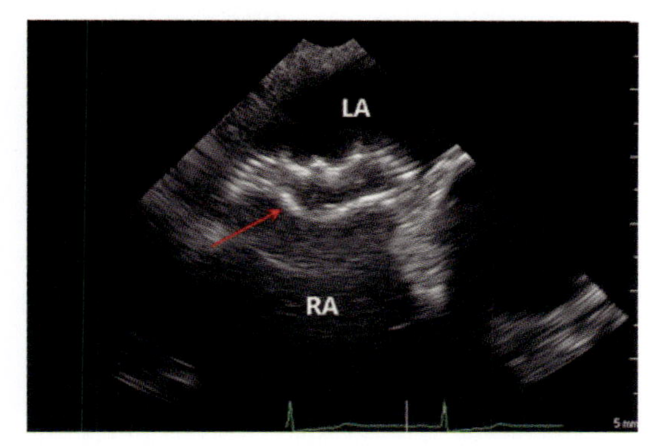

Fig.7.45 2D TEE．閉鎖栓留置後．二次孔欠損型 ASD に閉鎖栓（矢印）が留置されている．

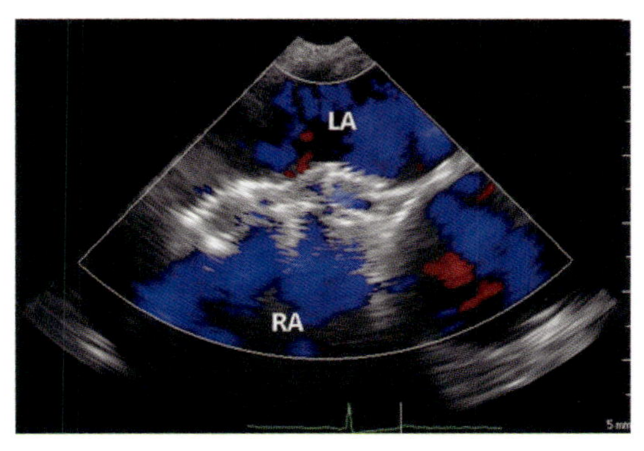

Fig.7.46 2D TEE，カラードプラ．閉鎖栓留置後．残存シャントはごく少量である．

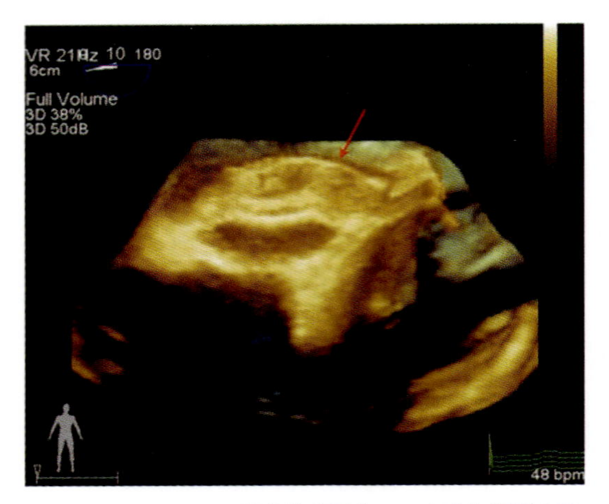

Fig.7.47 3D TEE. 閉鎖栓留置後. 二次孔欠損型 ASD に閉鎖栓（矢印）が留置されている（Video 7.39）.

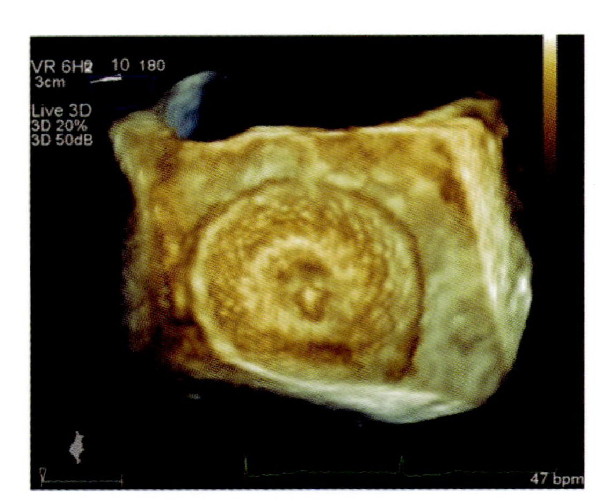

Fig.7.48 3D TEE, LA 側から見ている. 閉鎖栓留置後. 二次孔欠損型 ASD に閉鎖栓が留置されている（Video 7.40）.

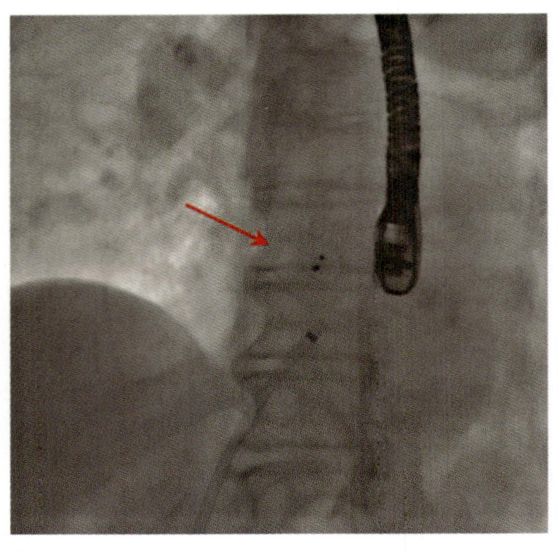

Fig.7.49 X 線透視像. 閉鎖栓留置後. 留置された閉鎖栓（矢印）を認める.

▶ **Tips** 二次孔欠損型 ASD は心房中隔の中央に発生し、経カテーテル的閉鎖栓留置術の良い適応となる。術前に TEE で欠損孔周囲の rim を観察し、閉鎖栓留置術が安全に行えるかを評価する必要がある。

7.4 心房中隔欠損症（ASD）閉鎖栓留置後塞栓症〔ASD パッチ閉鎖術〕

43 歳、男性。二次孔欠損型 ASD（複数欠損孔型）を偶然診断され、精査目的で受診。

聴診所見：心音整、傍胸骨で Levine Ⅱ 度の連続性雑音を聴取。胸部 X 線：心陰影拡大。胸部造影 CT：心房中隔に複数の小さい欠損孔を認める。

開胸による ASD 閉鎖術を患者が拒否したため、経皮的閉鎖栓留置術が予定された。閉鎖栓を 2 つ留置したが、有意なシャント血流を有する欠損孔が残存している。3 つ目の閉鎖栓留置を試みた際、1 つ目の閉鎖栓が外れ、左房内に脱落した。その後、脱落した閉鎖栓は右総腸骨動脈に流出・嵌頓し、末梢側の灌流不全が出現した。閉鎖栓はすぐに経血管的に下行大動脈まで引き戻された。胸骨正中切開下による閉鎖栓摘出術および ASD パッチ閉鎖術に術式変更となった。

（Fig. 7.50, 7.51, 7.52, 7.53, 7.54, 7.55, 7.56, 7.57, 7.58, 7.59, 7.60, 7.61）

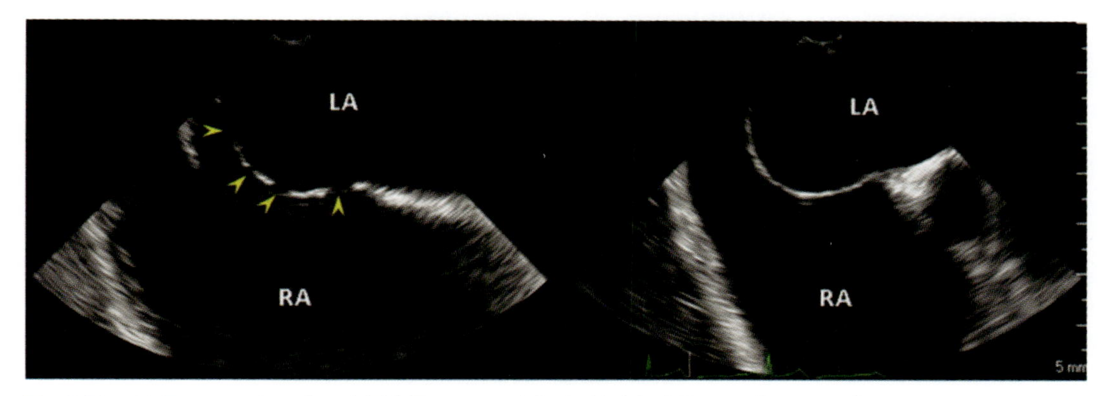

Fig.7.50 2D TEE, X-plane 像．心房中隔に 4 つの欠損孔（矢印）を認める（Video 7.41）.

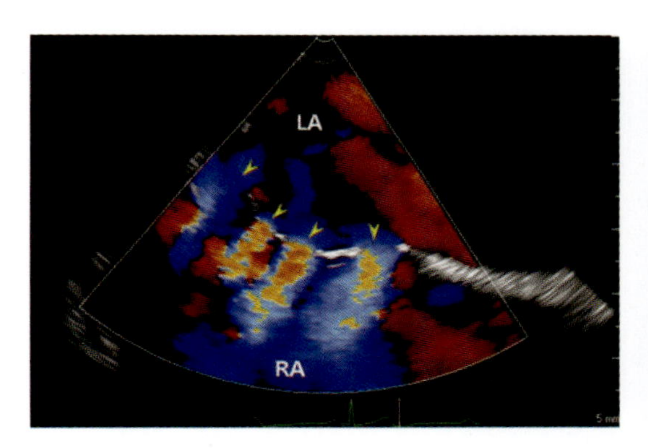

Fig.7.51 2D TEE, カラードプラ, SAX．4 つの ASD と，これらを介した左右シャント（矢印）を認める（Video 7.42）.

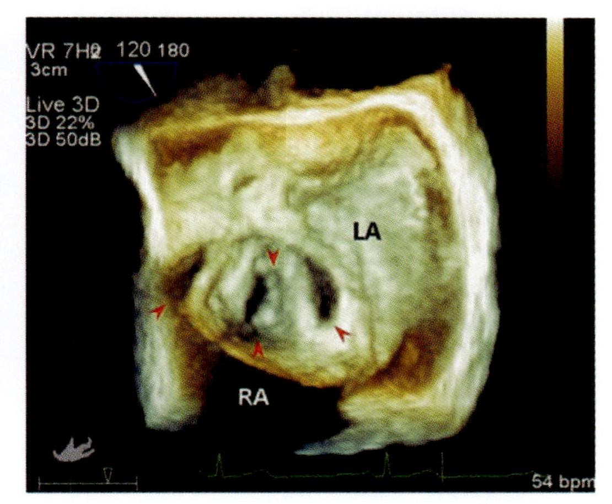

Fig.7.52 3D TEE, LA 側から RA を見ている．心房中隔に 4 つの欠損孔（矢印）を認める（Video 7.43）.

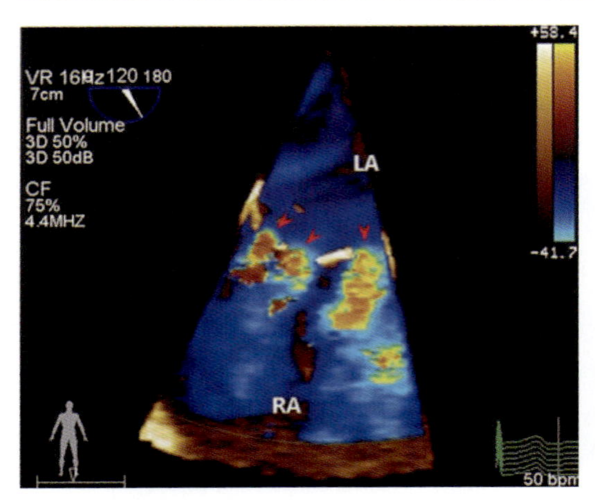

Fig.7.53 3D TEE，カラードプラ，SAX．ASD を介した左右シャント（矢印）を認める（Video 7.44）．

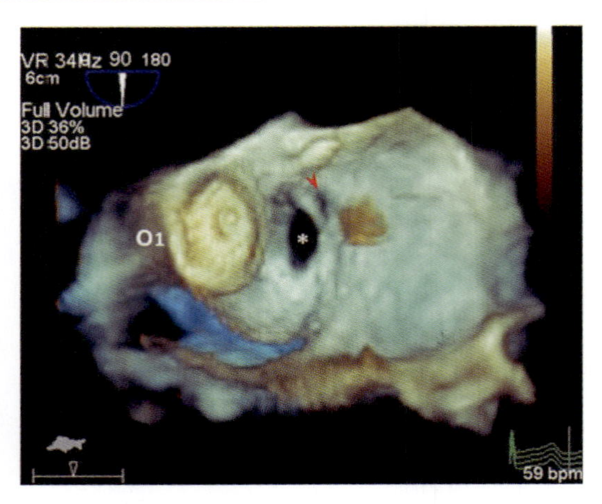

Fig.7.55 3D TEE．閉鎖栓留置中．1 つ目の閉鎖栓（O1）が留置された．未閉鎖の欠損孔（*，矢印）を認める（Video 7.45）．

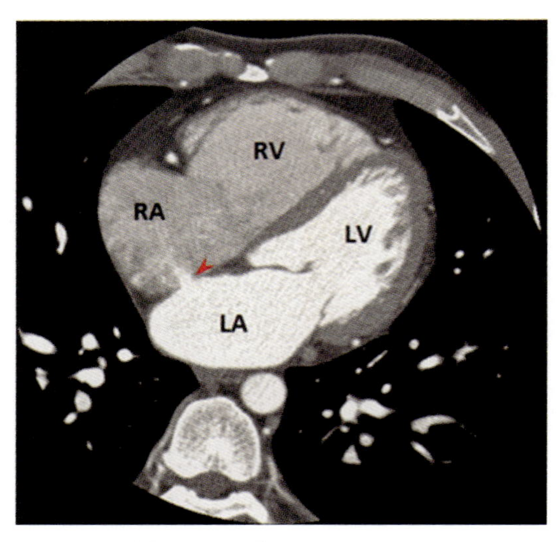

Fig.7.54 胸部造影 CT 像．RA と RV の拡大と，心房中隔に小さな欠損孔（矢印）を認める．

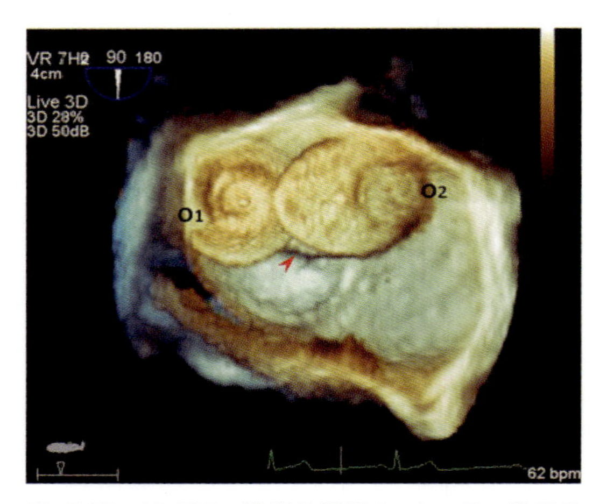

Fig.7.56 3D TEE．閉鎖栓留置中．1 つ目の閉鎖栓（O1），2 つ目の閉鎖栓（O2）が留置された．未閉鎖の欠損孔（矢印）を認める（Video 7.46）．

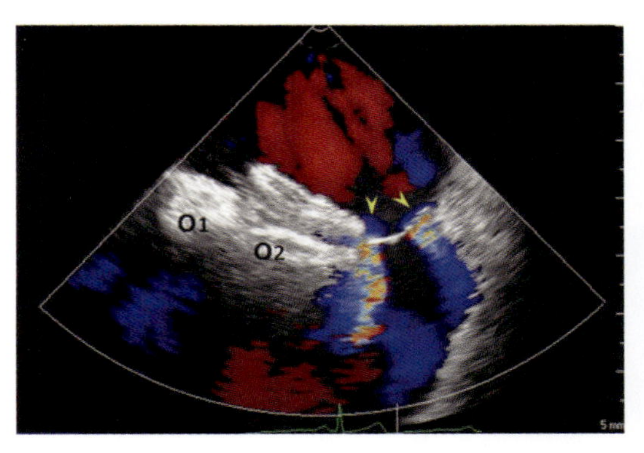

Fig.7.57 2D TEE，カラードプラ．閉鎖栓留置中．1つ目の閉鎖栓（O1），2つ目の閉鎖栓（O2）が留置された．未閉鎖の欠損孔を通過するシャント血流（矢印）を認める（Video 7.47）．

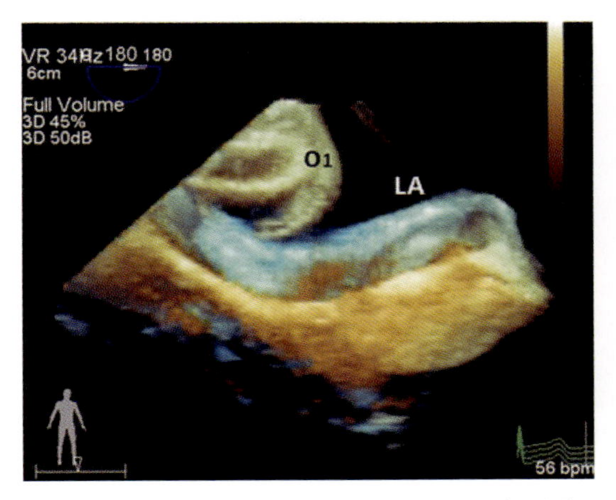

Fig.7.58 3D TEE．3つ目の閉鎖栓の留置を試みた際，1つ目の閉鎖栓（O1）がLA内に脱落している（Video 7.48）．

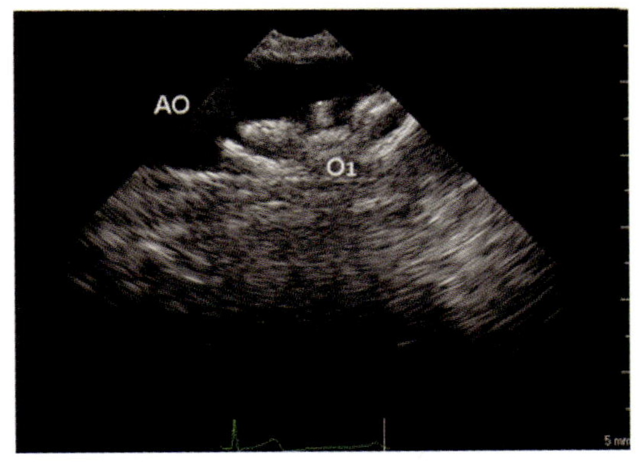

Fig.7.59 2D TEE．下行大動脈内に閉鎖栓（O1）を認める．

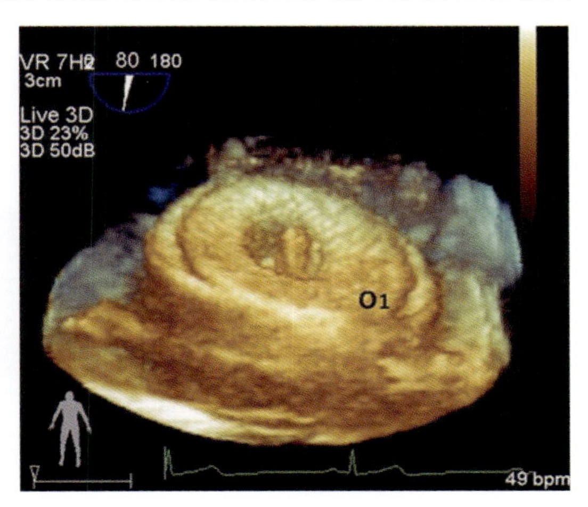

Fig.7.60 3D TEE．下行大動脈内に閉鎖栓（O1）を認める．

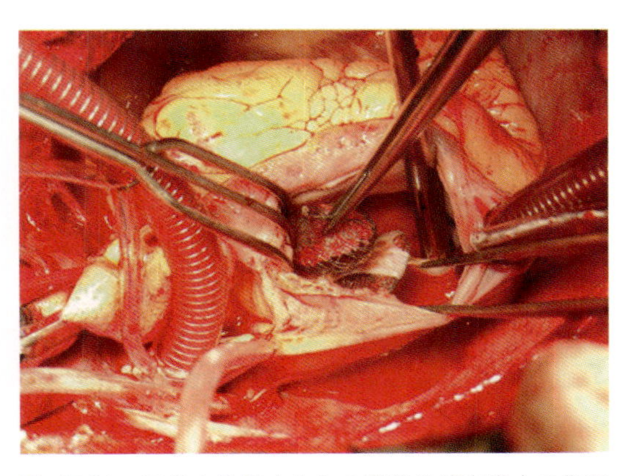

Fig.7.61 下行大動脈内からの閉鎖栓摘出術中の術野像．

▶**Tips** ASDへの閉鎖栓留置術は広く一般的に行われている。しかし、①ASDが十分に大きくない、②欠損孔が多過ぎる、③十分なrimが存在しない場合、閉鎖栓留置術の適応とはならない。

7.5 室上稜上部欠損型心室中隔欠損症（VSD）〔VSDパッチ閉鎖術〕

45歳、男性。労作時の胸部絞扼感と呼吸困難を主訴に受診。

聴診所見：心音整、胸骨左下縁と肺動脈弁領域でLevine Ⅲ度の汎収縮期雑音を聴取。ECG：洞調律、完全右脚ブロックを認める。心臓カテーテル検査：左前下行枝（LAD）の心筋ブリッジと VSD を認める。術式：VSD パッチ閉鎖術。

（Fig. 7.62, 7.63, 7.64, 7.65, 7.66, 7.67, 7.68, 7.69, 7.70, 7.71, 7.72, 7.73）

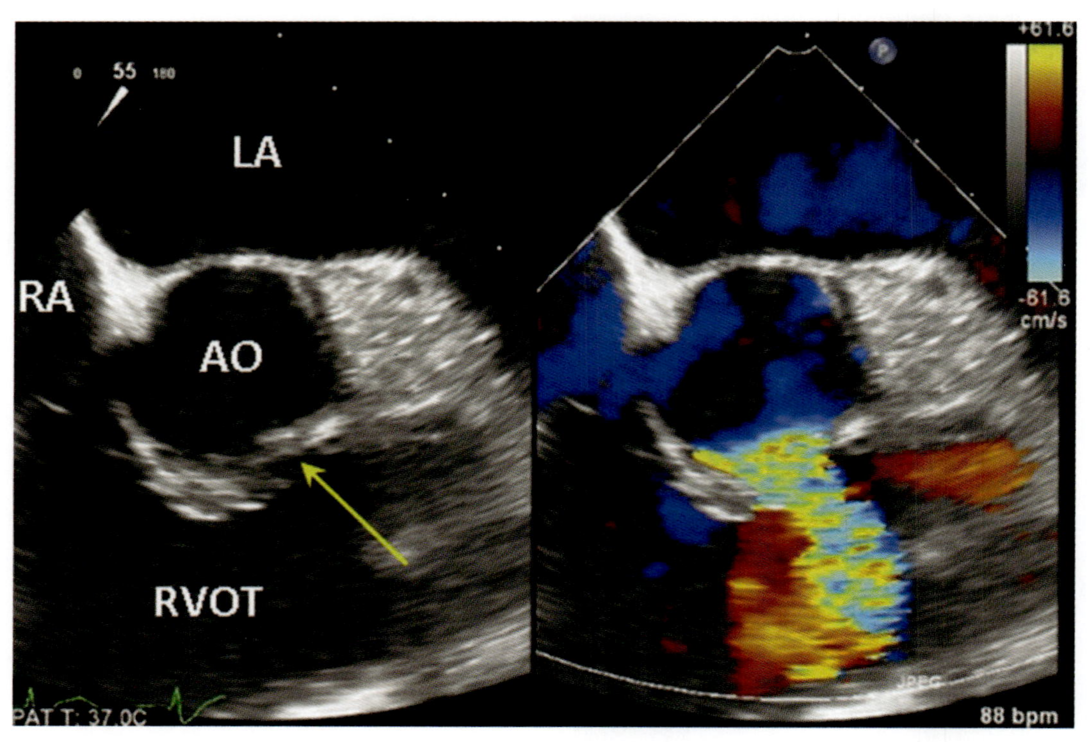

Fig.7.62 2D TEE，カラードプラ，SAX．室上稜上部欠損型 VSD（矢印）を認める．左室流出路（LVOT）から右室流出路（RVOT）に流れるシャント血流を認める（Video 7.49）．

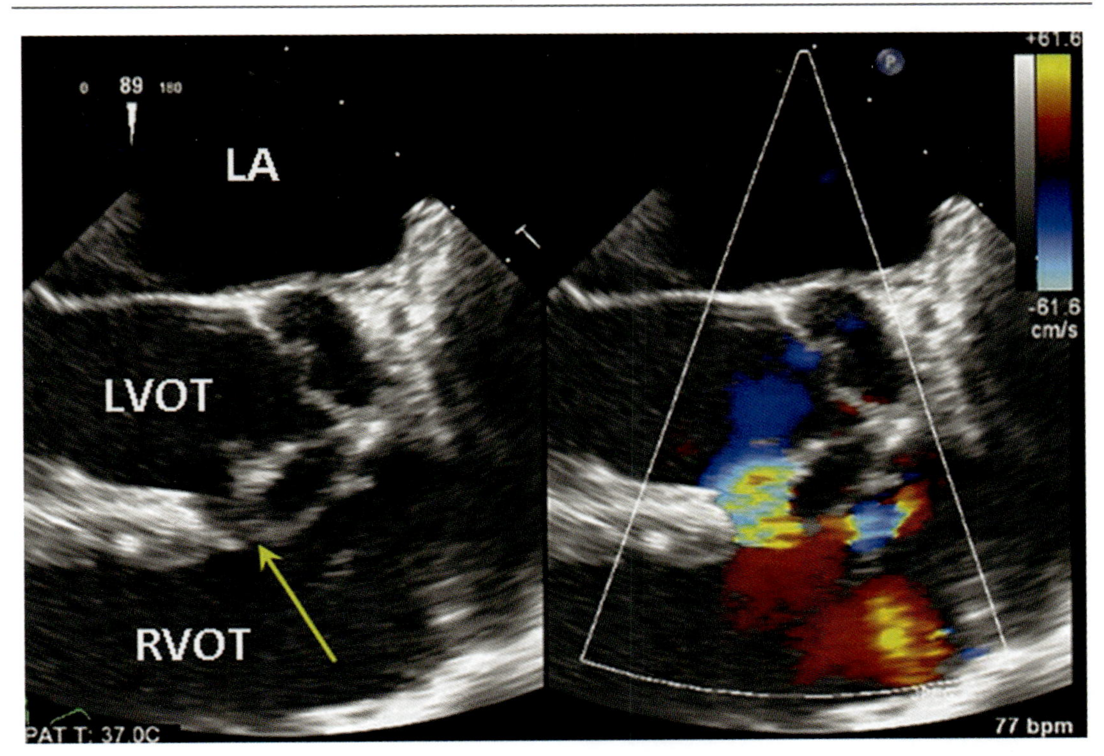

Fig.7.63 2D TEE，カラードプラ，modified LAX．大動脈弁直下に発生した室上稜上部欠損型 VSD（矢印）を認める．LVOT から RVOT に流れるシャント血流を認める（Video 7.50）．

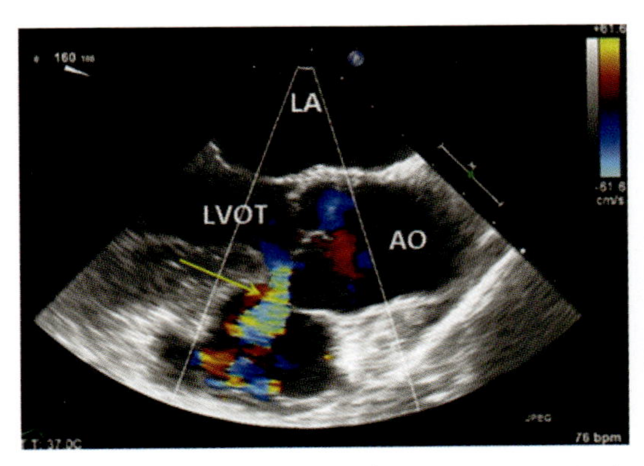

Fig.7.64 2D TEE，カラードプラ，modified LAX．大動脈弁直下に発生した室上稜上部欠損型 VSD（矢印）を認める．LVOT から RVOT に流れるシャント血流を認める（Video 7.51）．

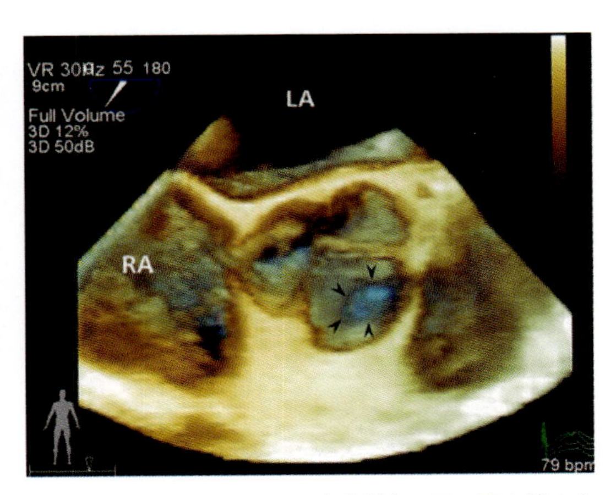

Fig.7.65 3D TEE，SAX．大動脈弁の下，室上稜の上部に VSD（矢印）を認める（Video 7.52）．

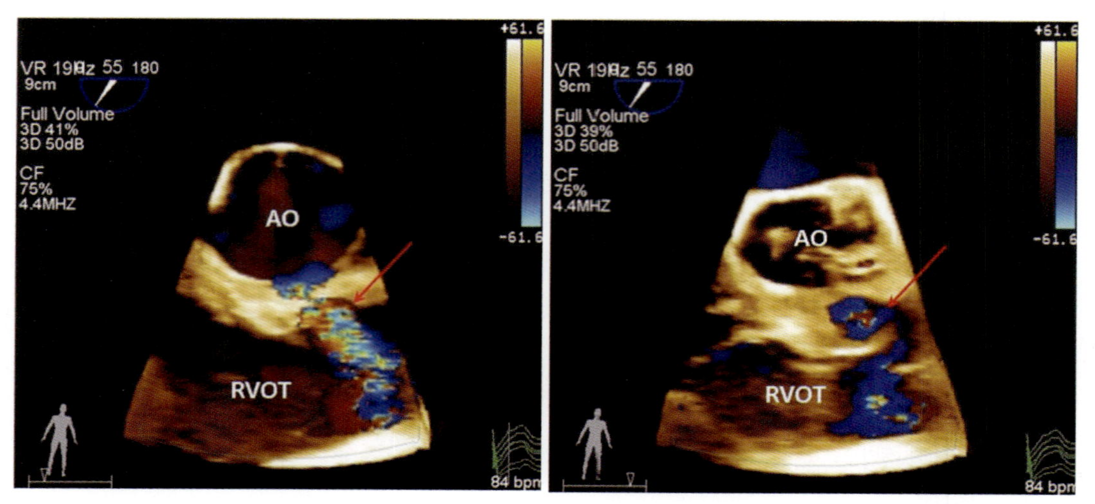

Fig.7.66, Fig.7.67 3D TEE，カラードプラ，SAX，収縮期（左），拡張期（右）．VSD を介した連続性の左右シャント（矢印）を認める（**Video 7.53**）．

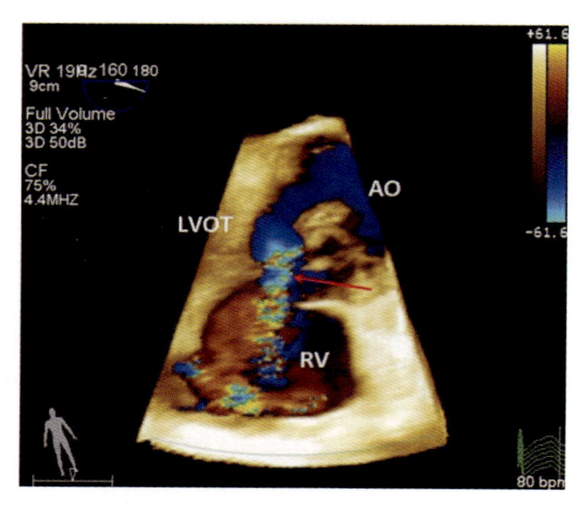

Fig.7.68 3D TEE，カラードプラ，modified LAX．VSD を介した左右シャント（矢印）を認める（**Video 7.54**）．

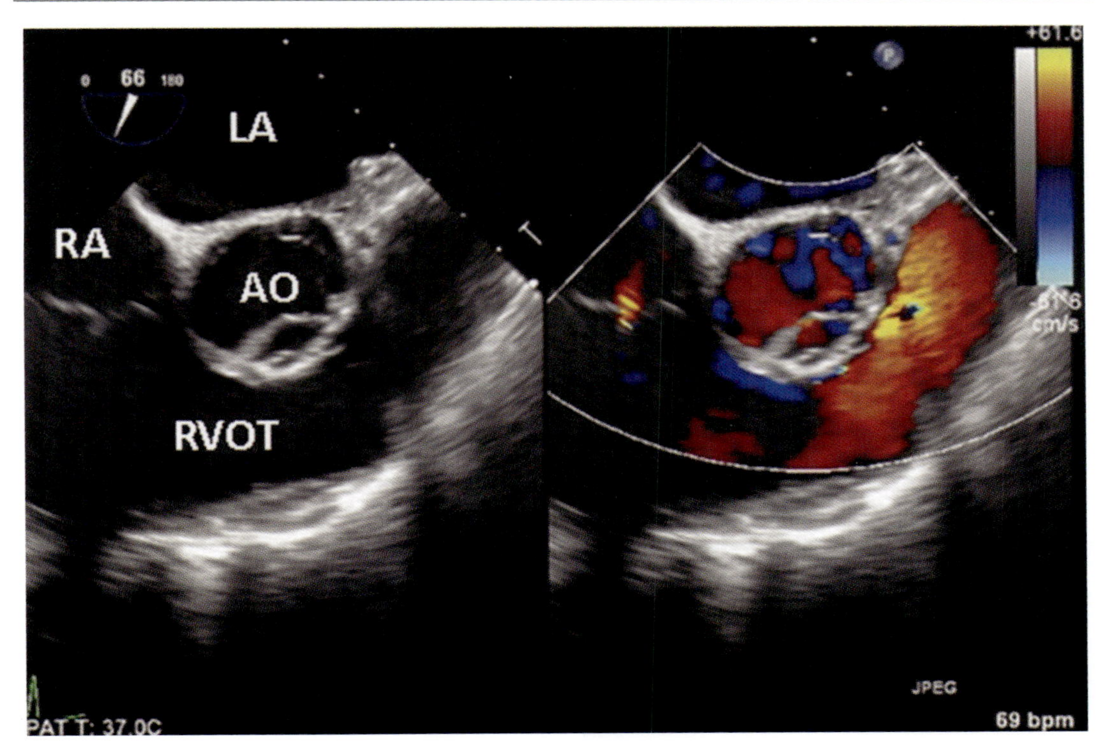

Fig.7.69　2D TEE，カラードプラ，SAX．VSD パッチ閉鎖術後．異常な心内シャントは認めず．

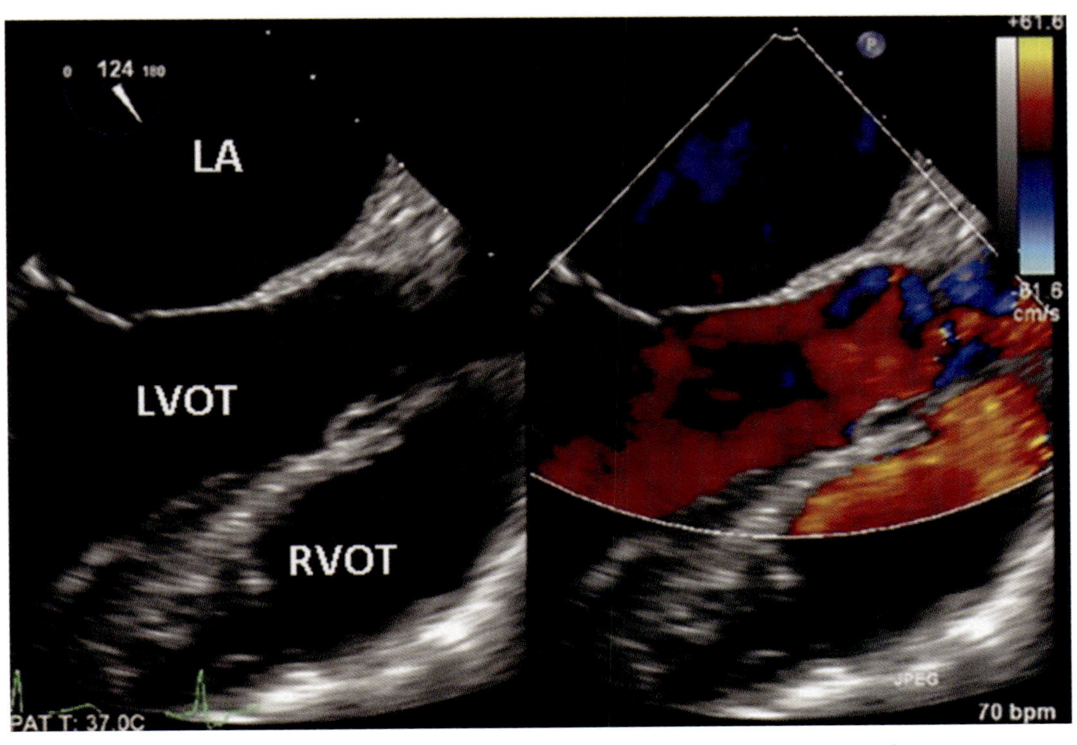

Fig.7.70　2D TEE，カラードプラ，LAX．VSD パッチ閉鎖術後．異常な心内シャントは認めず．

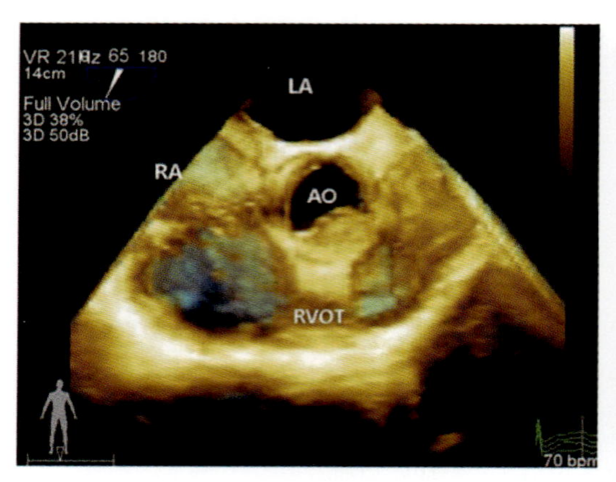

Fig.7.71 3D TEE, SAX. VSD パッチ閉鎖術後（**Video 7.55**）.

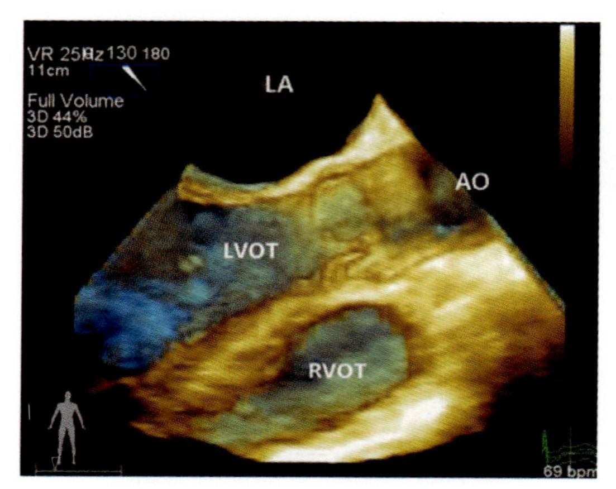

Fig.7.72 3D TEE, LAX. VSD パッチ閉鎖術後（**Video 7.56**）.

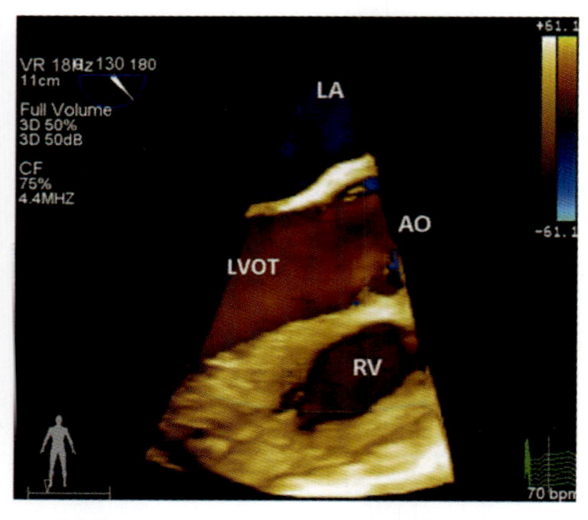

Fig.7.73 3D TEE, カラードプラ, LAX. VSD パッチ閉鎖術後. 異常な心内シャントは認めず（**Video 7.57**）.

▶**Tips** 室上稜上部欠損型 VSD は、心室中隔の右室流出路（RVOT）部、室上稜上部、大動脈弁や肺動脈弁の下部に欠損孔を有する。

7.6 大動脈弁下狭窄〔大動脈弁下狭窄切除術〕

23 歳、女性。出生後に先天性心疾患である大動脈弁下非連続性膜性狭窄を指摘されている。数ヶ月前から続いている労作時呼吸困難と胸部絞扼感を主訴に受診。

聴診所見：心尖部に Levine Ⅲ度の収縮期雑音を聴取し、頸部に放散している。ほかにギャロップ音を聴取。ECG：洞調律、非特異的 ST-T 変化を認める。術式：大動脈弁下膜性組織切除術。

（Fig. 7.74, 7.75, 7.76, 7.77, 7.78, 7.79, 7.80, 7.81, 7.82, 7.83, 7.84, 7.85）

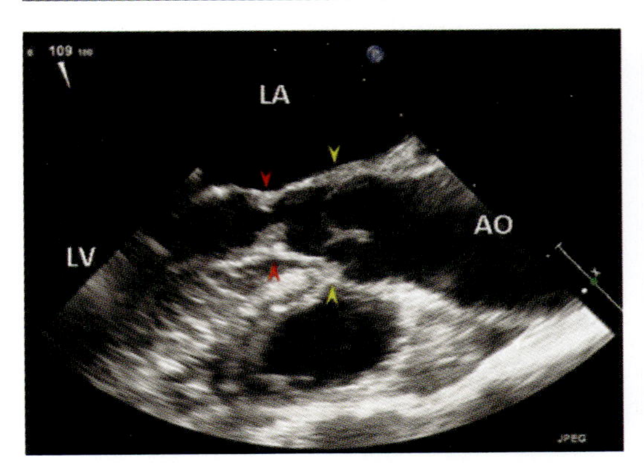

Fig.7.74　2D TEE，LAX．大動脈弁（黄矢印）から心尖部側 1.5 cm のところに大動脈弁下膜性組織（赤矢印）を認める（Video 7.58）．

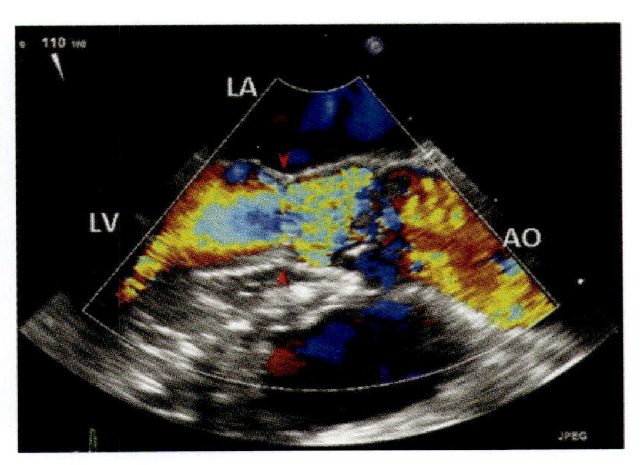

Fig.7.75　2D TEE，カラードプラ，LAX．非連続的な大動脈弁下膜性狭窄（矢印）による，LVOT 内血流速度の上昇を認める（Video 7.59）．

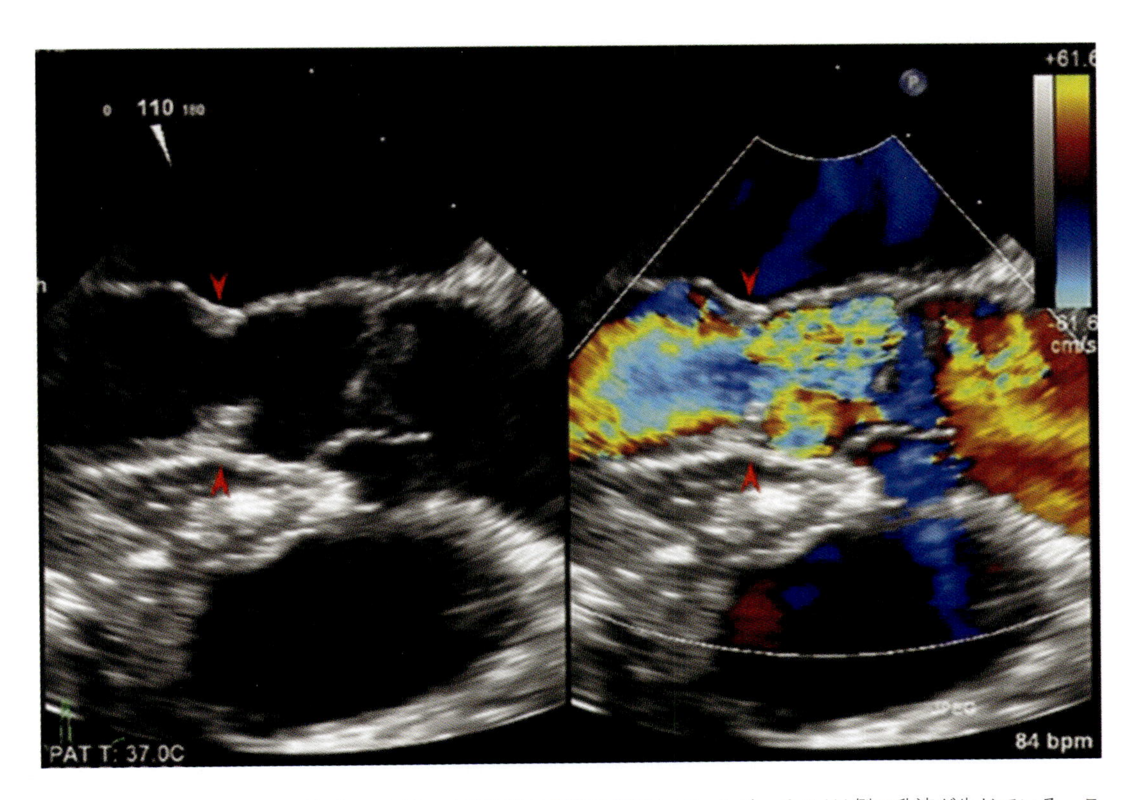

Fig.7.76　2D TEE，カラードプラ，LAX．大動脈弁は正常に開閉しているが，その LV 側で乱流が生じている．これは大動脈弁下狭窄（矢印）の存在を示唆する（Video 7.60）．

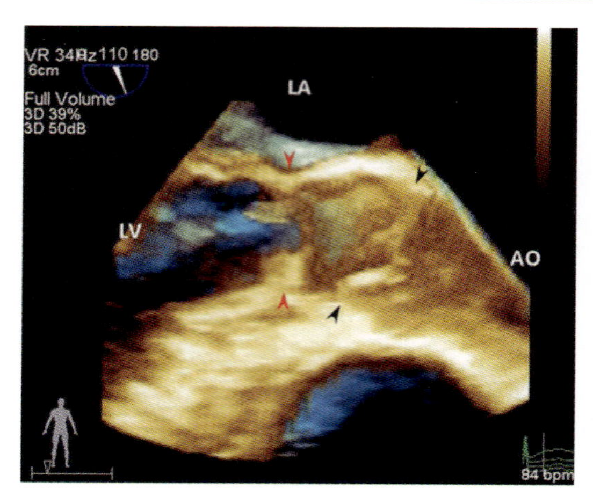

Fig.7.77　3D TEE，LAX．大動脈弁（黒矢印）から心尖部側 1.5 cm のところに大動脈弁下膜性組織（赤矢印）を認める（Video 7.61）．

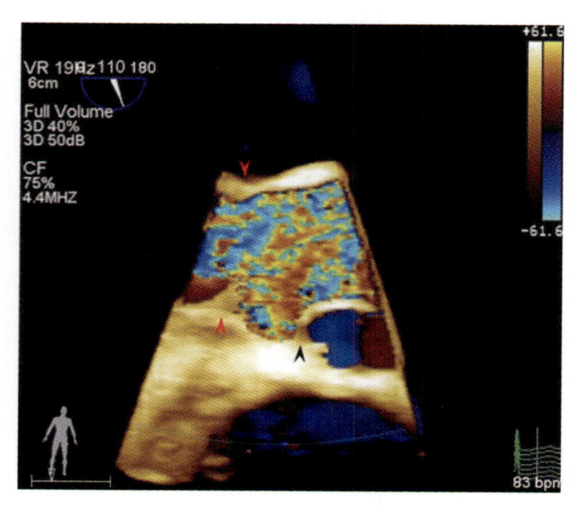

Fig.7.79　3D TEE，カラードプラ，LAX．大動脈弁下膜性組織（赤矢印）と大動脈弁（黒矢印）の間に乱流を認める（Video 7.62）．

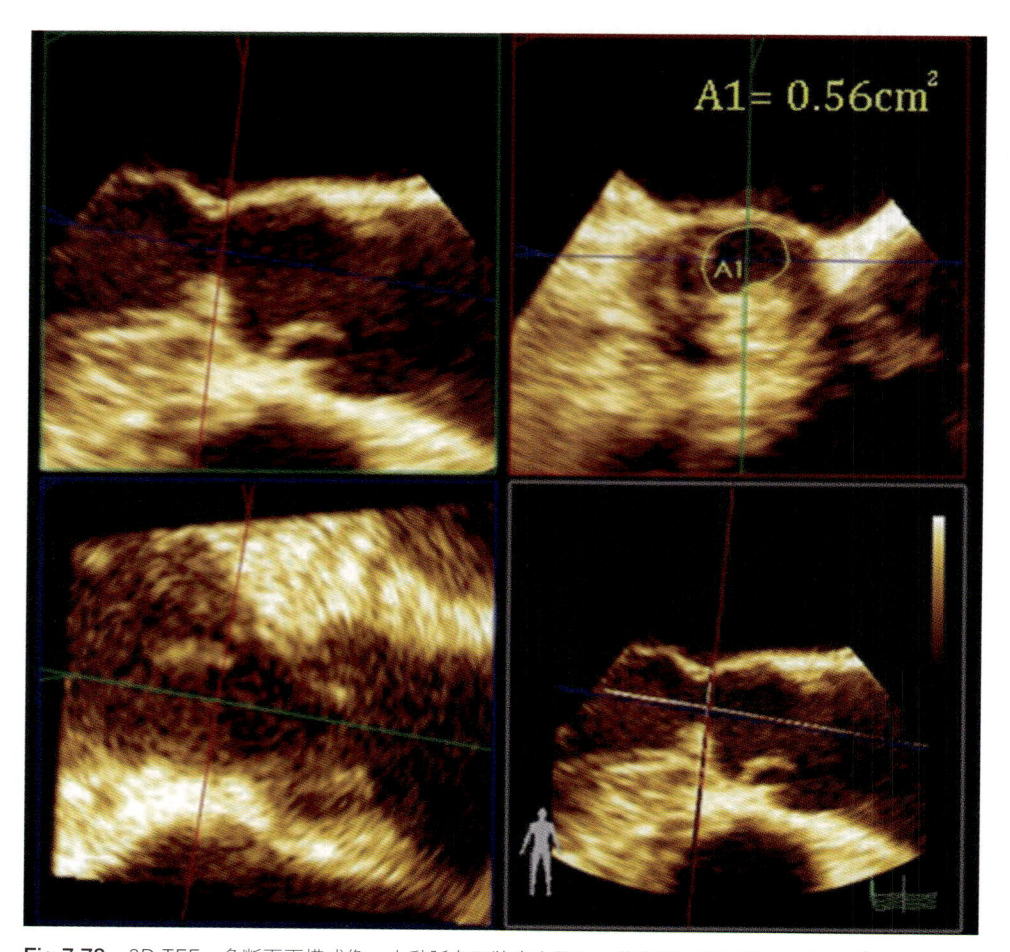

Fig.7.78　3D TEE，多断面再構成像．大動脈弁下狭窄を認め，狭窄部の断面積は 0.56 cm^2 である．

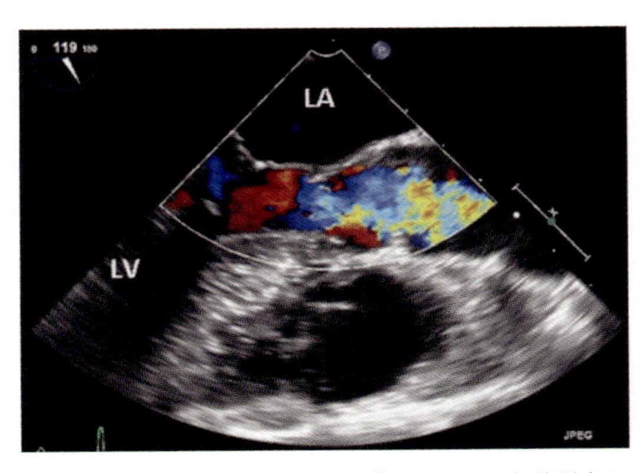

Fig.7.80 2D TEE，カラードプラ，LAX．大動脈弁下膜性組織切除術後．LVOT 内の血流は正常である．

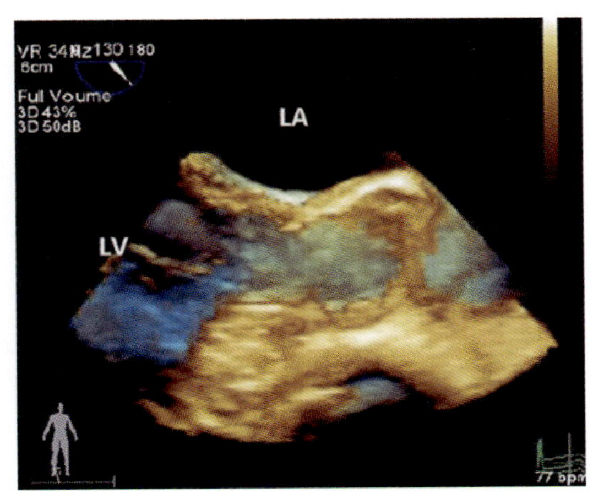

Fig.7.81 3D TEE，カラードプラ，LAX．大動脈弁下膜性組織切除術後．大動脈弁下狭窄は消失している（Video 7.63）．

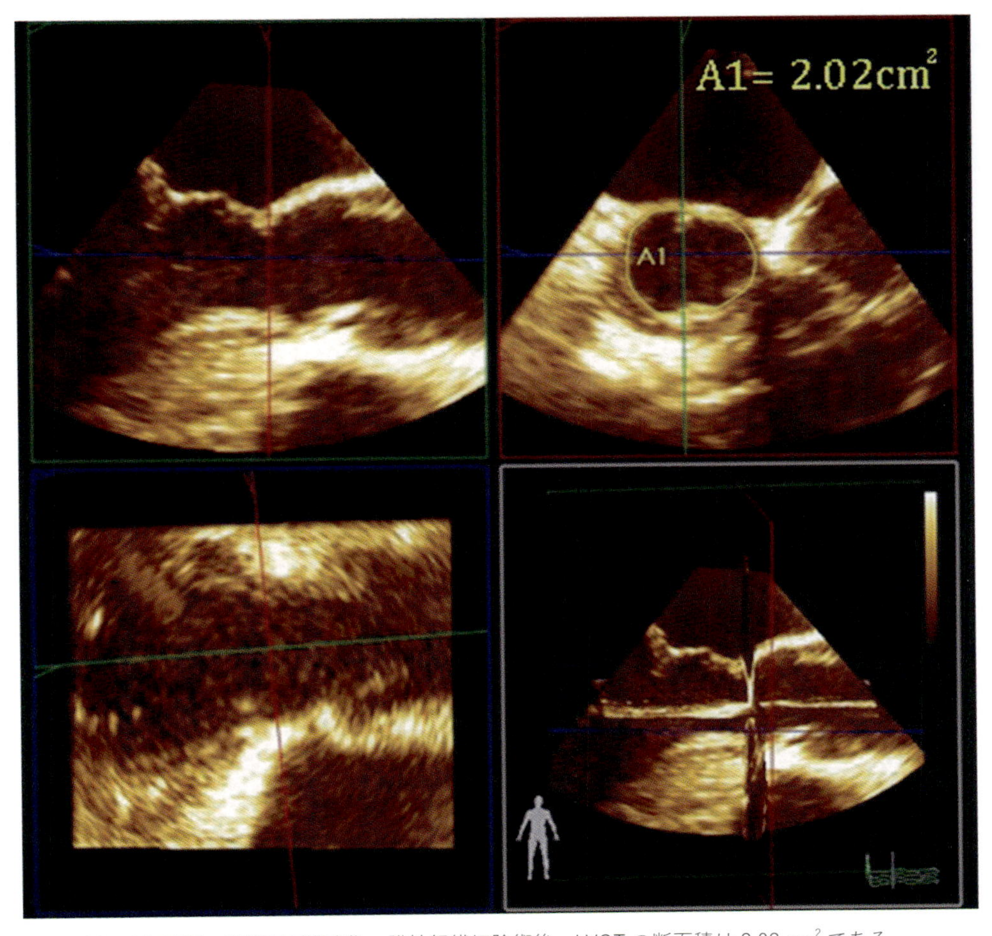

Fig.7.82 3D TEE，多断面再構成像．膜性組織切除術後．LVOT の断面積は 2.02 cm^2 である．

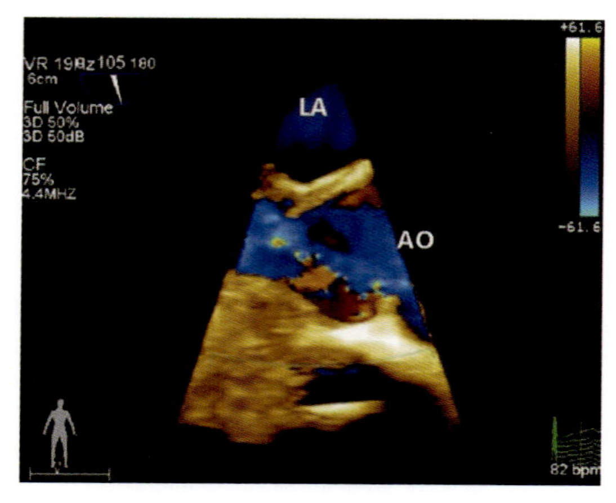

Fig.7.83 3D TEE，カラードプラ，LAX．膜性組織切除術後．LVOT 内の血流は正常である（**Video 7.64**）．

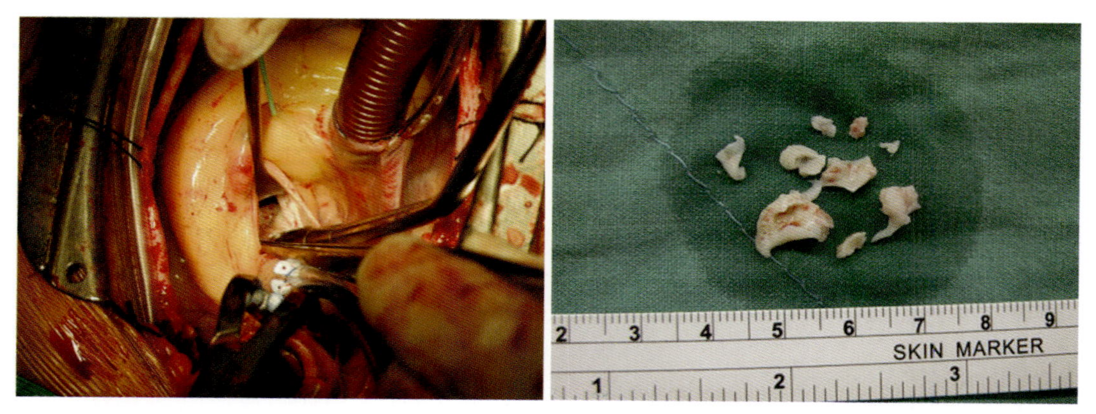

Fig.7.84, Fig.7.85 術野像（左），切除された膜性組織の外観（右）．

Tips 大動脈弁の外観が正常なのに大動脈弁を通過する血流の速度上昇が見られた場合、大動脈弁下狭窄や左室流出路（LVOT）の動的狭窄が疑われる。

7.7 二次孔欠損型心房中隔欠損症（ASD）〔閉鎖栓留置術〕

25 歳、女性。出生時に先天性心疾患である ASD を指摘されている。数ヶ月前から続いている進行性の呼吸苦と息切れを主訴に受診。

TTE：二次孔欠損型 ASD、Qp/Qs 2.6、直径 1.5 cm。術式：閉鎖栓留置術。

（Fig. 7.86, 7.87, 7.88, 7.89, 7.90, 7.91, 7.92, 7.93）

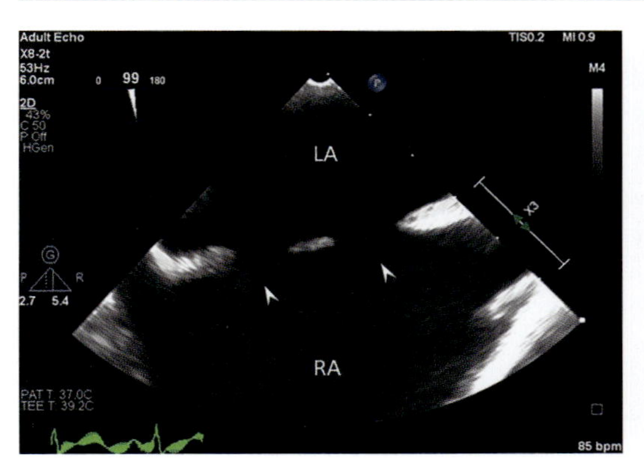

Fig.7.86　2D TEE，bicaval view．2 つの欠損孔（矢印）を認める（Video 7.65）．

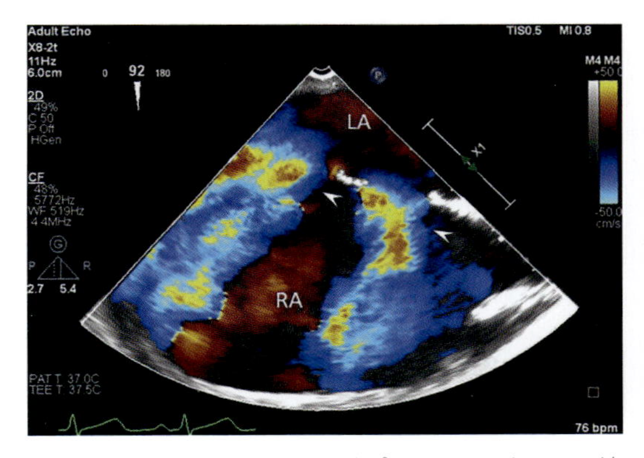

Fig.7.87　2D TEE，カラードプラ．LA から RA に流入する 2 つのシャント血流（矢印）を認める（Video 7.66）．

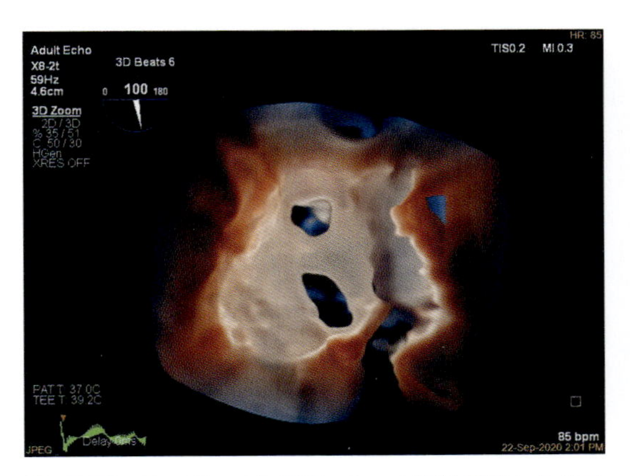

Fig.7.88　TrueVue 3D TEE．2 つの辺縁不整な欠損孔を認める（Video 7.67）．

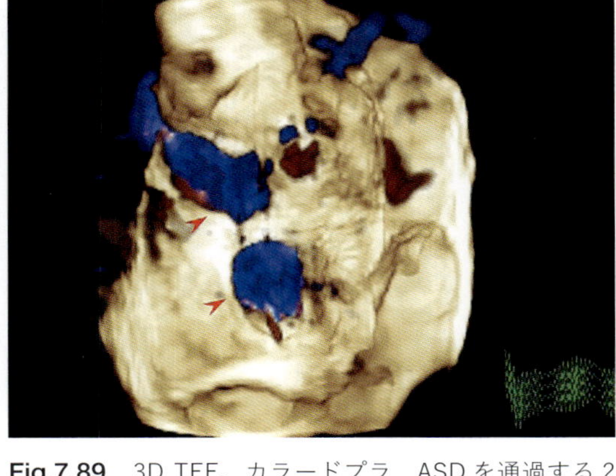

Fig.7.89　3D TEE，カラードプラ．ASD を通過する 2 つのシャント血流（矢印）を認める（Video 7.68）．

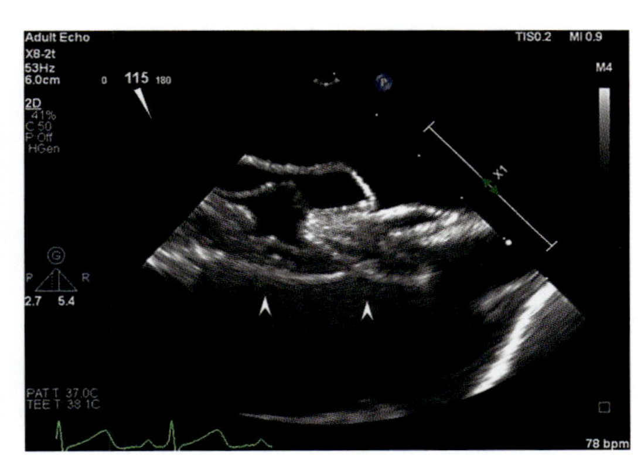

Fig.7.90　2D TEE．2 つの閉鎖栓（矢印）が留置された欠損孔を認める（Video 7.69）．

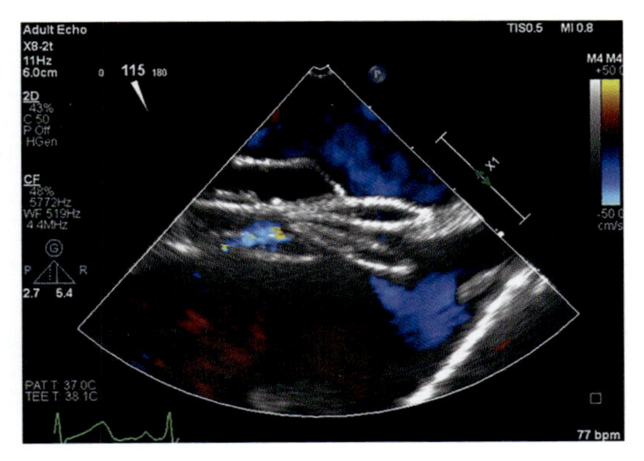

Fig.7.91　2D TEE，カラードプラ．閉鎖栓留置後，残存血流はごく少量である（Video 7.70）．

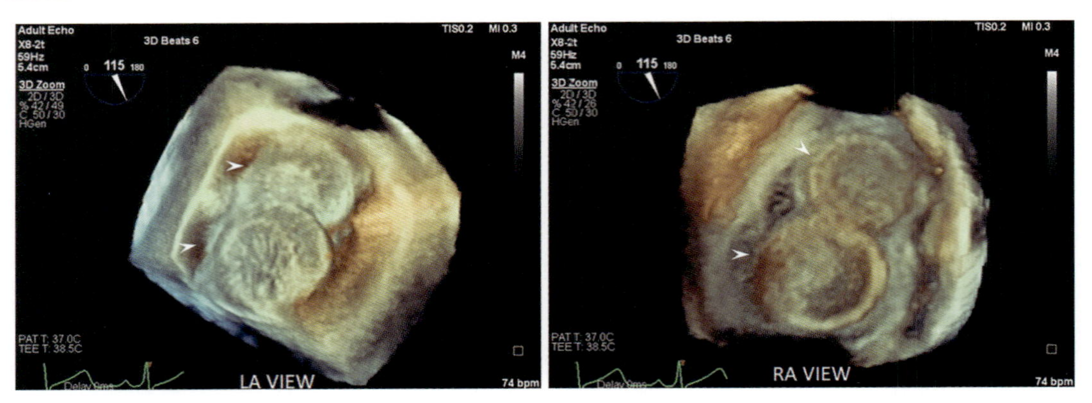

Fig.7.92 3D TEE, LA 側からの透亮像（左）と RA 側からの透亮像（右）. 2 つの閉鎖栓（矢印）を認める（Video 7.71, Video 7.72）.

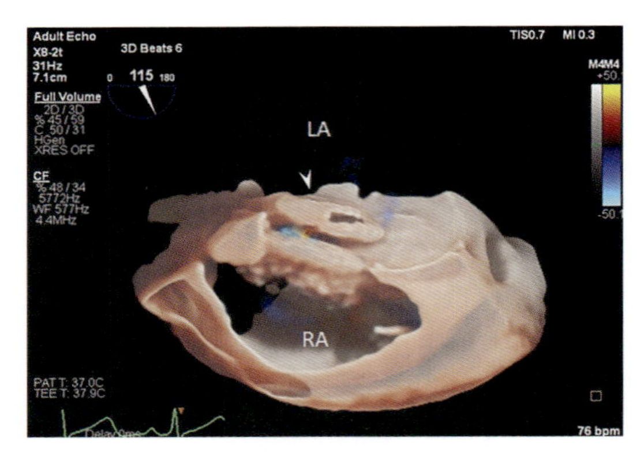

Fig.7.93 TrueVue 3D TEE, カラードプラ. 閉鎖栓留置後（矢印）. 残存するシャント血流はごく少量である（Video 7.73）.

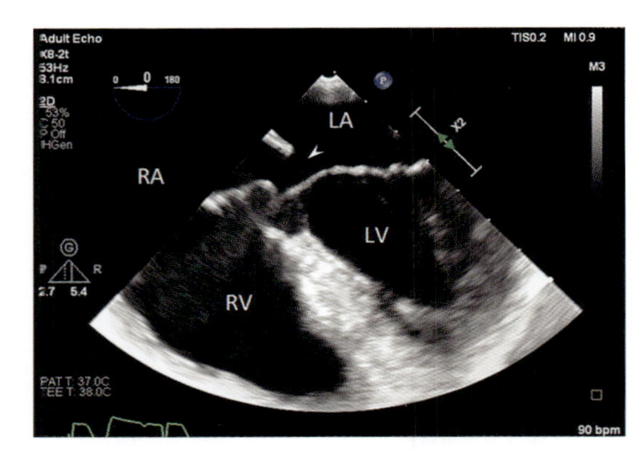

Fig.7.94 2D TEE. 心房中隔基部（僧帽弁や三尖弁輪の直上）に欠損孔（矢印）を認める（Video 7.74）.

7.8 中間型房室中隔欠損症（AVSD）〔ASD パッチ閉鎖術〕

24 歳、男性。生来健康であったが、健診で先天性心疾患を指摘されて受診。

TTE：中間型房室中隔欠損症（AVSD）、ASD、VSD、moderate MR、moderate TR（三尖弁逆流）を認める。胸部 X 線：右心系拡大。ECG：洞調律。術式：ASD パッチ閉鎖術、僧帽弁形成術、三尖弁形成術（DeVega 法）。

（Fig. 7.94, 7.95, 7.96, 7.97, 7.98）

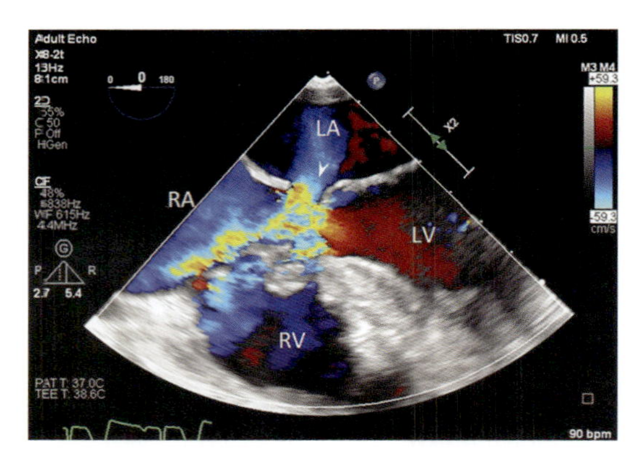

Fig.7.95 2D TEE, カラードプラ, 4CH. 一次孔欠損型 ASD を認め, そこを介して拡大した RA に流入する左右シャント（矢印）を認める（Video 7.75）.

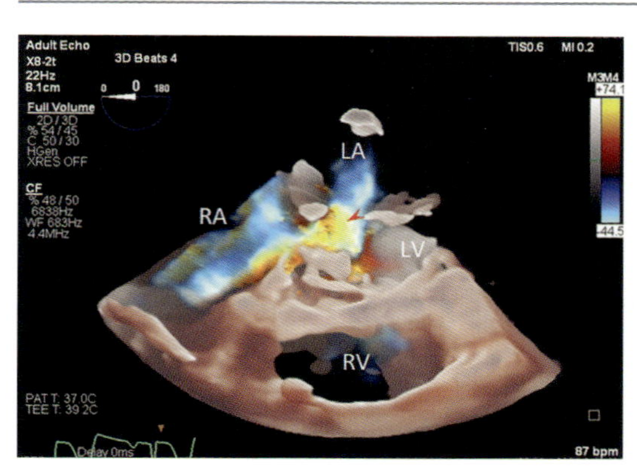

Fig.7.96 TrueVue 3D TEE，4CH，カラードプラ．RA に流入する左右シャント（矢印）を認める（Video 7.76）．

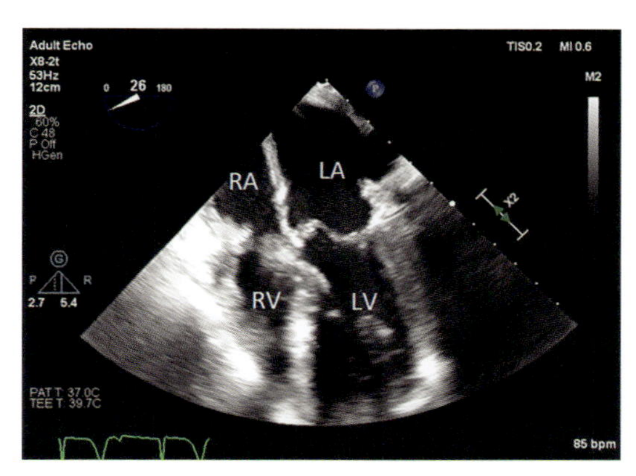

Fig.7.97 2D TEE，4CH．ASD パッチ閉鎖術，僧帽弁形成術，三尖弁形成術後．心房中隔は正常化し，それぞれの心腔のサイズも正常である（Video 7.77）．

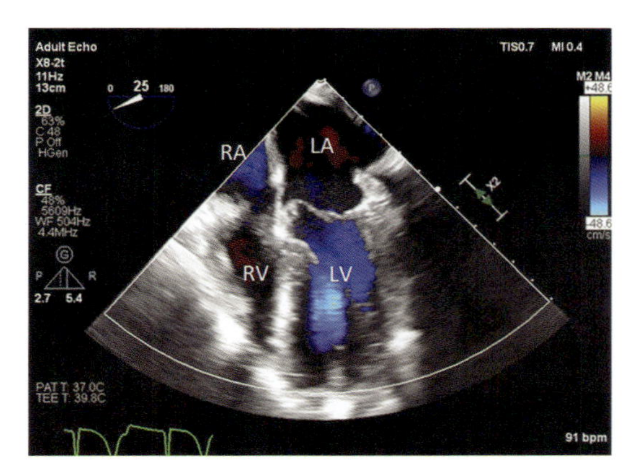

Fig.7.98 2D TEE，カラードプラ，4CH．ASD パッチ閉鎖術，僧帽弁形成術，三尖弁形成術後．ごく少量の MR を認める（Video 7.78）．

Suggested Reading

Assaidi A, Sumian M, Mauri L, et al. Transcatheter closure of complex atrial septal defects is efficient under intracardiac echocardiographic guidance. Arch Cardiovasc Dis. 2014;107(12):646–53.

Baruteau AE, Petit J, Lambert V, et al. Transcatheter closure of large atrial septal defects: feasibility and safety in a large adult and pediatric population. Circ Cardiovasc Interv. 2014;7(6):837–43.

Bayar N, Arslan Ş, Çağırcı G, et al. Assessment of morphology of patent foramen ovale with transesophageal echocardiography in symptomatic and asymptomatic patients. J Stroke Cerebrovasc Dis. 2015;24(6):1282–6.

Chen HY, Pan CZ, Shu XH. Partially unroofed coronary sinus diagnosed by real-time dimensional transesophageal echocardiagraphy after operation of secundum atrial septal defect. Int J Cardiovasc Imaging. 2015;31(1):45–6.

Choi AD, Ahmad S, Mathias M, et al. Diagnosis and surgical management of subaortic stenosis and mitral valve systolic anterior motion. J Heart Valve Dis. 2013;22(4):599–602.

Demirkol S, Barçın C, et al. Percutaneous closure of second secundum atrial septal defect under guidance of three-dimensional transesophageal echocardiography guidance. Anadolu Kardiyol Derg. 2013;13(4):E22–3.

Hartlage GR, Consolini MA, Pernetz MA, et al. Bad company: supracristal VSD presenting with ruptured sinus of valsalva aneurysm. A case presentation with echocardiographic depiction and an analysis of contemporary literature. Echocardiography. 2015;32(3):575–83.

Jeng W, Ming CH, Shen KT, et al. Atrial septal occluder device embolization to an iliac artery: a case highlighting the utility of three-dimensional transesophageal echocardiography during percutaneous closure. Echocardiography. 2012;29:1128–31.

Jung P, Sohn HY. 35-year-old woman with unclear cardiac surgery in infancy. Operation of atrial septal defect type 1 (ostium primum defect) with mitral valve involvement. Dtsch Med Wochenschr. 2012;137(14):713–4.

Kuroda M, Kumakura M, Sato T, Saito S. The usefulness of three-dimensional transesophageal echocardiography for a primum atrial septal defect. Anesth Analg. 2015;121(5):1151–4.

Mihara H, Shibayama K, Harada K, et al. LV outflow tract area in discrete subaortic stenosis and hypertrophic obstructive cardiomyopathy: a real-time 3-dimensional transesophageal echocardiography study. JACC Cardiovasc Imaging. 2014;7(4):425–8.

Sugasawa Y, Hayashida M, Inada E. Discrete subaortic stenosis diagnosed intraoperatively. J Anesth. 2014;28(2):311.

Zhang S, Zhu D, An Q, et al. Minimally invasive perventricular device closure of doubly committed sub-arterial ventricular septaldefects: single center long-term follow-up results. J Cardiothorac Surg. 2015;10(1):119.

心筋症　8

Abstract

本章では心筋症の症例を提示する。肥大型心筋症は非対称性の左室肥大を特徴とする代表的な遺伝性心疾患である。

肥大型心筋症の患者では高血圧や収縮期前方運動（SAM）などを合併する。SAMは外科的治療の対象となる。

8.1 心尖部肥大型心筋症、severe MR〔僧帽弁形成術〕

60歳、男性。心房細動、甲状腺部分切除術の既往あり。徐々に増悪する労作時呼吸困難を主訴に受診。

聴診所見：心音不整、心尖部でLevine II度の収縮期雑音を聴取。ECG：心房細動、左室肥大、ストレイン型のST低下、反時計方向回転を認める。心臓カテーテル検査：左室心尖部の肥大、左室の収縮性は正常、severe MR（僧帽弁逆流）を認める。術式：僧帽弁形成術、三尖弁形成術、心房細動アブレーション。

（Fig. 8.1, 8.2, 8.3, 8.4, 8.5, 8.6, 8.7, 8.8, 8.9, 8.10, 8.11, 8.12）

Supplementary Information
The online version contains supplementary material available at https://doi.org/10.1007/978-981-19-6794-8_8

W.-H. Yin, M.-C. Hsiung, *Atlas of Perioperative 3D Transesophageal Echocardiography*,
https://doi.org/10.1007/978-981-19-6794-8_8

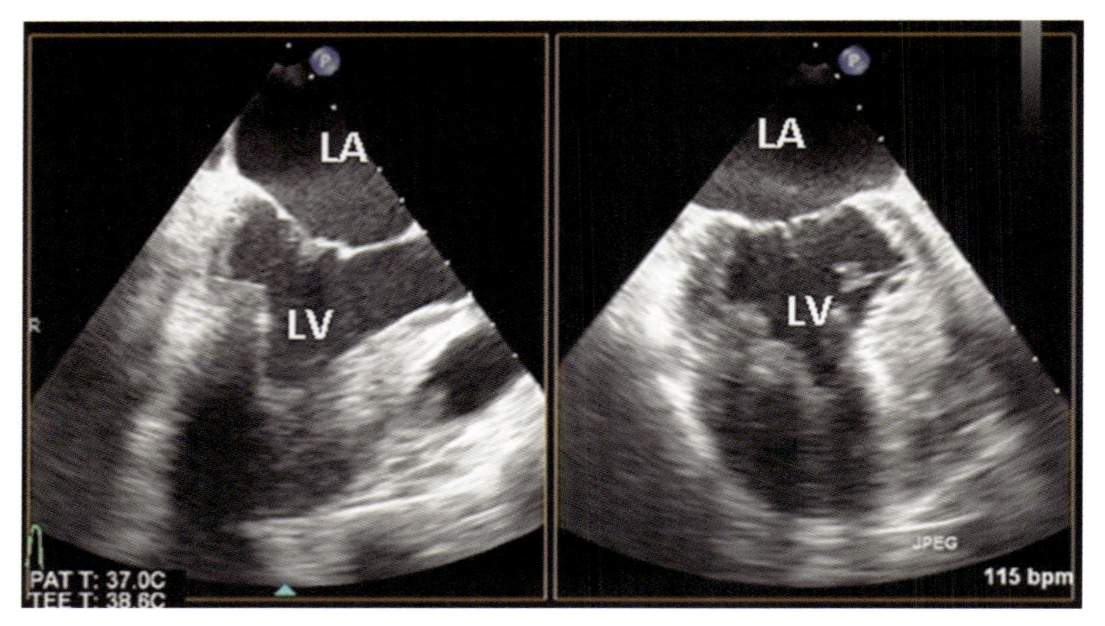

Fig.8.1 2D TEE，X-plane 像．心尖部肥大型心筋症を認める。左室（LV）の収縮性は保たれている．LA：左房（Video 8.1）．

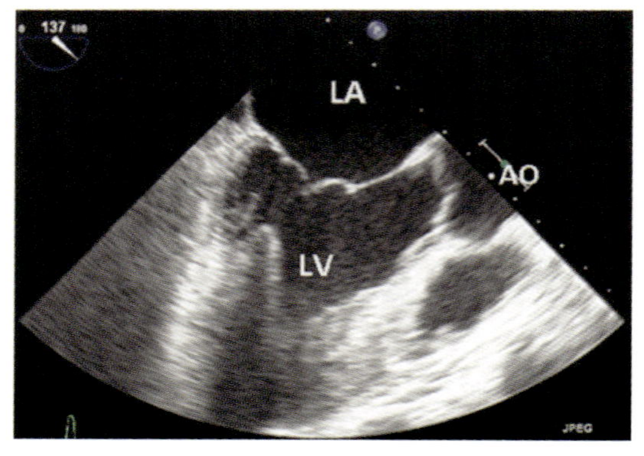

Fig.8.2 2D TEE，長軸像（LAX）．心尖部の局所的な肥大とスペード型の左室内腔を認める．AO：大動脈（Video 8.2）．

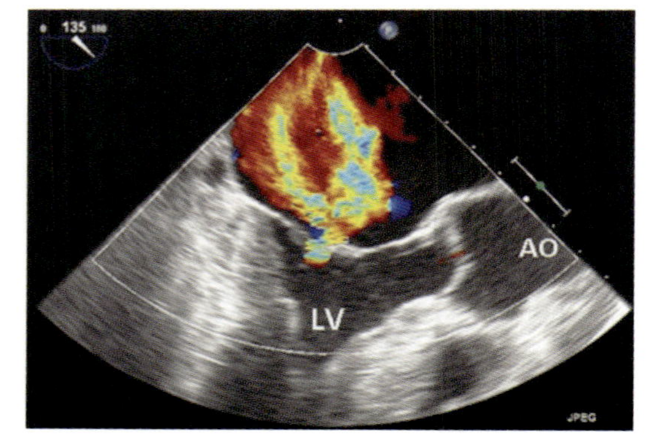

Fig.8.3 2D TEE，カラードプラ，LAX．severe MR を認める（Video 8.3）．

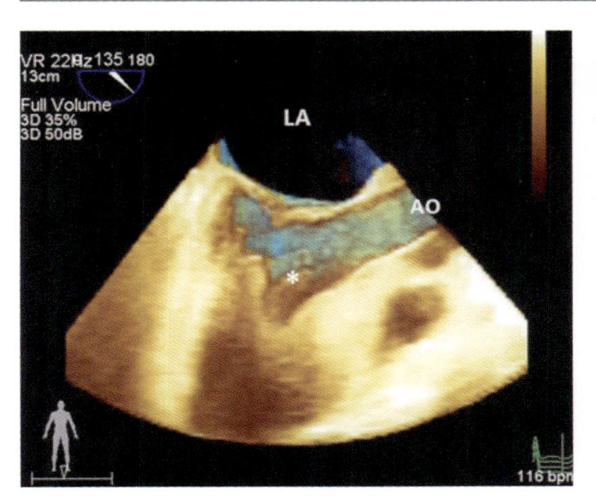

Fig.8.4　3D TEE，LAX．心尖部の局所的な肥大とスペード型の左室内腔（＊）を認める（Video 8.4）．

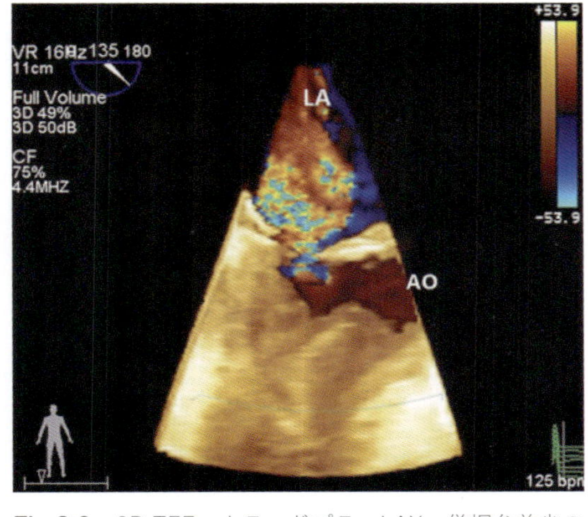

Fig.8.6　3D TEE，カラードプラ，LAX．僧帽弁前尖の逸脱による severe MR を認める（Video 8.6）．

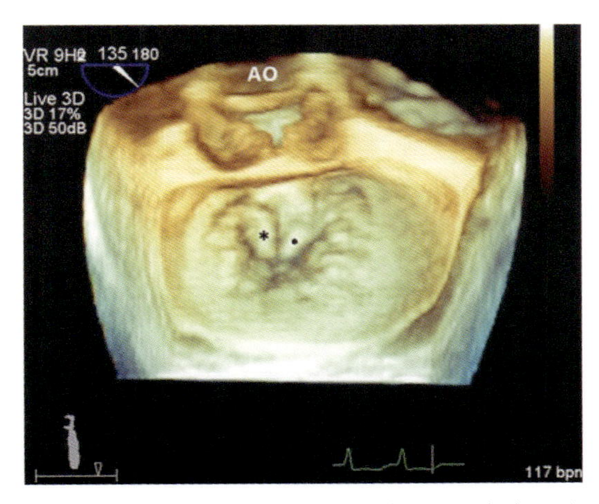

Fig.8.5　3D TEE，正面像．A1（＊）と A2（●）の逸脱を認める（Video 8.5）．

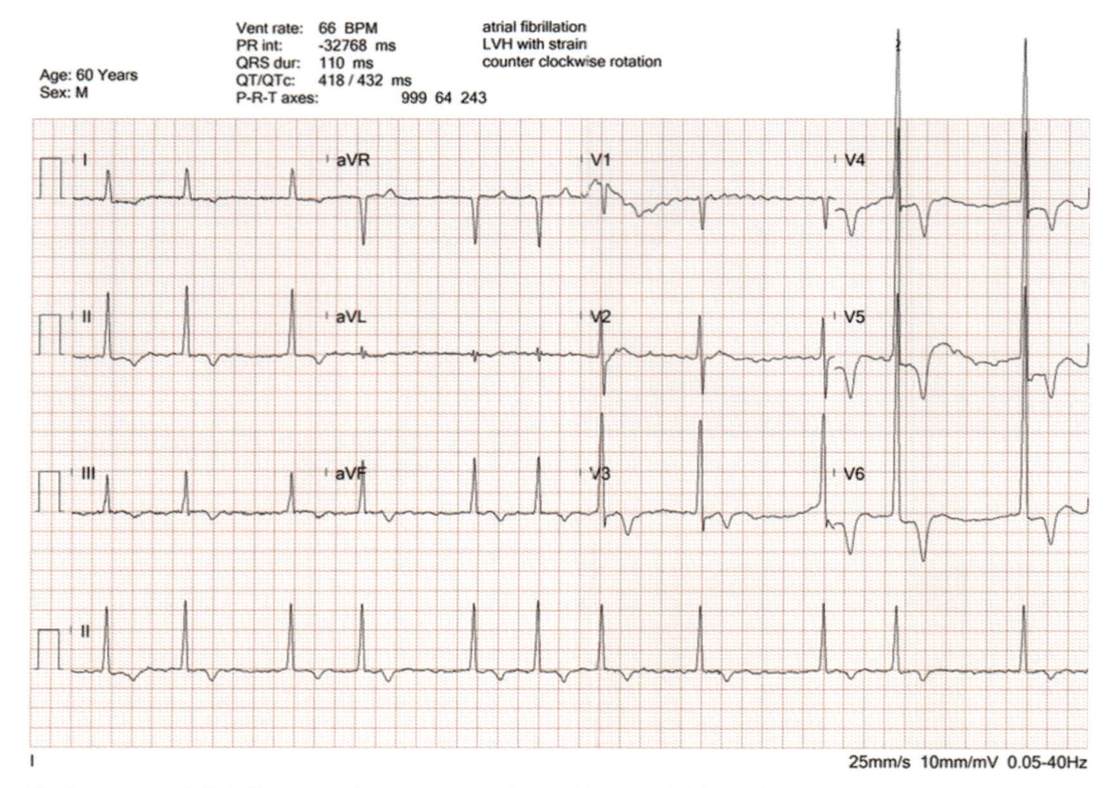

Fig.8.7 ECG．心房細動，左室肥大，ストレイン型の ST 低下，反時計方向回転を認める．

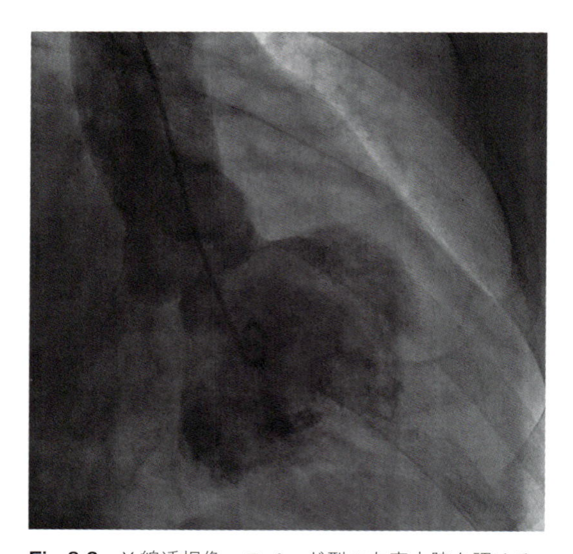

Fig.8.8 X 線透視像．スペード型の左室内腔を認める．この所見は心尖部肥大型心筋症を示唆する．

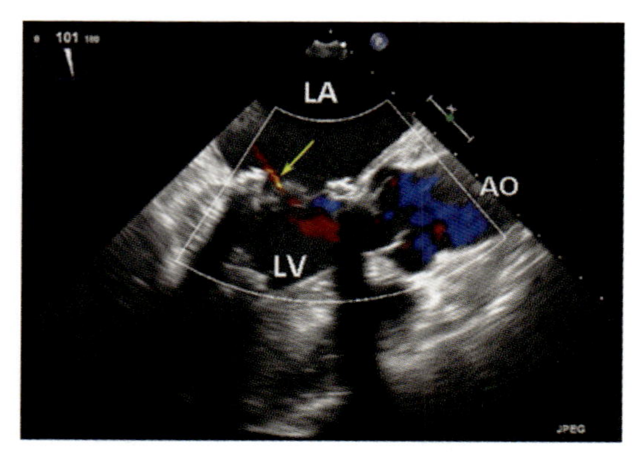

Fig.8.9 2D TEE，カラードプラ，LAX．僧帽弁形成術後．mild MR（矢印）を認める．

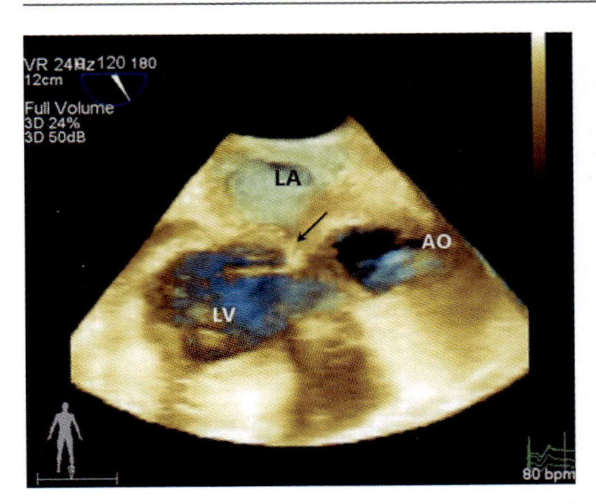

Fig.8.10　3D TEE，LAX．形成された僧帽弁とその縫合部（矢印）を認める（Video 8.7）．

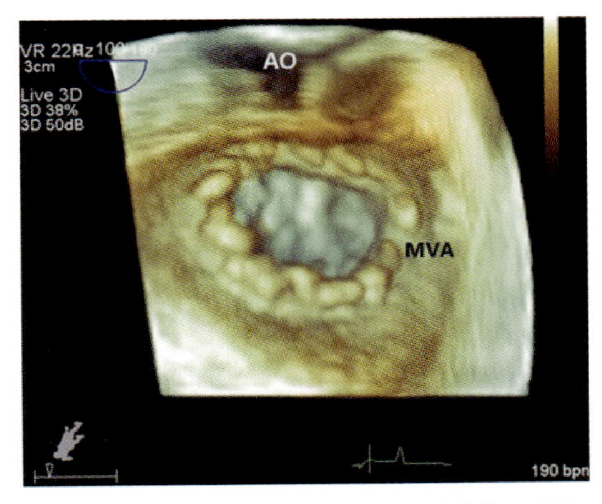

Fig.8.11　3D TEE，正面像．僧帽弁形成術後．MVA：僧帽弁輪（Video 8.8）．

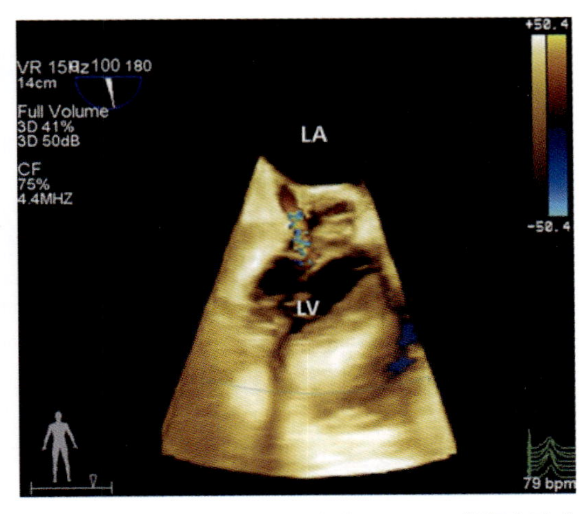

Fig.8.12　3D TEE，カラードプラ，LAX．僧帽弁形成術後．mild MR を認める（Video 8.9）．

▶**Tips**　心尖部肥大型心筋症は肥大型心筋症の中でも稀なタイプである。通常、左室心尖部の肥大と不整脈が認められる。

8.2　閉塞性肥大型心筋症〔中隔心筋切除術、僧帽弁置換術〕

42 歳、男性。内服でコントロールされた高血圧と 2 型糖尿病の既往がある。間欠的な胸痛と労作時呼吸困難を主訴に受診。

聴診所見：心音整、心尖部に Levine Ⅱ度の収縮期雑音を聴取。ECG：両心房拡大、左室肥大、ストレイン型の ST 低下、陳旧性の中隔壁虚血所見を認める。心臓カテーテル検査：肥大型心筋症と左室流出路（LVOT）の動的狭窄、severe MR、冠動脈 2 枝病変を認める。術式：僧帽弁置換術（MVR）、中隔心筋切除術、冠動脈バイパス術（CABG）2 枝〔伏在静脈グラフト（SVG）- 左前下行枝（LAD）- 第二対角枝（D2）〕。

（Fig. 8.13, 8.14, 8.15, 8.16, 8.17, 8.18, 8.19, 8.20, 8.21, 8.22, 8.23, 8.24, 8.25, 8.26, 8.27, 8.28, 8.29, 8.30, 8.31, 8.32, 8.33, 8.34）

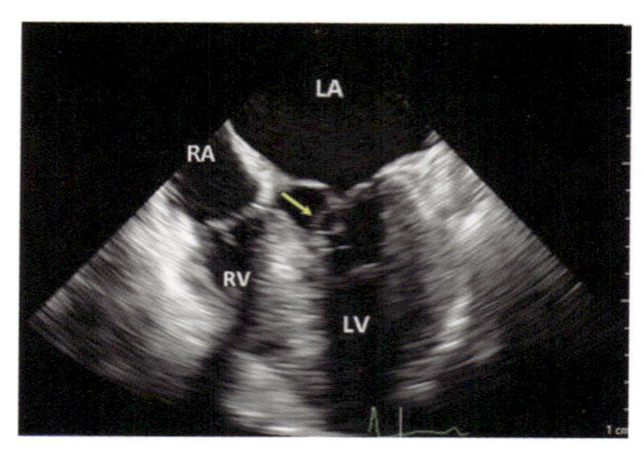

Fig.8.13 2D TEE，4CH．収縮末期に増帽弁前尖の収縮期前方運動（SAM）（矢印）を認める．RA：右房，RV 右室（Video 8.10）．

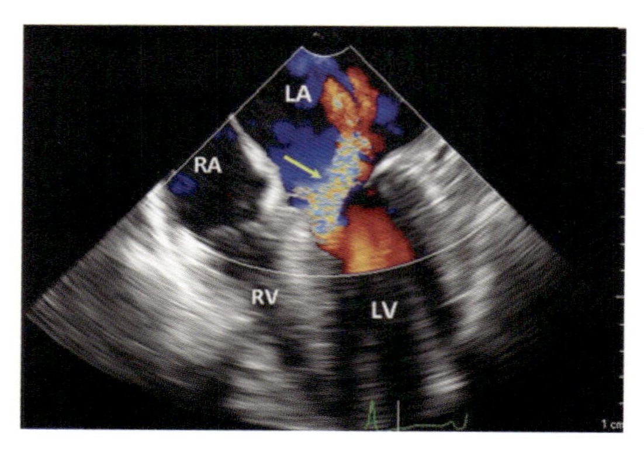

Fig.8.14 2D TEE，カラードプラ，4CH．SAM による偏心性 severe MR（矢印）を認める（Video 8.11）．

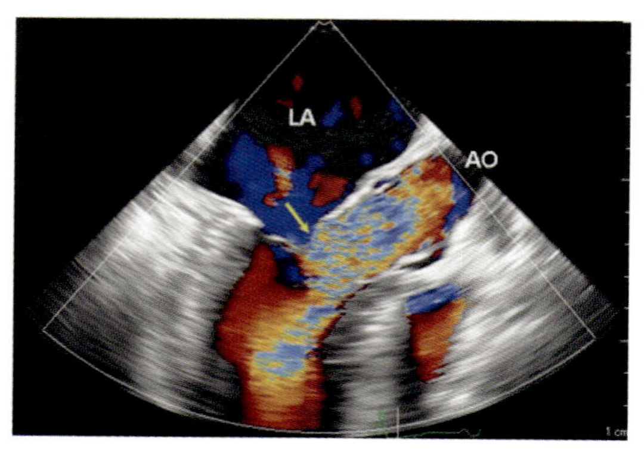

Fig.8.15 2D TEE，カラードプラ，LAX．大動脈弁下の動的狭窄による左室流出路（LVOT）内の乱流（矢印）を認める（Video 8.12）．

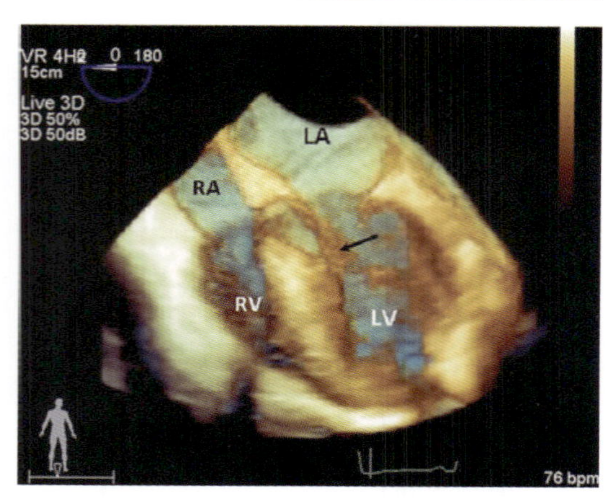

Fig.8.16 3D TEE，4CH．収縮末期に SAM（矢印）を認める（Video 8.13）．

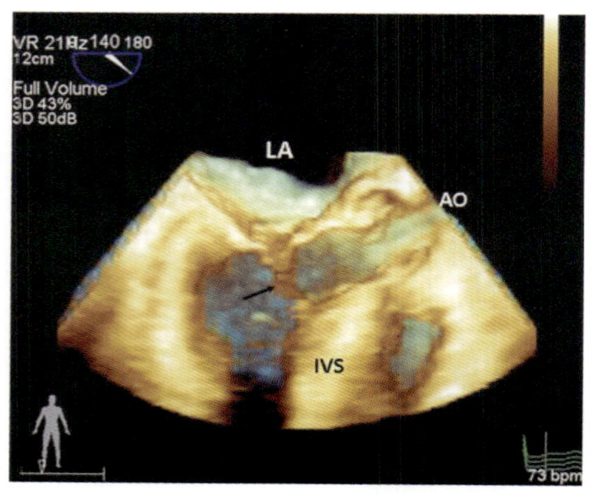

Fig.8.17 3D TEE，LAX．SAM（矢印）と LVOT の動的狭窄を認める．IVS：心室中隔（Video 8.14）．

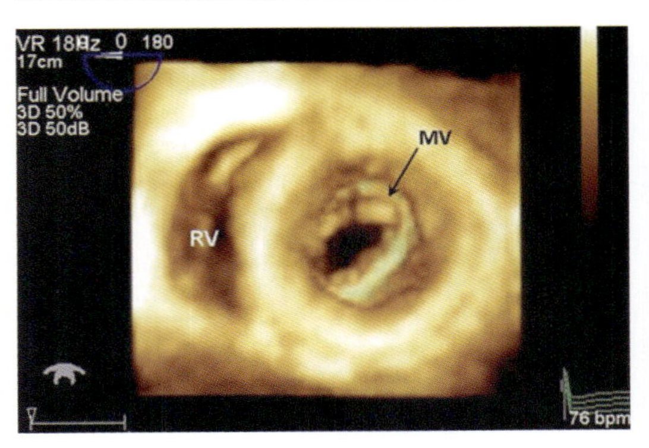

Fig.8.18　3D TEE，短軸像（SAX），心室側から見ている．肥大型心筋症を認める．MV：僧帽弁（Video 8.15）．

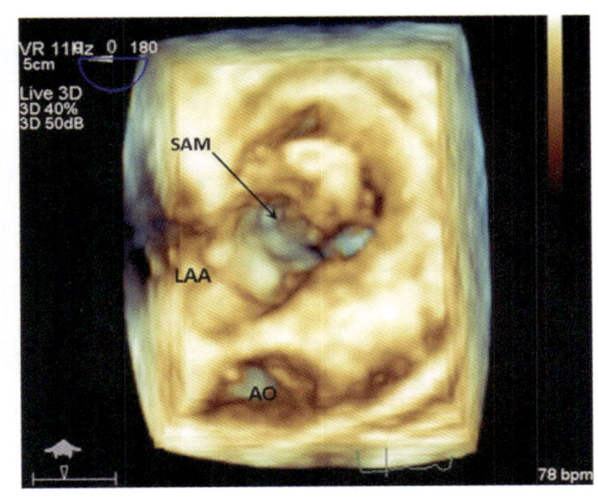

Fig.8.19　3D TEE，LA 側から見ている．SAM による LVOT の動的狭窄を認める．LAA：左心耳（Video 8.16）．

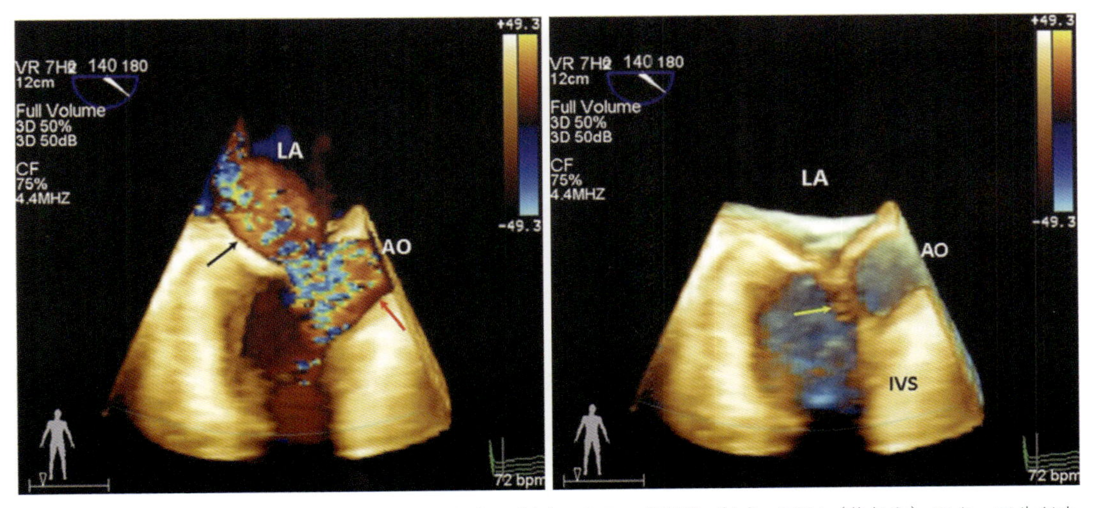

Fig.8.20, Fig.8.21　3D TEE，LAX，カラードプラ（左），カラー抑制像（右）．SAM（黄矢印）によって生じた偏心性 severe MR（黒矢印）と LVOT 内の乱流（赤矢印）を認める（Video 8.17，Video 8.18）．

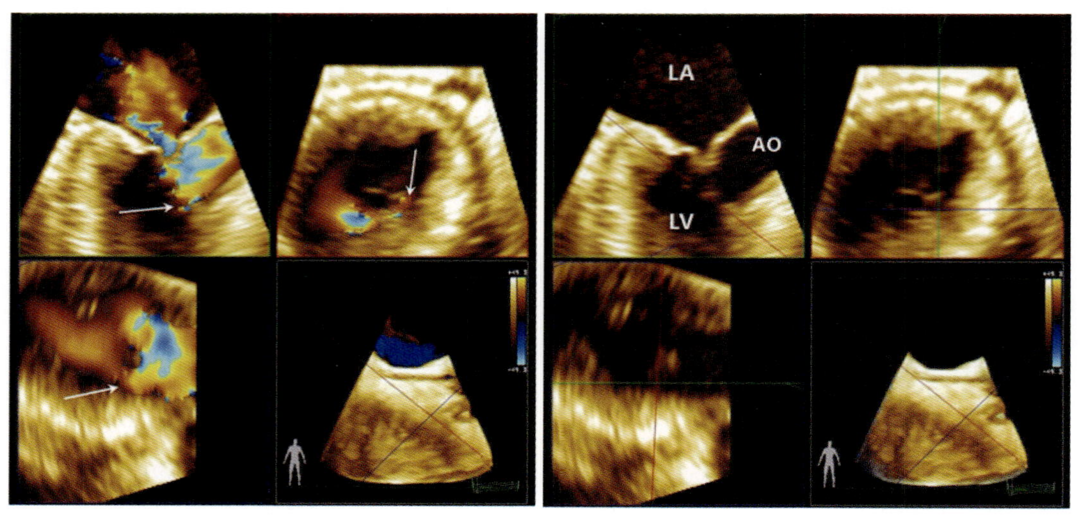

Fig.8.22, Fig.8.23　3D TEE，多断面再構成像．カラードプラ（左），カラー抑制像（右）．偏心性 severe MR，LVOT 狭窄とその血流収束部（矢印）を認める（**Video 8.19，Video 8.20**）．

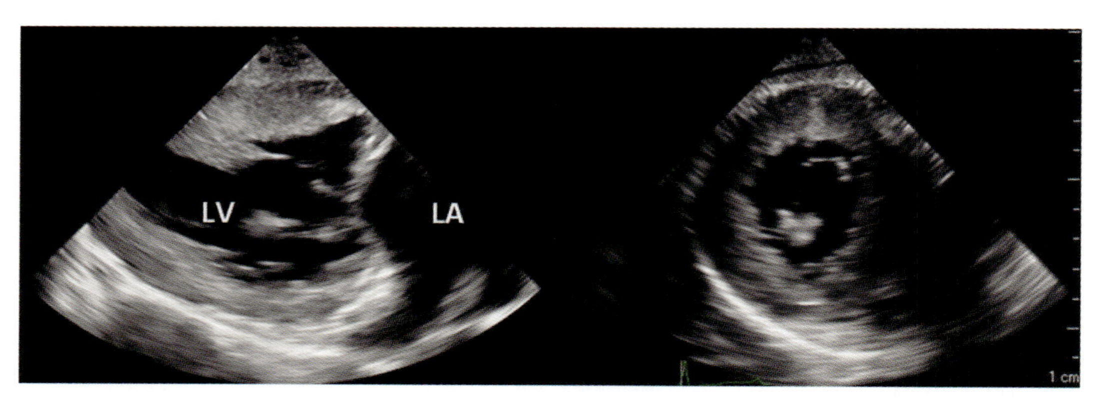

Fig.8.24　2D TEE，経胃（TG）X-plane 像．肥大型心筋症を認める．LV の収縮性は保たれている（**Video 8.21**）．

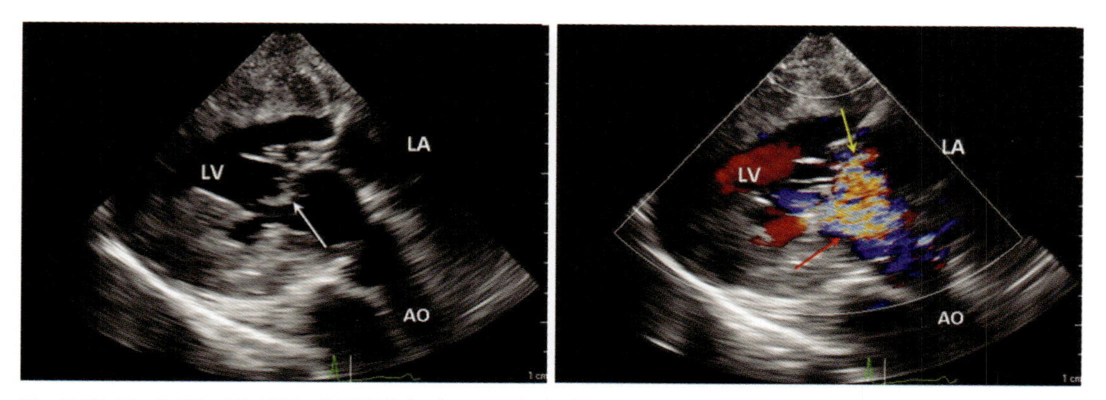

Fig.8.25, Fig.8.26　2D TEE，経胃長軸像（TG LAX）（左），カラードプラ（右）．SAM（白矢印）とそれによる偏心性 severe MR（黄矢印）を認める．大動脈弁下の動的狭窄による LVOT 内乱流（赤矢印）を認める（**Video 8.22**）．

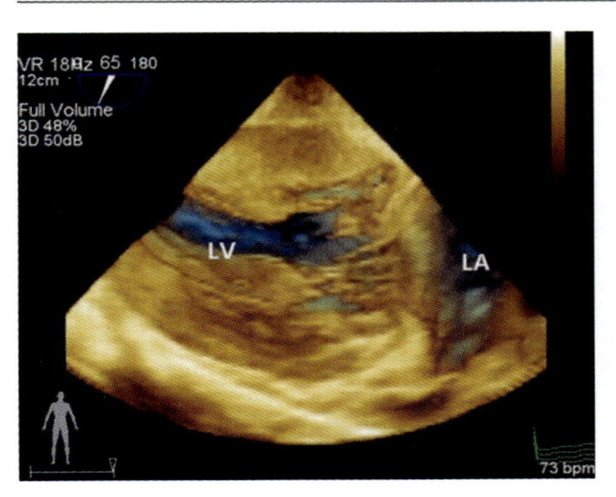

Fig.8.27　3D TEE，TG LAX．肥大型心筋症を認める．

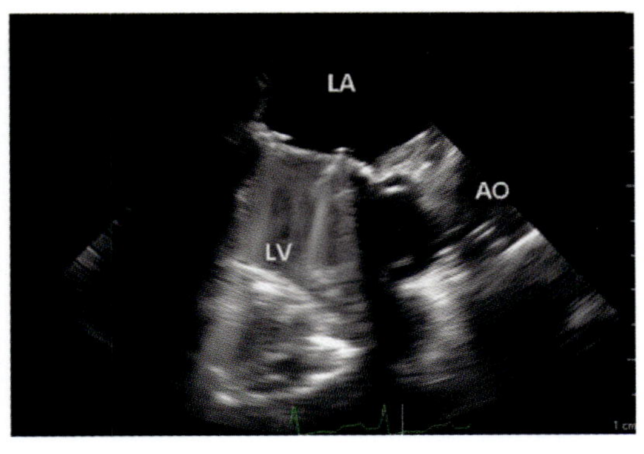

Fig.8.29　2D TEE，LAX．機械弁 MVR，中隔心筋切除術後．置換弁の正常な開閉と SAM の消失を認める．

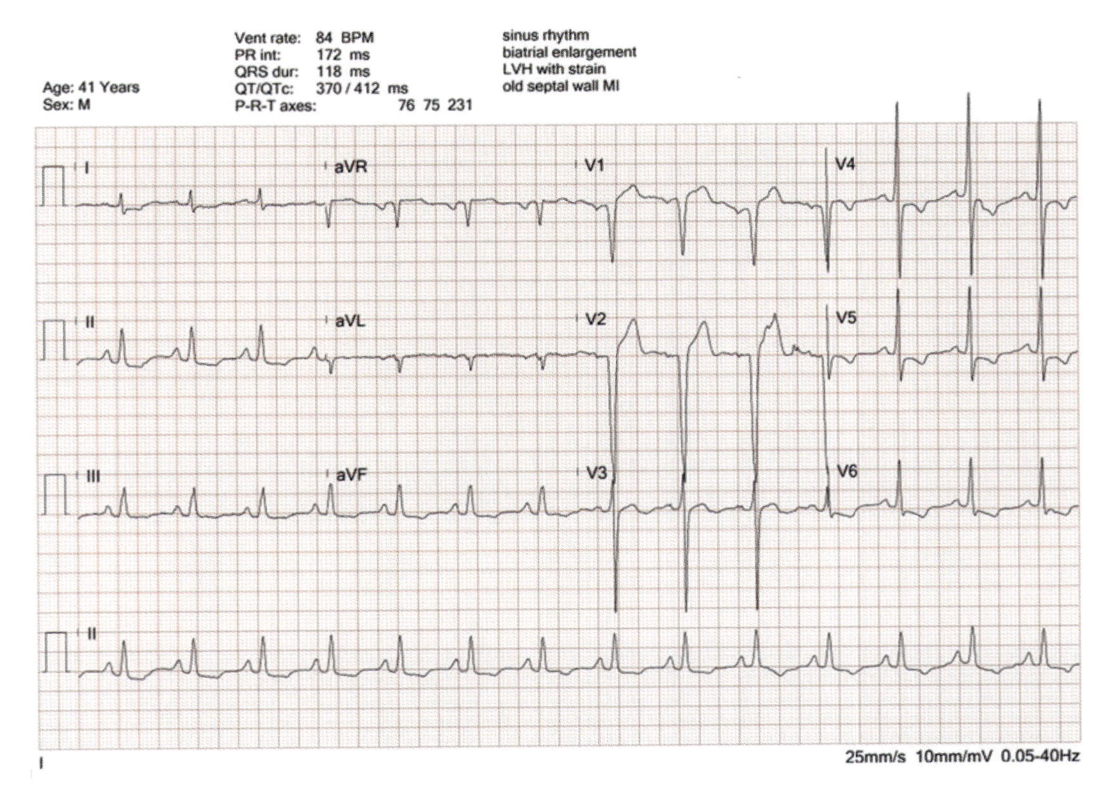

Fig.8.28　ECG：洞調律，両心房拡大，左室肥大，ストレイン型の ST 低下，陳旧性の中隔壁虚血所見を認める．

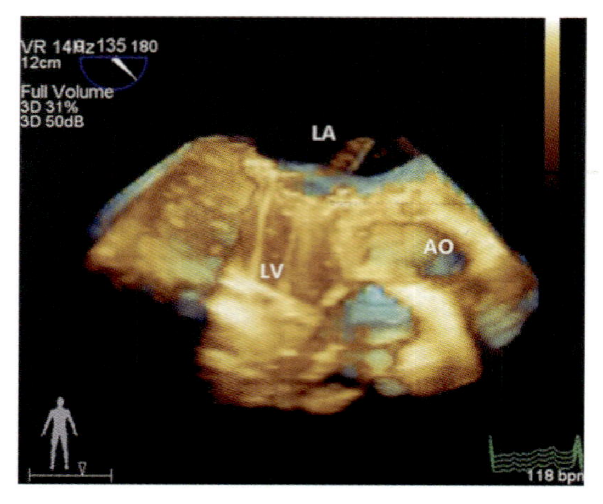

Fig.8.30 3D TEE，LAX．機械弁 MVR，中隔心筋切除術後．置換弁の正常な開閉と SAM の消失を認める．

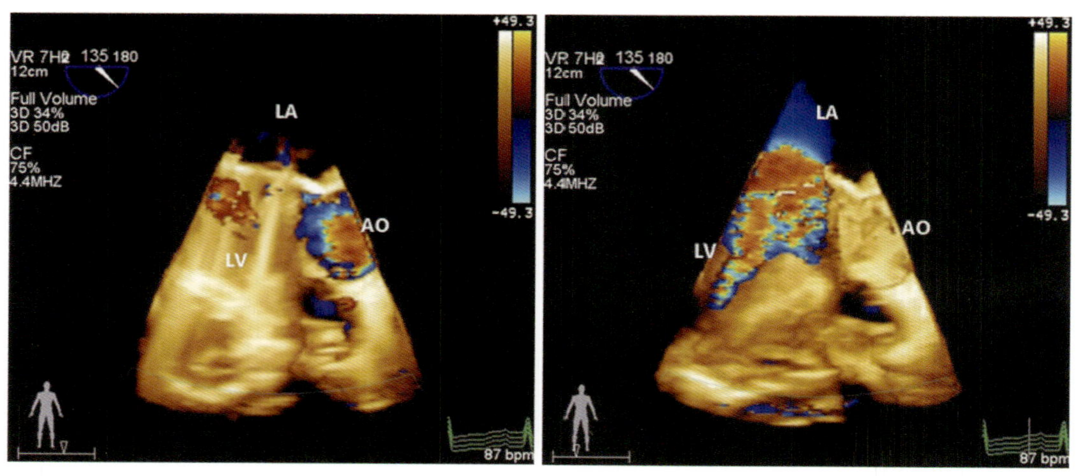

Fig.8.31, Fig.8.32 3D TEE，カラードプラ，LAX．機械弁 MVR，中隔心筋切除術後．置換弁の正常な開閉と SAM の消失を認める．MR は認めず（Video 8.23）．

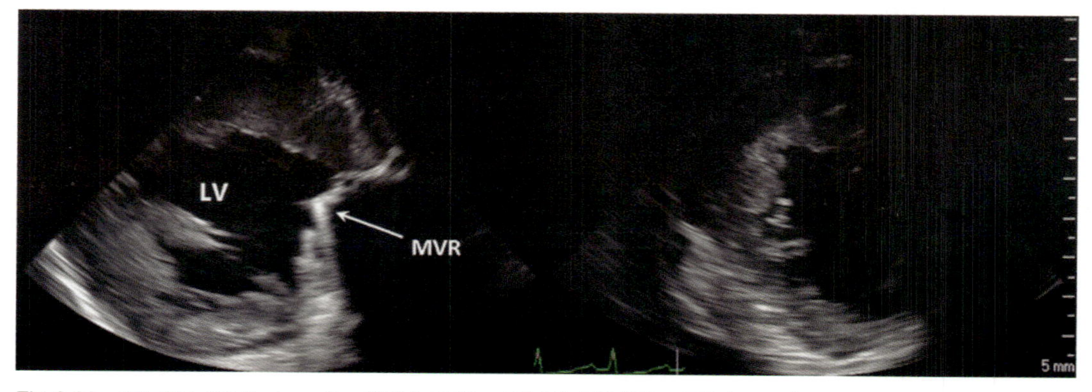

Fig.8.33 2D TEE，TG X-plane 像．機械弁 MVR，中隔心筋切除術後．置換弁の正常な開閉を認める（Video 8.24）．

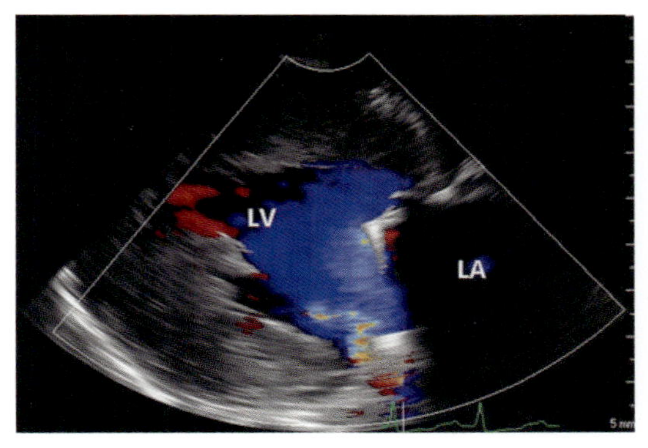

Fig.8.34　2D TEE，カラードプラ，TG LAX．機械弁MVR，中隔心筋切除術後．置換弁の正常な開閉とSAMの消失を認める．MRは認めず．

▶Tips　SAMは収縮期の中期から末期にのみ生じる。狭窄の重症度は前負荷や後負荷、左室収縮性によって変化する。

8.3　閉塞性肥大型心筋症〔大動脈弁置換術、僧帽弁置換術、中隔心筋切除術〕

74歳、男性。脂質代謝異常症、高血圧、内頸動脈狭窄、大動脈弁逆流（AR）、MRの既往あり。増悪する労作時胸痛と胸部不快感、息切れを主訴に受診。

聴診所見：心音整、有意な心雑音なし。ECG：洞性徐脈、1度房室ブロック、左室肥大を認める。胸部X線：心陰影拡大を認める。心臓カテーテル検査：moderate to severe AR、MRを認める。冠動脈に有意狭窄を認めず。術式：中隔心筋切除術、大動脈弁置換術（AVR）、MVR、CABG 1枝〔SVG-LAD〕。

（Fig. 8.35, 8.36, 8.37, 8.38, 8.39, 8.40, 8.41, 8.42, 8.43, 8.44, 8.45, 8.46, 8.47, 8.48, 8.49, 8.50, 8.51）

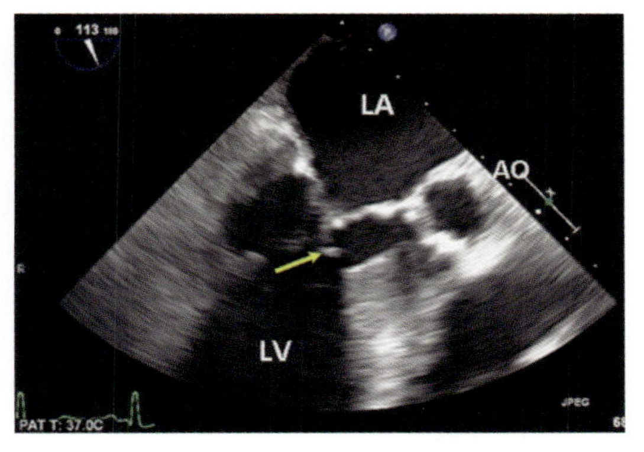

Fig.8.35　2D TEE，LAX．非対称性の心室中隔肥大とSAM（矢印）を認める（Video 8.25）．

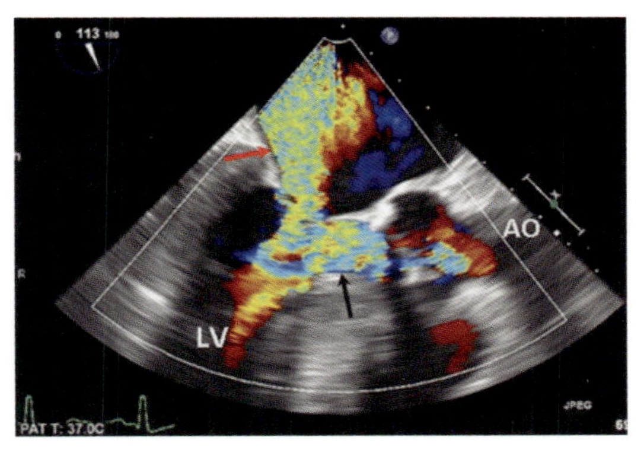

Fig.8.36　2D TEE，カラードプラ，LAX，収縮期．SAMによる偏心性moderate to severe MR（赤矢印）を認める．大動脈弁下の動的狭窄によるLVOT内乱流（黒矢印）を認める（Video 8.26）．

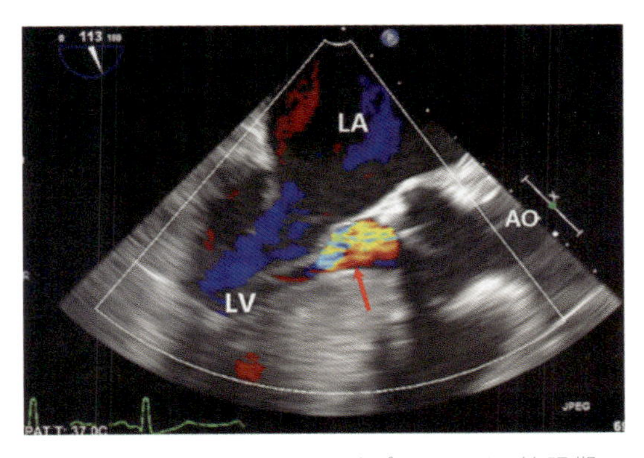

Fig.8.37　2D TEE，カラードプラ，LAX．拡張期にmoderate to severe AR（矢印）を認める（Video 8.26）．

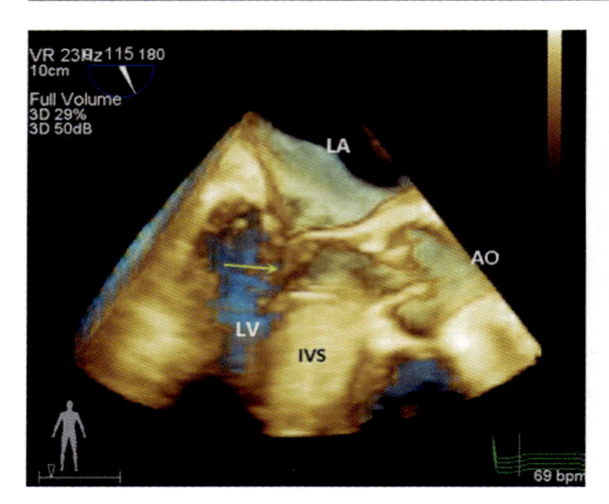

Fig.8.38 3D TEE，LAX．非対称性の心室中隔肥大と SAM（矢印）を認める（**Video 8.27**）．

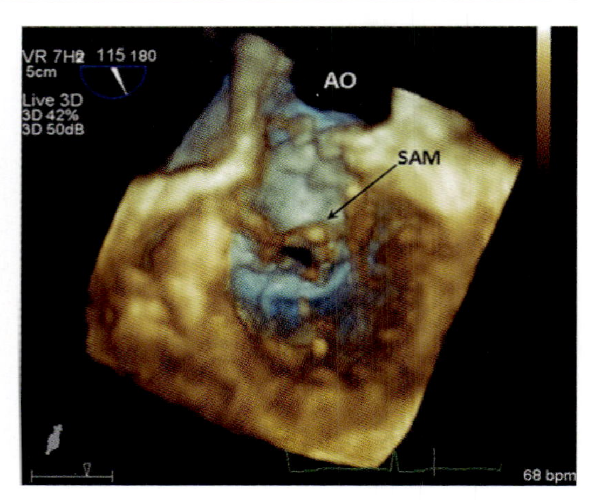

Fig.8.39 3D TEE，LV 側から見ている．SAM と，それによる LVOT 狭窄を認める（**Video 8.28**）．

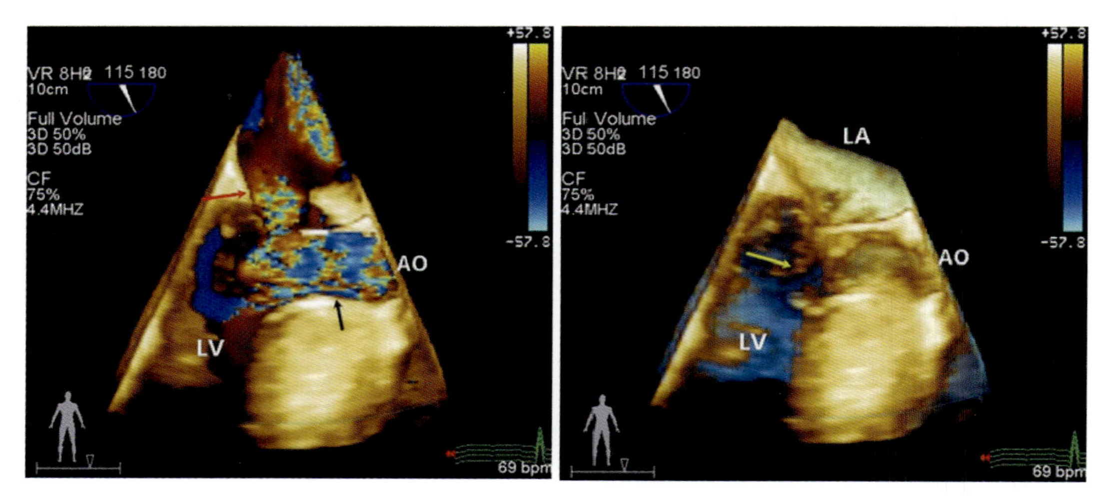

Fig.8.40, Fig.8.41 3D TEE，LAX，カラードプラ（左），カラー抑制像（右）．SAM（黄矢印）による moderate to severe MR（赤矢印）と LVOT 内の乱流（黒矢印）を認める（**Video 8.29**）．

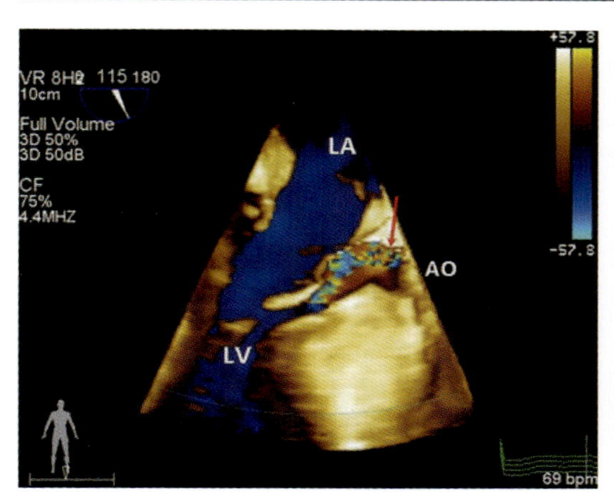

Fig.8.42 3D TEE，カラードプラ，LAX．拡張期に moderate to severe AR（矢印）を認める（**Video 8.29**）．

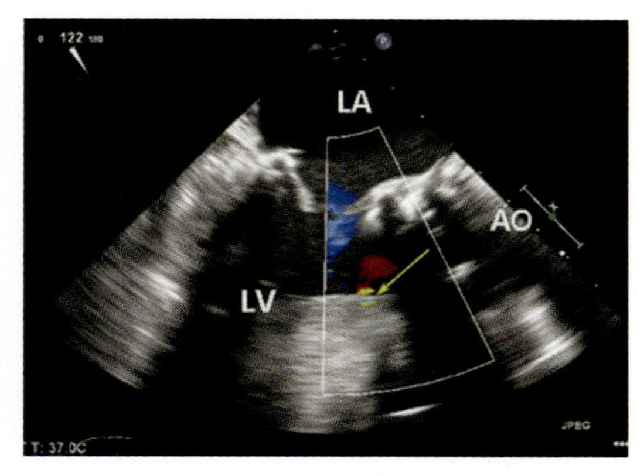

Fig.8.44 2D TEE，カラードプラ，LAX．中隔心筋切除術，生体弁 AVR，生体弁 MVR 後．心筋切除後のため，冠動脈由来の血流が LVOT 内に流入している（矢印）（**Video 8.30**）．

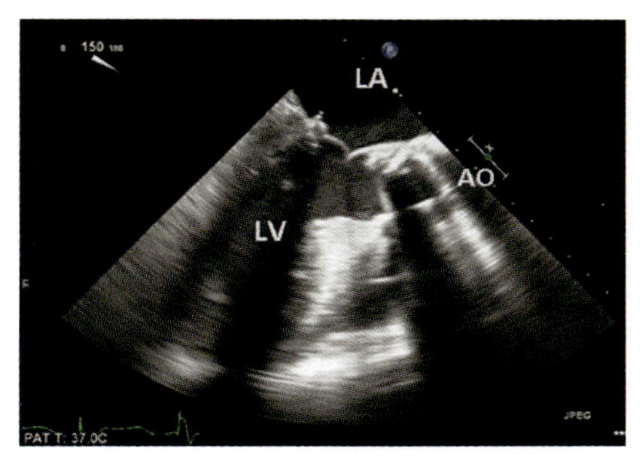

Fig.8.43 2D TEE，LAX．中隔心筋切除術，生体弁 AVR，生体弁 MVR 後．置換弁の正常な開閉を認め，SAM は消失している．

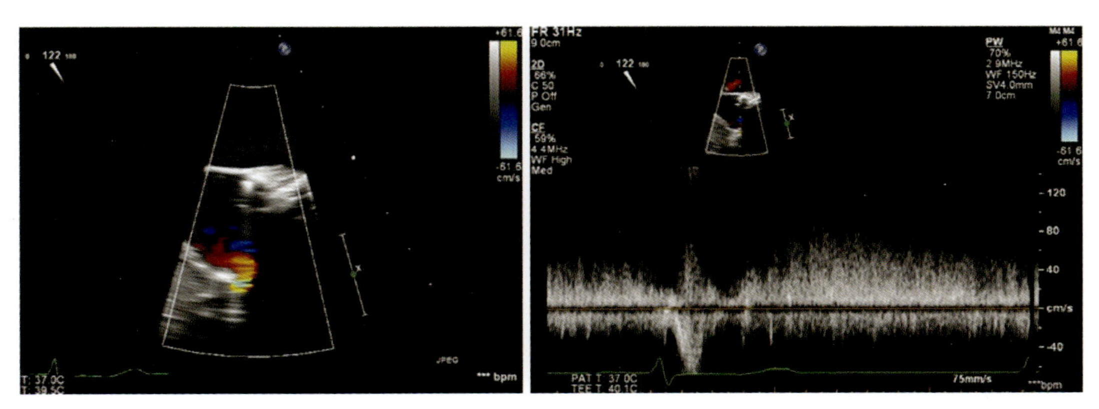

Fig.8.45, Fig.8.46 2D TEE，カラードプラ（左），パルスドプラ（PWD）（右）．中隔心筋切除術後．心筋切除後のため，冠動脈由来の血流が LVOT 内に流入している．

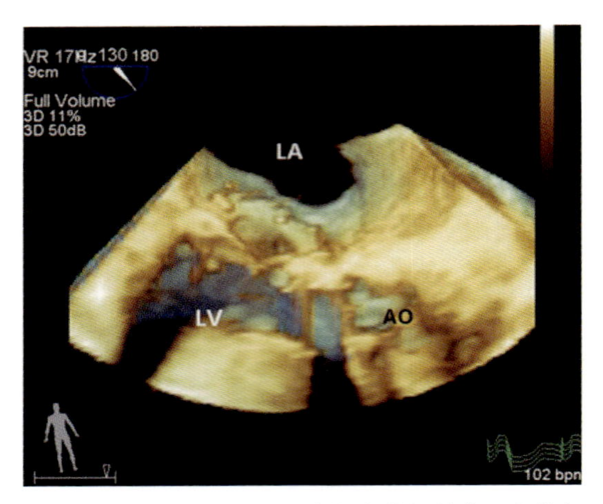

Fig.8.47 3D TEE，LAX．中隔心筋切除術，生体弁 AVR，生体弁 MVR 後．置換弁の正常な開閉を認める．SAM は消失している（Video 8.31）．

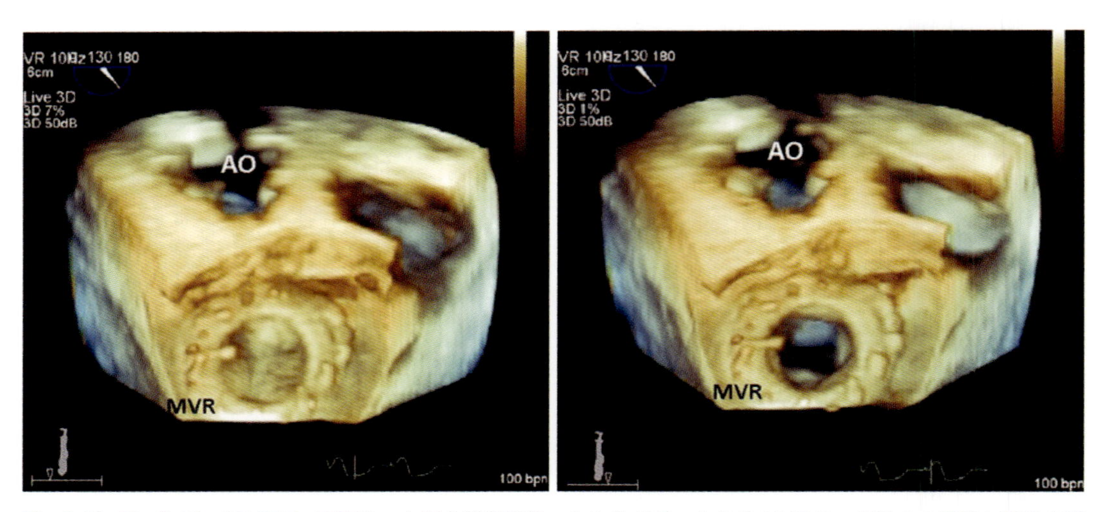

Fig.8.48, Fig.8.49 3D TEE，正面像．中隔心筋切除術，生体弁 AVR，生体弁 MVR 後．置換弁の正常な開閉を認める（Video 8.32）．

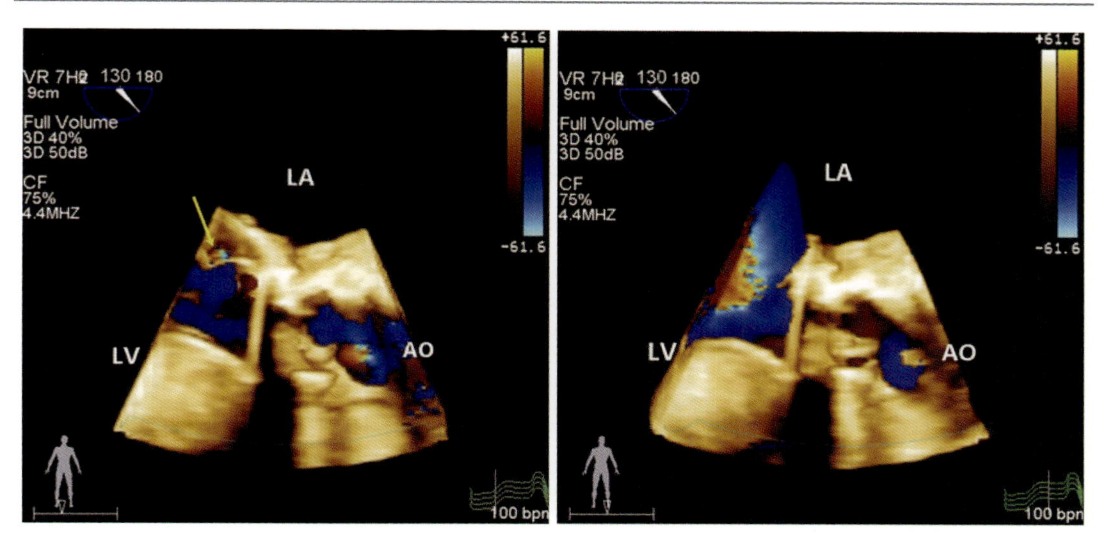

Fig.8.50, Fig.8.51　3D TEE，カラードプラ，LAX．中隔心筋切除術，生体弁 AVR，生体弁 MVR 後．MR（矢印），AR はごく少量のみである（**Video 8.33**）．

Tips　中隔心筋切除術後、手術による医原性の瘻孔形成や弁損傷など、手術による合併症の有無を確認することが重要である。

8.4　閉塞性肥大型心筋症〔中隔心筋切除術〕

65 歳、女性。高血圧、脂質代謝異常症に対して数年間の内服加療歴がある。3ヶ月前に頭痛を発症した。

ECG：洞性徐脈、左脚ブロックを認める。胸部 X 線：胸部大動脈の蛇行を認める。心陰影に特記所見なし。心臓カテーテル検査：2 枝病変〔LAD 70%、左回旋枝（LCX）70%〕、左室駆出分画率（LVEF）78%、severe MR を認める。術式：CABG 2 枝〔右冠動脈（RCA）、LCX〕、中隔心筋切除術。

（Fig. 8.52, 8.53, 8.54, 8.55, 8.56, 8.57）

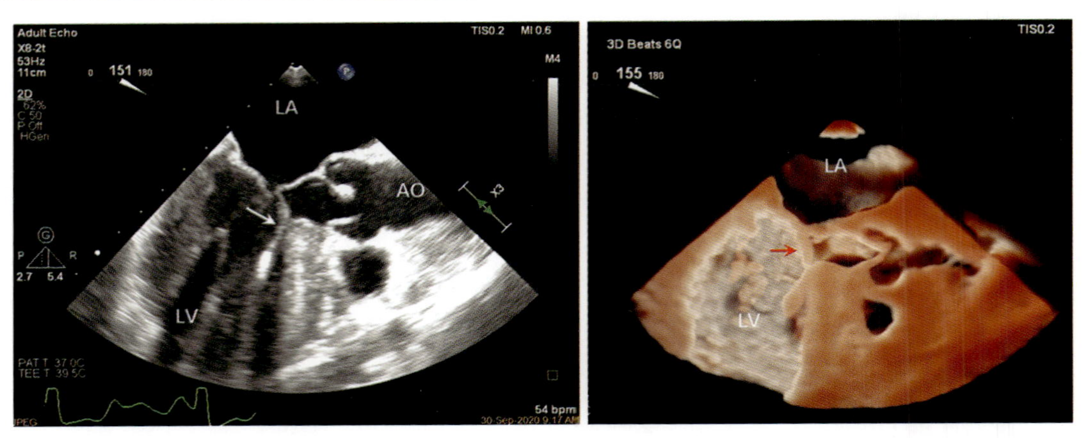

Fig.8.52 2D TEE（左），TrueVue 3D TEE（右）．SAM（矢印）と LVOT 狭窄を認める（**Video 8.34**，**Video 8.35**）．

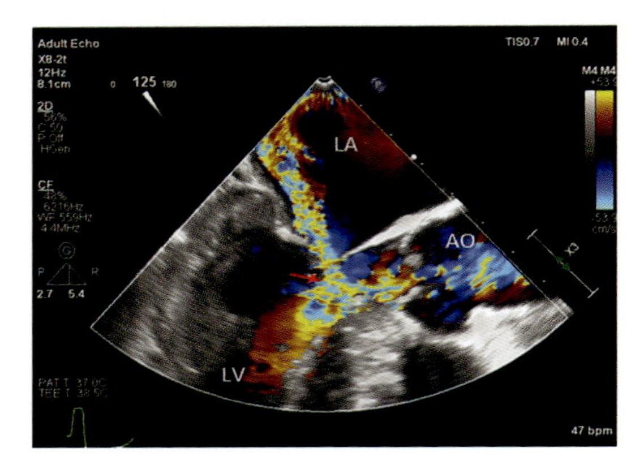

Fig.8.53 2D TEE，カラードプラ．後方に向かう偏心性 jet（矢印）を伴う severe MR と，SAM による LVOT 内の乱流を認める（**Video 8.36**）．

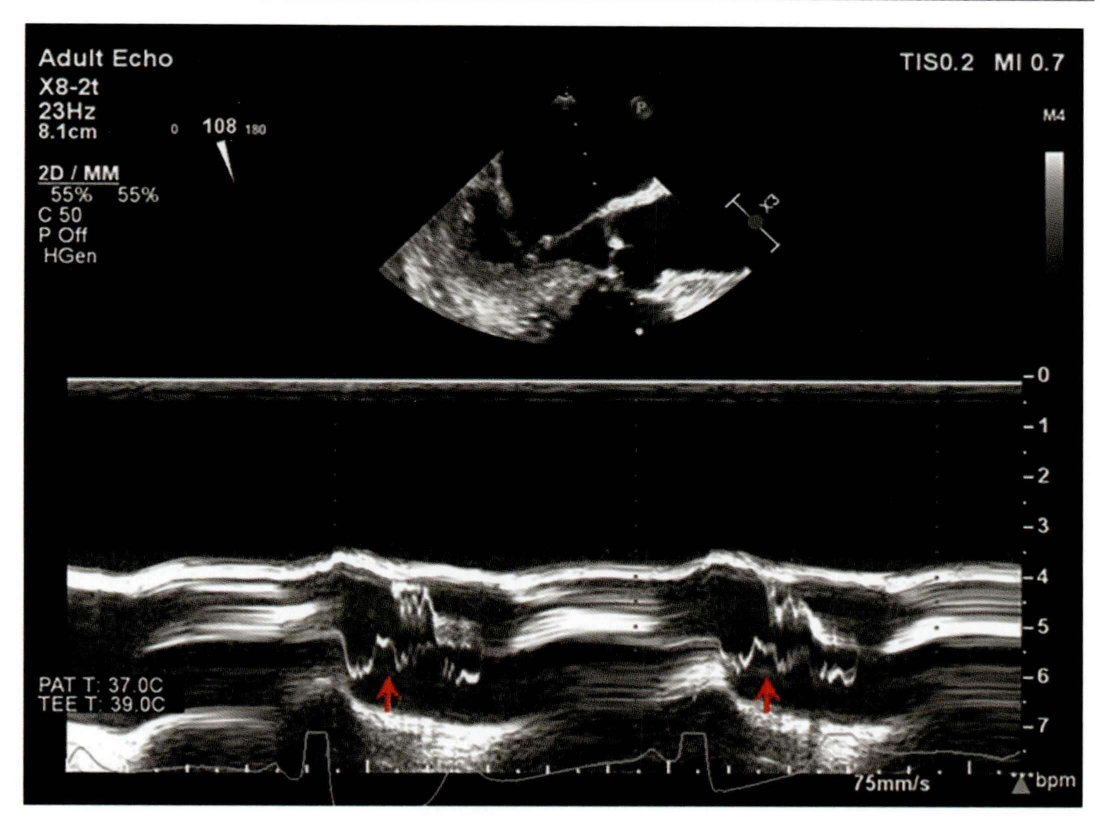

Fig.8.54 2D TEE，M-mode．LVOT の動的狭窄によって 1 回拍出量が低下した結果，大動脈弁による収縮中期ノッチ（矢印）が出現している．

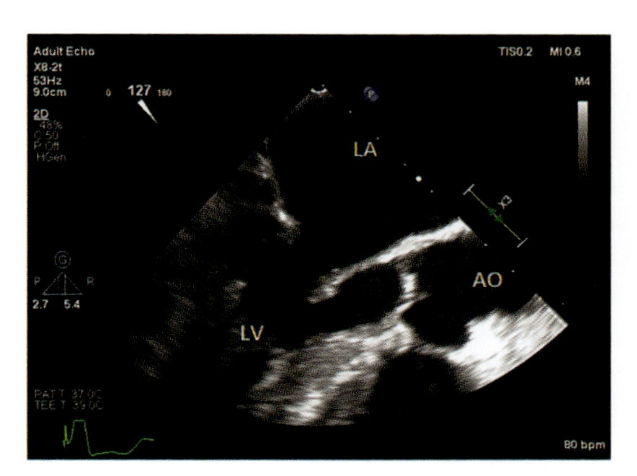

Fig.8.55 2D TEE，LAX．中隔心筋切除後．僧帽弁の正常な開閉を認める（Video 8.37）．

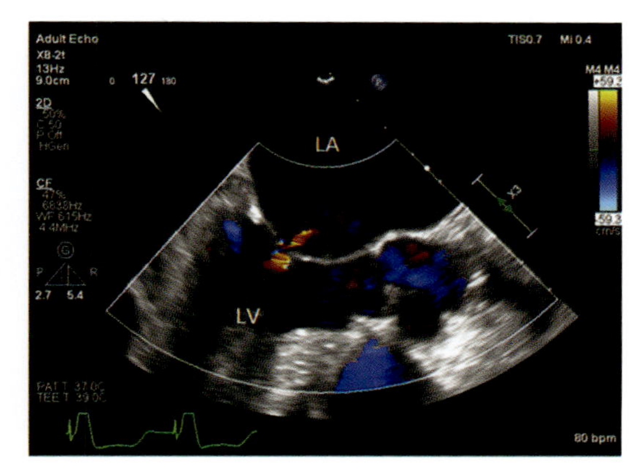

Fig.8.56 2D TEE，カラードプラ．中隔心筋切除後．mild MR を認める（Video 8.38）．

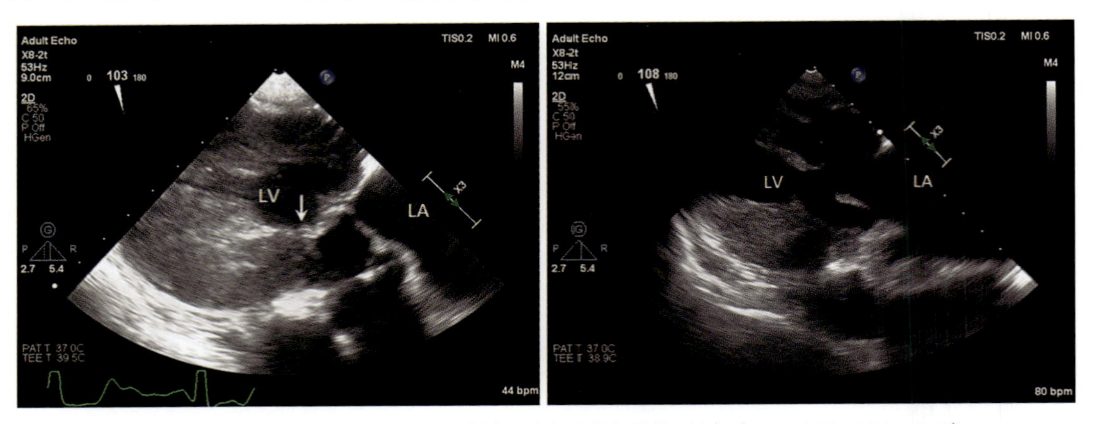

Fig.8.57 2D TEE，TG LAX．中隔心筋切除前（左），中隔心筋切除後（右）（Video 8.39，Video 8.40）．

8.5 拡張型心筋症〔HeartMate Ⅲ植え込み術〕

49歳、男性。拡張型心筋症、LVEF低下、慢性心房細動、2型糖尿病、慢性閉塞性肺疾患（COPD）に対して内服加療中である。数日前に出現した労作時呼吸困難を主訴に受診。

TTE：LVEF 24%、4つの心腔の拡大を認める。ECG：頻脈性心房細動。術式：左室補助人工心臓（LVAD）（HeartMate Ⅲ）植え込み術。

（Fig. 8.58, 8.59, 8.60, 8.61, 8.62, 8.63, 8.64, 8.65）

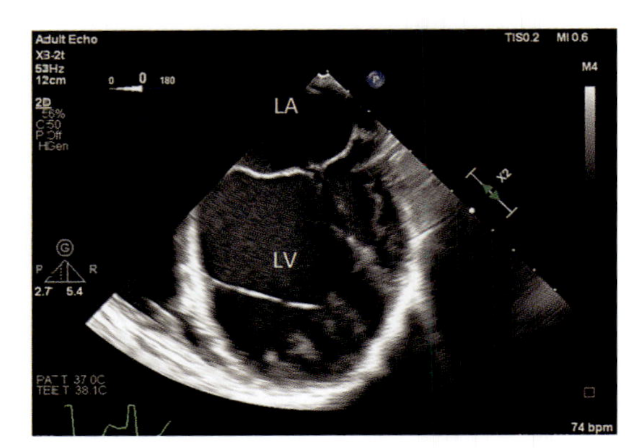

Fig.8.58 2D TEE，4CH．4つの心腔の拡大を認める（Video 8.41）．

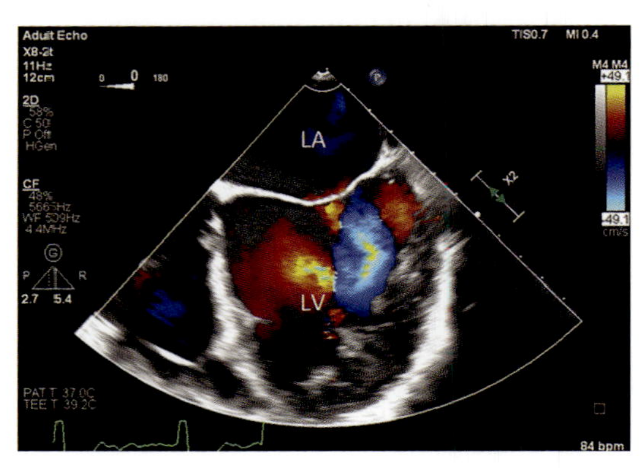

Fig.8.59 2D TEE，カラードプラ．trivial MRを認める（Video 8.42）．

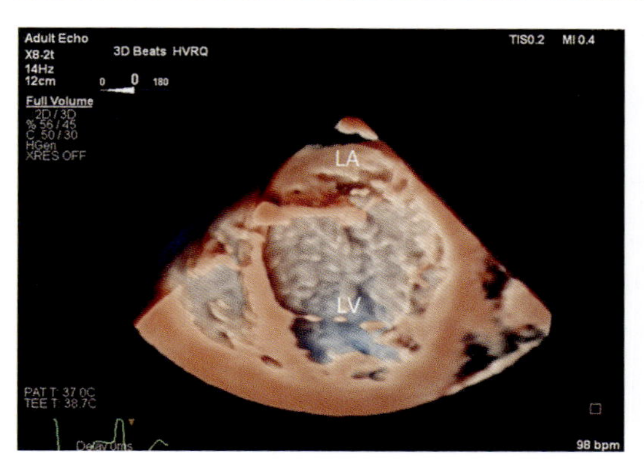

Fig.8.60 TrueVue 3D TEE．拡張型心筋症と頻脈性心房細動を認める（Video 8.43）．

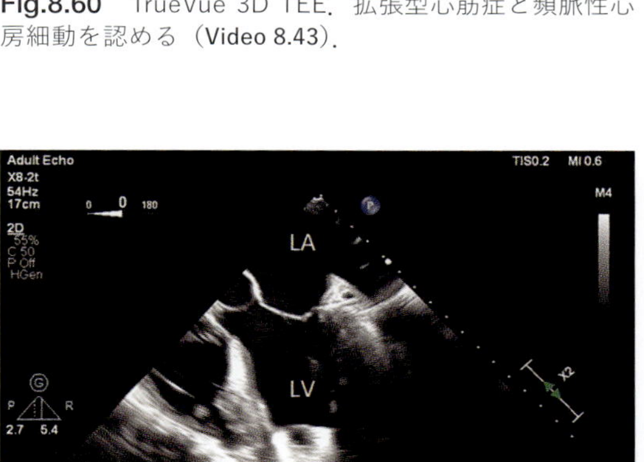

Fig.8.61 2D TEE．左室補助人工心臓（LVAD）（HeartMate III）植え込み術後．左室心尖部に留置された脱血カニューレを認める（Video 8.44）．

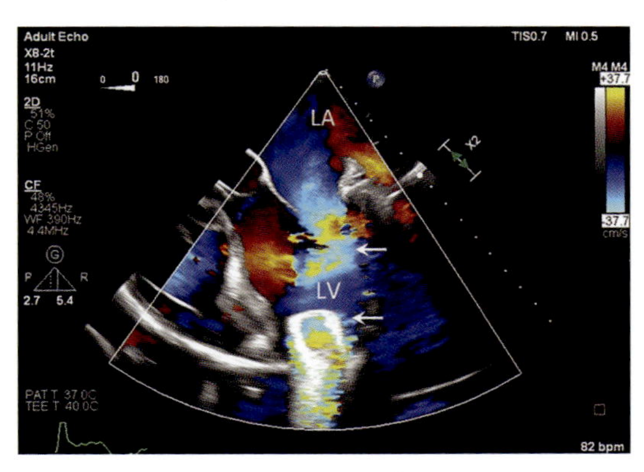

Fig.8.62 2D TEE，カラードプラ．LV から脱血カニューレを経由してポンプに流れる血流（矢印）を認める（Video 8.45）．

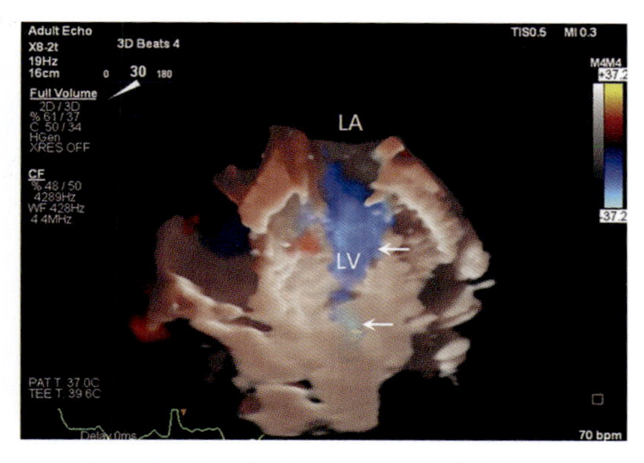

Fig.8.63 TrueVue 3D TEE．LV から脱血カニューレを経由してポンプに流れる血流（矢印）を認める（Video 8.46）．

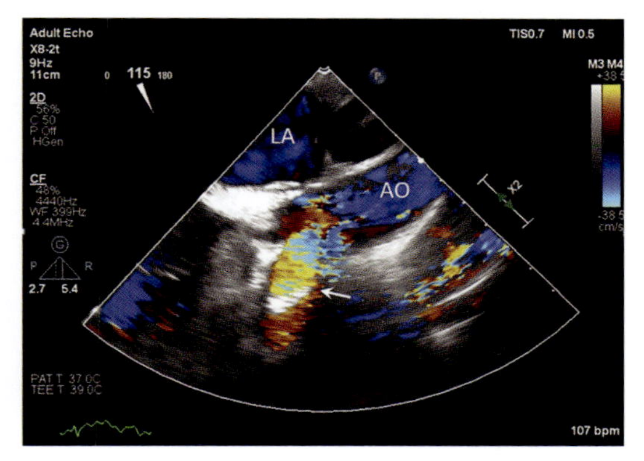

Fig.8.64 2D TEE，カラードプラ．ポンプから送血カニューレ（矢印）を通過して上行大動脈に出ていく血流を認める（Video 8.47）．

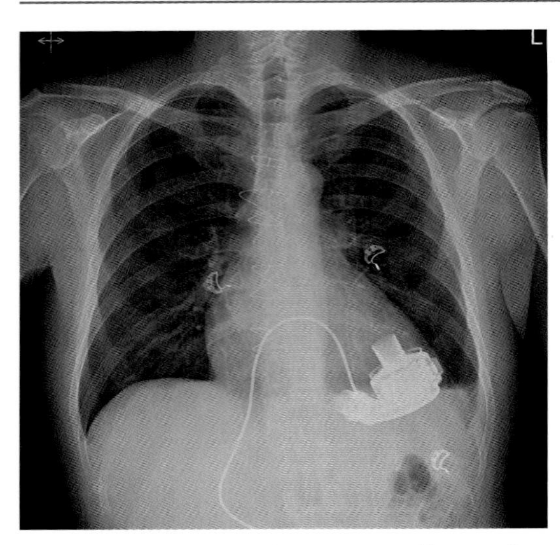

Fig.8.65 胸部X線像．第三世代LVAD植え込み後の拡張型心筋症を認める．

Suggested Reading

Estep JD, Stainback RF, Little SH, et al. The role of echocardiography and other imaging modalities in patients with left ventricular assist devices. JACC Cardiovasc Imaging. 2010;3:1049–64.

Karataş MB, Güngör B, Mutluer FO, et al. Incremental utility of live/real time three-dimensional transesophageal echocardiography in a case with ventricular septal aneurysm and hypertrophic obstructive cardiomyopathy: a case report. Anadolu Kardiyol Derg. 2014;14(5):478–80.

Numata S, Yaku H, Doi K, et al. Excess anterior mitral leaflet in a patient with hypertrophic obstructive cardiomyopathy and systolic anterior motion. Circulation. 2015;131(18):1605–7.

Roy RR, Hakim FA, Hurst RT, et al. Two cases of apical ballooning syndrome masking apical hypertrophic cardiomyopathy. Tex Heart Inst J. 2014;41(2):179–83.

Stainback RF, Estep JD, Angler DA, et al. Echocardiography in the management of patients with left ventricular assist devices: recommendations from the American Society of Echocardiography. J Am Soc Echocardiogr. 2015;28:853–909.

Varma PK, Puthuvassery Raman S, Unnikrishnan KP, et al. Intraoperative transesophageal echocardiography diagnosis of concomitant hypertrophic cardiomyopathy with anomalous insertion of a papillary muscle band to the interventricular septum in a patient for aortic valve replacement. J Cardiothorac Vasc Anesth. 2014;28(6):e56–8.

Zeineh NS, Eles G. Images in clinical medicine. Apical hypertrophic cardiomyopathy. N Engl J Med. 2015;373(19):e22.

Zhang LH, Fang LG, Yang J, et al. Infective endocarditis in patients with hypertrophic obstructive cardiomyopathy: five cases report. Zhonghua Xin Xue Guan Bing Za Zhi. 2012;40(3):209–13. Chinese.

感染性心内膜炎　9

Abstract

感染性心内膜炎は、心臓弁や心内膜に生じる炎症性疾患である。診断には疣贅形成の証明が重要であり，疣贅の位置、形状、大きさ、個数、合併症、心周期における可動性を評価しなければならない。これらの点で、3D 経食道心エコー（TEE）は経胸壁心エコー（TTE）よりも有用な検査法となる。

9.1　僧帽弁疣贅〔僧帽弁置換術〕

63 歳、男性。高血圧と severe MR（僧帽弁逆流）の既往あり。息切れと下腿浮腫を主訴に受診。うっ血性心不全を指摘され、利尿薬と強心薬を開始されたが、症状の増悪を認める。

聴診所見：心音不整、心尖部と胸骨左縁に Levine Ⅲ度の収縮期雑音を聴取。ECG：心房細動、前壁中隔の心筋梗塞、右軸偏位を認める。胸部 X 線：心陰影拡大、左室拡大、右胸水貯留を認める。術式：僧帽弁置換術（MVR）、三尖弁形成術、心房細動アブレーション、両心耳閉鎖術。

（Fig. 9.1, 9.2, 9.3, 9.4, 9.5, 9.6）

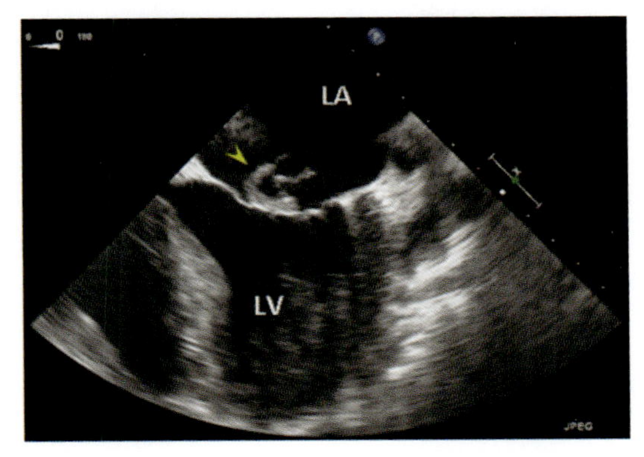

Fig.9.1　2D TEE，4CH．僧帽弁前後尖の心房側に付着した疣贅（矢印）を認める．前尖の flail を認める．LA：左房，LV：左室（Video 9.1）．

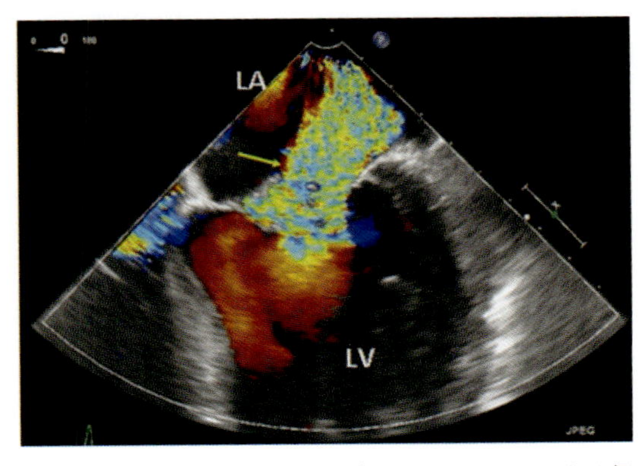

Fig.9.2　2D TEE，カラードプラ，4CH．flail による偏心性 severe MR（矢印）を認める（Video 9.2）．

Supplementary Information
The online version contains supplementary material available at
https://doi.org/10.1007/978-981-19-6794-8_9

W.-H. Yin, M.-C. Hsiung, *Atlas of Perioperative 3D Transesophageal Echocardiography*,
https://doi.org/10.1007/978-981-19-6794-8_9

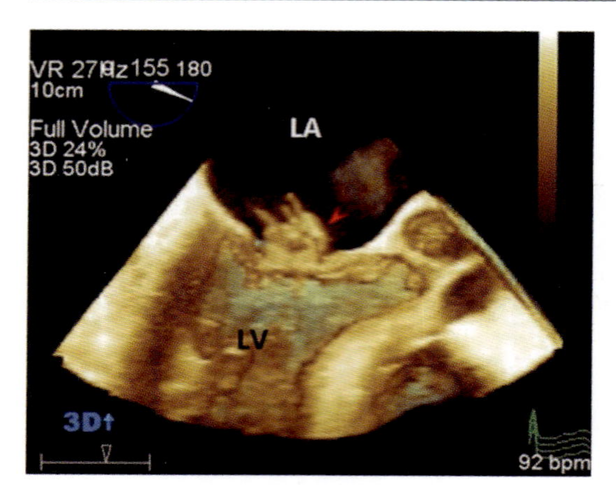

Fig.9.3 3D TEE，長軸像（LAX）．僧帽弁に付着した疣贅（矢印）を認める（**Video 9.3**）．

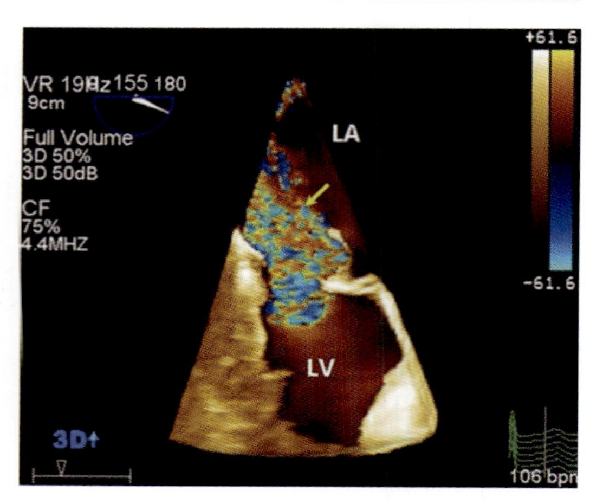

Fig.9.5 3D TEE，カラードプラ，2CH．flail による偏心性 severe MR（矢印）を認める（**Video 9.5**）．

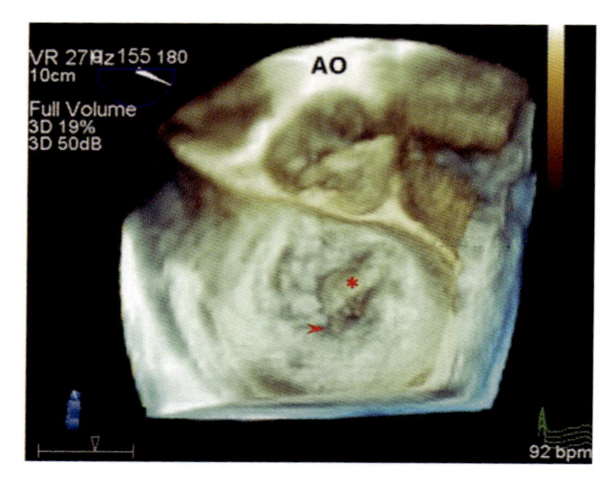

Fig.9.4 3D TEE，正面像．僧帽弁疣贅（＊）と前尖の flail，その原因である腱索断裂（矢印）を認める．AO：大動脈（**Video 9.4**）．

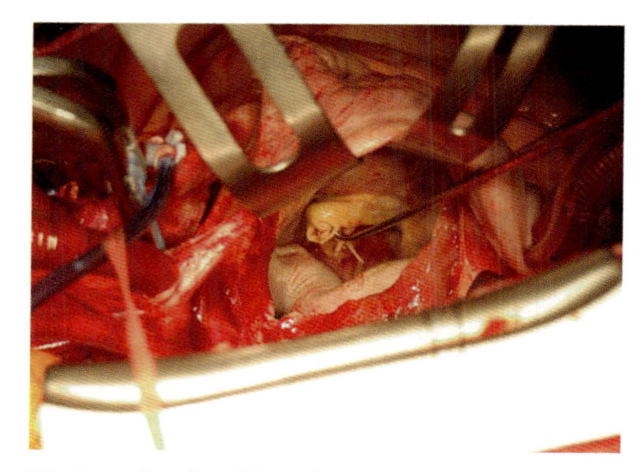

Fig.9.6 術野像．僧帽弁疣贅を認める．

Tips 弁尖に付着した可動性病変と弁輪周囲膿瘍は、感染性心内膜炎の診断基準の 1 つである。

9.2 僧帽弁置換術後感染性心内膜炎〔僧帽弁再置換術〕

62歳、女性。リウマチ性僧帽弁狭窄症と洞不全症候群に対して10年前にMVRとペースメーカ植え込み術が行われている。全身倦怠感、胸痛、労作時呼吸困難を主訴に受診。

聴診所見：心音整。ECG：心室調律。胸部CT：著明な心拡大、僧帽弁上に分葉状の腫瘍性病変（左房側に2.2 cm × 1.5 cm、左室側に1.8 cm × 1.3 cmで、ともに石灰化を伴う）、肺動脈うっ血、右胸水を認める。腹部エコー：下大静脈（IVC）と肝静脈のうっ滞を認める。術式：僧帽弁再置換術（再MVR）、三尖弁形成術、心膜切除術。僧帽弁疣贅の組織培養からは *Micrococcus luteus* が検出されている。

（Fig. 9.7, 9.8, 9.9, 9.10, 9.11, 9.12, 9.13, 9.14, 9.15, 9.16, 9.17, 9.18, 9.19）。

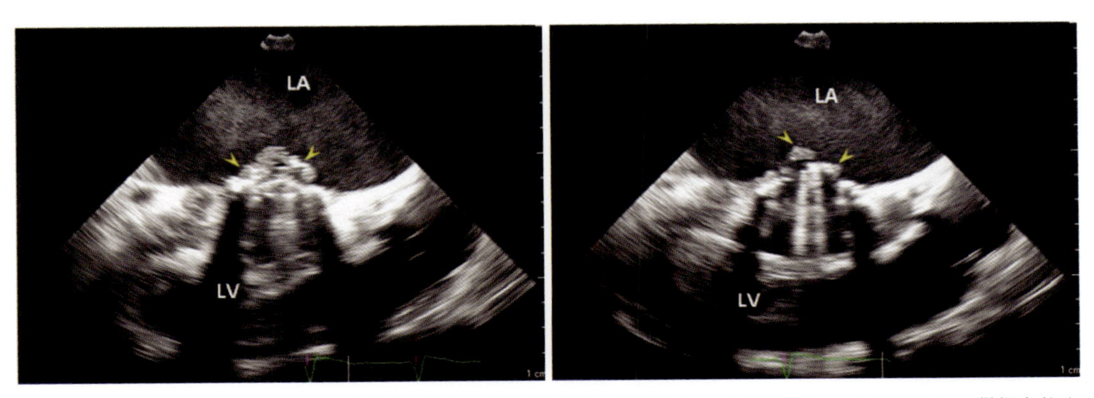

Fig.9.7, Fig.9.8 2D TEE, LAX, 収縮期（左），拡張期（右）．機械弁による MVR 後．LA の拡大と，僧帽弁位人工弁の心房側に付着した辺縁不整で等エコー輝度の腫瘍性病変（矢印）を認める（Video 9.6）．

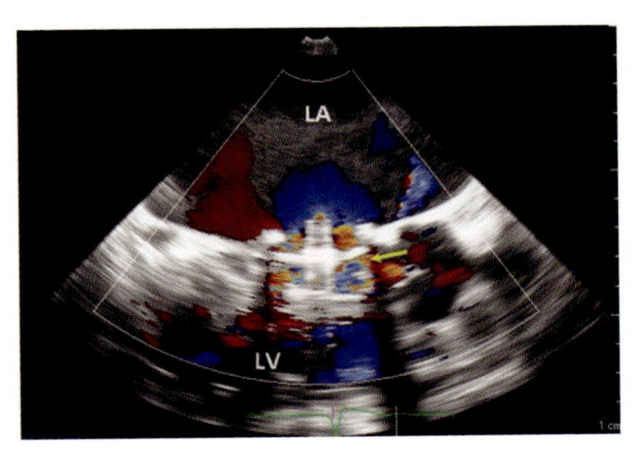

Fig.9.9 2D TEE, カラードプラ, LAX. 機械弁による MVR 後．経僧帽弁血流速度の上昇（矢印）を認める（Video 9.7）．

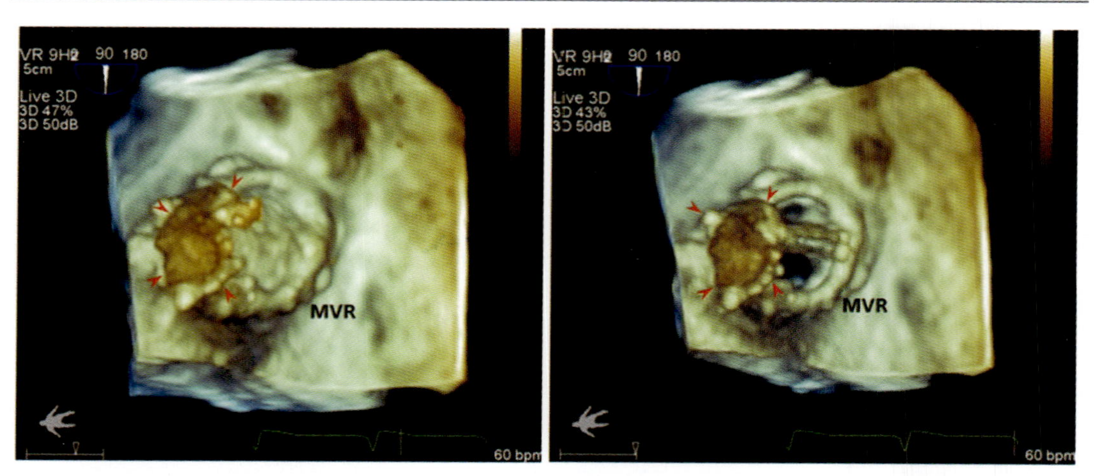

Fig.9.10, Fig.9.11 3D TEE，正面像．収縮期（左），拡張期（右）．機械弁による MVR 後．人工弁輪近くで疣贅（矢印）が動いている（**Video 9.8**）．

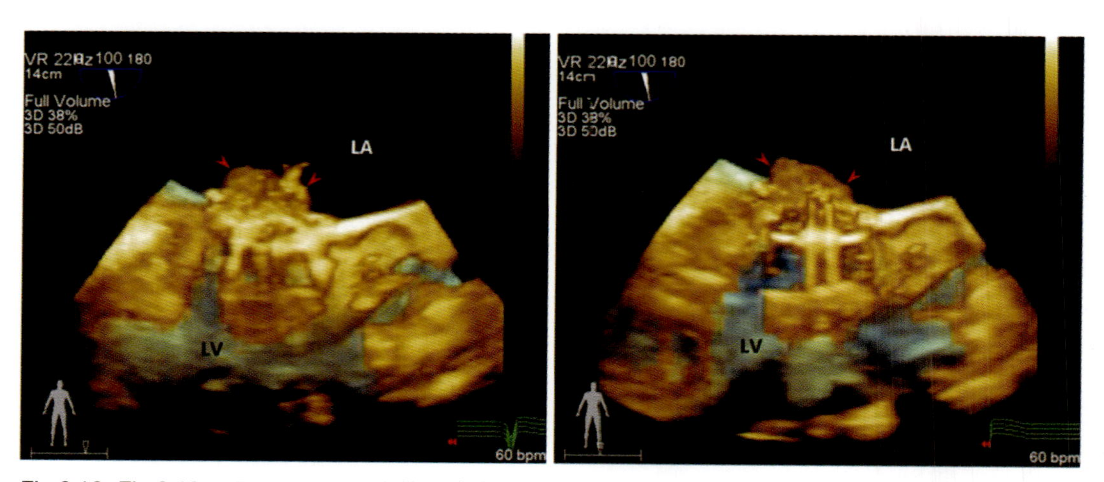

Fig.9.12, Fig.9.13 3D TEE，LAX．収縮期（左），拡張期（右）．機械弁による MVR 後．僧帽弁位人工弁の心房側に付着した疣贅（矢印）が動いている（**Video 9.9**）．

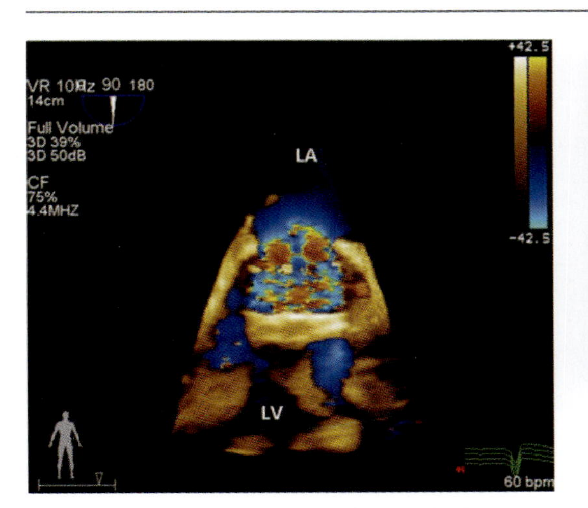

Fig.9.14 3D TEE，カラードプラ．機械弁によるMVR後．経僧帽弁血流速度の上昇を認める（**Video 9.10**）．

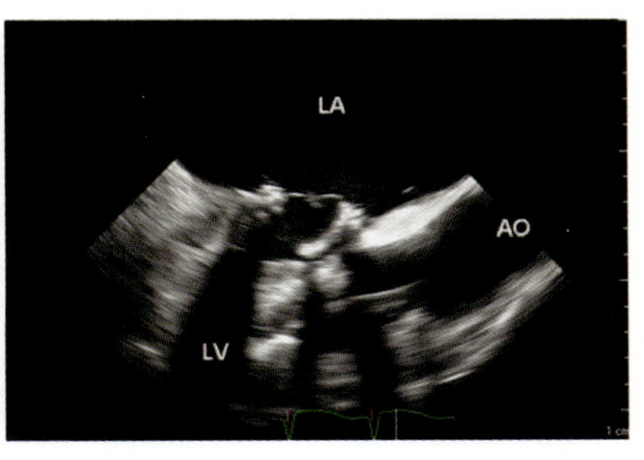

Fig.p.16 2D，TEE，LAX．生体弁による再MVR後．人工弁は正常に機能している．

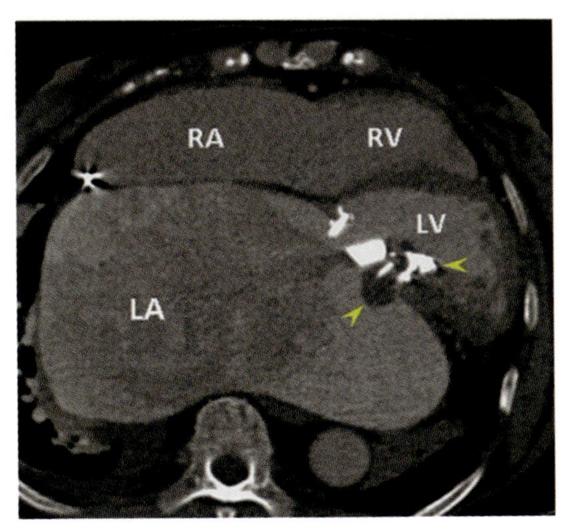

Fig.9.15 造影CT像，機械弁によるMVR後．著明な心拡大と，僧帽弁を介してLAとLVに拡がる分葉状の腫瘍性病変（矢印）を認める．腫瘍の一部に石灰化を認める．RA：右房，RV：右室．

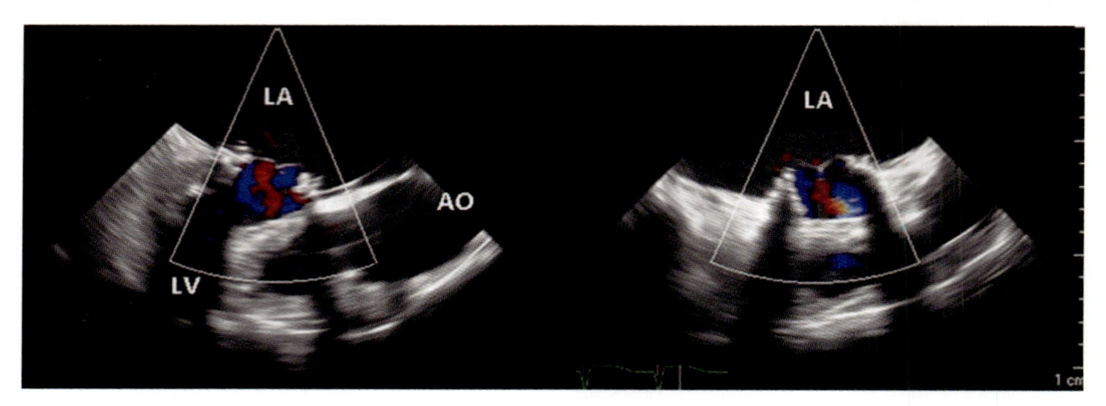

Fig.9.17 2D TEE，カラードプラ，X-plane 像．生体弁による再 MVR 後．正常な経僧帽弁血流とごく少量の MR を認める．

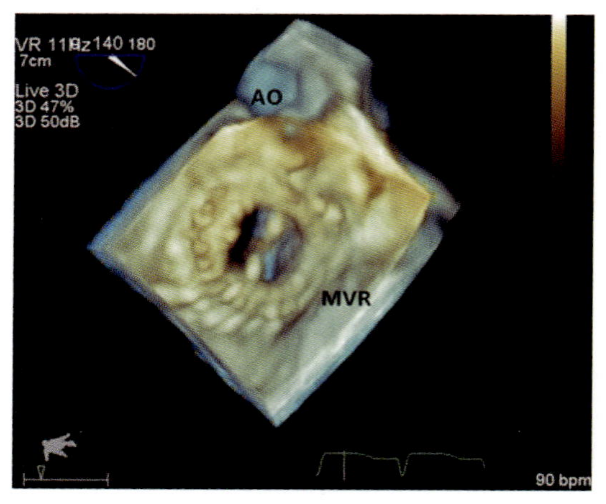

Fig.9.18 3D TEE，正面像．生体弁による再 MVR 後．人工弁は正常に機能している（Video 9.11）．

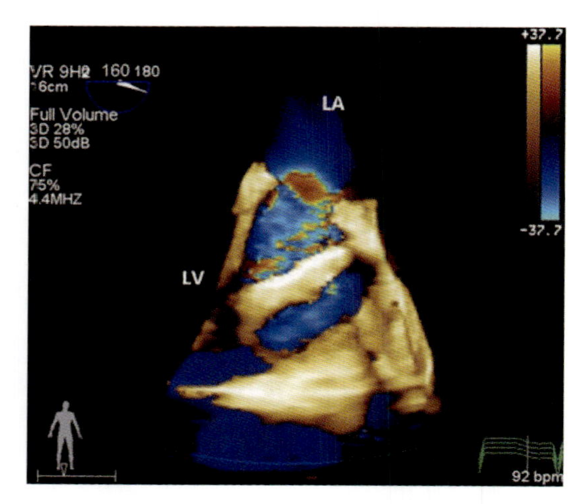

Fig.9.19 3D TEE，カラードプラ，LAX．生体弁による再 MVR 後．正常な経僧帽弁血流を認める（Video 9.12）．

▶**Tips** 人工弁に発生した感染性心内膜炎は、弁そのものよりも人工弁輪周囲の領域に病変を拡げることが多い。

9.3　大動脈二尖弁疣贅〔大動脈弁置換術〕

57歳、男性。特記すべき既往なし。労作時の息切れを主訴に受診。

聴診所見：心音整、大動脈弁領域でLevine II度の収縮期雑音を聴取。ECG：左房拡大、左軸偏位、左室肥大を認める。胸部X線：心陰影拡大、両側胸水を認める。心臓カテーテル検査：severe AR（大動脈弁逆流）、肺高血圧症（PHT）。術式：大動脈弁置換術（AVR）。

（Fig. 9.20, 9.21, 9.22, 9.23, 9.24, 9.25, 9.26, 9.27, 9.28, 9.29, 9.30, 9.31, 9.32, 9.33, 9.34）

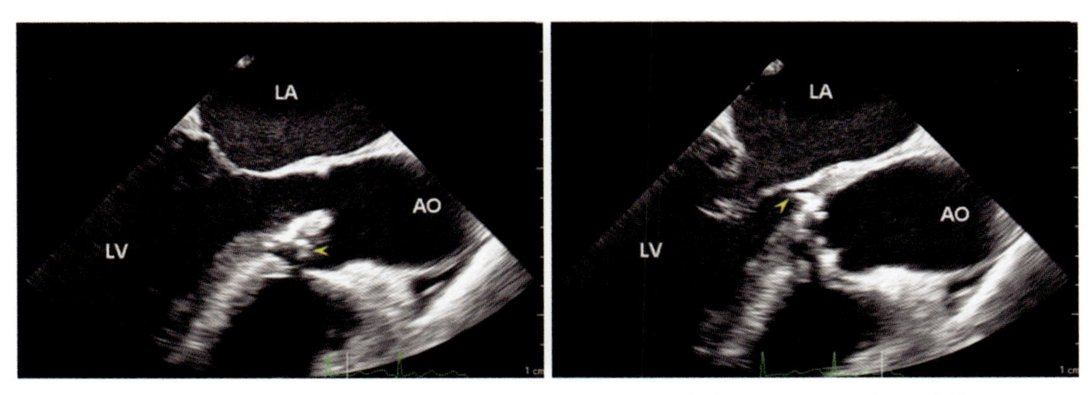

Fig.9.20, Fig.9.21　2D TEE, LAX．収縮期に大動脈弁のドーミング（左），拡張期にサギング（右）を認める．大動脈弁には疣贅（矢印）が付着している（**Video 9.13**）．

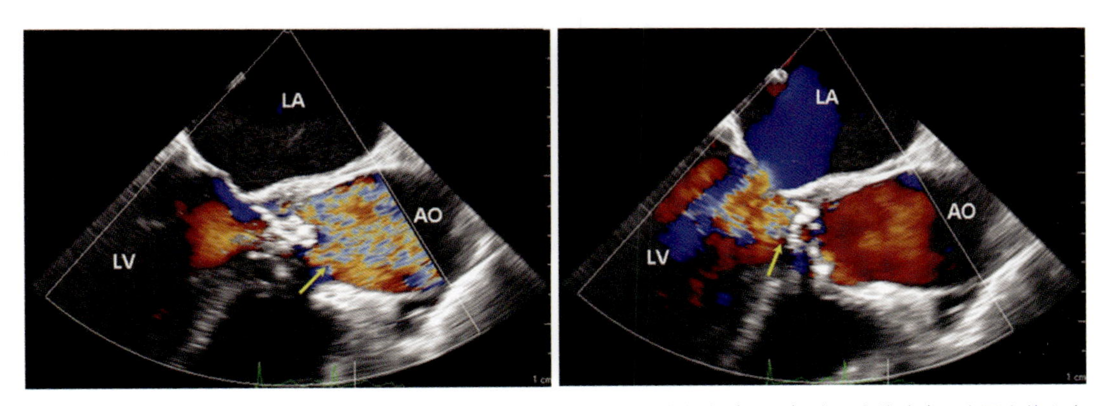

Fig.9.22, Fig.9.23　2D TEE, カラードプラ, LAX．収縮期に左室流出路（LVOT）内の血流速度の上昇を伴う大動脈弁狭窄（AS）（左），拡張期にsevere AR（右）を認める（**Video 9.14**）．

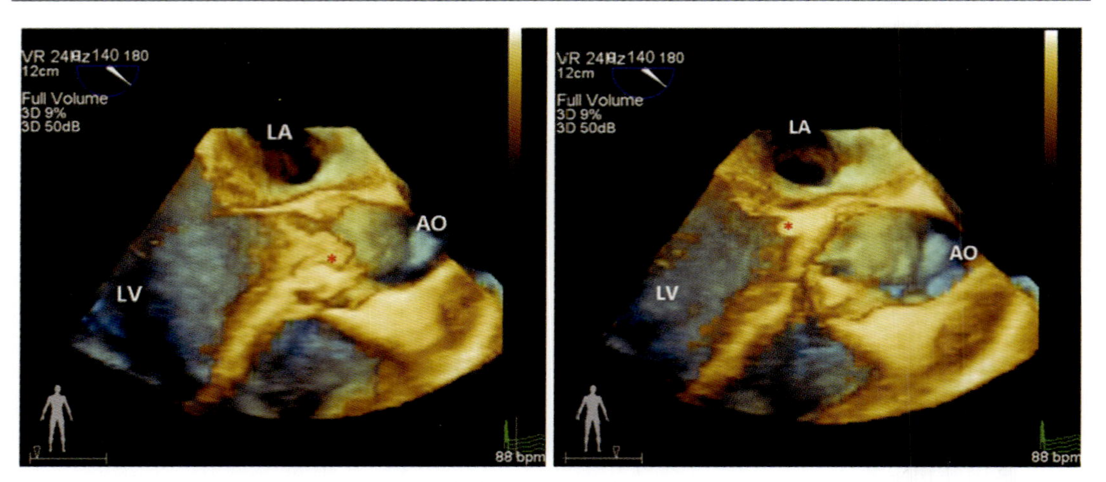

Fig.9.24, Fig.9.25 3D TEE，LAX．収縮期（左），拡張期（右）の大動脈弁を示す．LV 側の大動脈弁弁尖に疣贅（＊）が付着し，拡張期に LVOT 側に逸脱している（Video 9.15）．

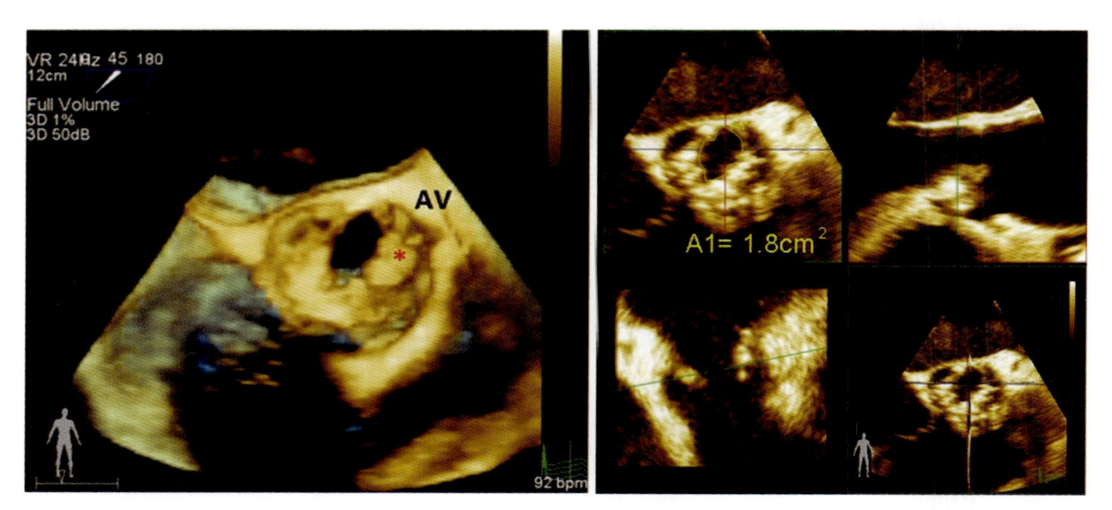

Fig.9.26, Fig.9.27 3D TEE，短軸像（SAX）（左），多断面再構成像（右）．疣贅（＊）を伴う大動脈二尖弁を認める．疣贅は収縮期に大動脈基部側に突出し，大動脈弁弁口面積は 1.8 cm^2 である（Video 9.16）．

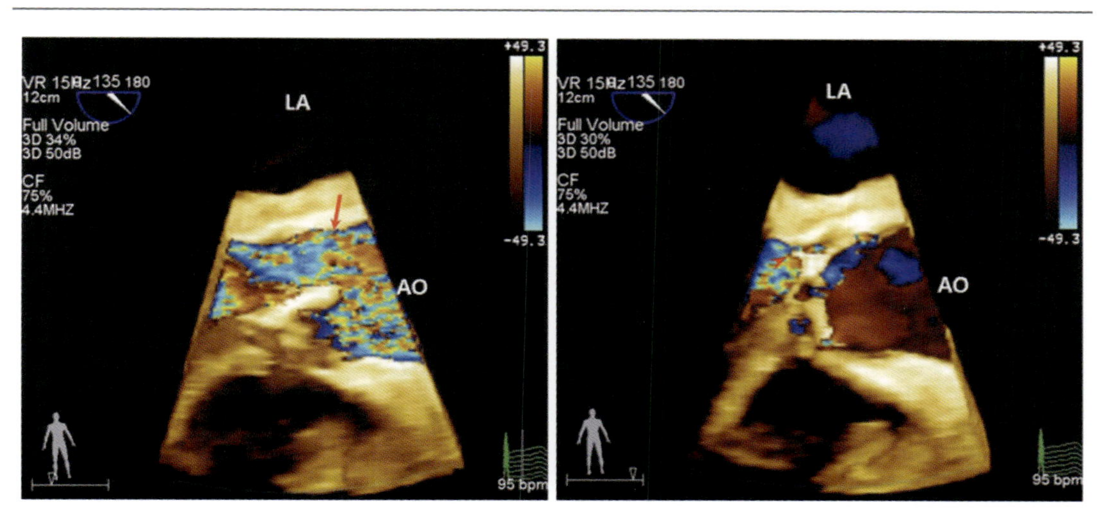

Fig.9.28, Fig.9.29 3D TEE，カラードプラ．収縮期（左）に LVOT 内血流速度の上昇（矢印）を伴う AS を認める．拡張期（右）に大動脈弁に付着した疣贅による severe AR を認める（**Video 9.17**）．

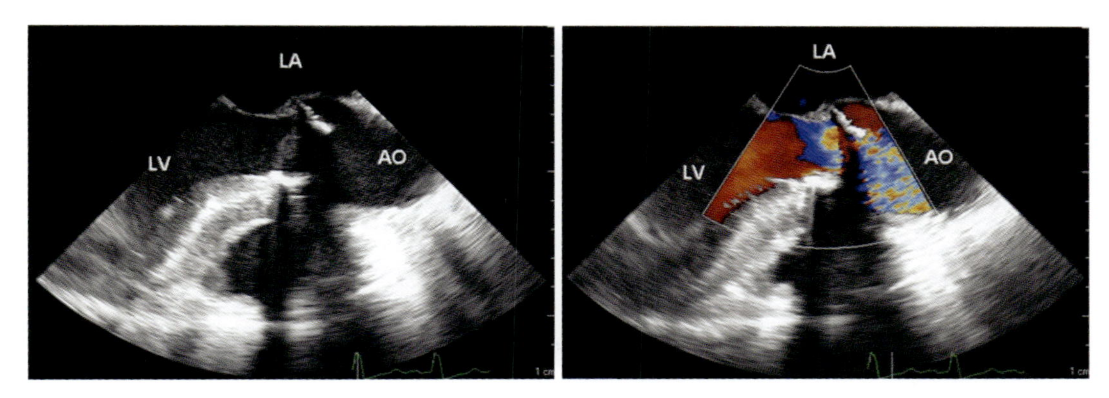

Fig.9.30, Fig.9.31 2D TEE（左），カラードプラ（右），LAX．生体弁 AVR 後．人工弁の正常な開閉と LVOT 内の正常な血流を認める．

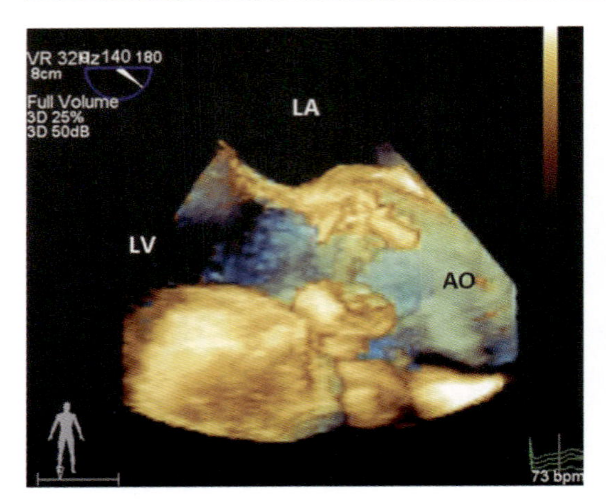

Fig.9.32 3D TEE，LAX．生体弁 AVR 後．人工弁の正常な開閉を認める（Video 9.18）．

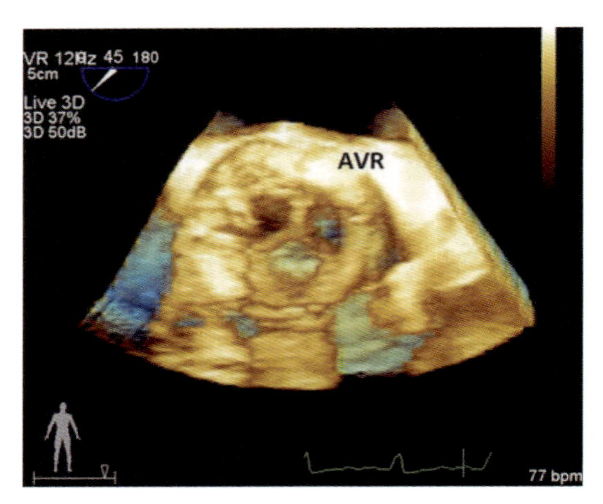

Fig.9.33 3D TEE，SAX．生体弁 AVR 後．人工弁の正常な開閉を認める（Video 9.19）．

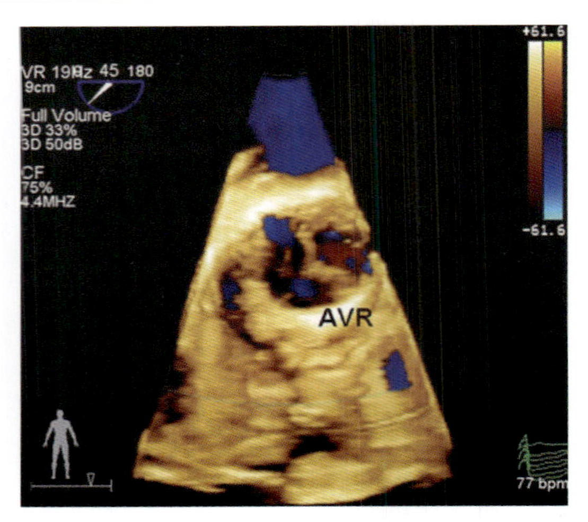

Fig.9.34 3D TEE，カラードプラ，SAX．生体弁 AVR 後．LVOT 内に正常な血流を認め，AR はごく少量のみである（Video 9.20）．

▶**Tips** 大動脈弁の疣贅は通常、AR の原因となる。大動脈弁周囲膿瘍など、疣贅に合併する病変を検索する際、TEE は不可欠である。

9.4 上行大動脈疣贅〔疣贅切除術〕

68 歳、女性。冠動脈疾患に対して経皮的冠動脈インターベンション（PCI）後、2 型糖尿病、両側肺動脈狭窄に対してステントを用いた経皮的血管形成術後、慢性腎不全に対して維持透析導入後、脂質代謝異常の既往がある。黄色粘稠痰と黒色便、増悪する息切れと透析後の発熱を主訴に受診。ER での血液検査で、WBC の上昇、NT-pro BNP 23,202 pg/mL と高値を認める。

聴診所見：心音不整、有意な雑音なし。ECG：洞性頻脈、下壁梗塞の疑い。胸部 X 線：肺うっ血、肺炎、心陰影拡大を認める。胸部 CT：冠動脈に高度の石灰化を認める。術式：上行大動脈疣贅切除術、冠動脈バイパス術（CABG）1 枝。

（Fig. 9.35, 9.36, 9.37, 9.38, 9.39, 9.40, 9.41）

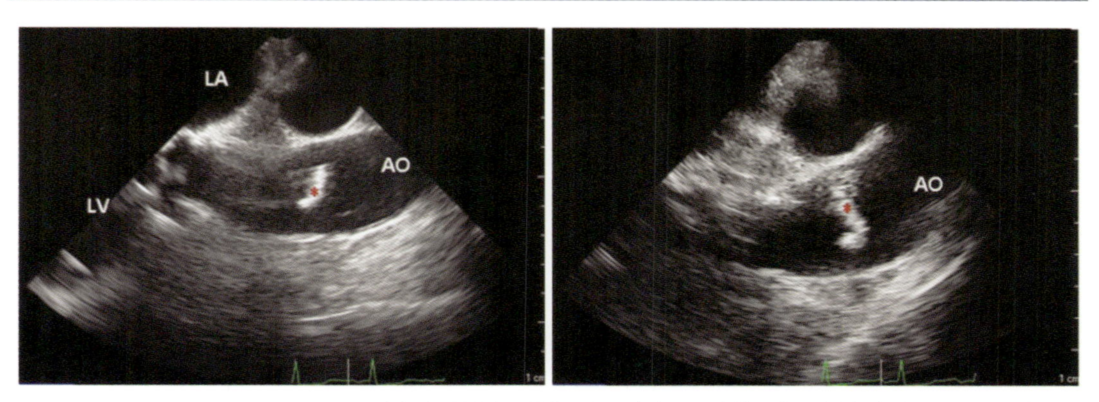

Fig.9.35, Fig.9.36 2D TEE, LAX. 上行大動脈壁に付着した，高度な可動性を伴う疣贅（＊）を認める（Video 9.21）.

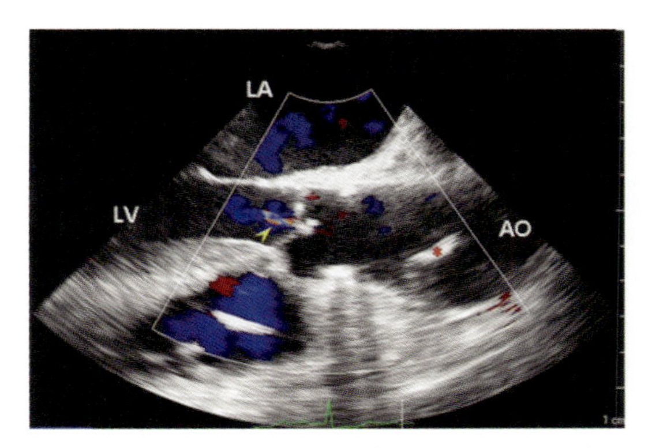

Fig.9.37 2D TEE, カラードプラ，LAX. 上行大動脈に疣贅（＊）が付着し，mild AR（矢印）を認める.

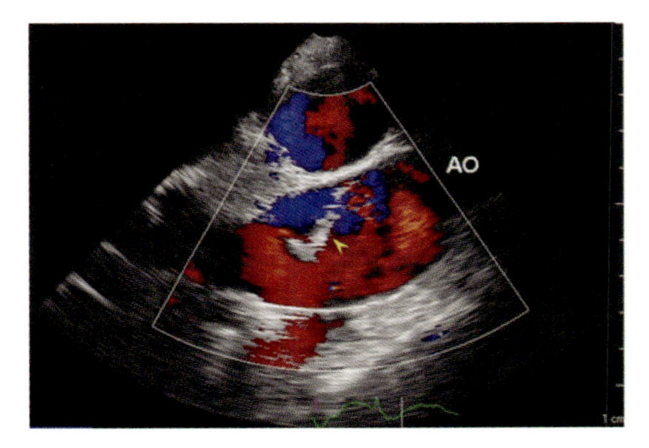

Fig.9.38 2D TEE, カラードプラ，LAX. 上行大動脈に疣贅（矢印）が付着し，心周期に合わせて前後にフラップしている（Video 9.22）.

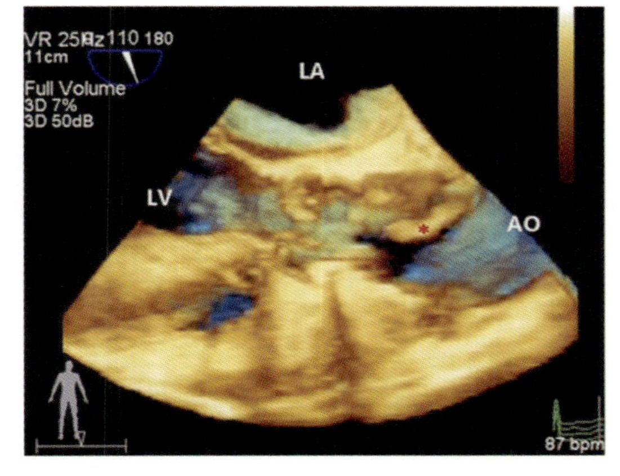

Fig.9.39 3D TEE, LAX. 上行大動脈壁に付着した，高度な可動性を伴う疣贅（＊）を認める（Video 9.23）.

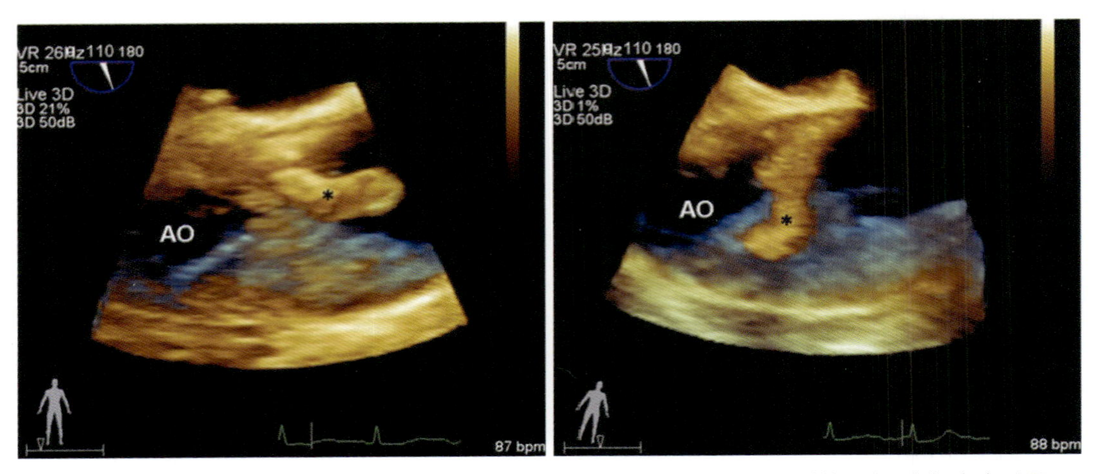

Fig.9.40, Fig.9.41 3D TEE，ズームモード．上行大動脈壁に付着した，高度な可動性を伴う疣贅（＊）を認め，心周期に合わせて前後にフラップしている（Video 9.24）．

▶Tips TEEでは組織学的診断はできないが、現病歴とTEEで観察できる画像的特徴は、疣贅や感染性心内膜炎の診断の助けとなる。

9.5 右室流出路疣贅〔疣贅切除術〕

49歳、女性。陳旧性前壁中隔梗塞の既往あり。胸部圧迫感と呼吸困難を主訴に受診。入院後、発熱とパラチフスA菌感染症を認める。

聴診所見：心音整、有意な心雑音なし。心臓カテーテル検査：有意な冠動脈病変なし。胸部CT：両側肺塞栓、心膜肥厚を伴う心嚢液貯留、肺動脈幹の拡張、肺動脈弁直上の局所的肥厚を認める。術式：右室流出路疣贅切除術。

（Fig. 9.42, 9.43, 9.44, 9.45, 9.46, 9.47, 9.48, 9.49）

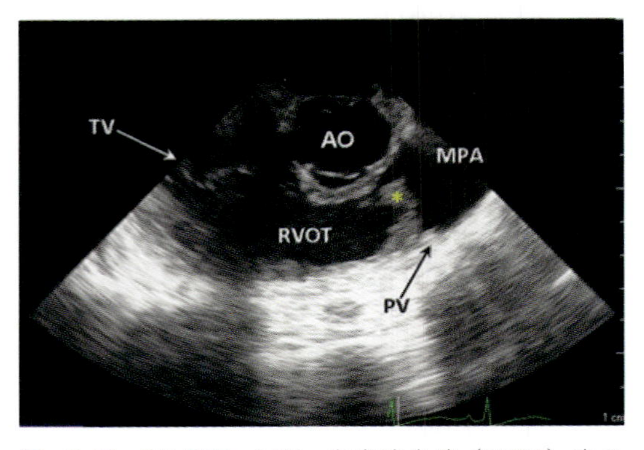

Fig.9.42 2D TEE，SAX．右室流出路（RVOT）内の肺動脈弁に近い部位に疣贅（＊）を認める．MPA：主肺動脈，PV：肺動脈弁，TV：三尖弁（Video 9.25）．

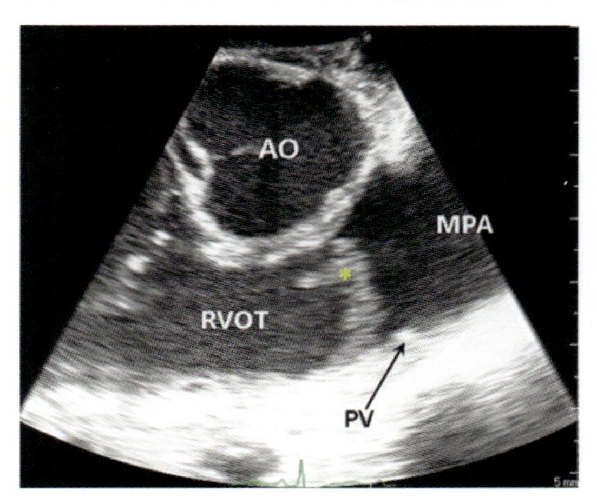

Fig.9.43 2D TEE，SAX，ズームモード．RVOT 内の肺動脈弁に近い部位に疣贅（＊）を認める（Video 9.26）．

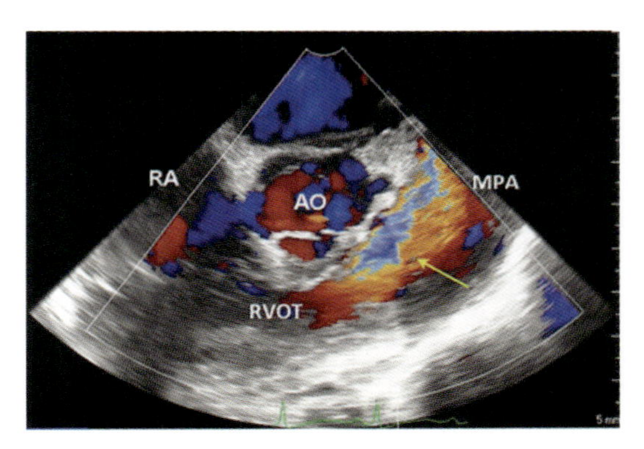

Fig.9.44 2D TEE，カラードプラ，SAX．RVOT 内の疣贅による肺動脈幹血流速度の上昇（矢印）を認める（Video 9.27）．

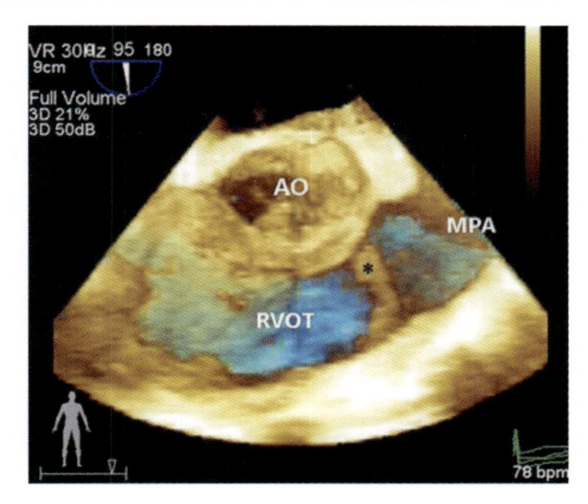

Fig.9.45 3D TEE，SAX．RVOT 内の肺動脈弁に近い部位に疣贅（＊）を認める（Video 9.28）．

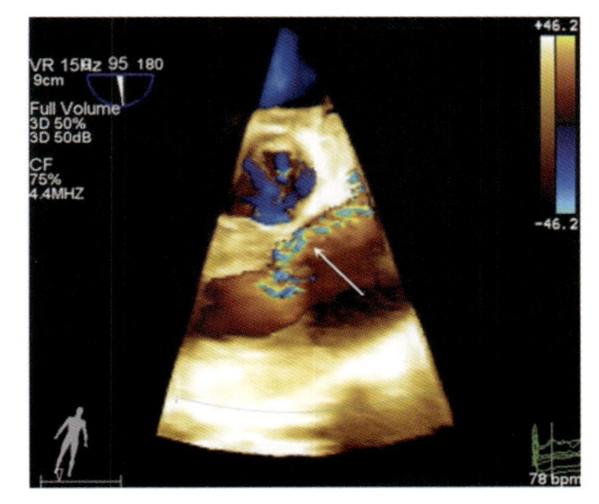

Fig.9.46 3D TEE，カラードプラ，SAX．RVOT 内の疣贅による肺動脈幹血流速度の上昇（矢印）を認める（Video 9.29）．

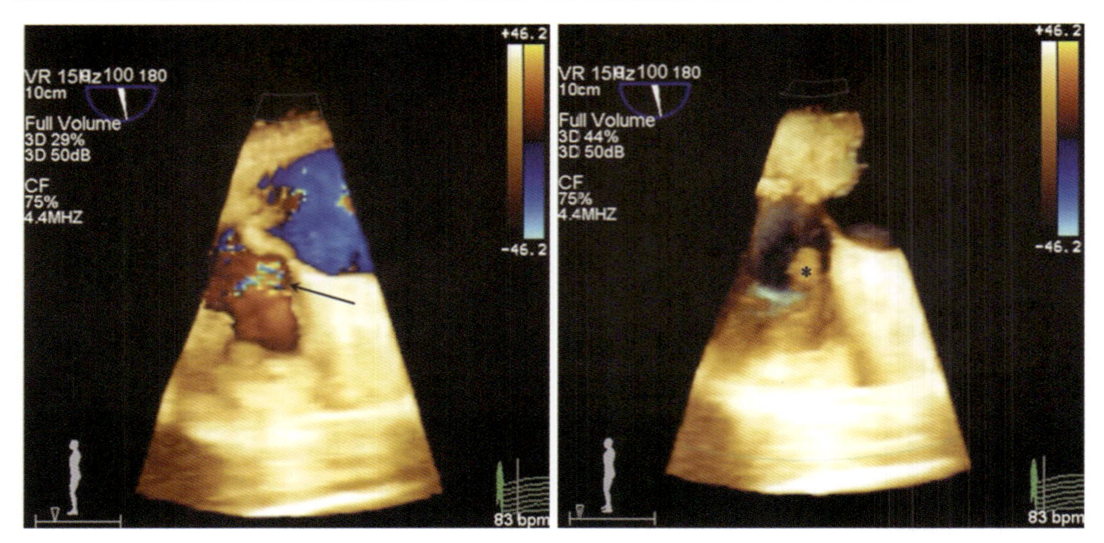

Fig.9.47, Fig.9.48　3D TEE，カラードプラ（左），カラー抑制像（右）．RV 側から見ている．RVOT 内の疣贅（＊）による肺動脈幹血流速度の上昇（矢印）を認める（Video 9.30，Video 9.31）．

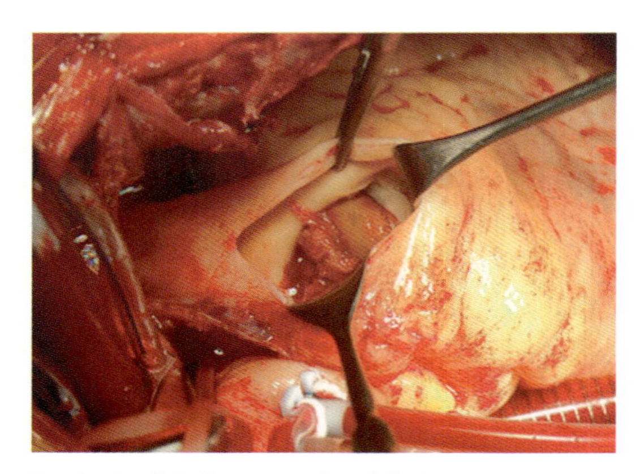

Fig.9.49　術野像．RVOT 内に疣贅を認める．

▶**Tips**　通常、感染性心内膜炎の疣贅は弁尖に発生するが、本症例の右室流出路（RVOT）内のように、心臓内のどこにでも発生する可能性がある。

9.6　心室中隔欠損症（VSD）を伴う感染性心内膜炎〔VSD パッチ閉鎖術〕

27 歳、女性。タイから帰国後、発熱が続いているため受診。診察時に心雑音を聴取。血液培養でメチシリン耐性黄色ブドウ球菌（MRSA）を検出。抗菌薬開始後も発熱は継続している。

聴診所見：心音整、Levine Ⅱ度の収縮期雑音を聴取。ECG：洞性頻脈、非特異的 ST-T 変化を認める。胸部 X 線：心陰影拡大。術式：三尖弁形成術、心室中隔欠損症（VSD）パッチ閉鎖術。

（Fig. 9.50, 9.51, 9.52, 9.53, 9.54, 9.55, 9.56, 9.57, 9.58）

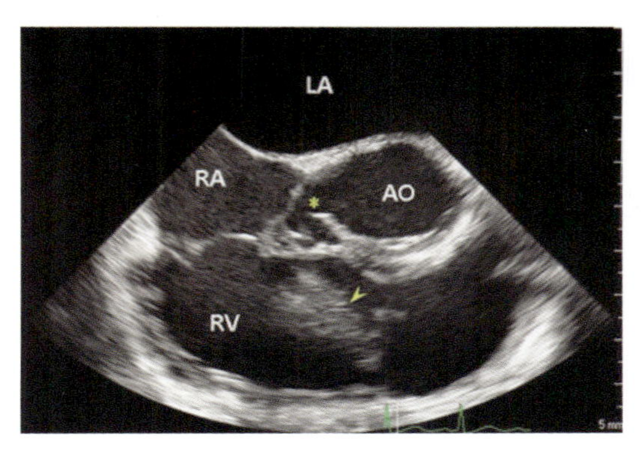

Fig.9.50 2D TEE, SAX．三尖弁に巨大疣贅（矢印）と，三尖弁に隣接する部位に膜性部欠損型 VSD（＊）を認める（Video 9.32）．

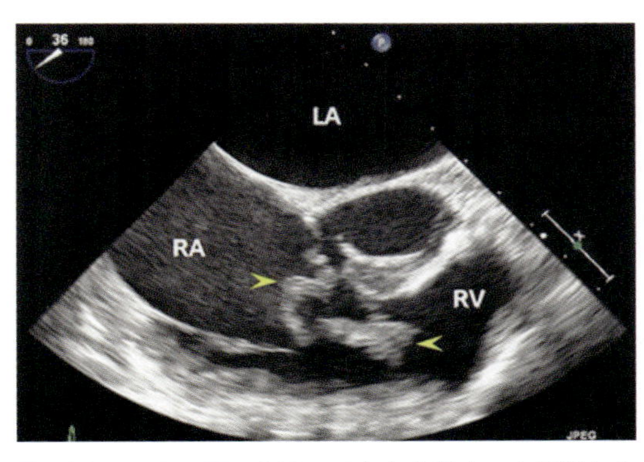

Fig.9.51 2D TEE, SAX．三尖弁中隔尖の心房側と心室側に付着する，等エコー輝度で高い可動性をもつ複数の腫瘍性病変（矢印）を認める．その一部は RVOT に突出している．

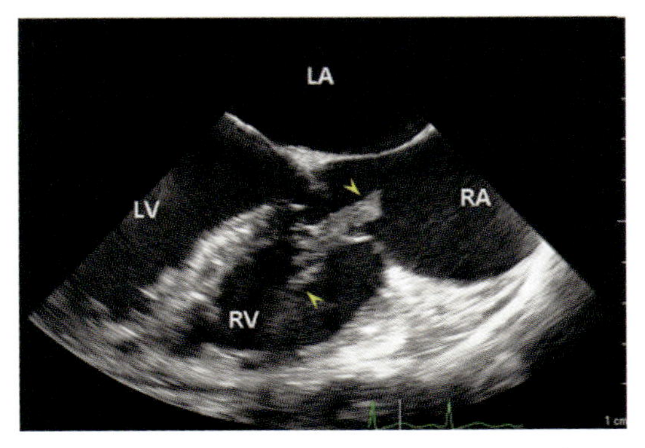

Fig.9.52 2D TEE, modified 4CH．三尖弁中隔尖の心房側と心室側に付着する，等エコー輝度で高い可動性をもつ複数の腫瘍性病変（矢印）を認める（Video 9.33）．

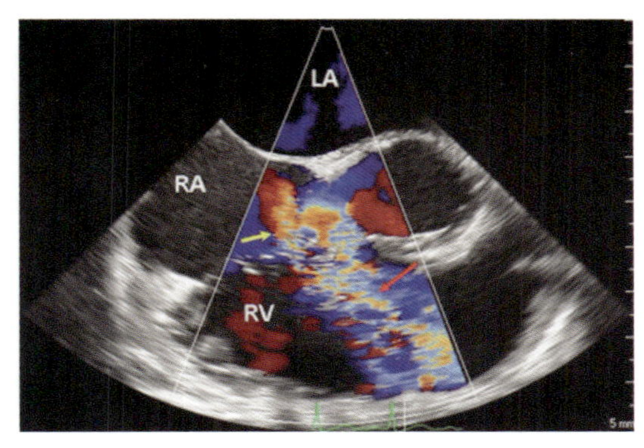

Fig.9.53 2D TEE, カラードプラ．SAX．VSD を通過する左右シャント（赤矢印）と，mild to moderate TR（三尖弁逆流）（黄矢印）を認める（Video 9.34）．

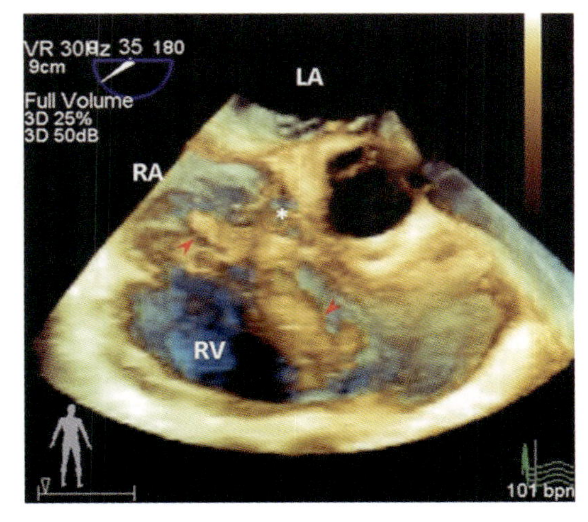

Fig.9.54 3D TEE, SAX．膜性部欠損型 VSD（＊）と，三尖弁中隔尖の心房側と心室側に付着する疣贅（矢印）を認める（Video 9.35）．

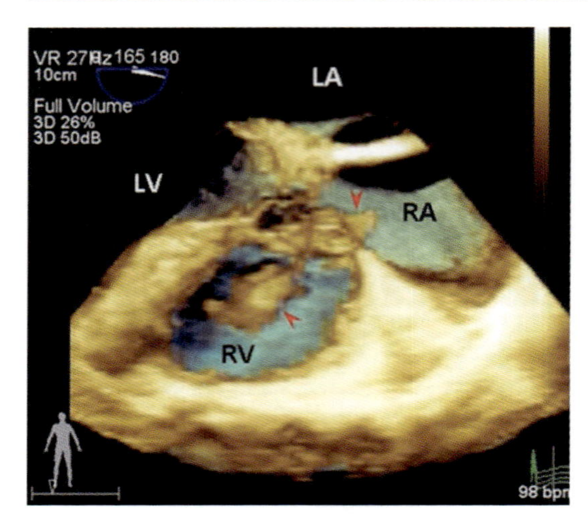

Fig.9.55 3D TEE, modified 4CH. 三尖弁中隔尖の心房側と心室側に付着する疣贅（矢印）を認める（Video 9.36）.

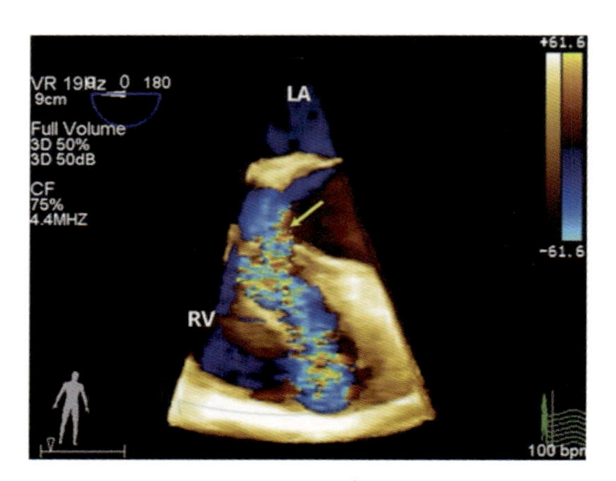

Fig.9.56 3D TEE, カラードプラ, SAX. VSDを通過する左右シャント（矢印）を認める（Video 9.37）.

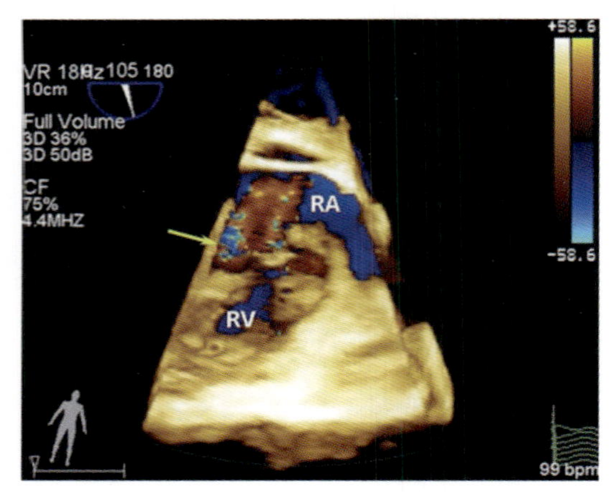

Fig.9.57 3D TEE, カラードプラ, modified 4CH. mild to moderate TR（矢印）を認める（Video 9.38）.

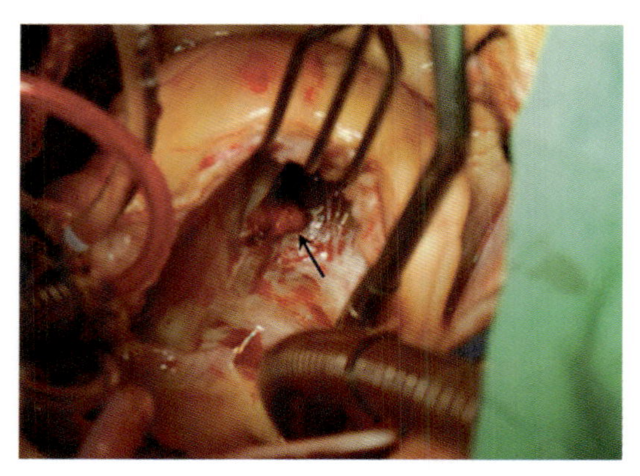

Fig.9.58 術野像. 三尖弁中隔尖に付着した疣贅（矢印）を認める.

▶Tips 大きくて可動性のある等エコー輝度の腫瘍性病変の鑑別には、血栓や腫瘍が含まれる。血液培養の結果も考慮して診断を進める必要がある。

9.7　大動脈弁位生体弁疣贅による左室流出路-右房シャント〔大動脈弁再置換術〕

59歳、男性。大動脈二尖弁に対してAVRを受けた既往がある。数日前からの労作時呼吸困難を主訴に受診し、抗菌薬を6週間投与された。

ECG：洞性頻脈。胸部X線：胸部大動脈の蛇行と石灰化、心陰影拡大を認める。術式：大動脈弁再置換術（再AVR）、左室流出路再建術。

（Fig. 9.59, 9.60, 9.61, 9.62, 9.63, 9.64）

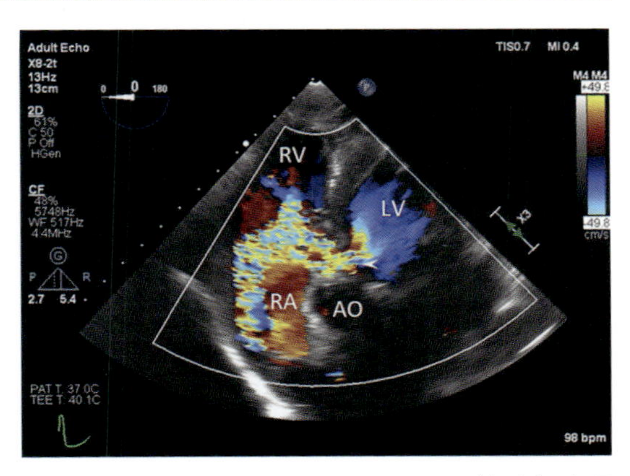

Fig.9.61　2D TEE．LVOT-RAシャント（矢印）を認める（Video 9.41）．

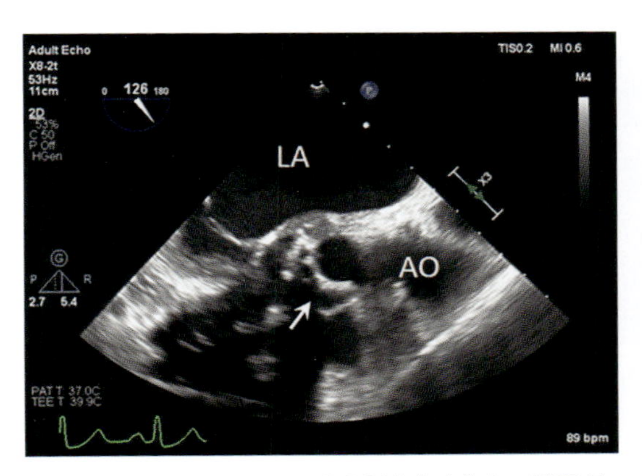

Fig.9.59　2D TEE，LAX．大動脈弁位生体弁の裂開（矢印）を認める（Video 9.39）．

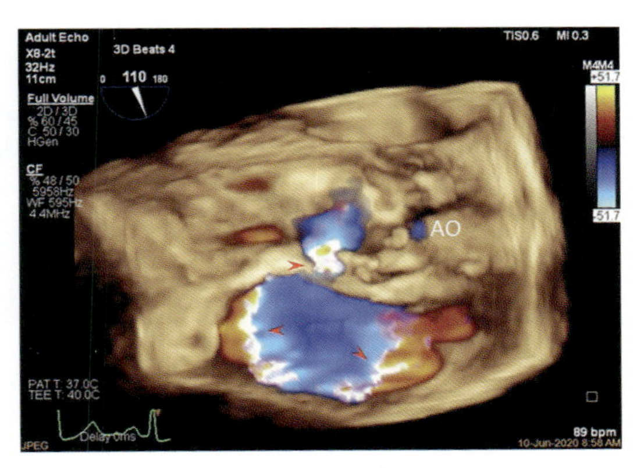

Fig.9.62　3D TEE，カラードプラ．LVOT-RAシャントを流れる高速血流（矢印）を認める（Video 9.42）．

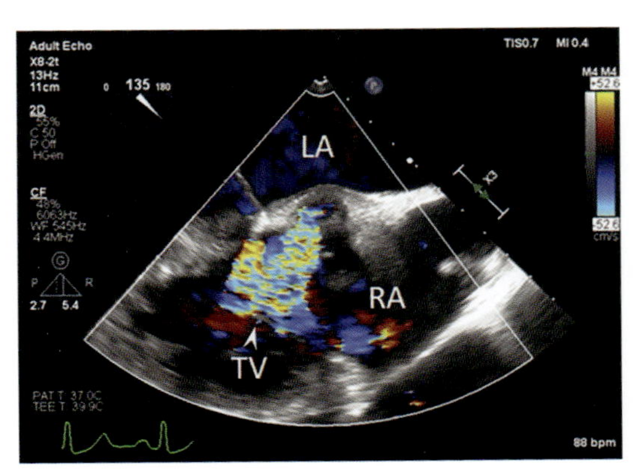

Fig.9.60　2D TEE，bicaval view．LVOT-RAシャント（矢印）を認める（Video 9.40）．

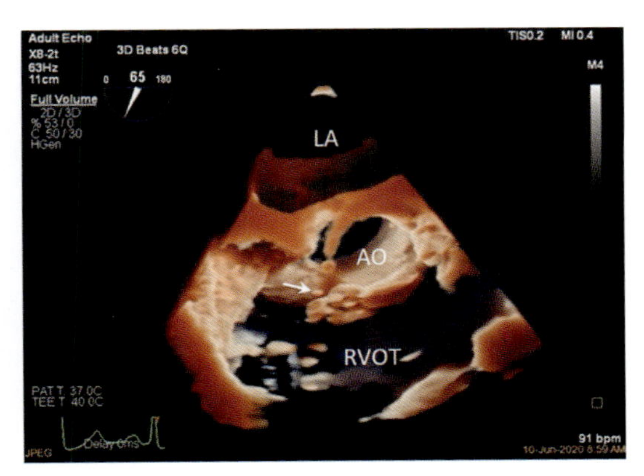

Fig.9.63　TrueVue 3D TEE，SAX．裂開部（矢印）の近くに浮遊する複数の疣贅を認める（Video 9.43）．

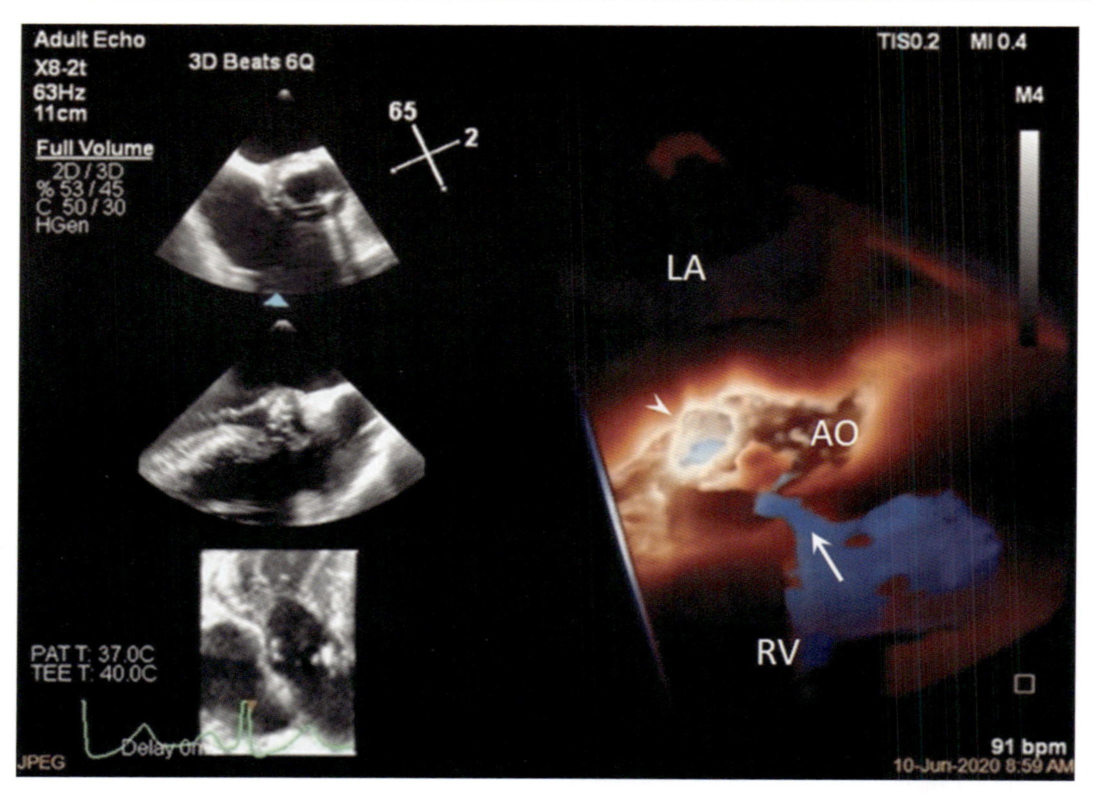

Fig.9.64 TrueVue 3D TEE．欠損孔（矢頭）とそれによる LVOT−RA シャント（矢印）を認める（**Video 9.44**）．

9.8 僧帽弁穿孔〔僧帽弁形成術〕

59歳、男性。腰背部痛、間欠熱を主訴に受診。血液培養で検出された *Streptococcus sanguinis* を標的に複数の抗菌薬が開始され、MVR 目的で入院となった。

ECG：洞調律。胸部 X 線：心陰影拡大。心臓カテーテル検査：疣贅を伴う severe MR、mild AR、severe PHT を認める。術式：僧帽弁形成術。

（Fig. 9.65, 9.66, 9.67, 9.68, 9.69, 9.70）

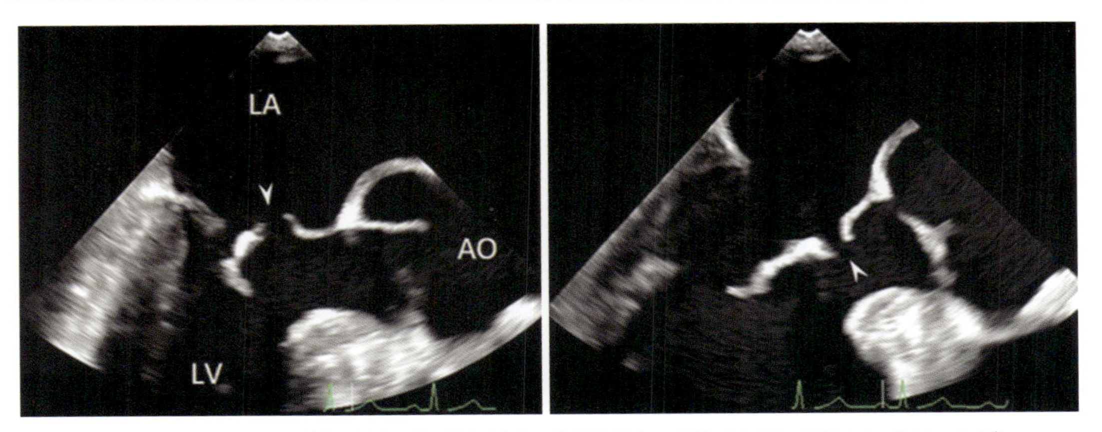

Fig.9.65 2D TEE，LAX．収縮期（左），拡張期（右）．僧帽弁前尖の穿孔（矢印）を認める（Video 9.45）．

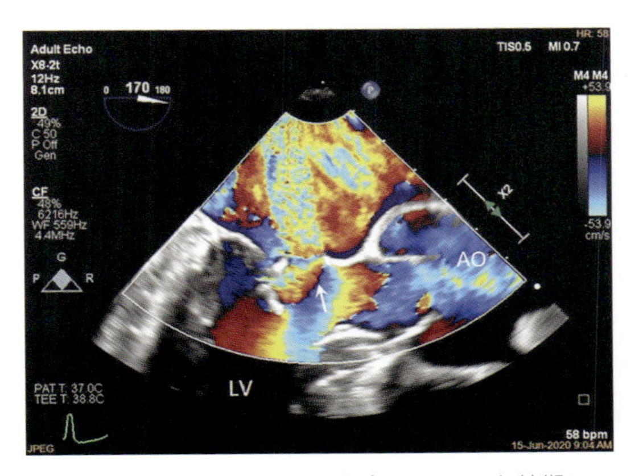

Fig.9.66 2D TEE，カラードプラ，LAX．収縮期にモザイク状の高速血流（矢印）を認める（Video 9.46）．

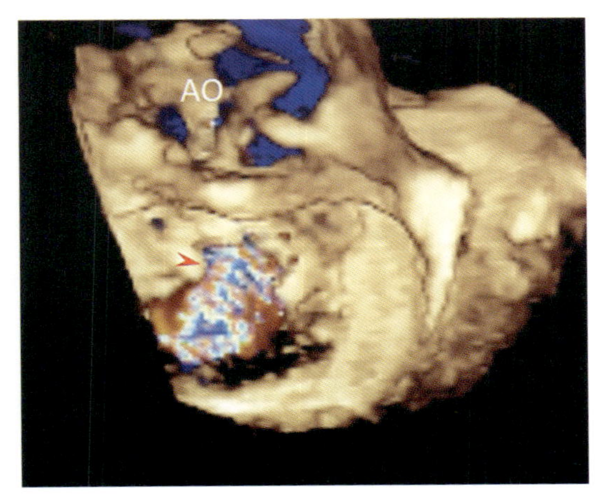

Fig.9.68 3D TEE，カラードプラ．穿孔部を介したsevere MR（矢印）を認める（Video 9.48）．

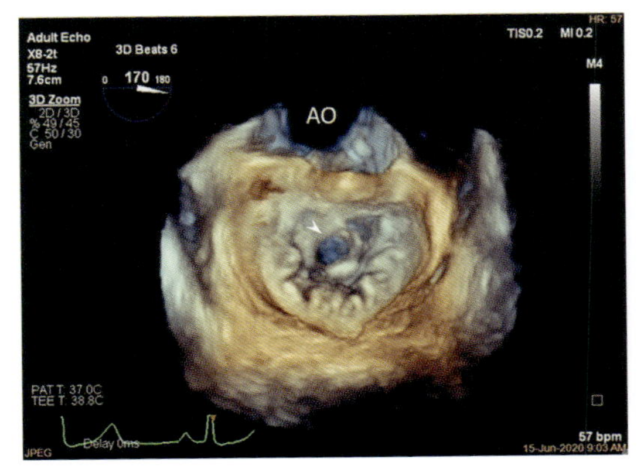

Fig.9.67 3D TEE，正面像．僧帽弁前尖の穿孔（矢印）を認める（Video 9.47）．

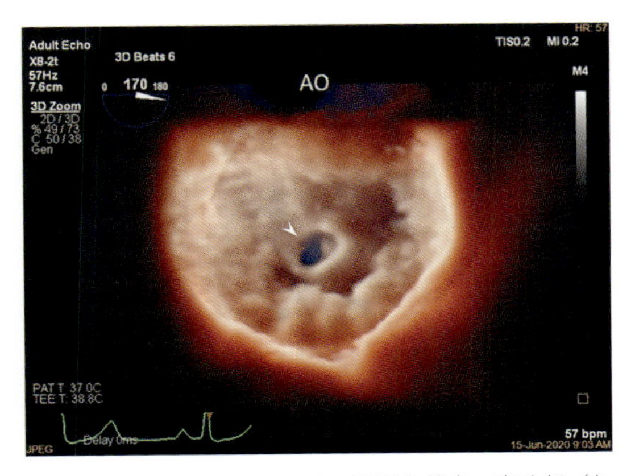

Fig.9.69 TrueVue 3D TEE．僧帽弁前尖の穿孔部（矢印）を認める（Video 9.49）．

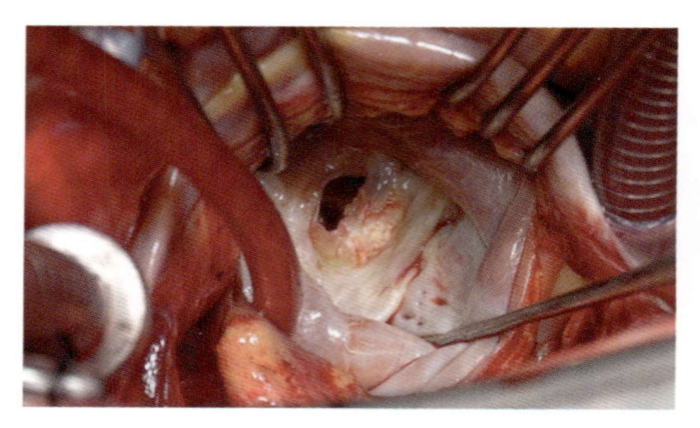

Fig.9.70　術野像．僧帽弁前尖に大きな穿孔部を認める．

9.9　僧帽弁疣贅〔僧帽弁置換術〕

60歳、男性。高血圧、鼠径ヘルニアの既往あり。継続する労作時呼吸困難を主訴に受診。失神、発熱、悪寒、胸痛などは認めず。TTEでsevere MRと僧帽弁前尖に付着する1.3 cmの腫瘍性病変を認める。感染性心内膜炎の疑いで、精査および加療目的で入院となった。

ECG：洞調律。左房拡大なし。非特異的ST-T変化を認め、心筋虚血の可能性あり。胸部X線：軽度の心陰影拡大。術式：僧帽弁置換術、三尖弁輪形成術。

（Fig. 9.71, 9.72, 9.73, 9.74, 9.75, 9.76, 9.77, 9.78, 9.79, 9.80, 9.81, 9.82, 9.83）

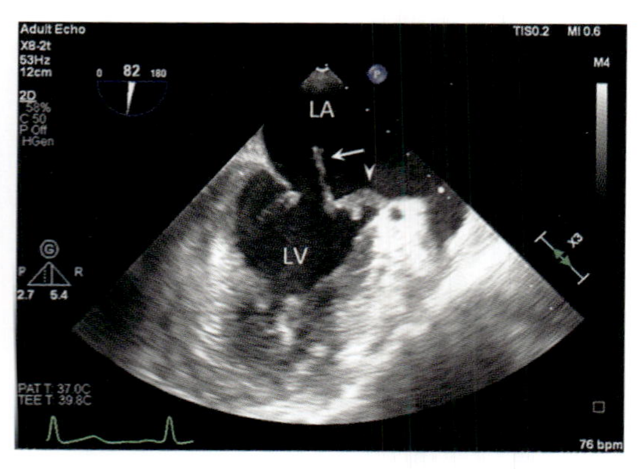

Fig.9.71　2D TEE，2CH．僧帽弁P1（矢頭），P2（矢印）に付着する疣贅を認める（Video 9.50）．

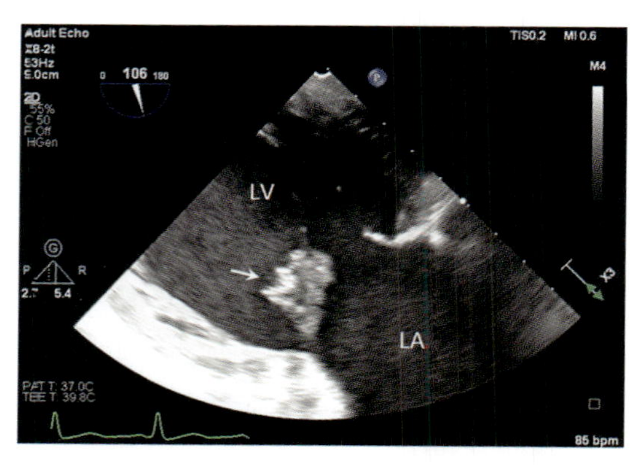

Fig.9.72　2D TEE．僧帽弁前尖（矢印）に付着する疣贅を認める（Video 9.51）．

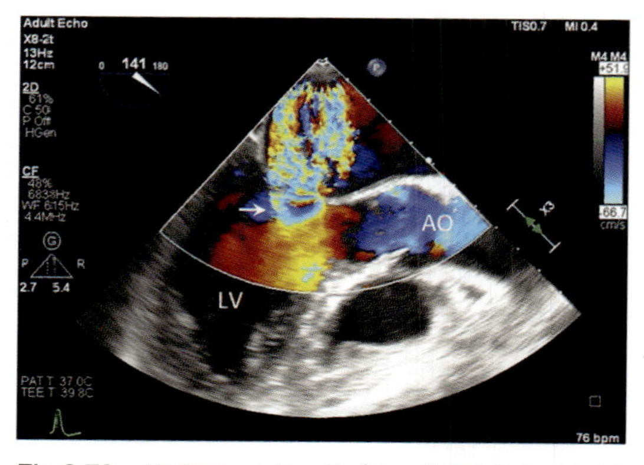

Fig.9.73　2D TEE，カラードプラ．僧帽弁前尖（矢印）を通過する高速血流を認める（Video 9.52）．

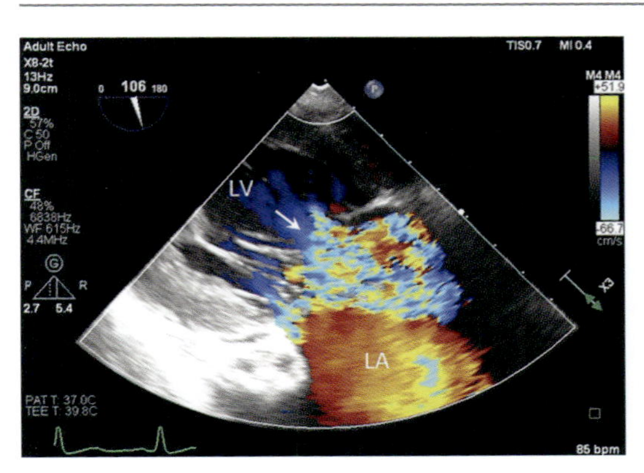

Fig.9.74 2D TEE，カラードプラ．severe MR（矢印）を認める（Video 9.53）．

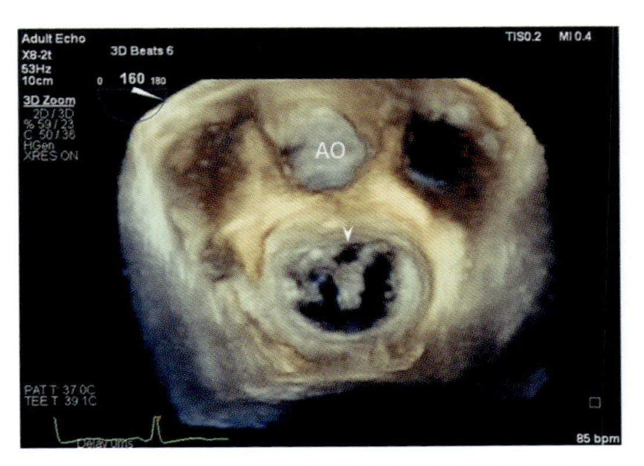

Fig.9.75 3D TEE，正面像．僧帽弁弁尖（A2）に穿孔部（矢印）を認める（Video 9.54）．

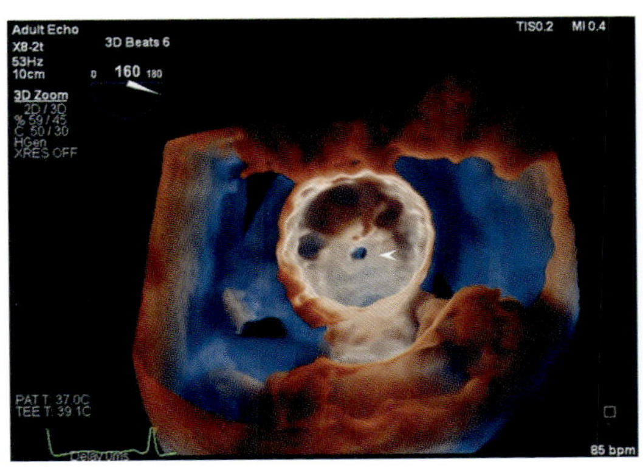

Fig.9.76 TrueVue 3D TEE．僧帽弁弁尖に穿孔部（矢印）を認める（Video 9.55）．

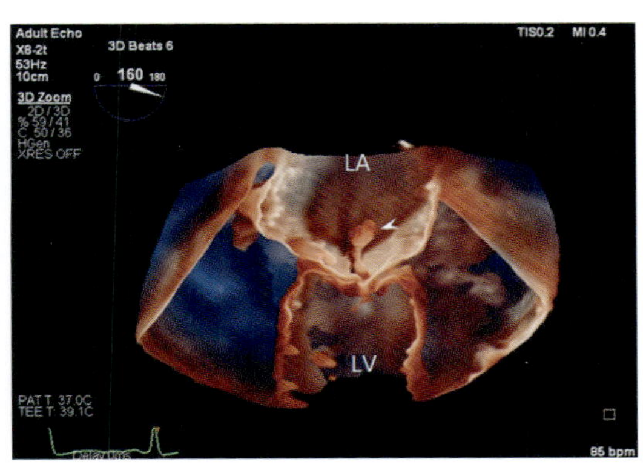

Fig.9.77 TrueVue 3D TEE．僧帽弁弁尖（A2）に大きな疣贅（矢印）を認める（Video 9.56）．

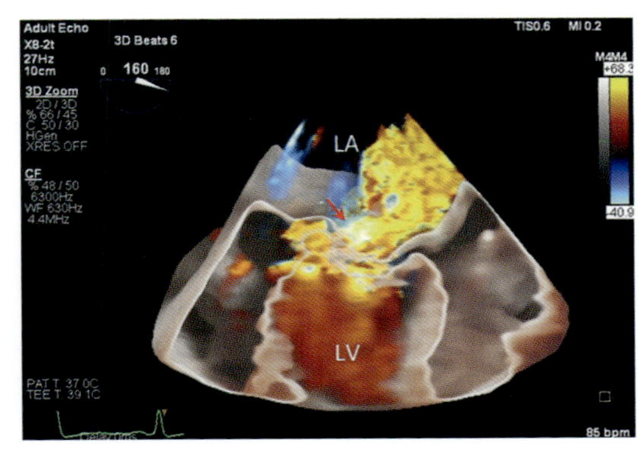

Fig.9.78 TrueVue 3D TEE，カラードプラ．severe MR（矢印）を認める（Video 9.57）．

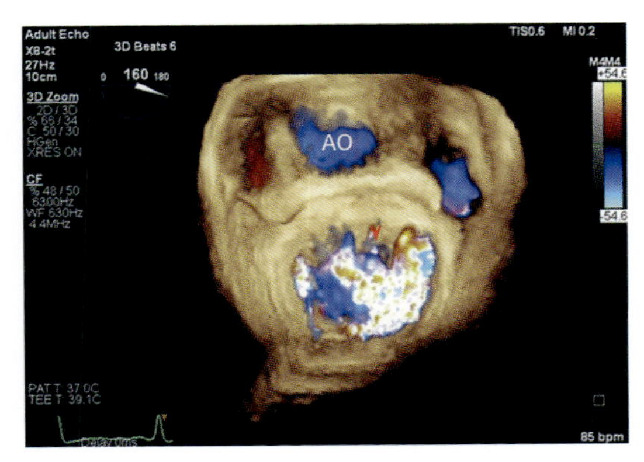

Fig.9.79 3D TEE，カラードプラ．僧帽弁弁尖（A2）の穿孔部（矢印）を通過するモザイク状の血流を認める（Video 9.58）．

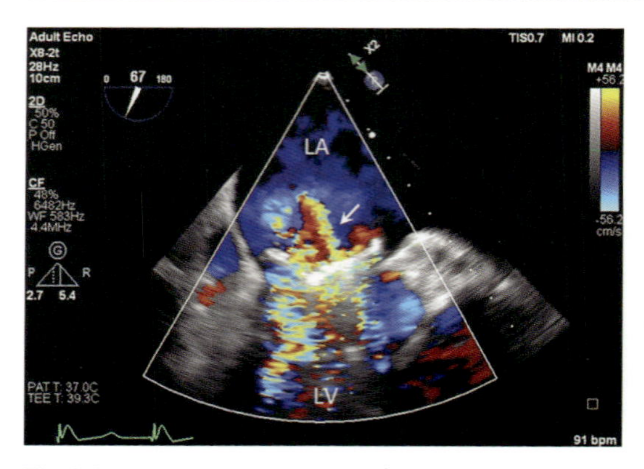

Fig.9.80 2D TEE，カラードプラ．MVR後．severe MR（矢印）が残存している（Video 9.59）．

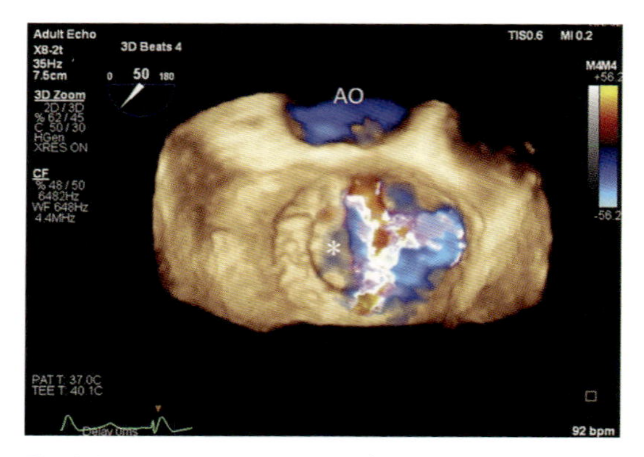

Fig.9.81 3D TEE，カラードプラ，収縮期．正常に閉鎖しているのは1つの弁尖のみ（＊）である（Video 9.60）．

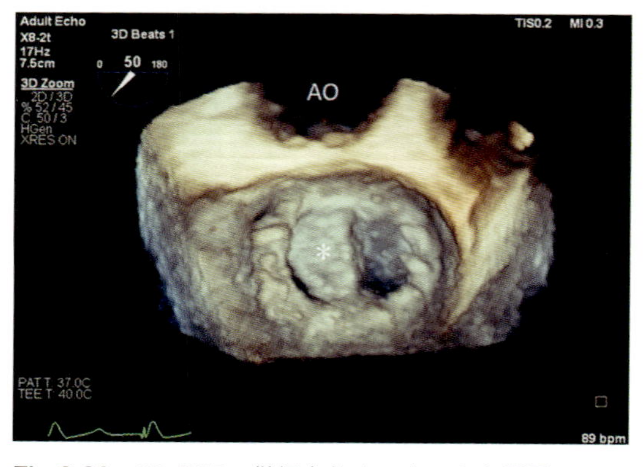

Fig.9.82 3D TEE．僧帽弁位人工弁のうち開閉しているのは1つのみ（＊）である（Video 9.61）．

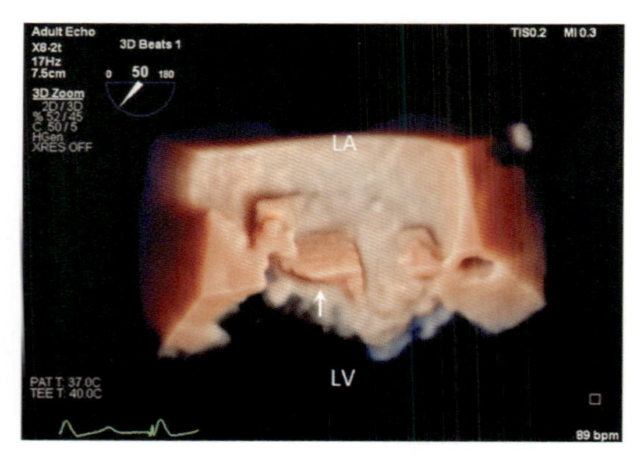

Fig.9.83 TrueVue 3D TEE．収縮期に正常に閉鎖しているのは1つの弁尖のみ（矢印）である．もう一方は残っている元々の弁尖に引っかかっており，開閉できていない（スタックバルブ）．このあと再開胸が行われ，人工弁の修正が行われた（Video 9.62）．

9.10 三尖弁疣贅、大動脈-右房シャント〔三尖弁置換術〕

58歳、男性。糖尿病、慢性B型肝炎の既往があるが、通院は不規則である。4日前からの黒色便と38.5℃の発熱を主訴に受診し、十二指腸潰瘍の疑いで消化器内科に入院となった。

ECG：洞調律、左房拡大、時計方向回転を認める。胸部X線：心陰影拡大、両側下肺野を主体に気管支・血管陰影の増強を認める。TTE：三尖弁に感染性心内膜炎の疑い。ほかにsevere TR、moderate to severe ARを認める。術式：AVR、三尖弁置換術（TVR）、大動脈基部形成術。

（Fig. 9.84, 9.85, 9.86, 9.87, 9.88, 9.89, 9.90）

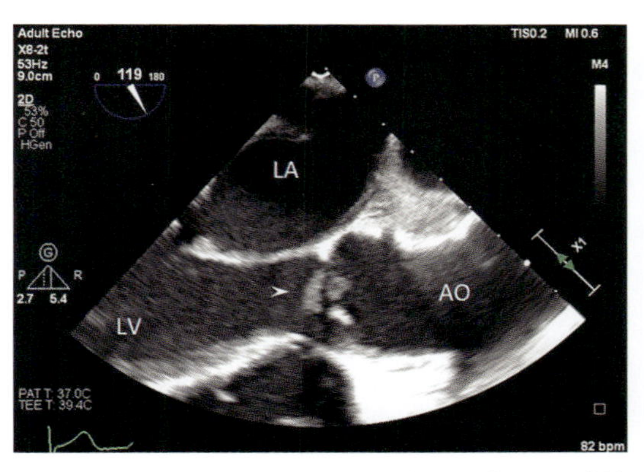

Fig.9.84　2D TEE．大動脈弁に付着する線状の腫瘍性病変（矢印）を認める（Video 9.63）．

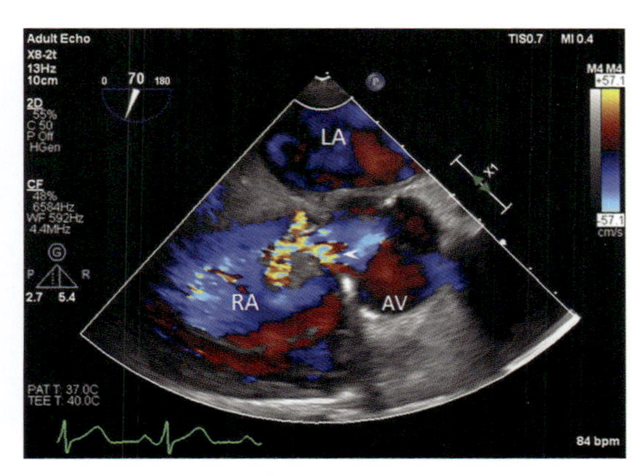

Fig.9.86　2D TEE，カラードプラ．バルサルバ洞とRA の間にシャント血流（矢印）を認める（Video 9.65）．

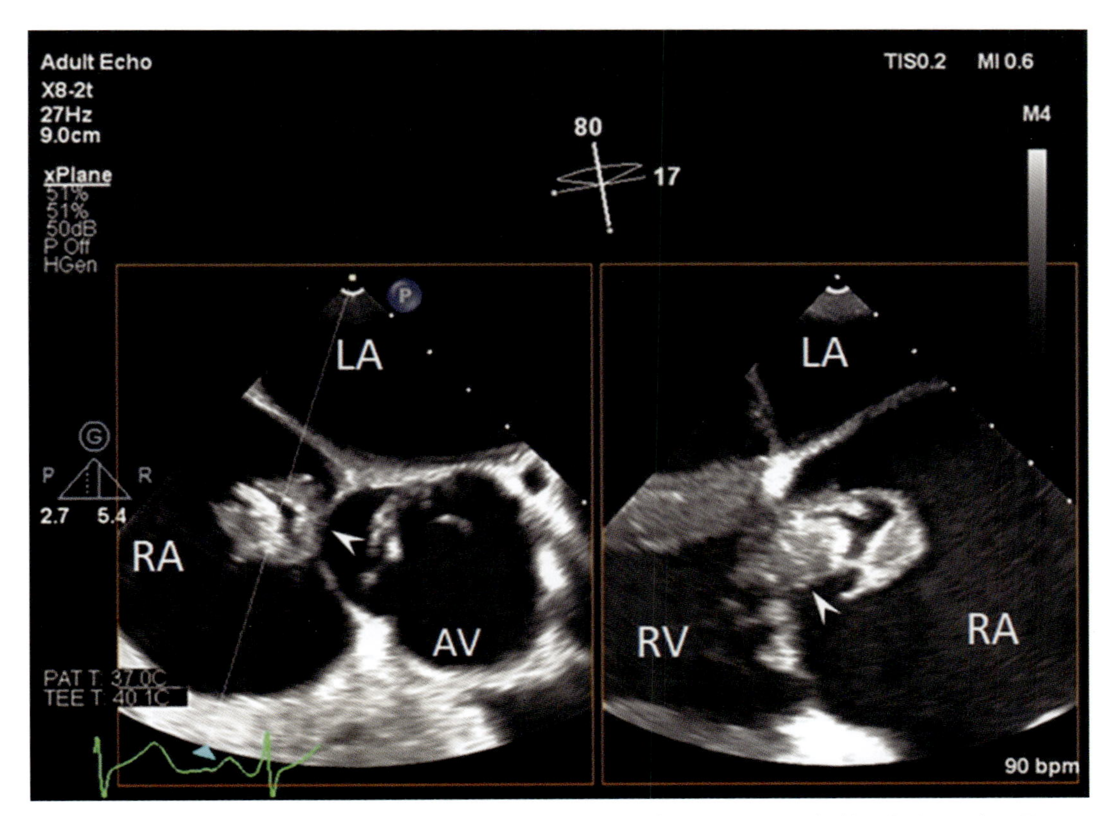

Fig.9.85　2D TEE．素早く可動する等エコー輝度の腫瘍性病変（2.7 cm × 1.6 cm）（矢印）を RA 内に認める．AV：大動脈弁（Video 9.64）．

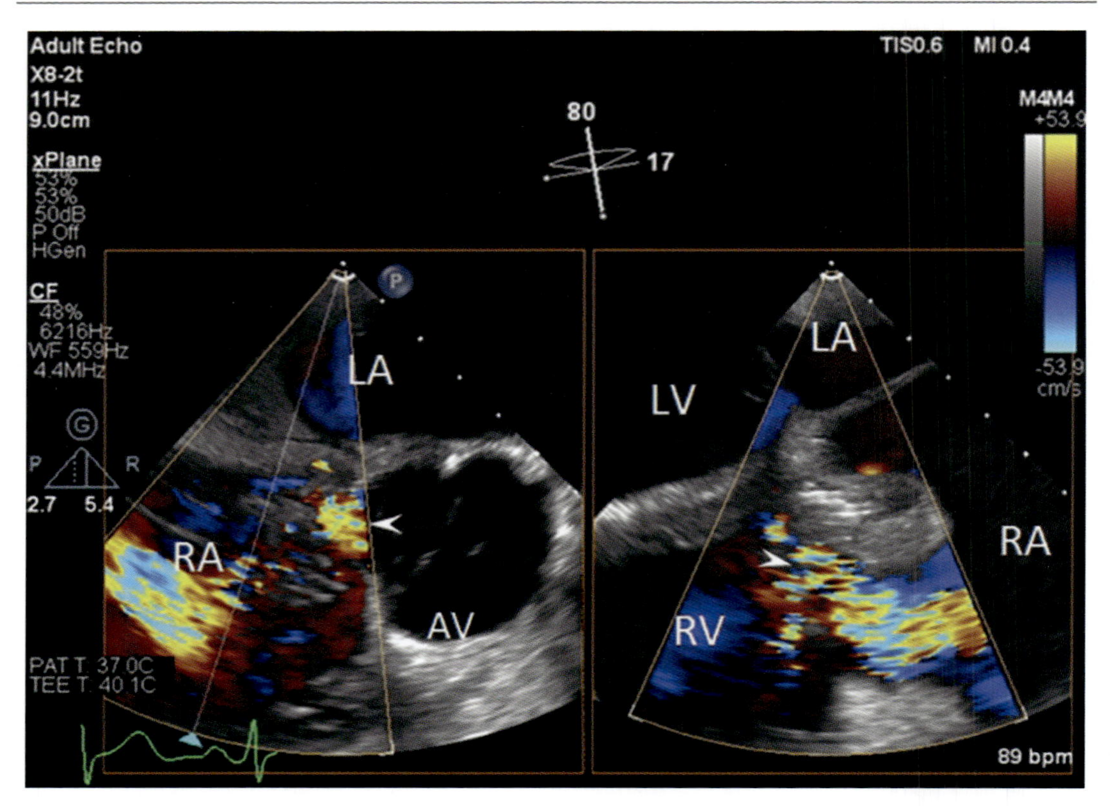

Fig.9.87 2D TEE，カラードプラ，X-plane 像．大動脈を介した異常血流（矢印）と severe TR を認める（Video 9.66）．

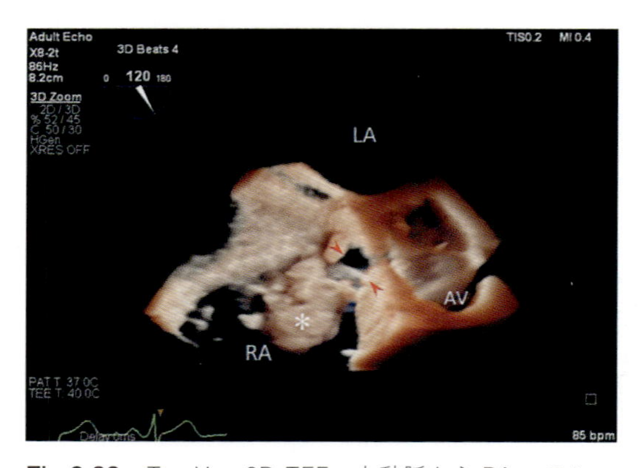

Fig.9.88 TrueVue 3D TEE．大動脈から RA へのシャント血流の原因である穿孔部を認める（矢印）．三尖弁弁尖に付着する疣贅（＊）を認める（Video 9.67）．

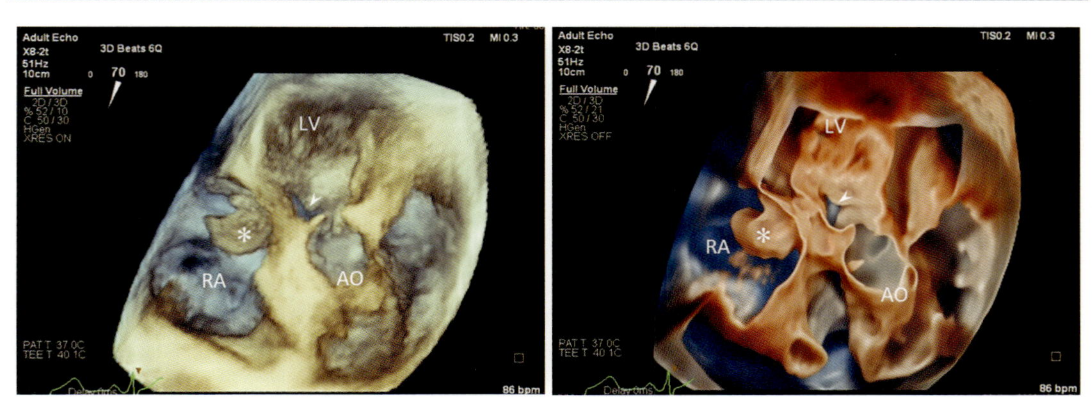

Fig.9.89 3D TEE（左），TrueVue 3D TEE（右）．素早く動く疣贅（＊）が穿孔部（矢印）を介してバルサルバ洞とRAの間を行き来している（Video 9.68，Video 9.69）．

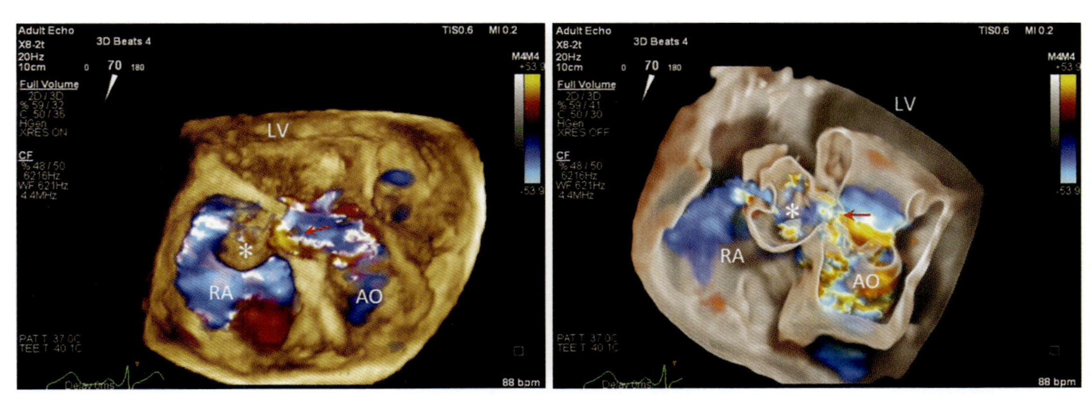

Fig.9.90 3D TEE，カラードプラ（左），TrueVue 3D TEE，カラードプラ（右）．穿孔部（矢印）を通過するシャント血流を認める（Video 9.70，Video 9.71）．

9.11 経カテーテル的大動脈弁留置術（TAVI）後 人工弁疣贅

77歳、男性。末期腎不全の既往があり、1年前に維持透析が導入されている。ほかに高血圧、2型糖尿病があり、数年前から内服加療されている。2ヶ月間で複数回の失神発作と、1年前から継続する労作時呼吸困難を主訴に受診し、鎖骨下動脈アプローチによる経カテーテル的大動脈弁留置術（TAVI）が行われた。今回、5日前から継続する発熱と3週間前に生じた四肢筋力低下を主訴に受診し、血液培養でグラム陽性球菌が検出された。

ECG：心房粗動、左脚ブロックを認める。胸部X線：心陰影拡大、肺門部陰影の増強を認める。

（Fig. 9.91, 9.92, 9.93, 9.94, 9.95, 9.96, 9.97, 9.98, 9.99）

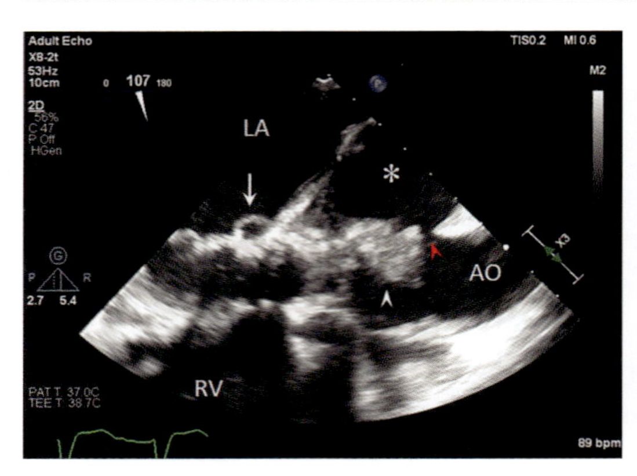

Fig.9.91　2D TEE．大動脈弁位人工弁に付着する辺縁不整な疣贅（白矢頭）と，僧帽弁前尖の逸脱（矢印）を認める．大動脈仮性瘤（＊）も認める（Video 9.72）．

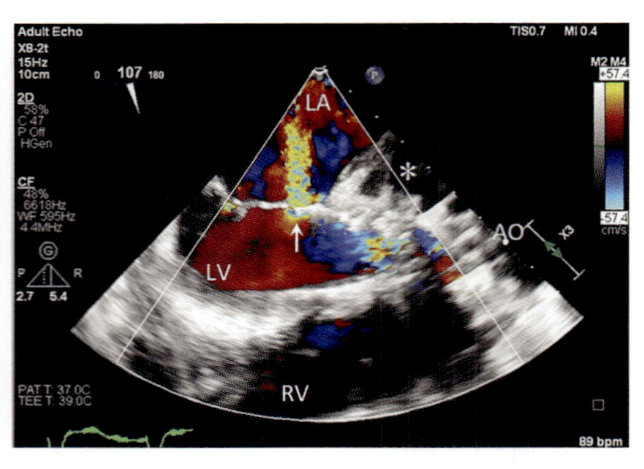

Fig.9.93　2D TEE，カラードプラ．僧帽弁前尖基部の穿孔と severe MR（矢印）を認める（Video 9.74）．

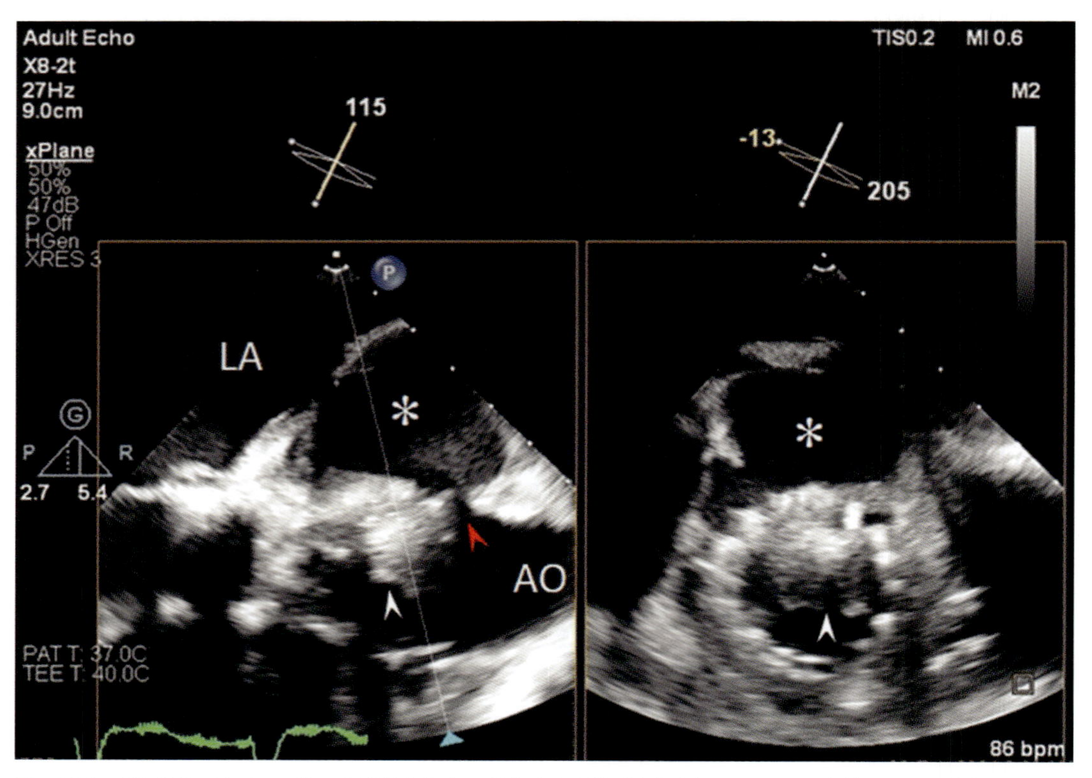

Fig.9.92　2D TEE，X-plane 像．大動脈弁弁尖に付着する疣贅（白矢印）を認める．疣贅は大動脈基部で細かく振動している（Video 9.73）．

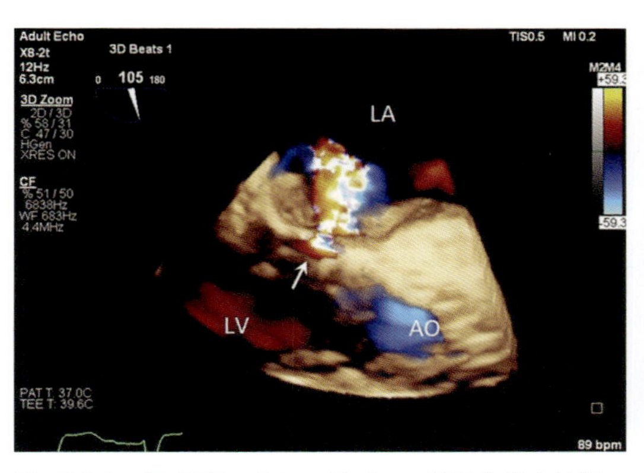

Fig.9.94 3D TEE，カラードプラ．僧帽弁前尖基部の穿孔と severe MR（矢印）を認める（Video 9.75）．

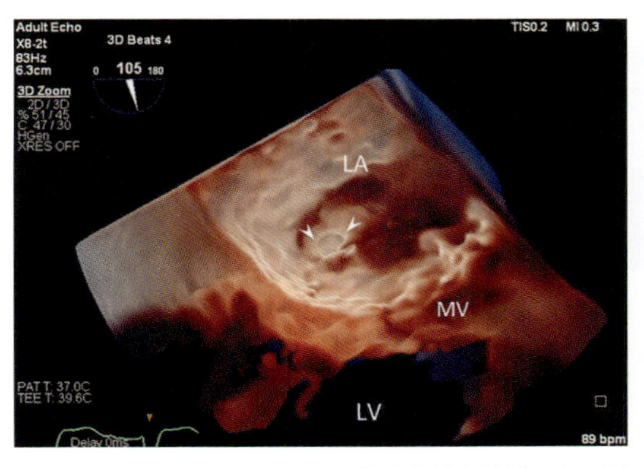

Fig.9.95 TrueVue 3D TEE．僧帽弁前尖基部にある円形の穿孔部（矢印）を認める．MV：僧帽弁（Video 9.76）．

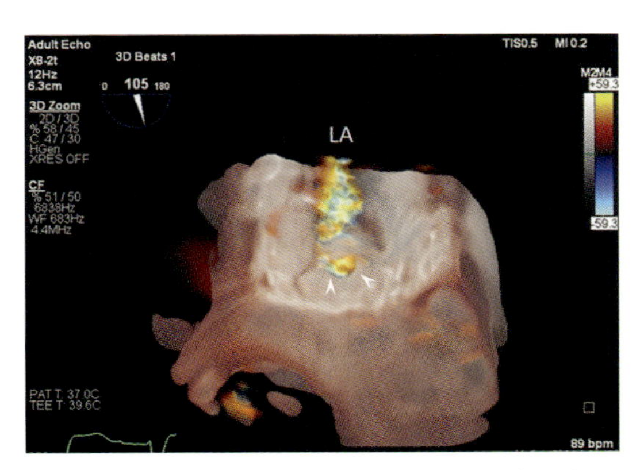

Fig.9.96 3D TEE，カラードプラ．穿孔部（矢印）を通過する severe MR を認める（Video 9.77）．

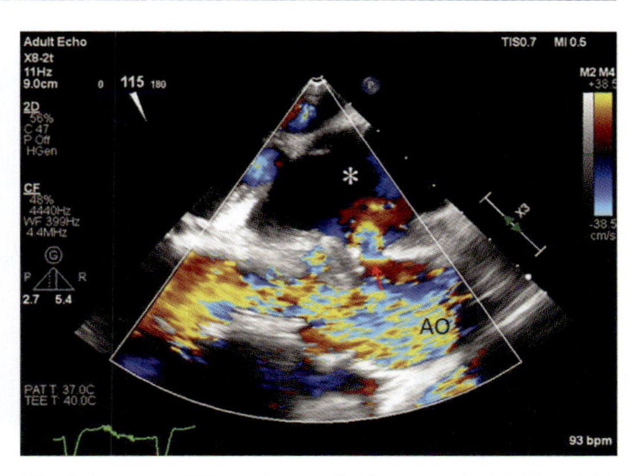

Fig.9.97 2D TEE，カラードプラ．モザイク状の高速血流と，上行大動脈の仮性瘤（＊）を認める（Video 9.78）．

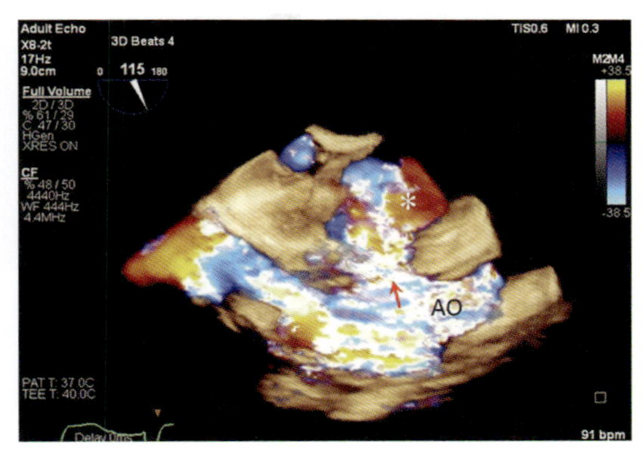

Fig.9.98 3D TEE，カラードプラ．収縮期に仮性瘤（＊）に流れ込む高速血流（矢印）を認める（Video 9.79）．

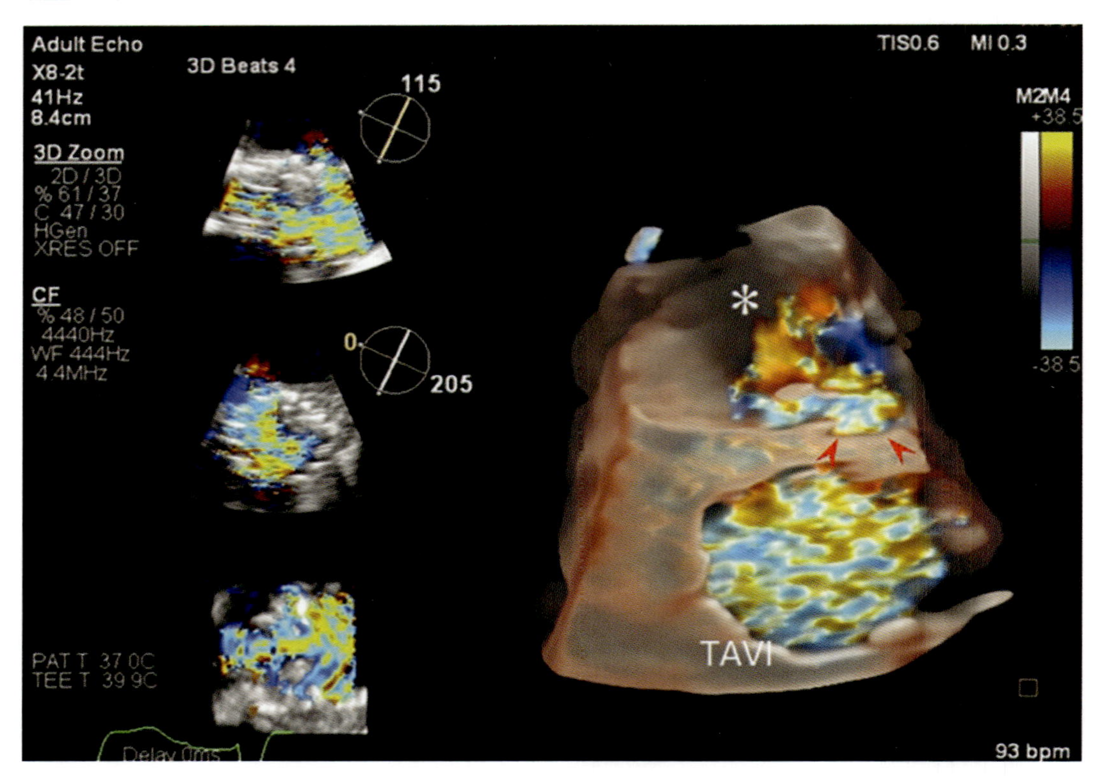

Fig.9.99 TrueVue 3D TEE，カラードプラ．仮性瘤（*）と，それによる大動脈基部穿孔（矢印）を認める（Video 9.80）．

Suggested Reading

Allred C, Crandall M, Auseon A. The important but underappreciated transgastric right ventricular inflow view for transesophageal echocardiographic evaluation of cardiac implantable device infections. Echocardiography. 2013;30(1):E1–3.

Almdahl SM, Endresen PC, et al. Unusual left atrial vegetation. J Card Surg. 2014;29(5):638.

Anwar AM, Nosir YF, et al. Real time three dimensional transesophageal echocardiography: a novel approach for the assessment of prosthetic heart valves. Echocardiography. 2014;31(2):188–96.

Barton TL, Mottram PM, Stuart RL, et al. Transthoracic echocardiography is still useful in the initial evaluation of patients with suspected infective endocarditis: evaluation of a large cohort at a tertiary referral center. Mayo Clin Proc. 2014;89(6):799–805.

Butler TC, Sedgwick JF, Burstow DJ. 3-D assessment of infective endocarditis with anterior mitral valve perforation and flail posterior leaflet. Int J Cardiol. 2015;185:249.

Chen SW, Tsai FC, Chou AH. Adult bicuspid aortic valve endocarditis with extensive paravalvular invasion attributable to disseminated varicella zoster infection. Ann Thorac Cardiovasc Surg. 2012;18(4):382–4.

Di Benedetto G, Citro R, Longobardi A, et al. Giant Candida mycetoma in an ascending aorta tubular graft. J Card Surg. 2013;28(5):557–60.

Gurbuz AS, Ozturk S, et al. Perforation of anterior mitral leaflet aneurysm: a rare cause of severe mitral regurgitation. Egyptian Heart J. 2016;68:131–3.

Harding D, Cahill TJ, et al. Infective endocarditis complicating transcatheter aortic valve implantation. Heart. 2020;106:493–8.

Harinstein ME, Marroquin OC. External coronary artery compression due to prosthetic valve bacterial endocarditis. Catheter Cardiovasc Interv. 2014;83(3):E168–70.

Ikeda A, Nakajima T, et al. Infective endocarditis of aortoright atrial fistula caused by asymptomatic rupture of a sinus of Valsalva aneurysm: a case report. Surg Case Rep. 2016;2:43.

Liang M, Pasupati S, Jogia D. Post-transcoronary ethanol septal ablation (TESA) infective endocarditis complicated by a ventricular septal defect. J Invasive Cardiol. 2011;23(8):348–50.

Ouyang H, Wu X, Zhang J. Giant vegetation in the right ventricle caused by Staphylococcus aureus and Candida mycoderma. Heart Surg Forum. 2014;17(1):E7–9.

Patel N, Azemi T, Zaeem F, et al. Vacuum assisted vegetation extraction for the management of large lead vegeta-

tions. J Card Surg. 2013;28(3):321–4.
Rap MI, Chacko A. Optimising the use of transoesophageal echocardiography in diagnosing suspected infective endocarditis. Acta Cardiol. 2015;70(4):487–91.
Suryaprabha T, Kaul S, Alladi S, et al. Acute posterior circulation infarct due to bicuspid aortic valve vegetation: an uncommon stroke mechanism. Ann Indian Acad Neurol. 2013;16(1):100–2.
Tanaka A, Sakamoto T, et al. Vegetation attached to the elephant trunk. Eur J Cardiothorac Surg. 2013;44(3):565–6.
Tanis W, Teske AJ, van Herwerden LA, et al. The additional value of three-dimensional transesophageal echocardiography in complex aortic prosthetic heart valve endocarditis. Echocardiography. 2015;32(1):114–25.
Vilacosta I, Olmos C, de Agustín A, et al. The diagnostic ability of echocardiography for infective endocarditis and its associated complications. Expert Rev Cardiovasc Ther. 2015;16:1–12.
Yong MS, Saxena P, Killu AM, et al. The preoperative evaluation of infective endocarditis via 3-dimensional transesophageal echocardiography. Tex Heart Inst J. 2015; 42(4):372–6.

腫瘍性病変 10

Abstract

本章では腫瘍性病変を扱う。血栓、粘液腫、胸腺腫、心臓外腫瘍などの症例を提示する。

3D 経食道心エコー（TEE）は腫瘍性病変の全体像や、その周辺構造物との位置関係を描出し、疾患のより詳細な評価を可能にする。左房側からの左心耳（LAA）入口部正面像は、LAA 内血栓の評価を行ううえで有用な画像である。

10.1 左房内血栓〔左房内血栓除去術〕

73 歳、男性。高血圧、B 型肝炎、慢性心房細動の既往あり。前医で左房内血栓を指摘された。

聴診所見：心音不整、心尖部に Levine Ⅲ度の収縮期雑音を聴取。ECG：心房細動、時計方向回転、非特異的 ST-T 変化を認める。胸部 X 線：軽度の心陰影拡大を認める。心臓カテーテル検査：冠動脈 1 枝病変を認める。術式：左房内血栓除去術、左心耳閉鎖術、心房細動アブレーション。

（Fig. 10.1, 10.2, 10.3, 10.4, 10.5, 10.6, 10.7, 10.8）

Supplementary Information
The online version contains supplementary material available at
https://doi.org/10.1007/978-981-19-6794-8_10

W.-H. Yin, M.-C. Hsiung, *Atlas of Perioperative 3D Transesophageal Echocardiography*,
https://doi.org/10.1007/978-981-19-6794-8_10

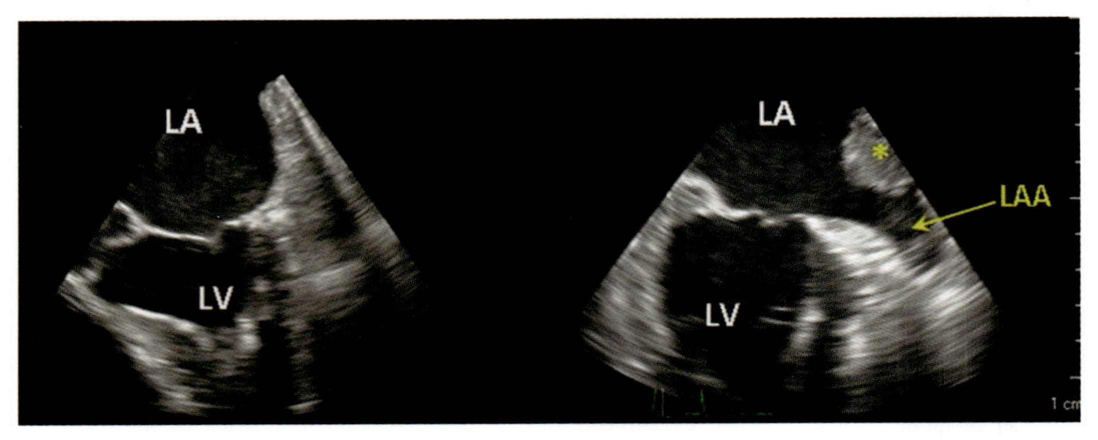

Fig.10.1　2D TEE，X-plane 像．左房（LA）の拡大と左心耳（LAA）内血栓（*）を認める．LV：左室．

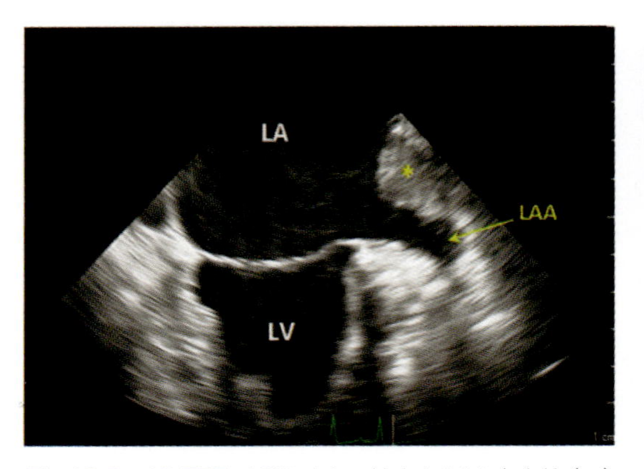

Fig.10.2　2D TEE，2CH．LA の拡大と LAA 内血栓（*）を認める（**Video 10.1**）．

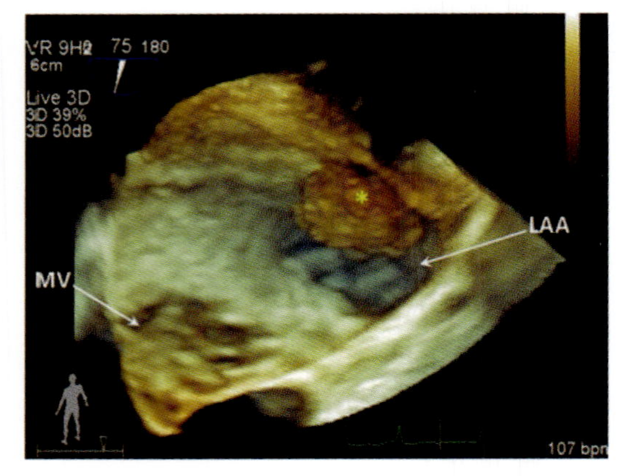

Fig.10.4　3D TEE，LA 側から見ている像．LAA 内血栓（*）を認める．MV：僧帽弁（**Video 10.3**）．

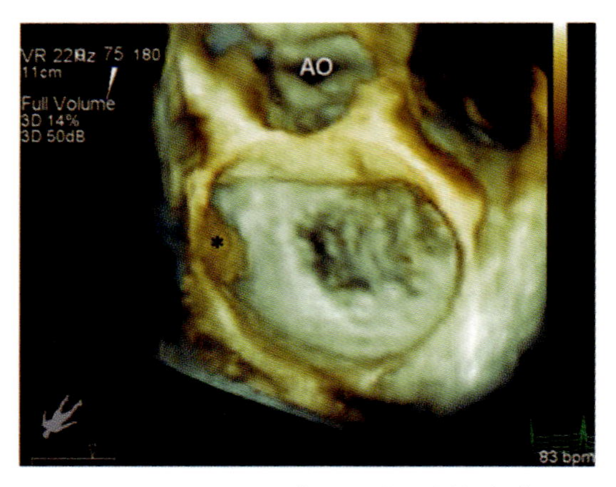

Fig.10.3　3D TEE，正面像．LA 内に血栓（*）を認める．AO：大動脈（**Video 10.2**）．

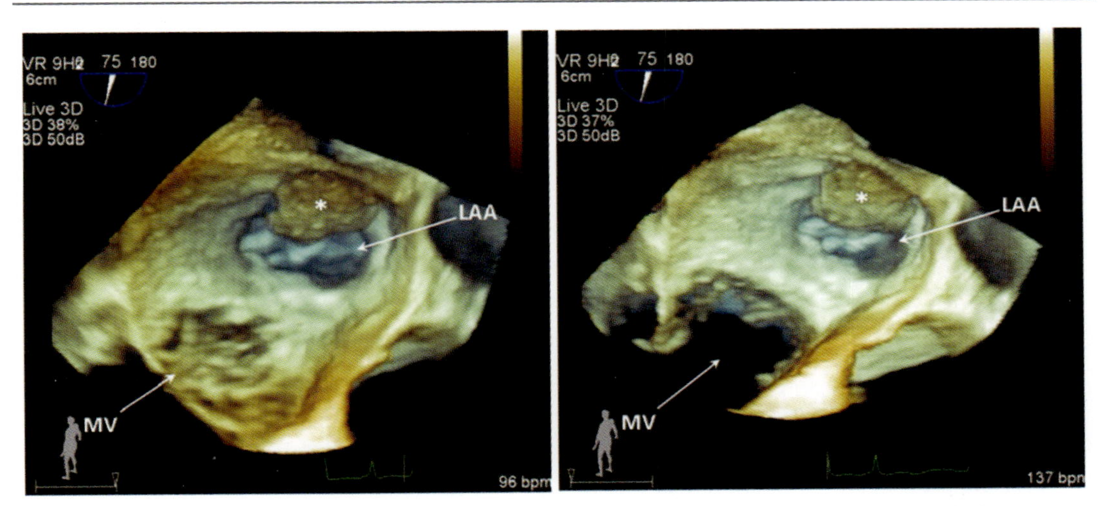

Fig.10.5, Fig.10.6 3D TEE，LA 側から見ている像．収縮期（左），拡張期（右）．LAA 内血栓（＊）を認める（Video 10.4，Video 10.5）．

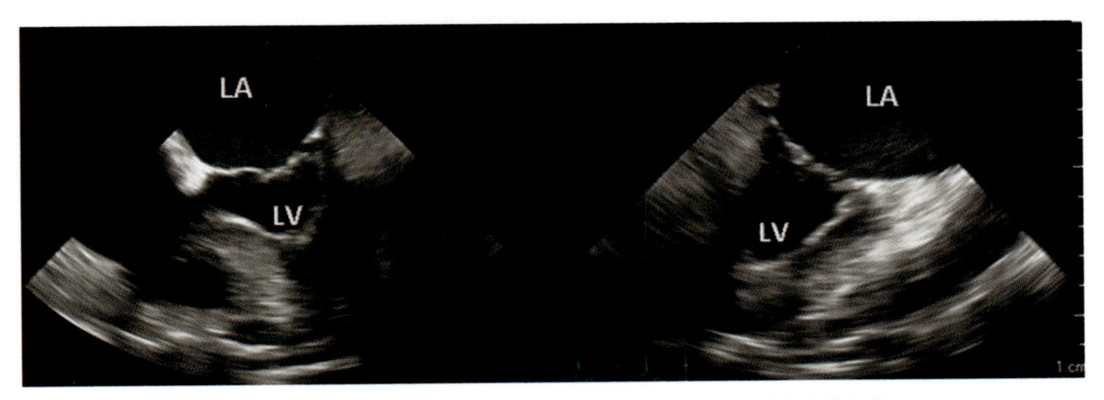

Fig.10.7 2D TEE，X-plane 像．LA 内血栓除去術，左心耳閉鎖術後．LA 内に血栓を認めず．

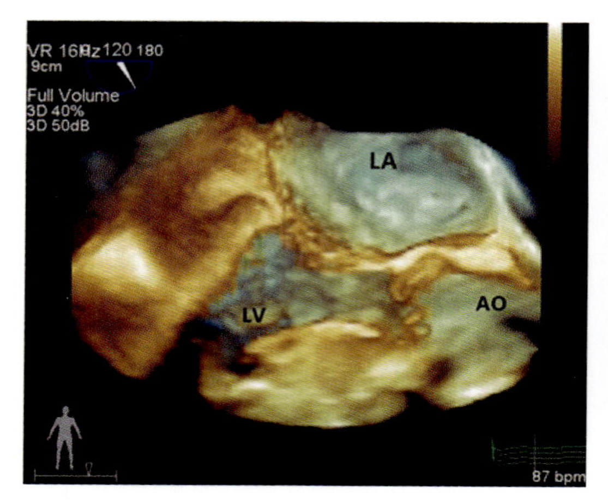

Fig.10.8 3D TEE，長軸像（LAX）．LA 内血栓除去術，左心耳閉鎖術後．LA 内に血栓を認めず（Video 10.6）．

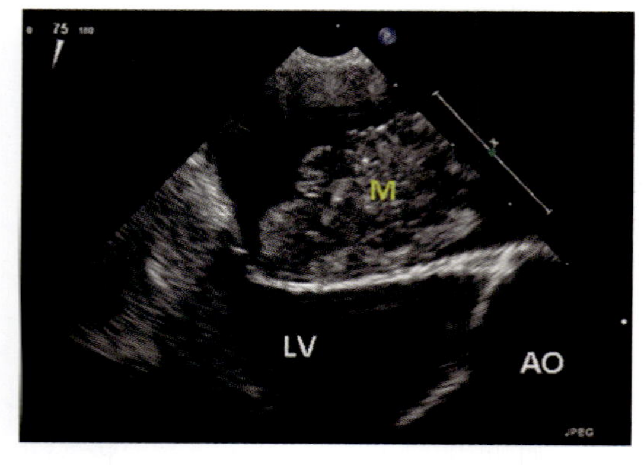

Fig.10.9 2D TEE，LAX．高い可動性をもち，ぶどうの房状の外観をもつ粘液腫（M）が僧帽弁前尖に付着している（Video 10.7）．

Tips 2D TEE では 2CH や 4CH で最適な LAA 像を描出できる。3D TEE では複数の視点からの画像で LAA 内血栓をより詳細に評価できる。

10.2 左房粘液腫〔左房内腫瘍切除術〕

61 歳、男性。2 型糖尿病で内服加療中。胸焼けを伴うめまいを主訴に受診。他院で左房腫瘍を指摘されている。

聴診所見：心音整、心雑音を聴取せず。ECG：非特異的 ST-T 変化を認める。心臓カテーテル検査：冠動脈 1 枝病変を認める。術式：左房内腫瘍切除術、心房中隔パッチ形成術、冠動脈バイパス術（CABG）。病理診断：粘液腫。

（Fig. 10.9, 10.10, 10.11, 10.12, 10.13, 10.14, 10.15, 10.16, 10.17）

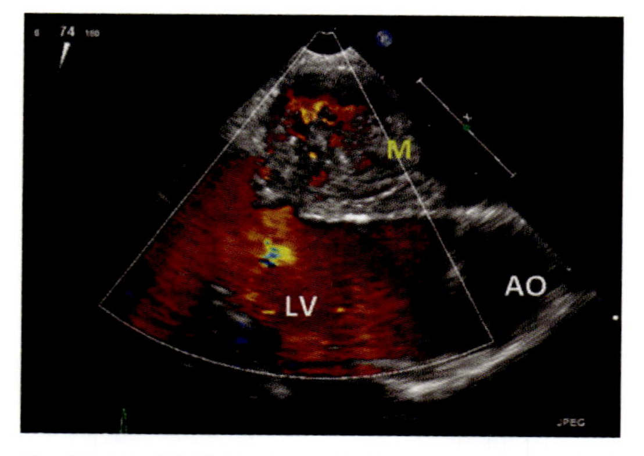

Fig.10.10 2D TEE，カラードプラ，LAX．粘液腫（M）と，それによる偏心性僧帽弁逆流（MR）を認める（Video 10.8）．

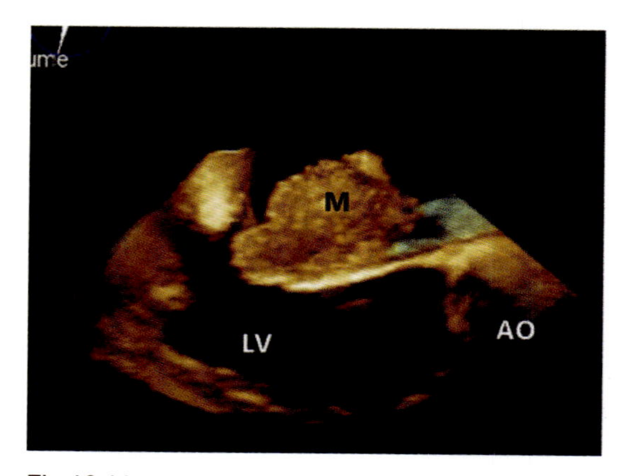

Fig.10.11 3D TEE，LAX．辺縁不整な粘液腫（M）が，拡張期に僧帽弁輪を越えて LV 内に逸脱している（Video 10.9）．

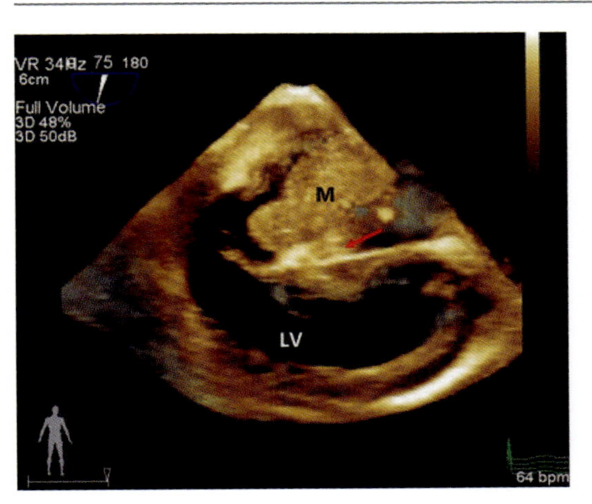

Fig.10.12　3D TEE．僧帽弁前尖に付着した茎部（矢印）に起始する粘液腫（M）を認める（Video 10.10）．

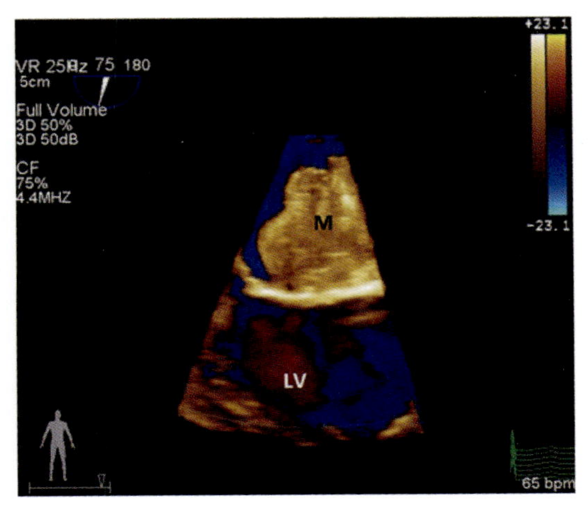

Fig.10.13　3D TEE，カラードプラ，LAX．偏心性 MR と正常な LV 拡張を認める（Video 10.11）．

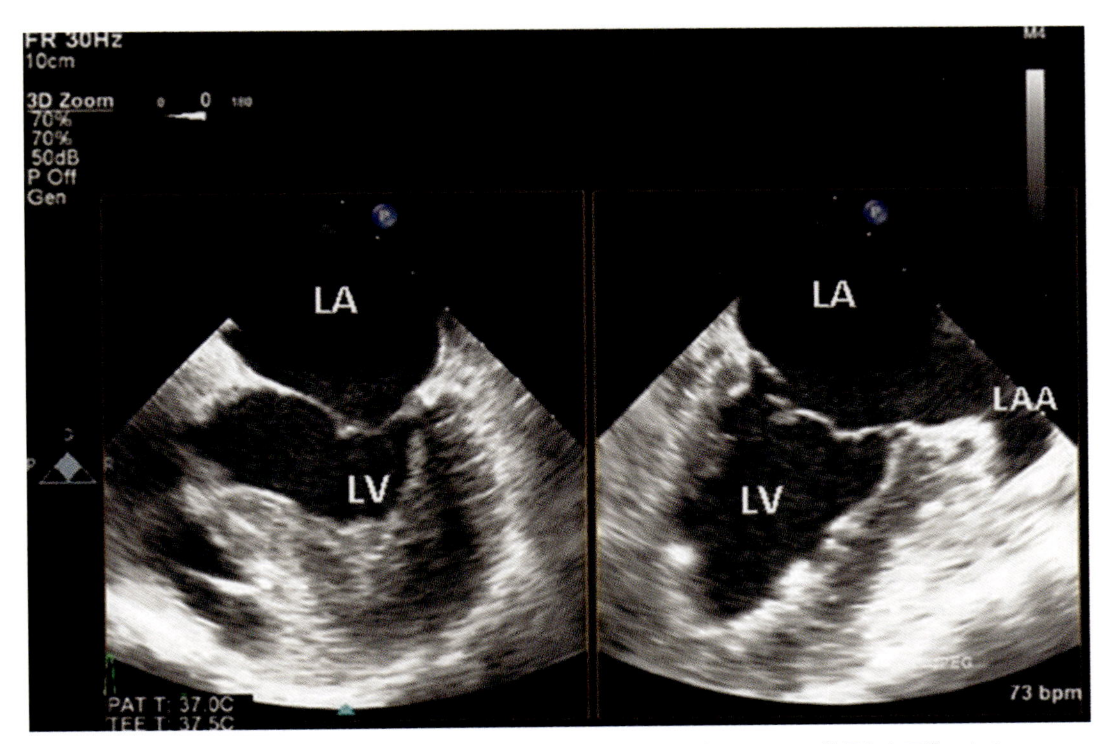

Fig.10.14　2D TEE，X-plane 像．LA 内腫瘍切除術後．LA 内に腫瘍性病変はなく，僧帽弁も正常である．

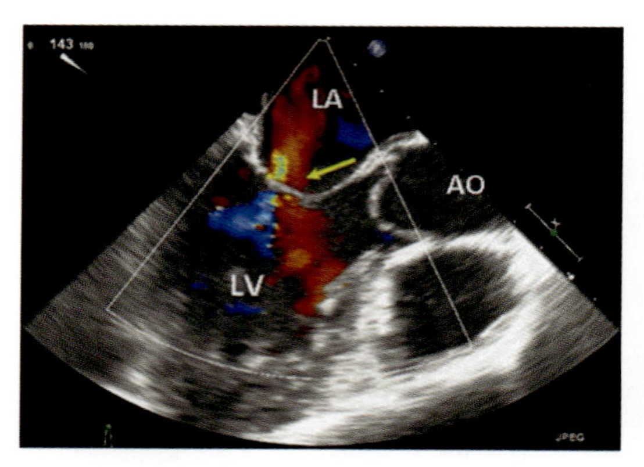

Fig.10.15　2D TEE，カラードプラ，LAX．LA 内腫瘍切除術後．mild MR（矢印）を認める．

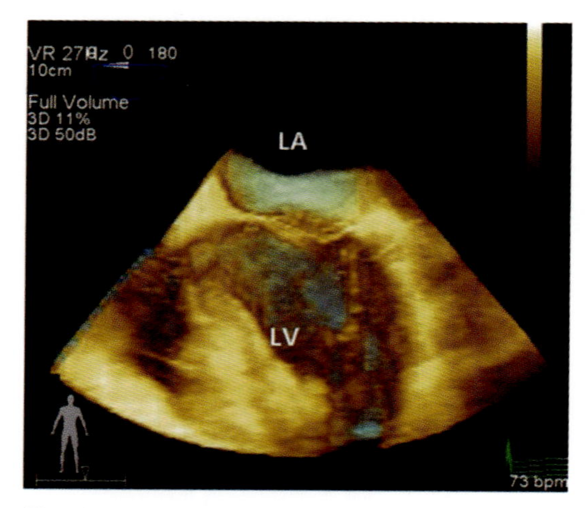

Fig.10.16　3D TEE，5CH．LA 内腫瘍切除術後．LA 内に腫瘍性病変はなく，僧帽弁も正常である（Video 10.12）．

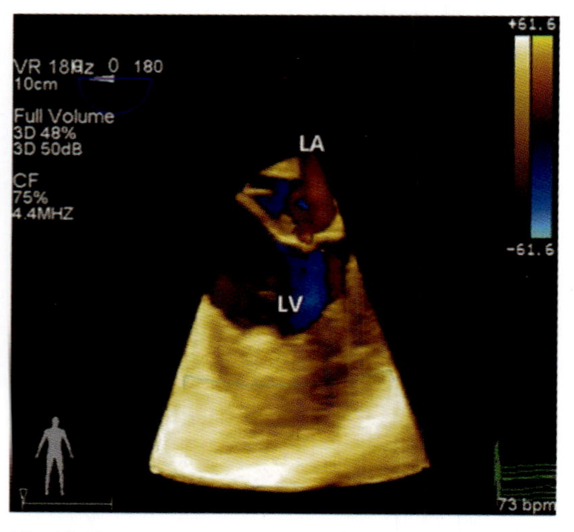

Fig.10.17　3D TEE，カラードプラ，5CH．LA 内腫瘍切除術後．mild MR を認める（Video 10.13）．

▶Tips　心臓腫瘍の鑑別診断を行ううえで、臨床経過、付着部位、可動性の有無、大きさ、形状などが重要である。その中でも特に、外科的切除の術式を検討する際、付着部位の同定が最も重要である。

10.3　右房粘液腫〔右房内腫瘍切除術〕

50 歳、女性。両側上肢のしびれと息切れを主訴に受診。

聴診所見：心音整、心雑音を聴取せず。ECG：右房負荷所見、右軸偏位を認める。心臓カテーテル検査：右冠動脈の発達した分枝が右房腫瘍に栄養している所見を認める。術式：右房内腫瘍切除術。病理診断：粘液腫。

（Fig. 10.18, 10.19, 10.20, 10.21, 10.22, 10.23, 10.24, 10.25, 10.26, 10.27, 10.28, 10.29, 10.30, 10.31, 10.32, 10.33, 10.34, 10.35）

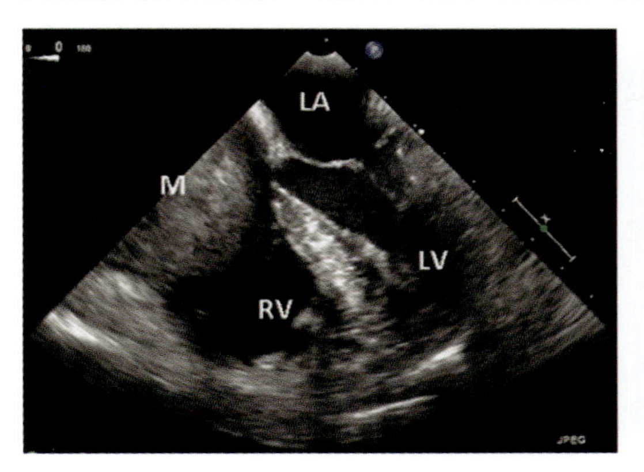

Fig.10.18 2D TEE, modified 4CH. 大きくて可動性のある腫瘍性病変（M）を右房（RA）内に認める. RAは拡大している. RV：右室（Video 10.14）.

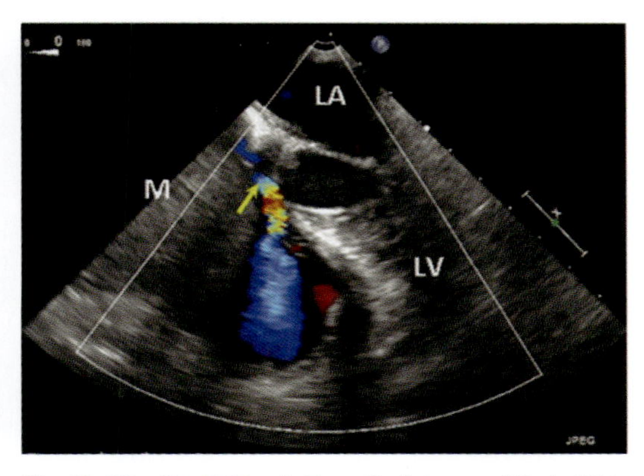

Fig.10.20 2D TEE, カラードプラ, modified 4CH. 経三尖弁血流速度の上昇（矢印）と, 腫瘍性病変（M）による三尖弁の一部閉塞を認める（Video 10.16）.

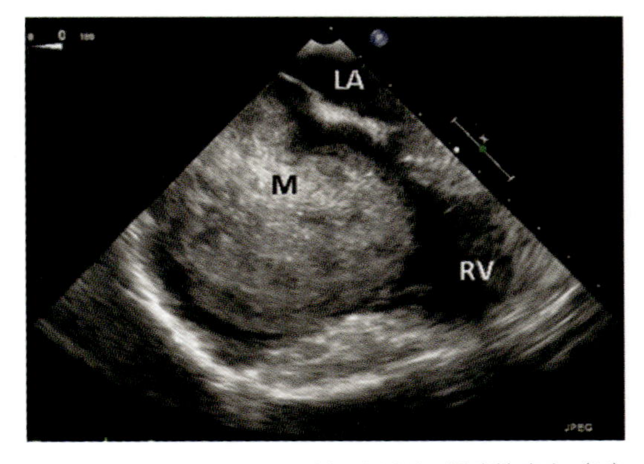

Fig.10.19 2D TEE, modified 4CH. 腫瘍性病変（M）の内部のエコー輝度は不均一で右房後壁基部に付着している（Video 10.15）.

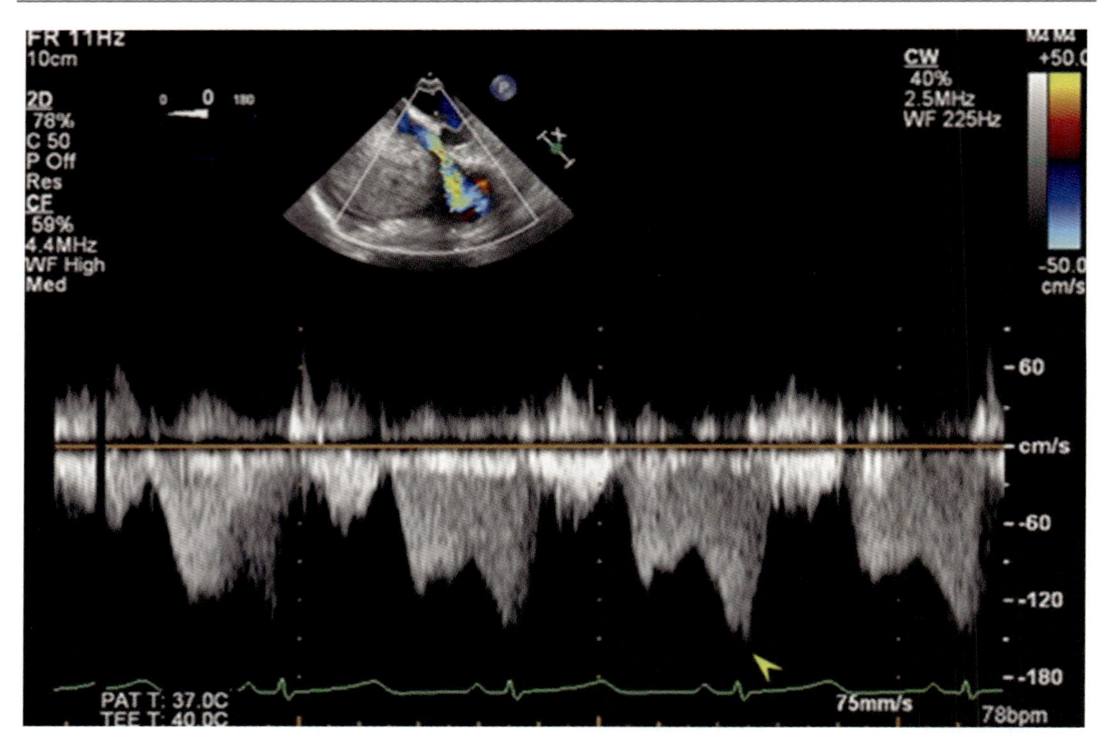

Fig.10.21 2D TEE，経三尖弁血流の連続波ドプラ（CWD）．RV への流入血流に高い圧較差（矢印）を認める．

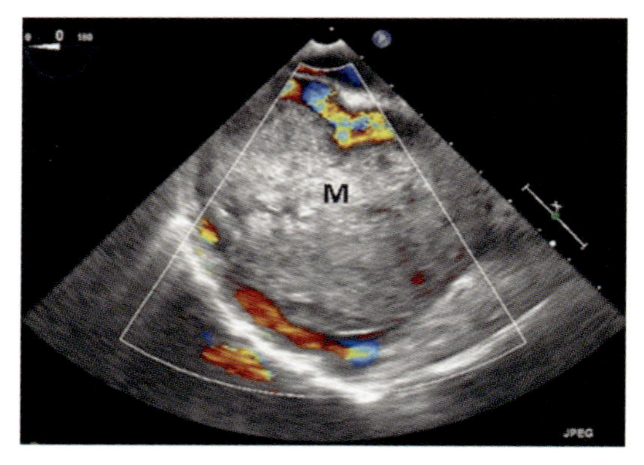

Fig.10.22 2D TEE，カラードプラ，modified 4CH．RA 内の腫瘍性病変（M）を栄養している血流を認め，腫瘍は RA 内のほぼ全体を占めている．

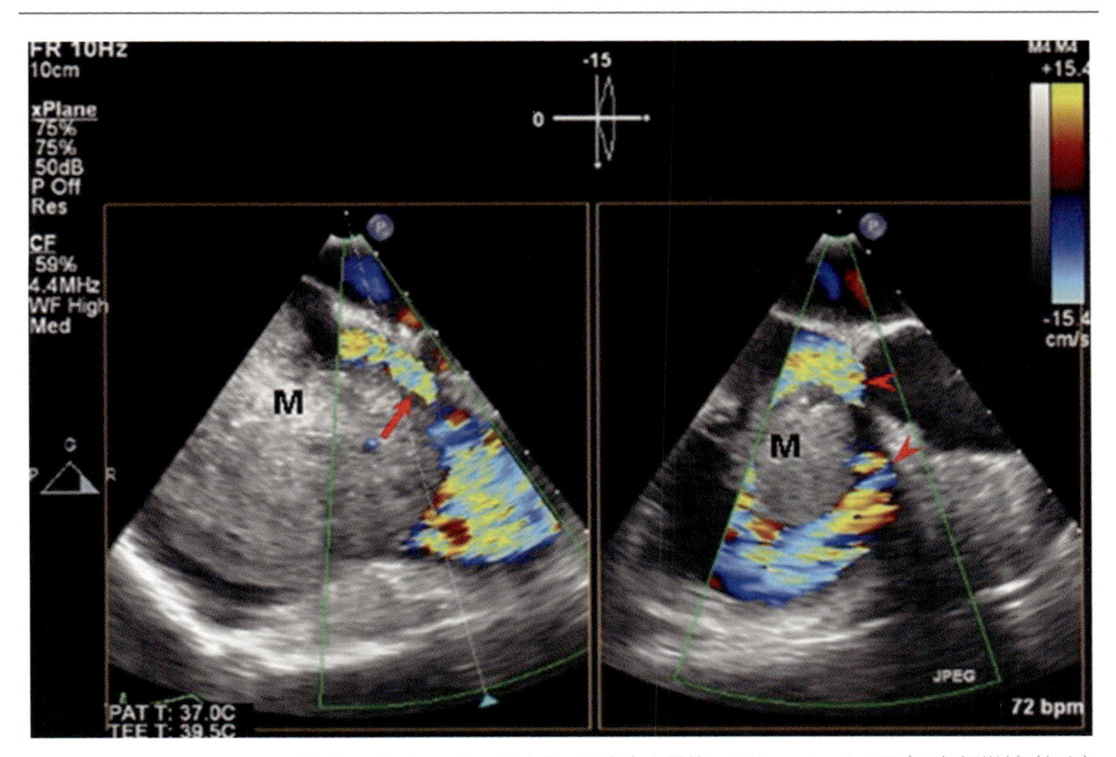

Fig.10.23 2D TEE，カラードプラ，X-plane 像．三尖弁の不完全な閉鎖による moderate TR（三尖弁逆流）（矢印）を認める（Video 10.17）．

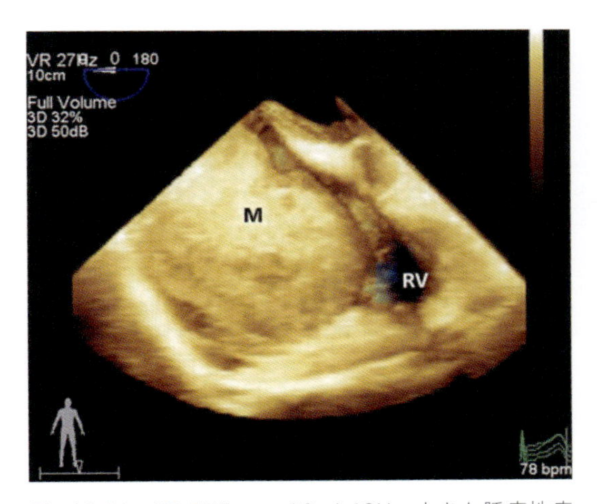

Fig.10.24 3D TEE，modified 4CH．大きな腫瘍性病変（M）が右房後壁基部に付着している（Video 10.18）．

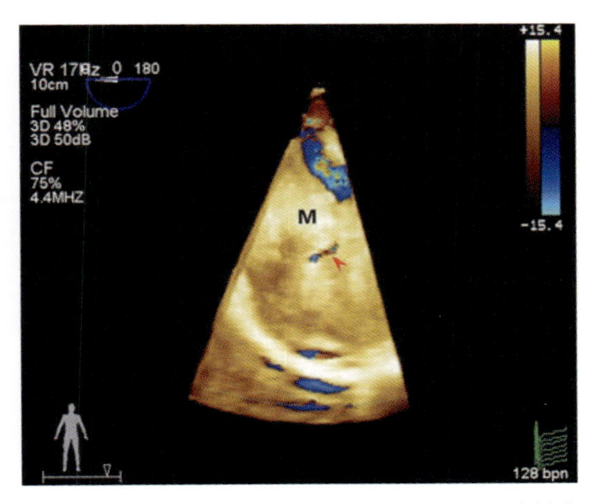

Fig.10.25 3D TEE，カラードプラ．RA 内の腫瘍性病変（M）を栄養している血流（矢印）を認める（Video 10.19）．

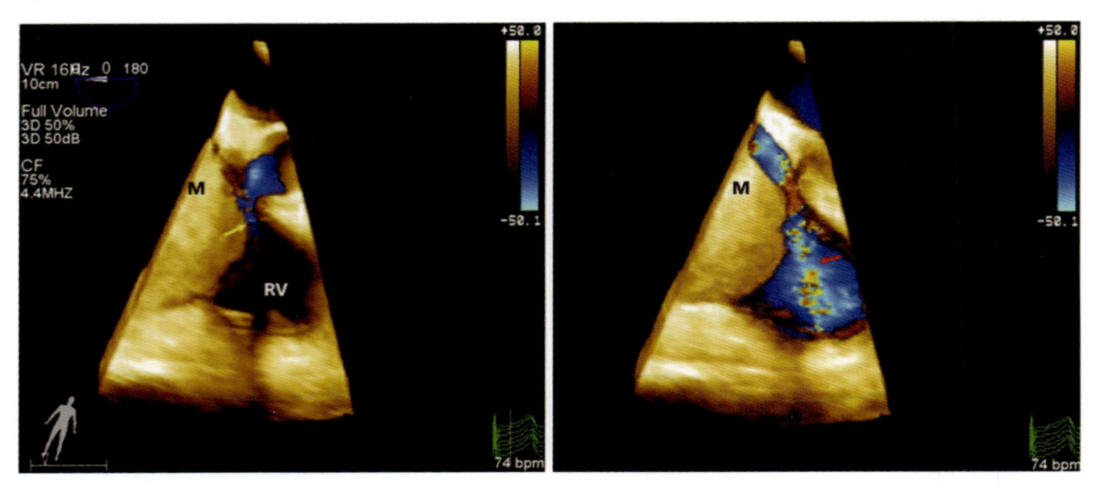

Fig.10.26, Fig.10.27　3D TEE，カラードプラ，modified 4CH．三尖弁の不完全な閉鎖による moderate TR（黄矢印）を認める（左）．拡張期に腫瘍性病変（M）が三尖弁弁口を閉塞し，経三尖弁血流速度の上昇（赤矢印）を認める（右）（Video 10.20）．

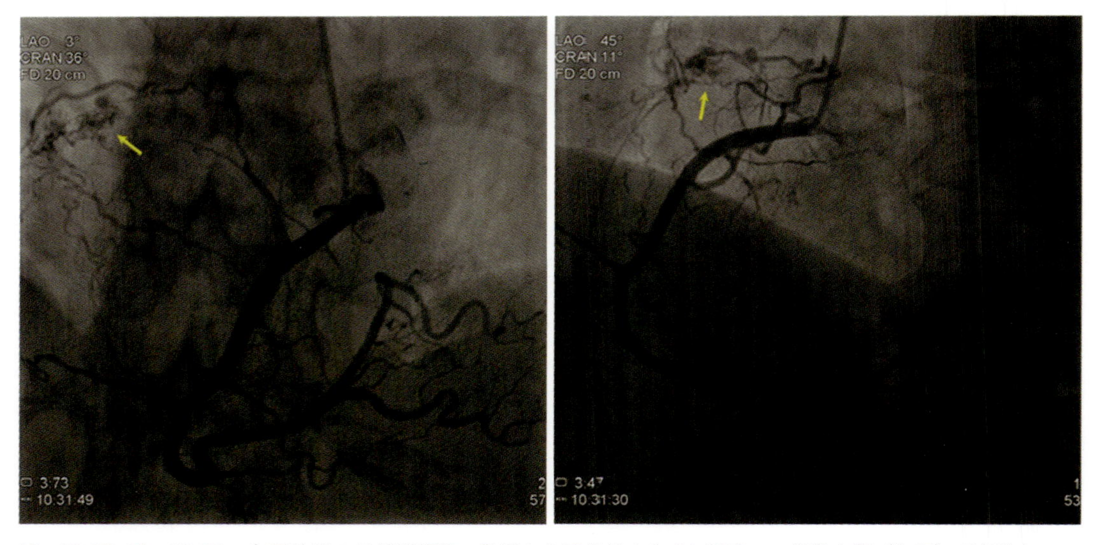

Fig.10.28, Fig.10.29　右冠動脈の X 線透視像．発達した円錐枝から RA 腫瘍への栄養血管（矢印）が起始していることがわかる．

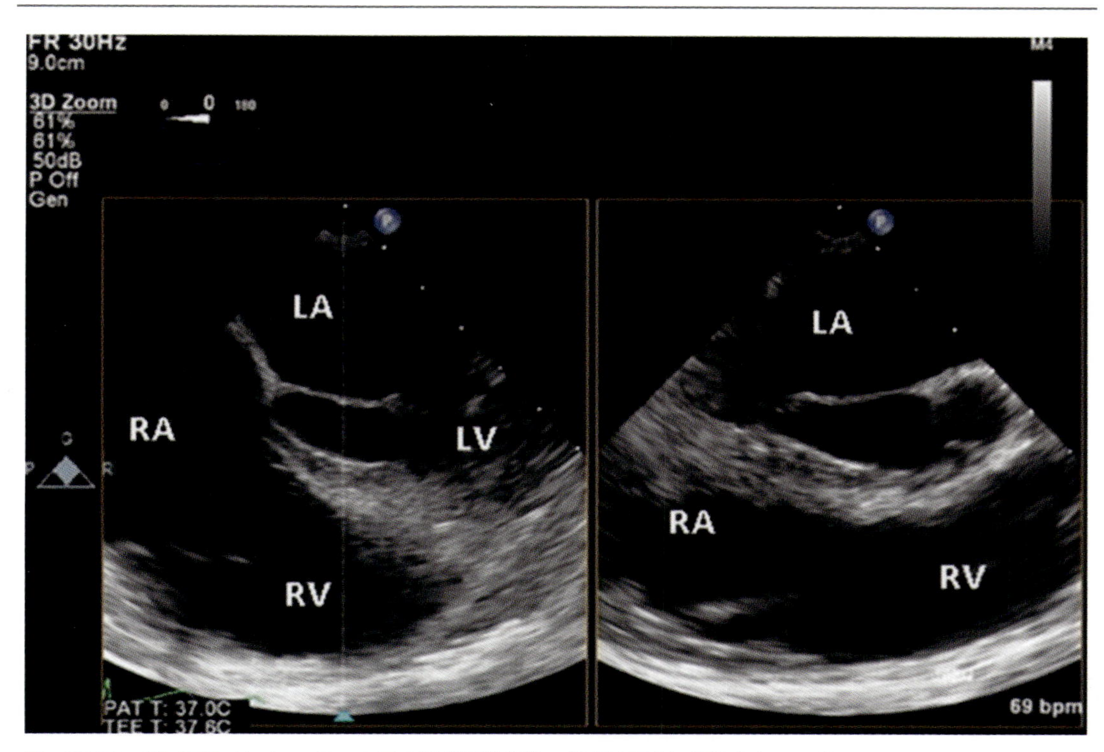

Fig.10.30　2D TEE，X-plane 像．右房内腫瘍切除術後．腫瘍は完全に切除されている．

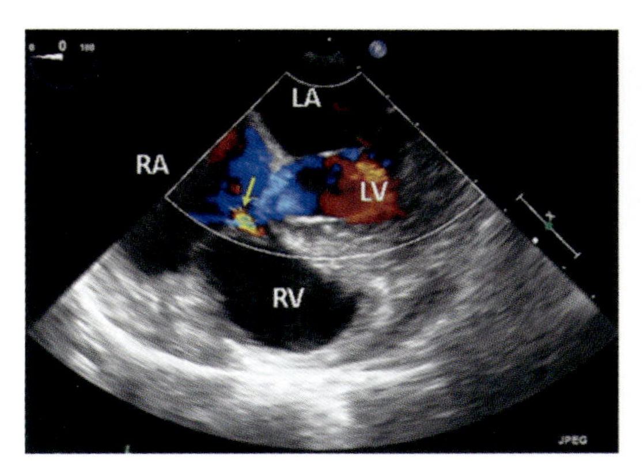

Fig.10.31　2D TEE，カラードプラ，modified 4CH．右房内腫瘍切除術後．mild TR（矢印）を認める．

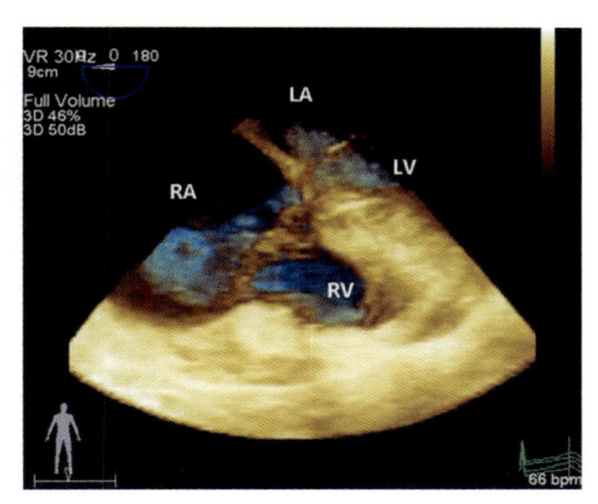

Fig.10.32　3D TEE，modified 4CH．右房内腫瘍切除術後．腫瘍は完全に切除されている（Video 10.21）．

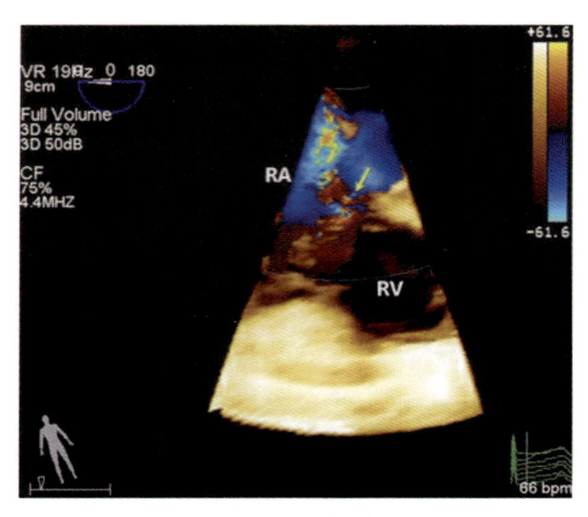

Fig.10.33 3D TEE, カラードプラ, modified 4CH. 右房内腫瘍切除術後. mild TR（矢印）を認める（Video 10.22）.

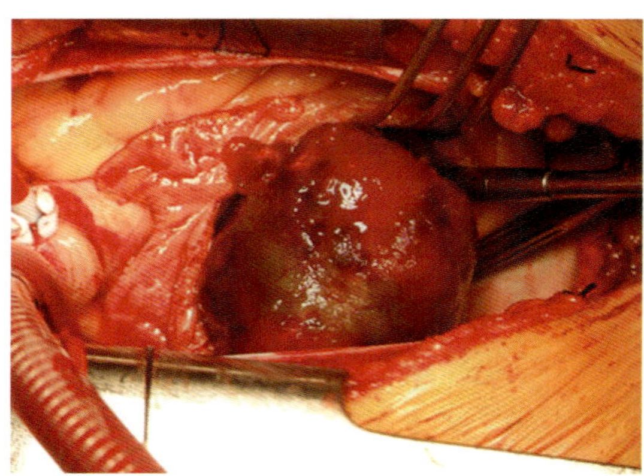

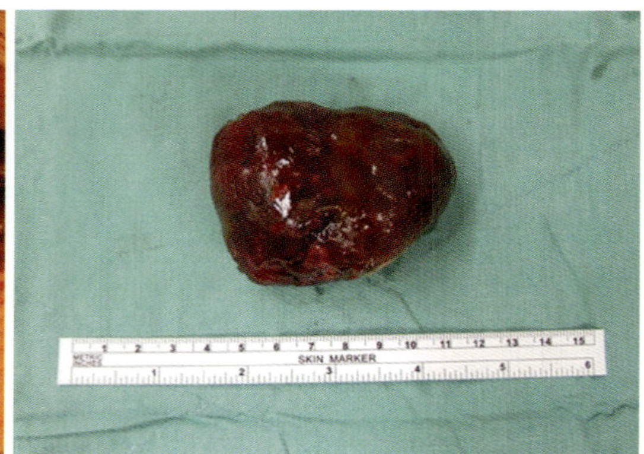

Fig.10.34, Fig.10.35 術野像（左）, 摘出検体の肉眼像（右）. 6 cm × 5 cm × 4 cm の右房粘液腫を認める.

▶**Tips** 粘液腫は最も一般的な原発性心臓腫瘍であり、単発で心房中隔の卵円窩から発生することが一般的である。

10.4 胸腺腫：上大静脈と右房への直接浸潤〔縦隔腫瘍摘出術〕

34 歳、男性。生来健康。顔面の紅潮を伴う腫脹と呼吸苦を主訴に受診。

血液検査：AST 18 IU/L、Cre 0.88 mg/dL。聴診所見：心音整、心雑音を聴取せず。ECG：洞調律。胸部 X 線：縦隔の軟部組織輝度の上昇、左肺門部に占拠性病変を認める。胸部 CT：巨大な前縦隔腫瘍（10 cm × 7.4 cm）、肺転移、上大静脈（SVC）浸潤を認める。術式：縦隔腫瘍摘出術、右肺中葉腫瘍切除術、上大静脈形成術。病理診断：胸腺腫 type B2 stage Ⅳ。

（Fig. 10.36, 10.37, 10.38, 10.39, 10.40, 10.41, 10.42, 10.43, 10.44, 10.45, 10.46, 10.47, 10.48, 10.49, 10.50, 10.51）

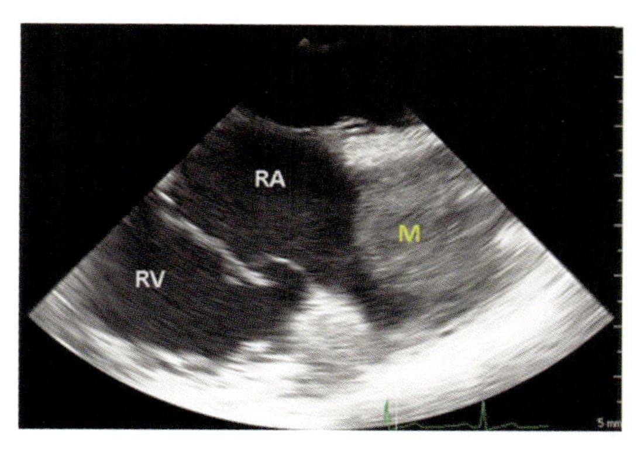

Fig.10.36　2D TEE，4CH．浸潤した胸腺腫（M）を上大静脈（SVC）内と RA 内に認める（Video 10.23）．

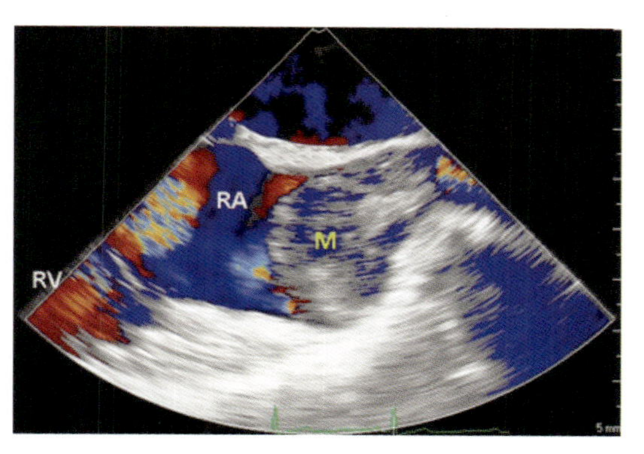

Fig.10.37　2D TEE，カラードプラ．浸潤した胸腺腫（M）を SVC 内に認める．SVC は閉塞している（Video 10.24）．

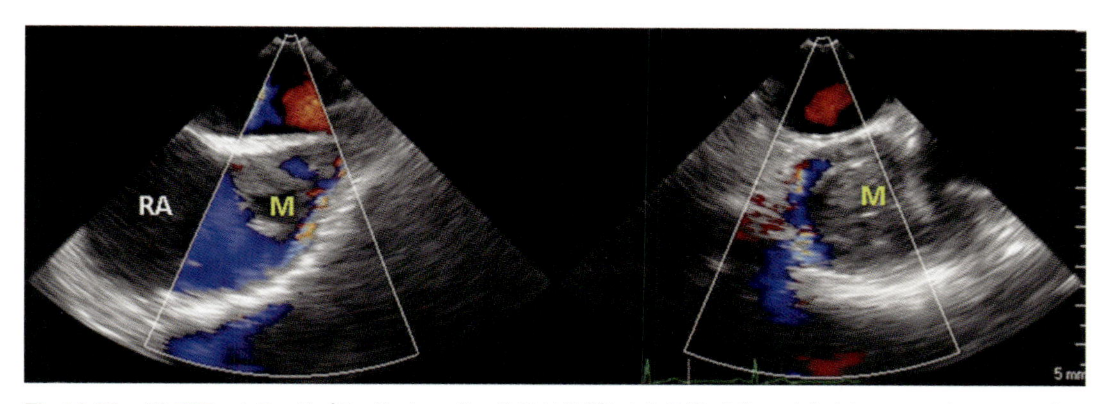

Fig.10.38　2D TEE，カラードプラ，X-plane 像．SVC は浸潤した胸腺腫（M）で占拠されている（Video 10.25）．

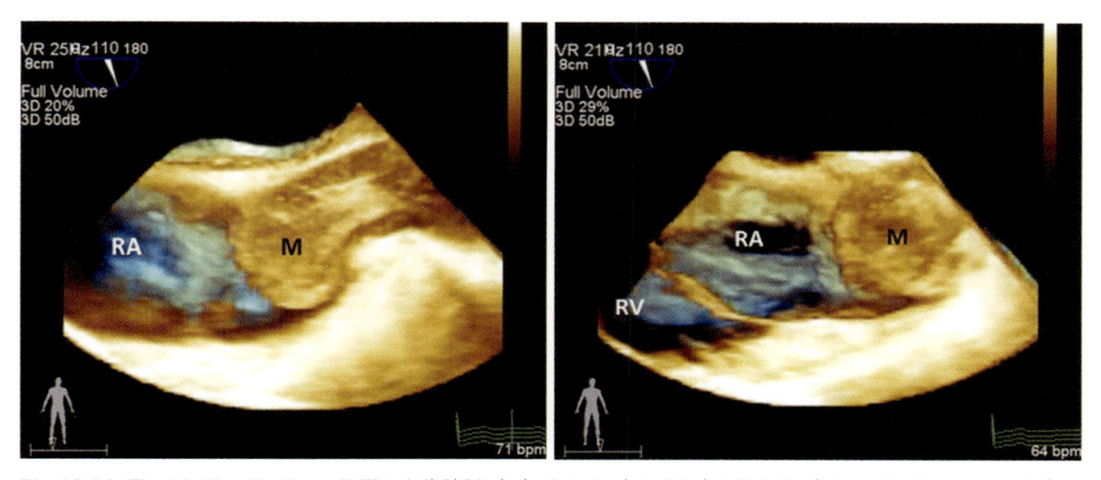

Fig.10.39, Fig.10.40　3D TEE．浸潤した胸腺腫（M）を SVC 内と RA 内に認める（Video 10.26，Video 10.27）．

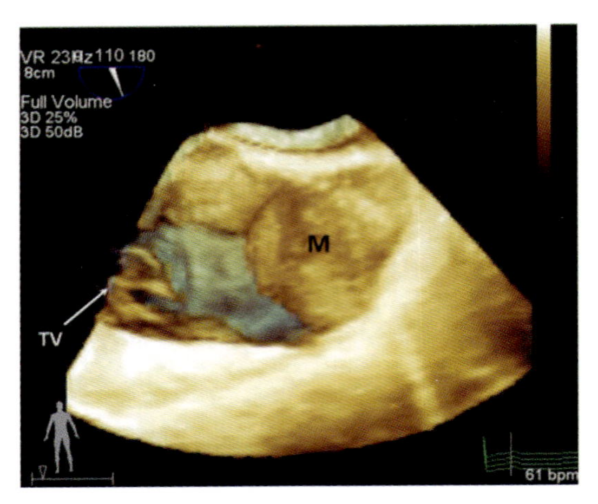

Fig.10.41 3D TEE．浸潤した胸腺腫（M）を，SVC内と RA 内に認める．TV：三尖弁（**Video 10.28**）．

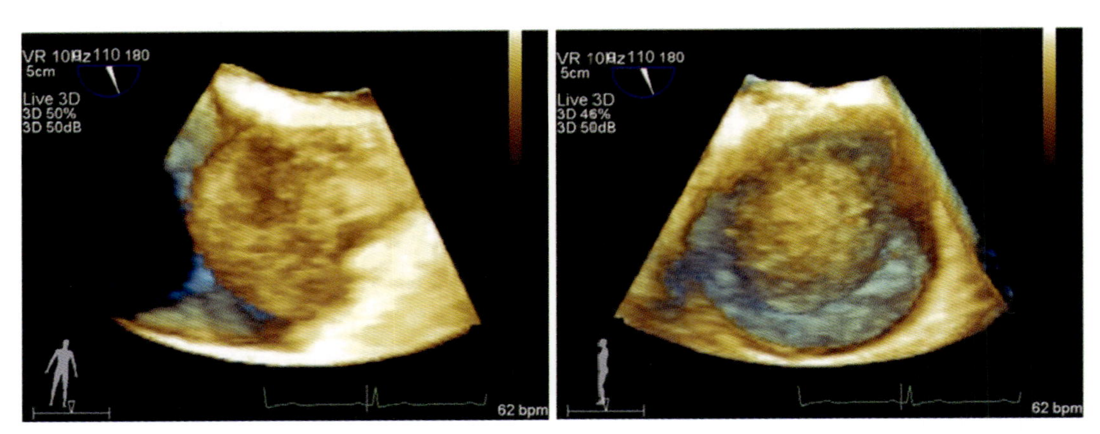

Fig.10.42, Fig.10.43 3D TEE，ズームモード．RA 側から SVC を見ている（右）．胸腺腫が SVC のほぼ全体を占拠し，RA 内にも突出している．

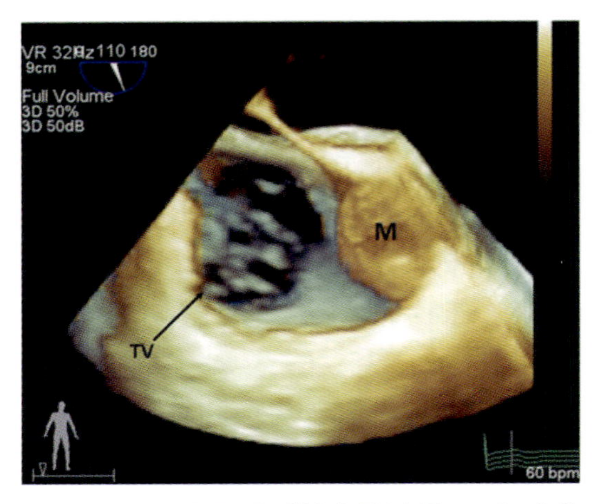

Fig.10.44 3D TEE．RA 側から RV を見ている．胸腺腫（M）が RA 内に突出している（**Video 10.29**）．

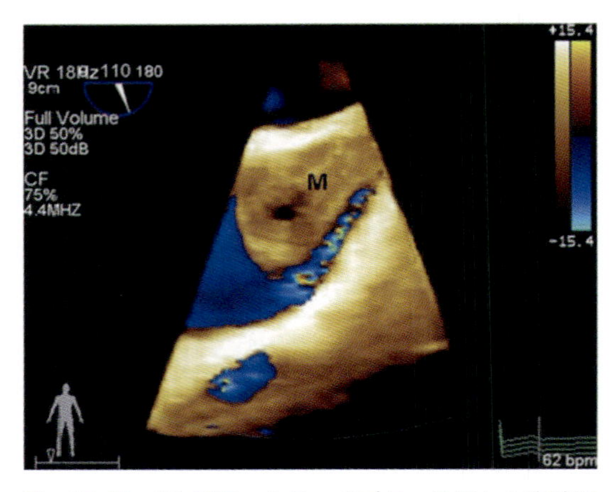

Fig.10.45 3D TEE，カラードプラ．浸潤した胸腺腫（M）が SVC 内に進展し，SVC を閉塞している（**Video 10.30**）．

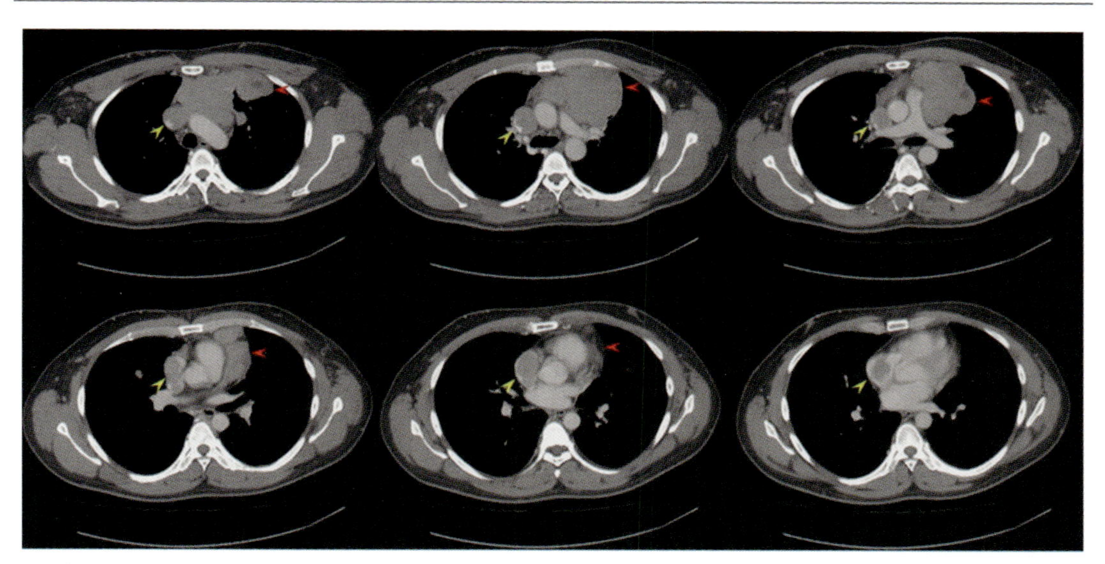

Fig.10.46　胸部造影 CT 像．巨大な前縦隔腫瘍と肺転移（赤矢印），SVC や RA への浸潤（黄矢印）を認める．

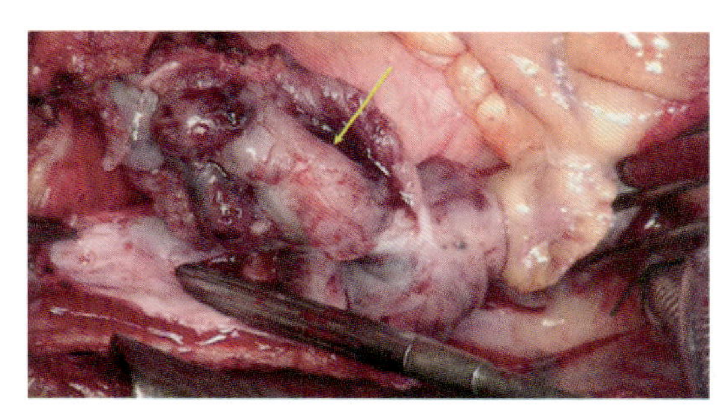

Fig.10.47　腫瘍摘出中の術野像．SVC 内に胸腺腫（矢印）を認める．

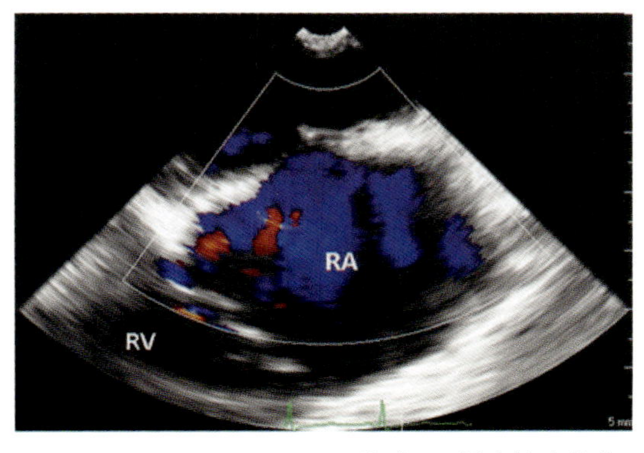

Fig.10.48　2D TEE，カラードプラ．腫瘍摘出術後．RA 内に残存病変を認めず．

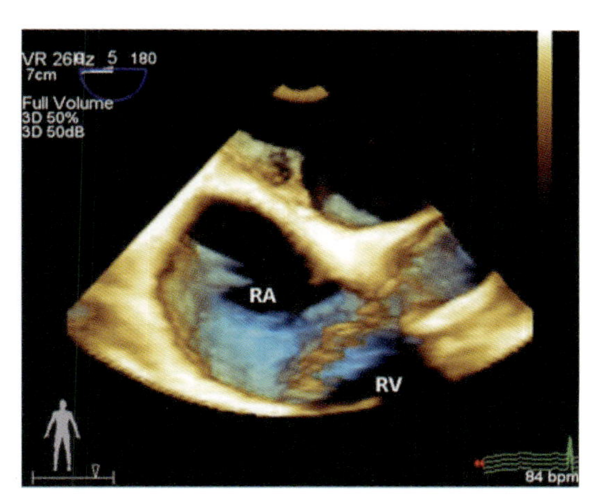

Fig.10.49　3D TEE．腫瘍摘出術後．RA 内に残存病変を認めず（Video 10.31）．

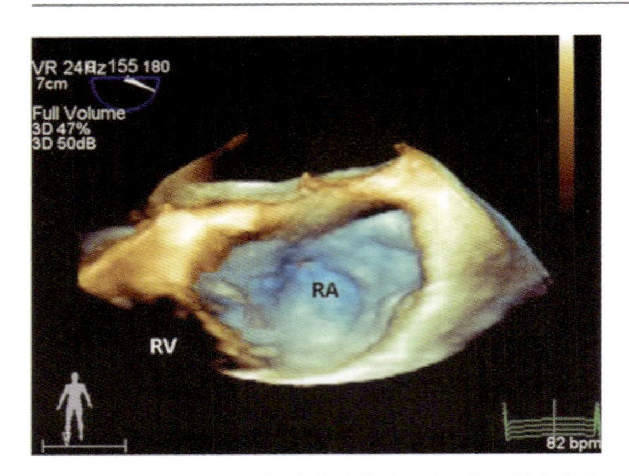

Fig.10.50　3D TEE．腫瘍摘出術後．RA 内に残存病変を認めず（Video 10.32）．

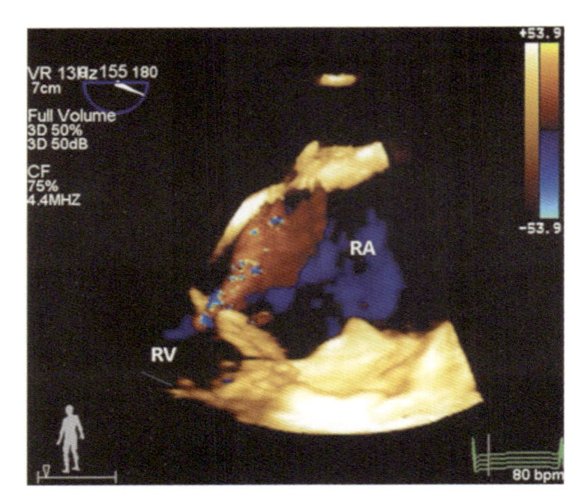

Fig.10.51　3D TEE、カラードプラ．腫瘍摘出術後．mild TR を認める（Video 10.33）．

▶ Tips　胸腺腫は縦隔に隣接する臓器に直接浸潤することが多い。しかし、SVC に浸潤している症例でも、SVC 閉塞を来すことは稀である。

10.5　左房粘液腫〔左房内腫瘍切除術〕

52 歳、男性。冠動脈 3 枝病変、高血圧、脂質代謝異常症の既往あり。2 ヶ月前から間欠的な労作時の胸部絞扼感が出現している。冷汗は伴わず、休息によって症状はゆっくり改善する。

ECG：洞調律、左室肥大所見を認める。胸部 X 線：心陰影の拡大を認めず。胸部 CT：左房内に辺縁明瞭な陰影欠損性病変を認める。径 3.3 cm で心房中隔に付着しており、粘液腫の疑い。心臓カテーテル検査：3 枝病変に対して経皮的冠動脈インターベンション（PCI）後であり、ステント内再狭窄を認めず。術式：左房内腫瘍切除術、心房中隔パッチ閉鎖術。

（Fig. 10.52, 10.53, 10.54, 10.55, 10.56, 10.57, 10.58, 10.59）

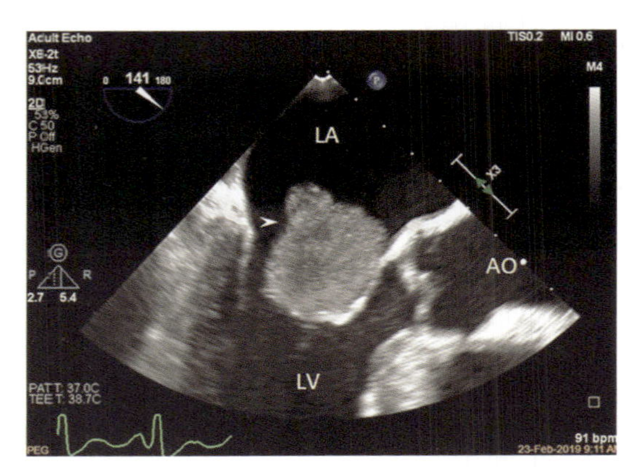

Fig.10.52　2D TEE．LAX．僧帽弁前尖に付着し、素早く動く粘液腫（矢印）を認める．LV 内に逸脱している（Video 10.34）．

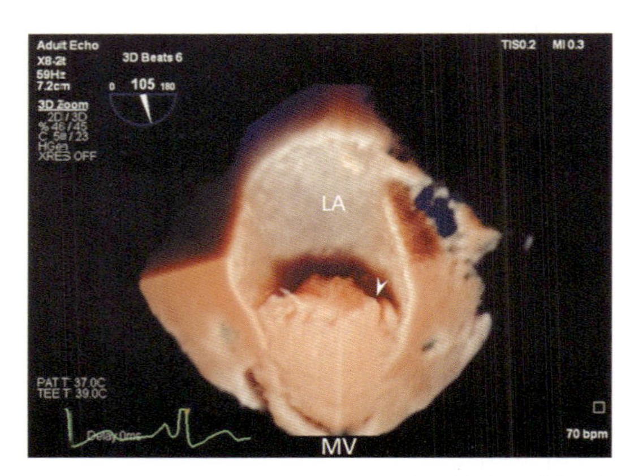

Fig.10.53　TrueVue 3D TEE．LA 内に粘液腫（矢印）を認める（Video 10.35）．

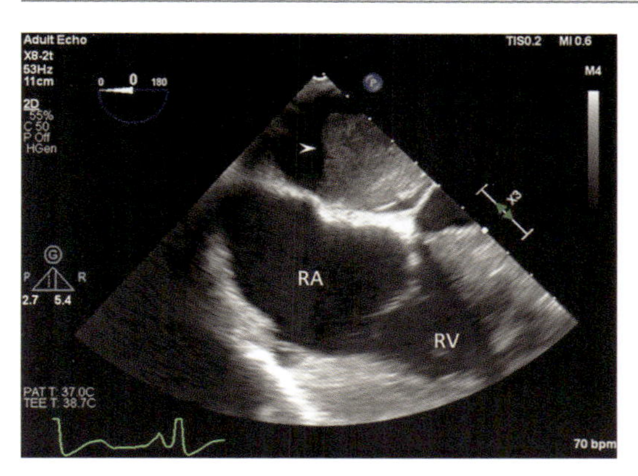

Fig.10.54　2D TEE，modified 5CH．心房中隔に付着した，辺縁不整の粘液腫（矢印）を認める（Video 10.36）．

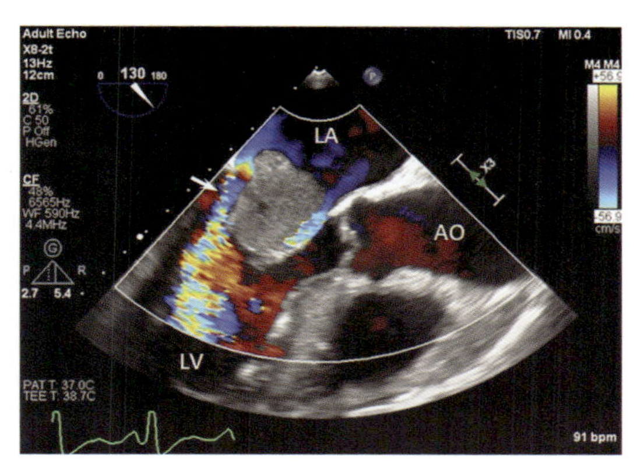

Fig.10.55　2D TEE，カラードプラ，LAX．拡張期に粘液腫（矢印）がLV内に逸脱し，僧帽弁狭窄（MS）が生じている（Video 10.37）．

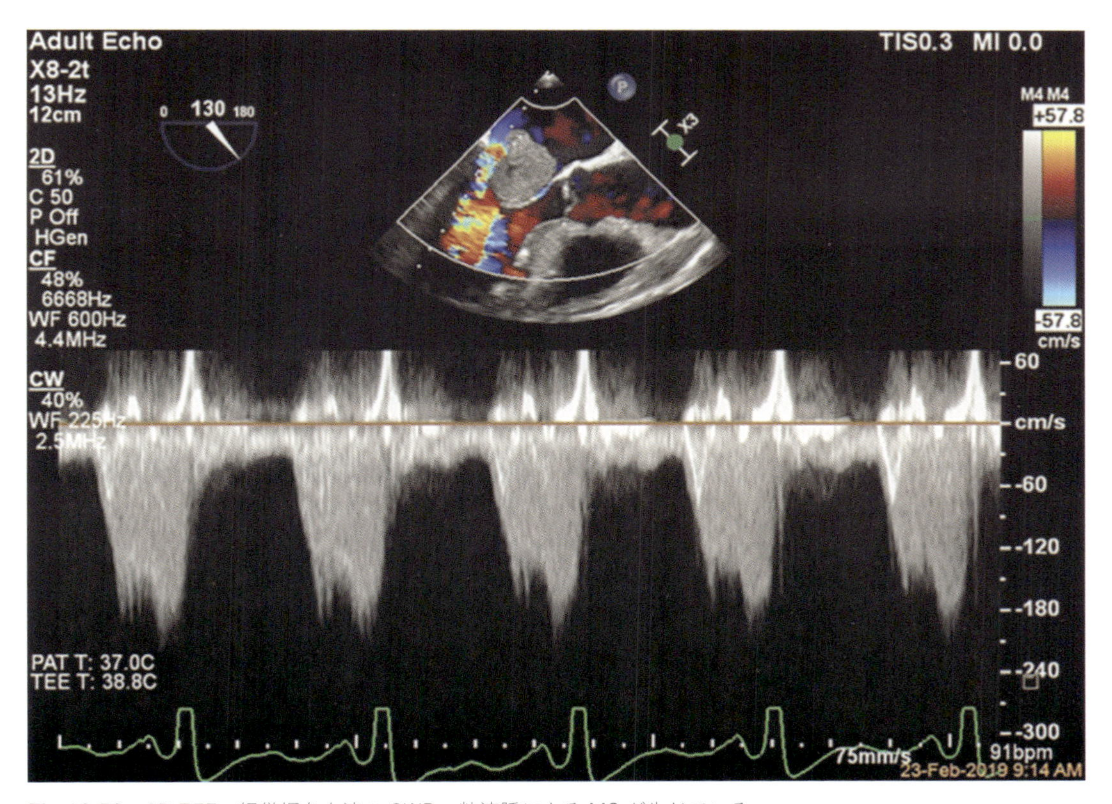

Fig.10.56　2D TEE，経僧帽弁血流のCWD．粘液腫によるMSが生じている．

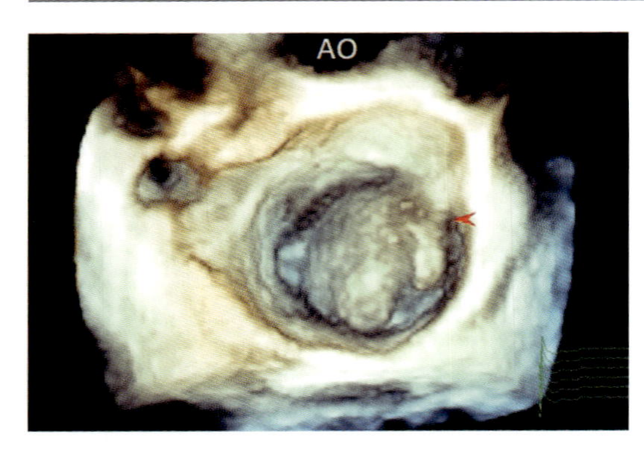

Fig.10.57 3D TEE，正面像．心房中隔に付着した有茎性の粘液腫（矢印）を認める（Video 10.38）．

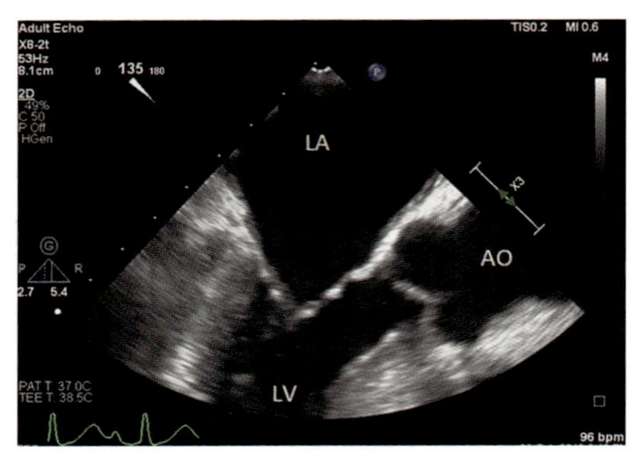

Fig.10.58 2D TEE．粘液腫切除術後．LA 内に残存病変を認めず（Video 10.39）．

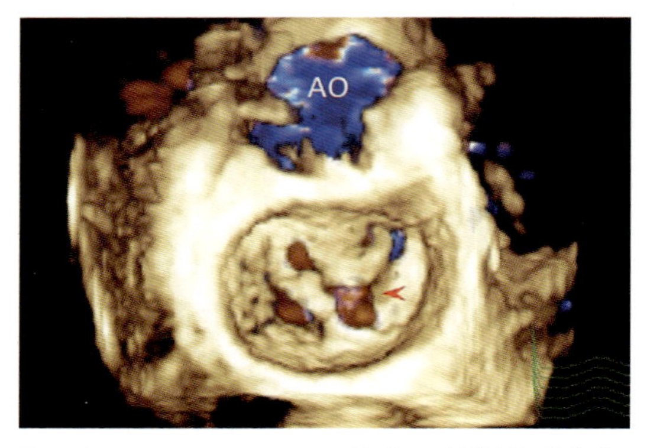

Fig.10.59 3D TEE，カラードプラ．粘液腫切除術後．収縮期に mild MR（矢印）を認める（Video 10.40）．

10.6 僧帽弁腫瘍〔僧帽弁腫瘍切除術〕

47 歳、女性。肝臓腫瘍と複数の骨転移や肺転移があり、免疫療法、肝動脈塞栓療法（TAE）などの治療歴がある。1 年半前から間欠的な動悸が出現し、徐々に増悪してきた。末梢浮腫、起坐呼吸、夜間呼吸困難、失神などは認めず。直近 2 ヶ月で動悸の頻度が上昇し、週に 1 ～ 2 回だったものが 1 ～ 2 日に 1 回に増悪した。経胸壁心エコー（TTE）で複数個の高輝度で小さい腫瘍性病変が僧帽弁に付着しているのを認め、これによる僧帽弁狭窄（MS）や severe MR（僧帽弁逆流）を認める。外科的切除術が行われ、病理検査では Ki-67 に反応する腫瘍細胞を認め、内膜肉腫が疑われた。

（Fig. 10.60, 10.61, 10.62, 10.63, 10.64, 10.65, 10.66, 10.67）

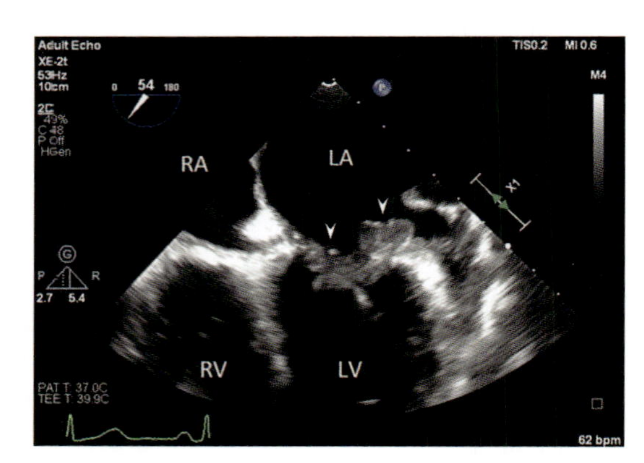

Fig.10.60 2D TEE．プラークのような腫瘍性病変が僧帽弁前後尖に付着し（矢印），房室中隔が肥厚している（Video 10.41）．

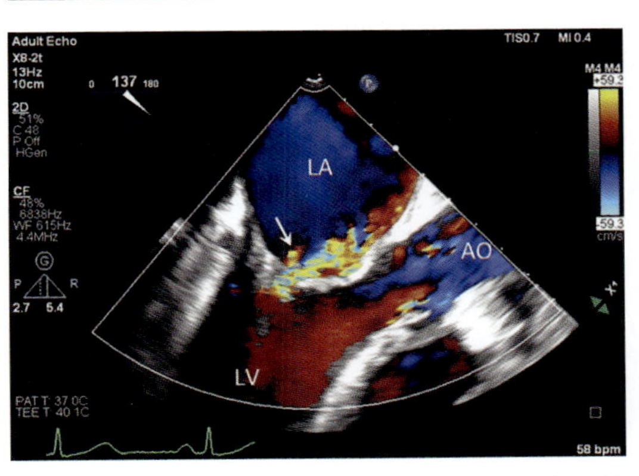

Fig.10.61 2D TEE，カラードプラ．収縮期に偏心性severe MR（矢印）を認める（Video 10.42）．

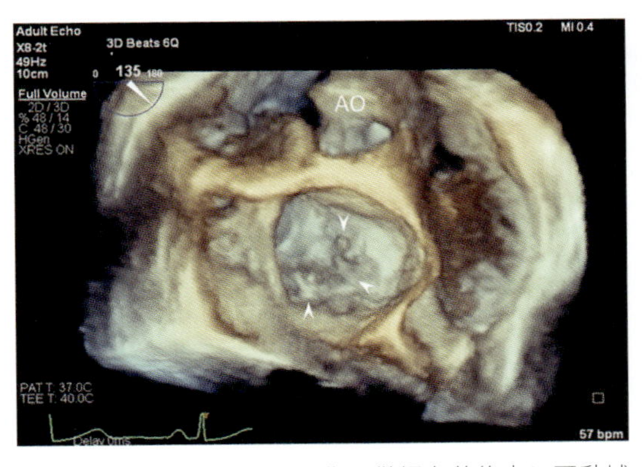

Fig.10.62 3D TEE，正面像．僧帽弁前後尖に可動域制限があり（矢印），MS が生じている（Video 10.43）．

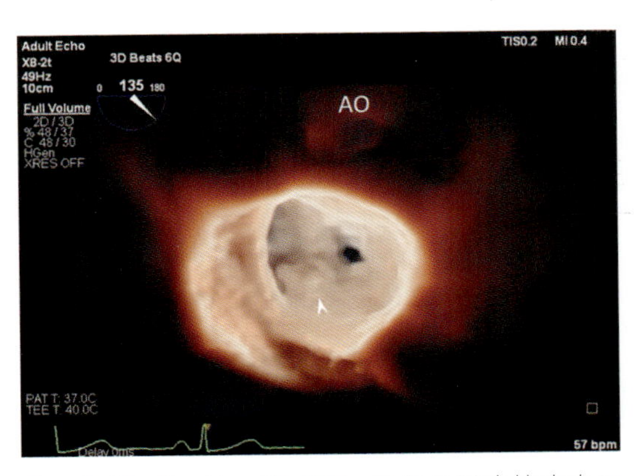

Fig.10.63 TrueVue 3D TEE．複数の腫瘍性病変によって経僧帽弁血流に狭窄（矢印）が生じている（Video 10.44）．

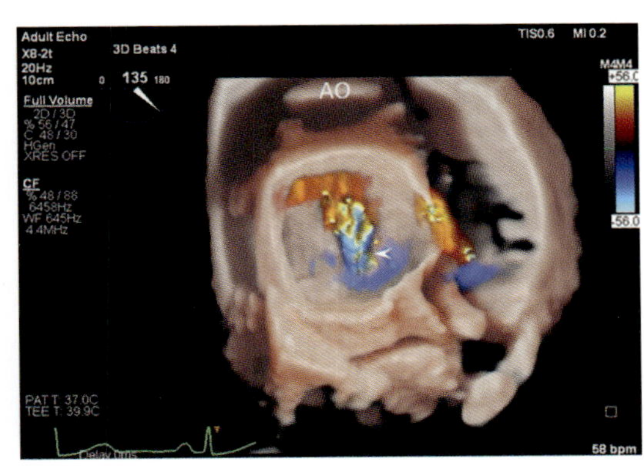

Fig.10.64 TrueVue 3D TEE，カラードプラ．収縮期に severe MR（矢印）を認める（Video 10.45）．

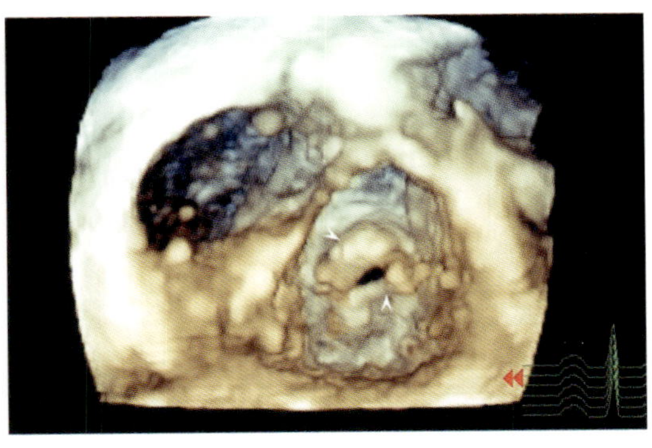

Fig.10.65 3D TEE．僧帽弁弁尖に付着した腫瘍性病変によって MS（矢印）が生じている（Video 10.46）．

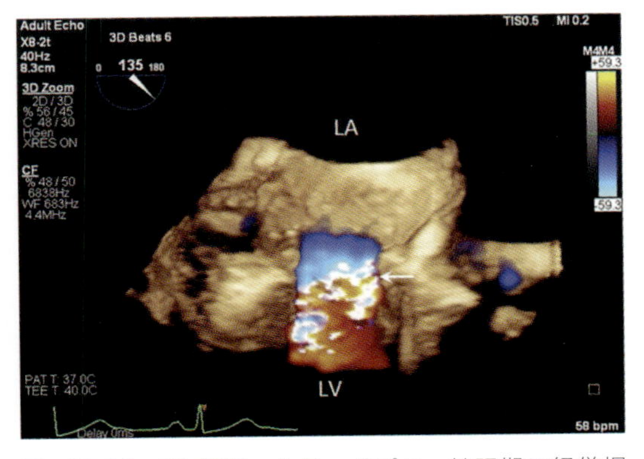

Fig.10.66 3D TEE，カラードプラ．拡張期に経僧帽弁血流速度の上昇（矢印）を認める（Video 10.47）．

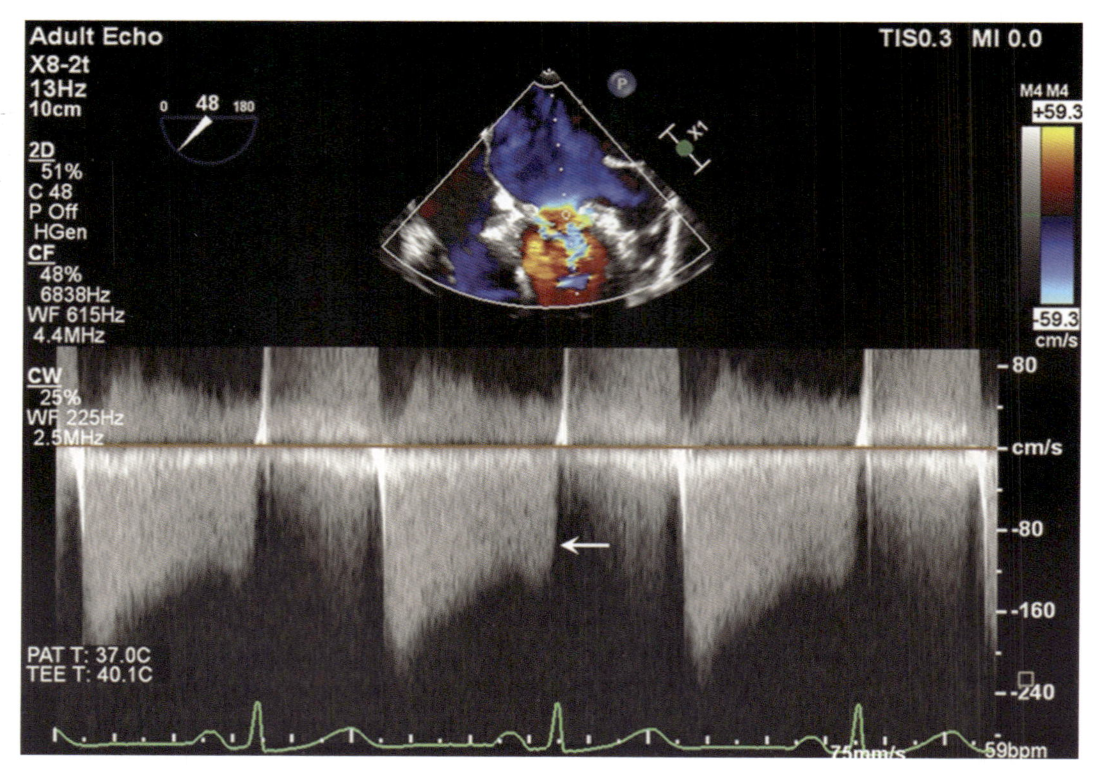

Fig.10.67 3D TEE，心尖部 4CH．経僧帽弁血流の CWD で最大圧較差 16 mmHg（矢印）の MS を認める．

10.7 心臓外腫瘍

67 歳、女性。特記すべき既往なし。1 週間前に突然発症した呼吸苦を主訴に受診。

TTE：severe MR、severe TR（三尖弁逆流）を認める。手術が予定され、開胸前の TEE が行われたが、SVC に起始する連続性血流を認め、SVC とその周囲に腫瘍性病変を認めたため、すぐに手術は中止となり，胸部 CT が撮影された。

（Fig. 10.68, 10.69, 10.70, 10.71, 10.72, 10.73, 10.74, 10.75, 10.76）

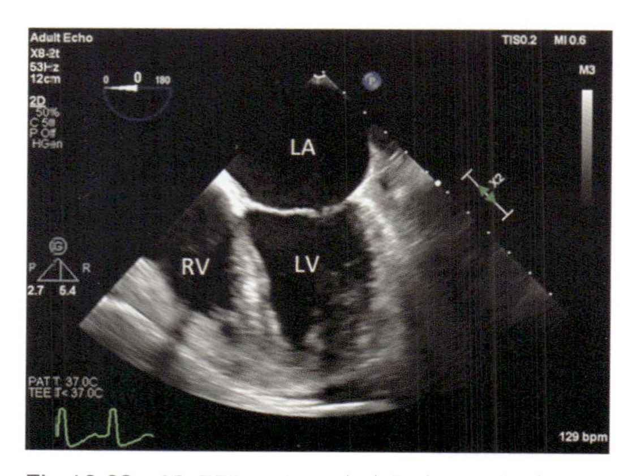

Fig.10.68 2D TEE，4CH．左室駆出分画率（LVEF）50% 未満の心不全を認める（Video 10.48）．

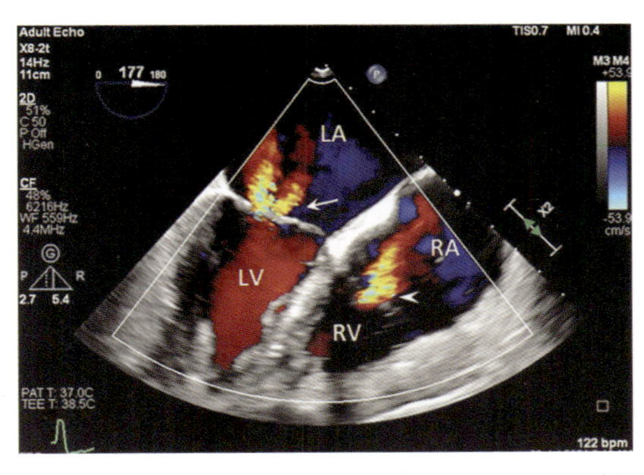

Fig.10.69 2D TEE，カラードプラ．severe MR（矢印），severe TR（矢頭）を認める（Video 10.49）．

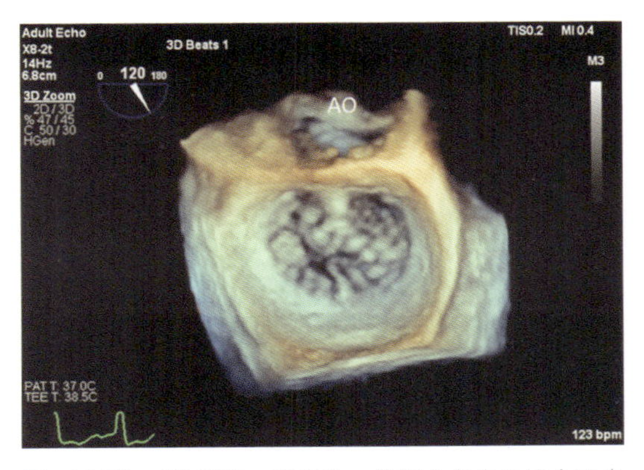

Fig.10.70 3D TEE，正面像．僧帽弁弁尖の接合不全を認める（Video 10.50）．

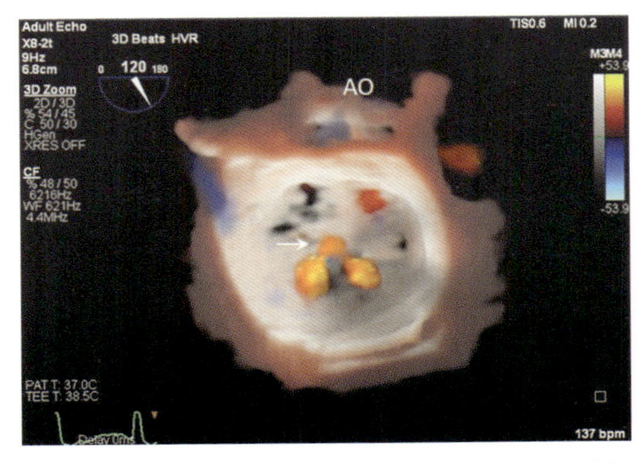

Fig.10.71 TrueVue 3D TEE，カラードプラ．収縮期に MR（矢印）を認める（Video 10.51）．

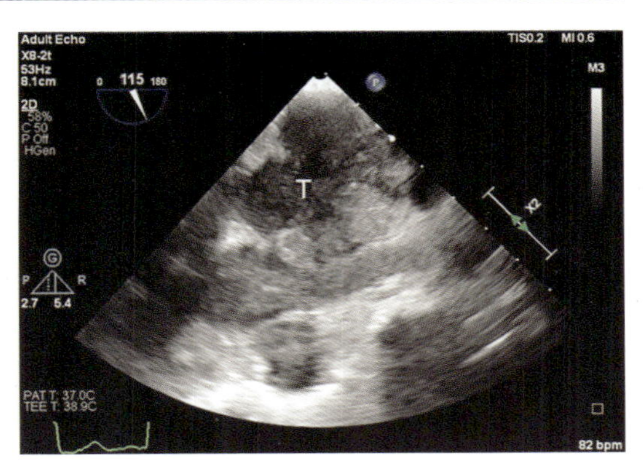

Fig.10.72 2D TEE．SVC 内を腫瘍性病変が占拠している（Video 10.52）．

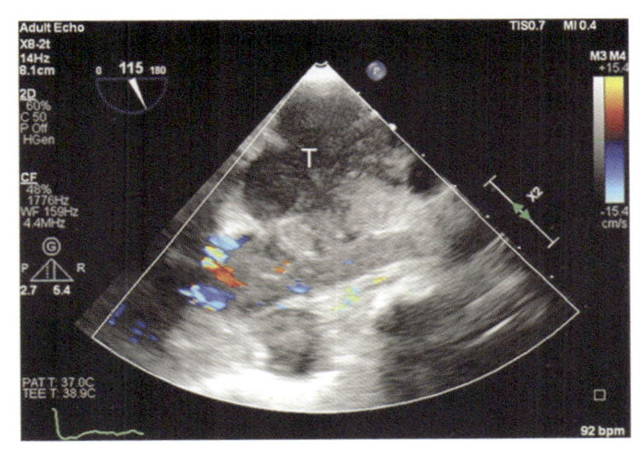

Fig.10.73 2D TEE，カラードプラ．SVC を通過する少量の血流を認める（Video 10.53）．

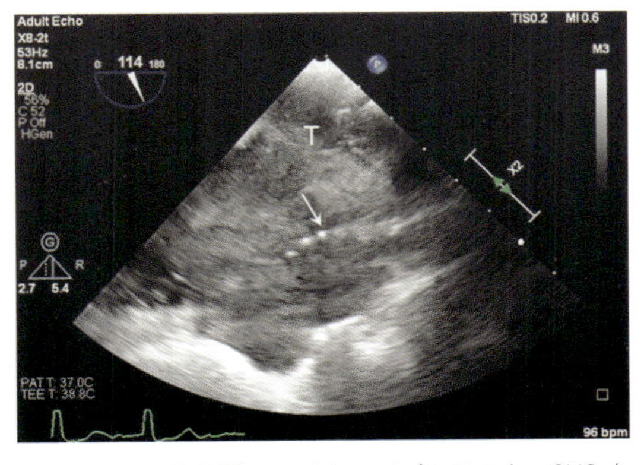

Fig.10.74 2D TEE，マイクロバブルテスト．SVC 血流の減少（矢印）を認める（Video 10.54）．

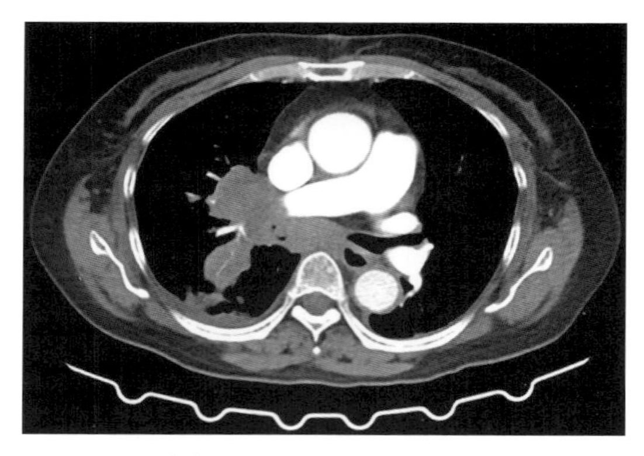

Fig.10.75 胸部造影 CT 像．右上中下葉，右肺門部，縦隔，上大静脈腔に浸潤する心臓外腫瘍を認める．腫瘍内科にコンサルトし，追加検査と治療が開始された．

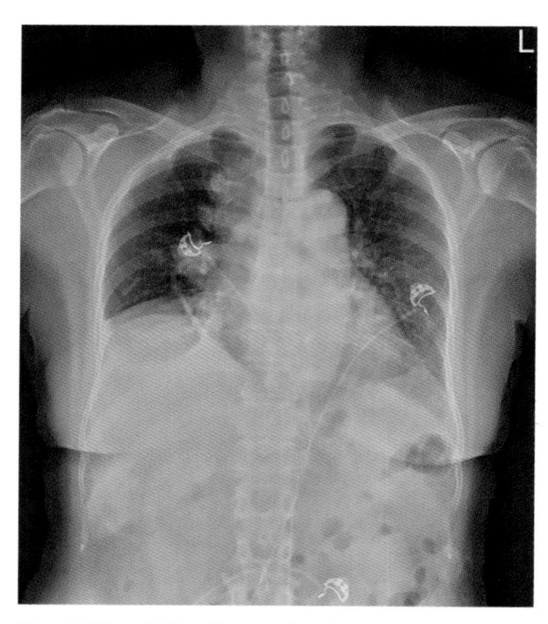

Fig.10.76 生検の結果，肺小細胞がん，T4N3M1b Stage Ⅳ A．転移による上大静脈症候群併発の診断となった．

Suggested Reading

Abdelaziz A, Abdelgawad A, et al. A new complication of transesophageal echocardiography: pulmonary embolization of a right atrial myxoma. J Thorac Cardiovasc Surg. 2015;149(5):e79–81.

Cannavà G, Currò A. Left atrial myxoma presenting as acute coronary syndrome. Int J Cardiol. 2015;190:148–50.

De Giacomo T, Patella M, et al. Successful resection of thymoma directly invading the right atrium under cardiopulmonary bypass. Eur J Cardiothorac Surg. 2015;48(2):332–3.

Melloni G, Bandiera A, et al. Thymoma with intravascular extension into the right atrium. Eur J Cardiothorac Surg. 2014;45(4):e126.

Nishizaki Y, Yamagami S, Daida H. Left atrial myxoma incidentally discovered on transesophageal echocardiography. Intern Med. 2015;54(5):535.

Ried M, Neu R, Schalke B, et al. Radical surgical resection of advanced thymoma and thymic carcinoma infiltrating the heart or great vessels with cardiopulmonary bypass support. J Cardiothorac Surg. 2015;10:137.

Yong-Qiang D, Jiang-Shui L, Xiao-Ming Z, et al. Surgical treatment of an invasive thymoma extending into the superior vena cava and right atrium. World J Surg Oncol. 2014;12:6.

Zhang H, Wang W, et al. Undifferentiated sarcoma originating from the mitral valve: a case report. J Cardiothorac Surg. 2016;11:82.

その他　11

Abstract

本章では他章には分類されなかった症例を扱う。HeartMate II、大動脈基部穿孔などの症例を提示する。

HeartMate IIは左室補助人工心臓（LVAD）の1つで、心臓移植の代用となり得る治療法である。大動脈基部穿孔は、心房細動アブレーションなどで生じる医原性合併症の1つである。

11.1　うっ血性心不全〔HeartMate II植え込み術〕

50歳、男性。虚血性心筋症、うっ血性心不全、陳旧性心筋梗塞〔冠動脈3枝病変に対して経皮的冠動脈インターベンション（PCI）後〕、左室内血栓、高血圧、2型糖尿病などの既往がある。悪寒を伴う発熱、労作時呼吸困難を主訴に受診。

聴診所見：心音不整、胸骨左縁にLevine III度の収縮期雑音を聴取。ECG：頻脈性心房細動、心室性期外収縮、右軸偏位を認める。胸部X線：心陰影拡大、両側性胸水を認める。心臓カテーテル検査：重度の冠動脈3枝病変、虚血性心筋症、難治性心不全（NYHA分類III～IV度）を認める。心臓移植が提案されたが、難治性糖尿病があることから、HeartMate II植え込み術が予定された。術式：冠動脈バイパス術（CABG）1枝〔伏在静脈グラフト（SVG）-鈍角枝（OM）〕、HeartMate II植え込み術。

（Fig. 11.1, 11.2, 11.3, 11.4, 11.5, 11.6, 11.7, 11.8）

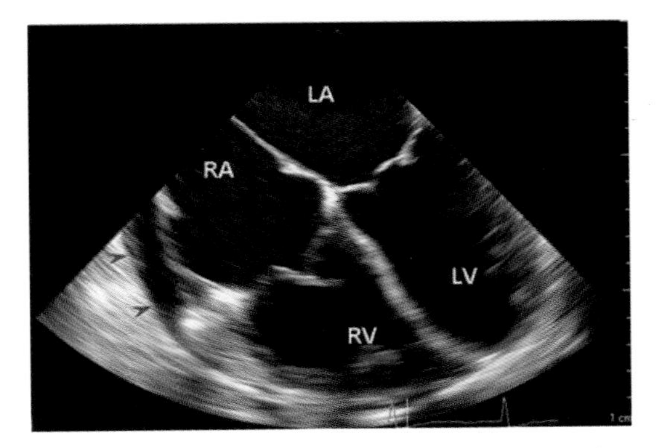

Fig.11.1　2D TEE, 4CH. 全周性の収縮能低下を伴ううっ血性心不全を認める. 心房と心室は両側とも拡大し, 中等度の心嚢液貯留（矢印）を認める. LA：左房, LV：左室, RA：右房, RV：右室（**Video 11.1**）.

Supplementary Information
The online version contains supplementary material available at https://doi.org/10.1007/978-981-19-6794-8_11

W.-H. Yin, M.-C. Hsiung, *Atlas of Perioperative 3D Transesophageal Echocardiography*,
https://doi.org/10.1007/978-981-19-6794-8_11

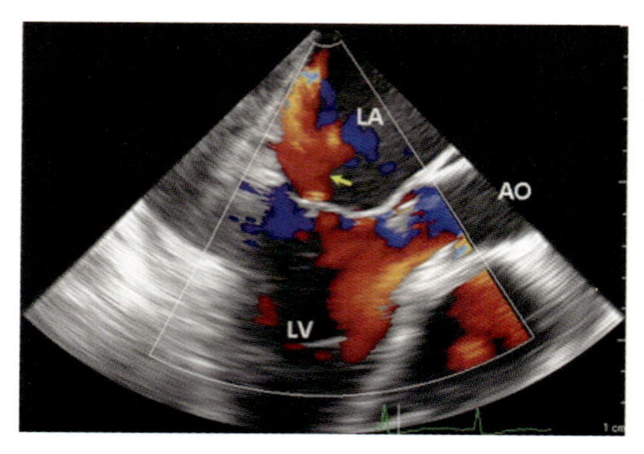

Fig.11.2 2D TEE，カラードプラ，長軸像（LAX）．うっ血性心不全と虚血性 moderate MR（僧帽弁逆流）（矢印）を認める．AO：大動脈（**Video 11.2**）．

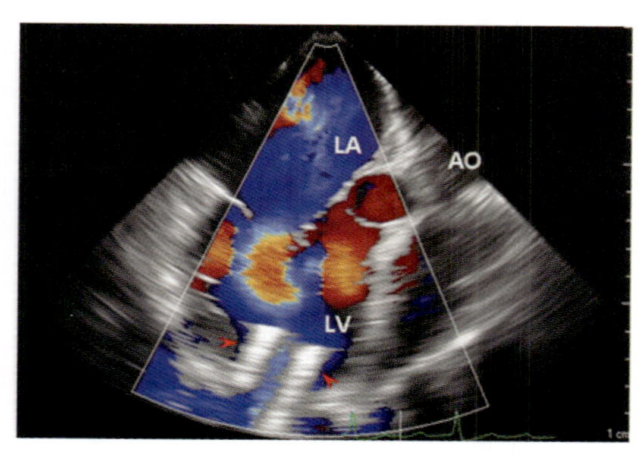

Fig.11.4 2D TEE，カラードプラ，LAX．HeartMate II 植え込み術後．脱血カニューレ（矢印）で脱血されている血流を認める（**Video 11.4**）．

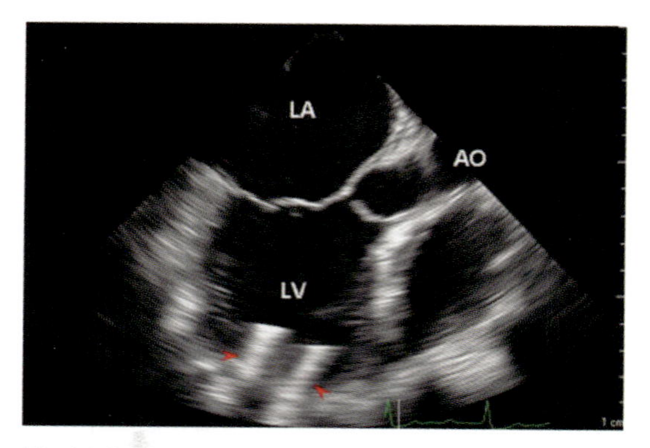

Fig.11.3 2D TEE，LAX．HeartMate II 植え込み術後．脱血カニューレ（矢印）が左室心尖部に挿入されている（**Video 11.3**）．

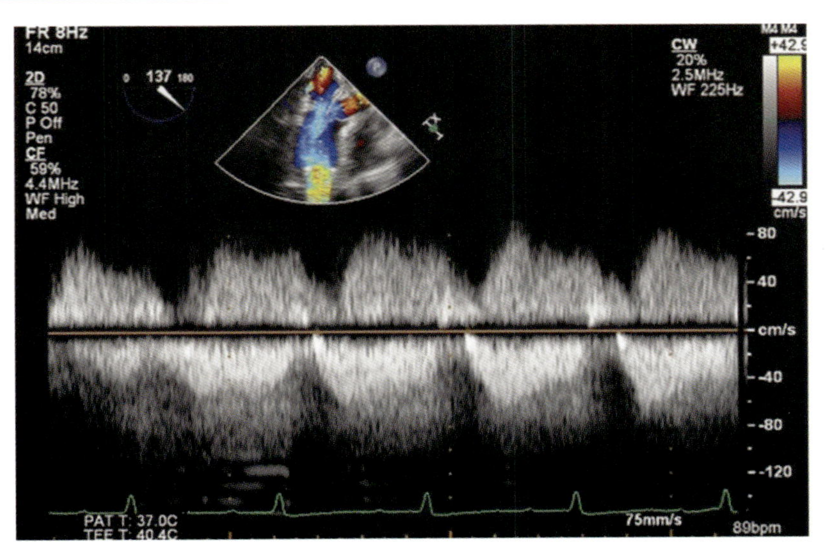

Fig.11.5 2D TEE，カニューレ内血流での連続波ドプラ（CWD）．適切な脱血を確認できる．

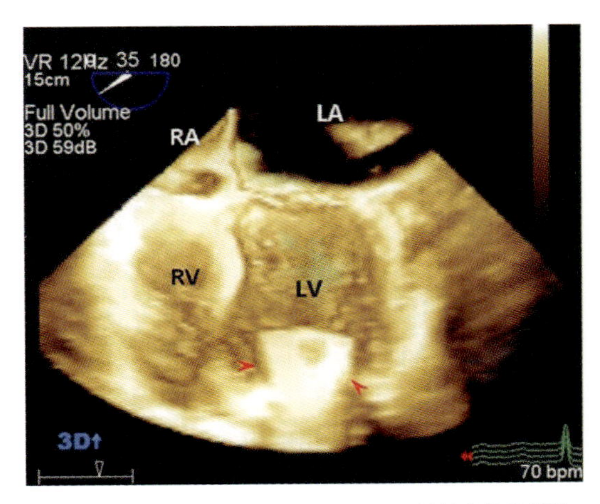

Fig.11.6 3D TEE，4CH．HeartMate II 植え込み術後．脱血カニューレ（矢印）が左室心尖部に挿入されている（Video 11.5）．

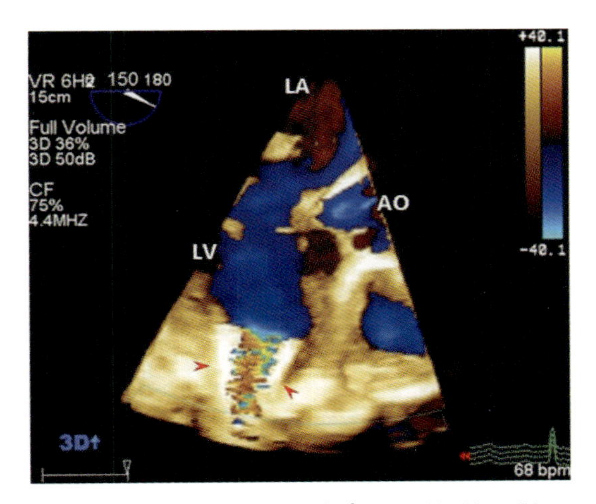

Fig.11.7 3D TEE，カラードプラ，LAX．HeartMate II 植え込み術後．心尖部の脱血カニューレ内に拡張期血流（矢印）を認める（Video 11.6）．

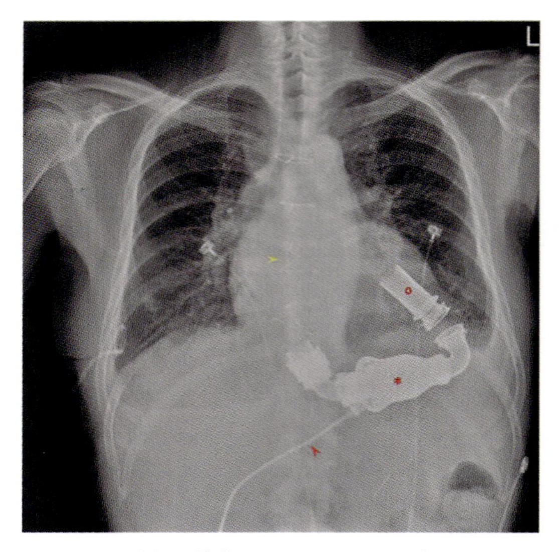

Fig.11.8　胸部 X 線像．HeartMate II は適切に留置されている．脱血カニューレ（○）が左室心尖部に，送血カニューレ（黄矢印）が上行大動脈に挿入され，ケーブル（赤矢印）がポンプ（＊）と外部バッテリーをつないでいる．

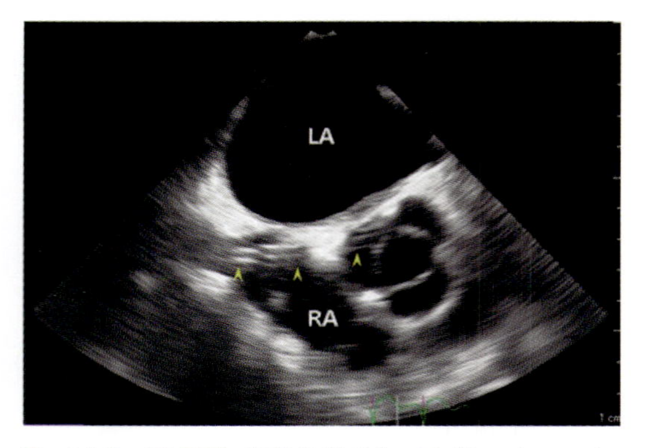

Fig.11.9　2D TEE，短軸像（SAX）．アブレーション中．アブレーションリード（矢印）が RA から大動脈基部へと進んでいる．先進部は無冠尖の直上，バルサルバ洞の高さである（Video 11.7）．

▶**Tips**　経食道心エコー（TEE）による包括的な評価は、HeartMate II 植え込み術の前後で不可欠である。これによって、合併症を防ぐとともに、正しい部位に留置され、デバイスが適切に作動していることを確認することができる。

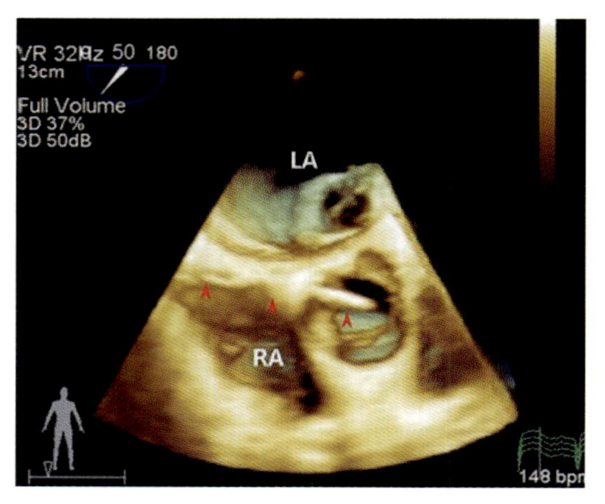

Fig.11.10　3D TEE，SAX．アブレーション中．アブレーションリード（矢印）が RA から大動脈基部に穿孔している（Video 11.8）．

11.2　医原性大動脈基部穿孔〔閉鎖栓留置術〕

71 歳、男性。冠動脈病変に対して PCI〔左前下行枝（LAD）、左回旋枝（LCX）〕と CABG 3 枝〔SVG- 第一対角枝（D1）、右冠動脈（RCA）-OM〕、severe MR（僧帽弁逆流）、severe TR（三尖弁逆流）に対して僧帽弁置換術（MVR）と三尖弁輪形成術を受けた既往がある。間欠的な動悸症状と労作時呼吸困難を主訴に受診。

聴診所見：心音不整、心雑音を聴取せず。

ECG：頻脈性心房細動、陳旧性前壁虚血を認める。心房細動アブレーション目的に入院。施行中にアブレーションリードを誤穿刺し、右房と大動脈を損傷した。その結果、大動脈基部穿孔を発症した。術式：閉鎖栓留置術。

（Fig. 11.9, 11.10, 11.11, 11.12, 11.13, 11.14, 11.15, 11.16）。

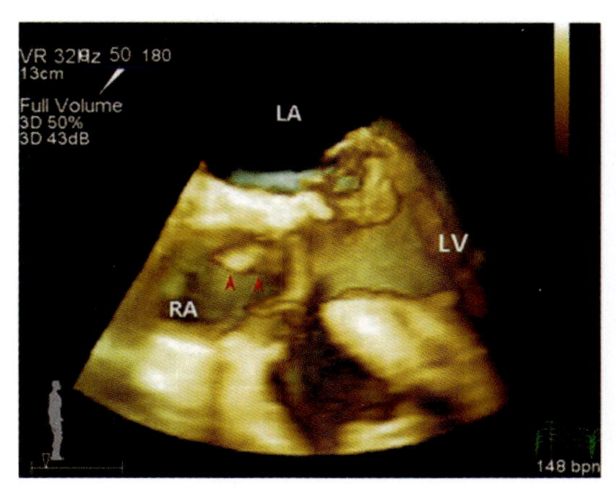

Fig.11.11 3D TEE, modified 5CH．アブレーションリード（矢印）が RA から大動脈基部に穿孔している（Video 11.9）．

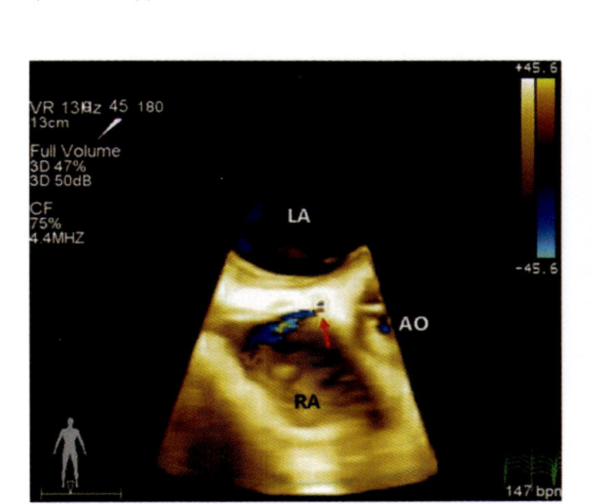

Fig.11.12 3D TEE, カラードプラ, SAX．大動脈から RA への連続性血流（矢印）を認める（Video 11.10）．

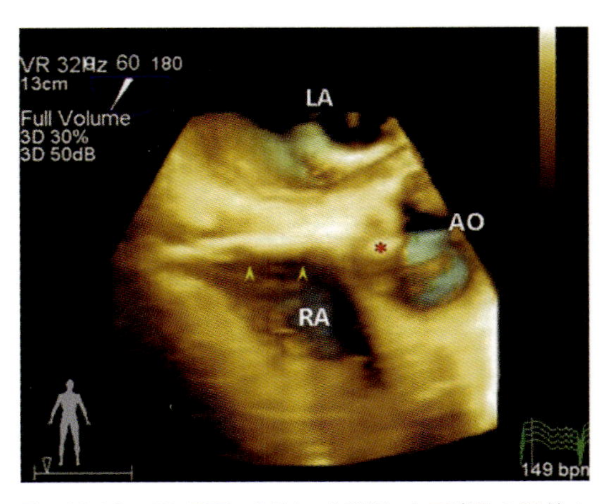

Fig.11.13 3D TEE, SAX．大動脈-右房瘻孔を閉鎖するため，カテーテル（矢印）を用いて閉鎖栓（＊）が留置された（Video 11.11）．

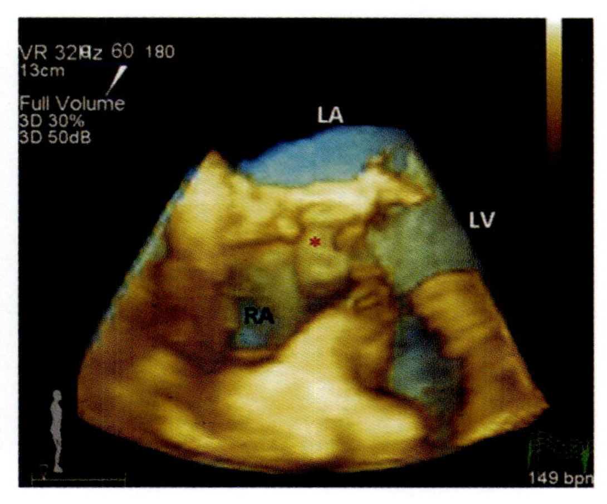

Fig.11.14 3D TEE, modified 5CH．閉鎖栓（＊）留置術後（Video 11.12）．

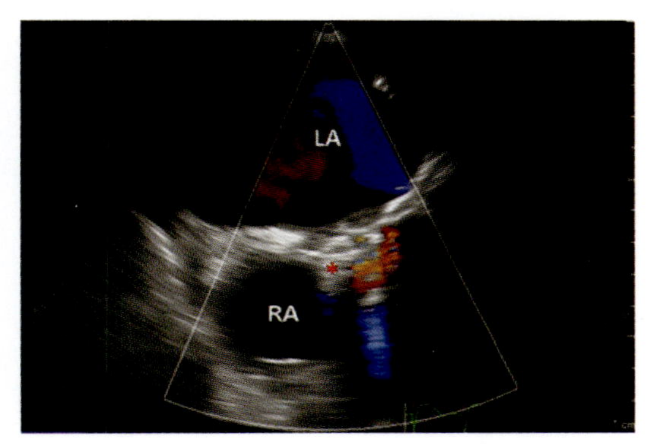

Fig.11.15 3D TEE, カラードプラ, SAX．閉鎖栓（＊）留置術後．残存血流を認めず．

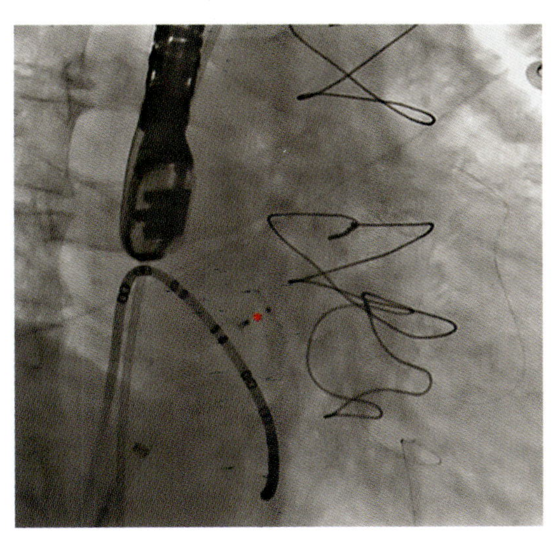

Fig.11.16 X 線透視像．閉鎖栓留置術後．留置された閉鎖栓（＊）を認める．

▶Tips　アブレーションリードを挿入する際に大動脈損傷を防ぐことや、アブレーション部位が適切であることを確かめるうえで、TEE は有用な検査法である。

11.3　大動脈弁裂開〔大動脈弁置換術〕

32 歳、男性。2 週間前に出現した起坐呼吸、動悸、下腿浮腫を主訴に受診。

経胸壁心エコー（TTE）：両側の心房心室の拡大と右心不全を認める。ECG：頻脈性心房細動を認める。心臓カテーテル検査：severe MR、severe TR、肺高血圧症（PHT）を認める。胸部 X 線：心陰影の拡大、両側胸水貯留を認める。入院後、MVR、三尖弁輪形成術が行われた。術後、溶血性貧血が出現した。TTE で moderate to severe AR（大動脈弁逆流）が認められ、医原性 AR が疑われた。術式：大動脈弁置換術。

（Fig. 11.17, 11.18, 11.19, 11.20, 11.21, 11.22）

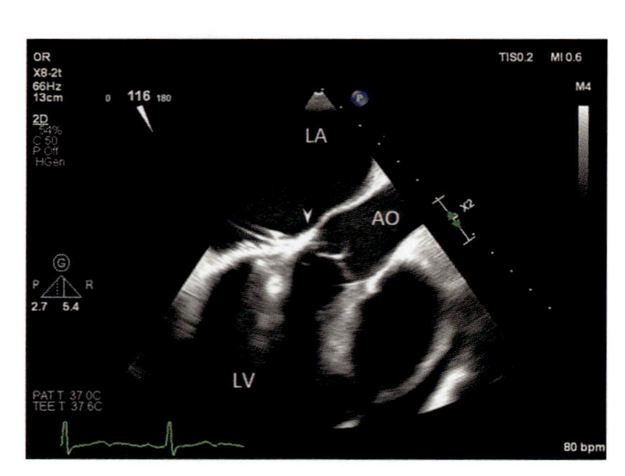

Fig.11.17　2D TEE．アーチファクトを伴う僧帽弁位機械弁（矢印）を認める（Video 11.13）．

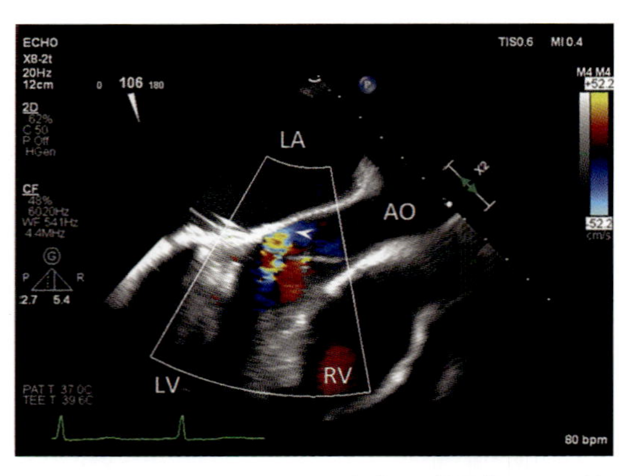

Fig.11.18　2D TEE，カラードプラ．拡張期に AR（矢印）を認める（Video 11.14）．

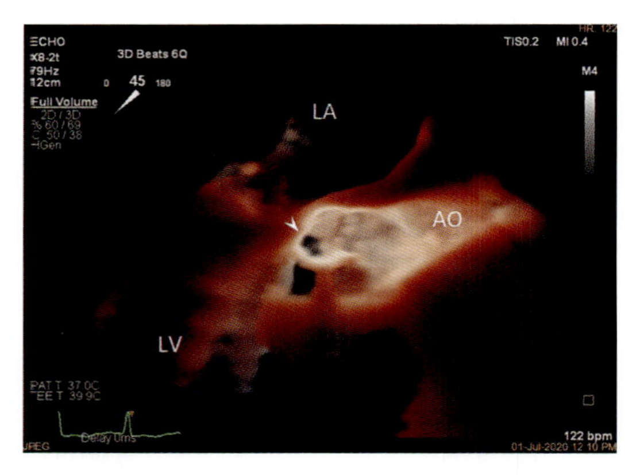

Fig.11.19　TrueVue 3D TEE，LAX．大動脈弁弁尖の裂開（矢印）を認める（Video 11.15）．

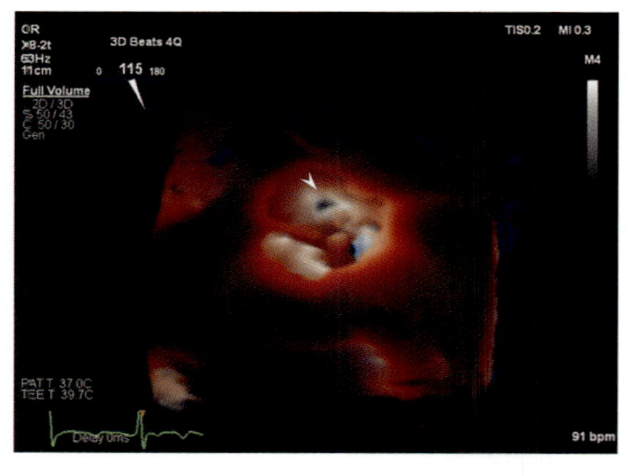

Fig.11.20　TrueVue 3D TEE，SAX．大動脈無冠尖の裂開（矢印）を認める（Video 11.16）．

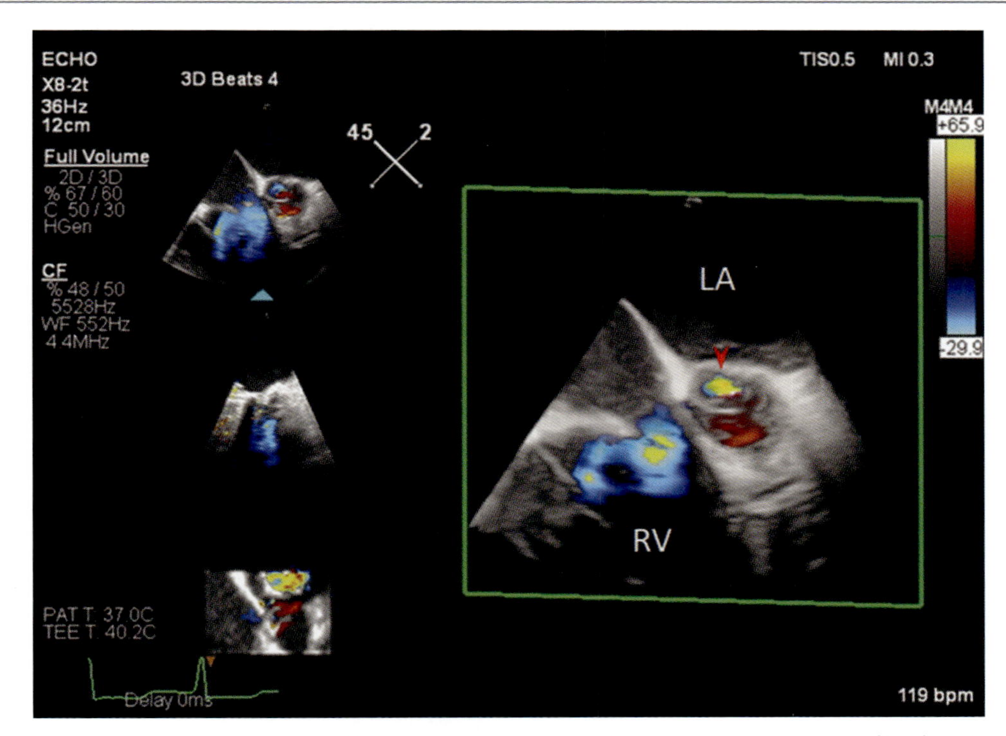

Fig.11.21 3D TEE，カラードプラ．大動脈弁の裂開部を血流が通過することによる AR（矢印）を認める（Video 11.17）．

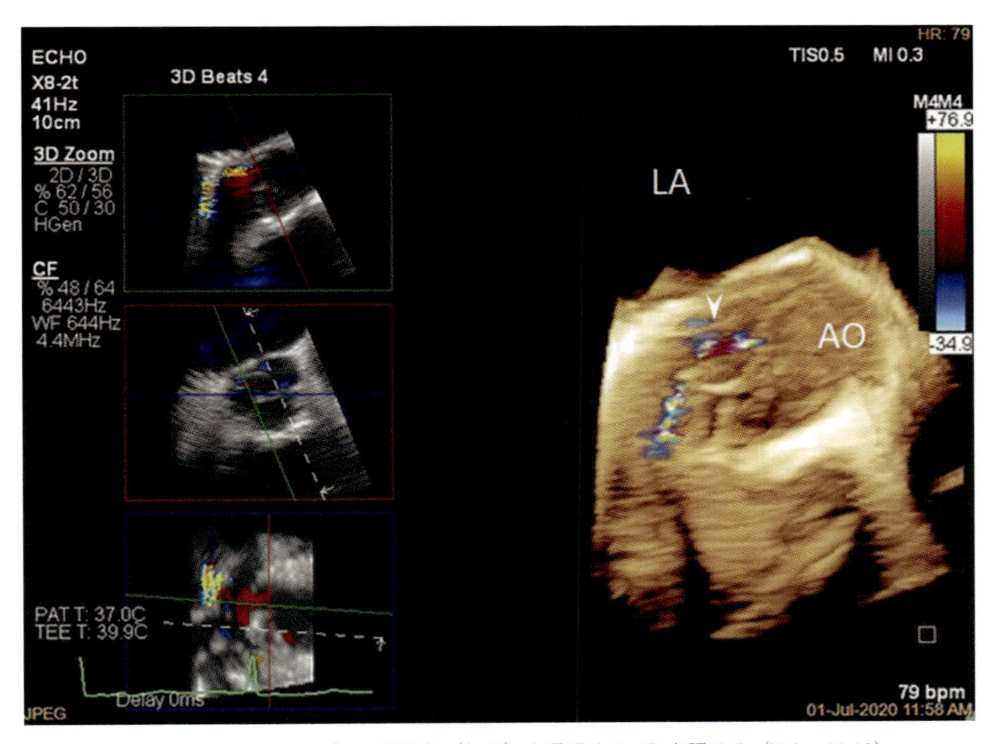

Fig.11.22 3D TEE，カラードプラ．裂開部（矢印）を通過する AR を認める（Video 11.18）．

11.4 大動脈弁逆流（AR）、僧帽弁逆流（MR）を伴う強直性脊椎炎〔大動脈弁置換術、僧帽弁置換術、三尖弁輪形成術〕

43 歳、男性。強直性脊椎炎、高血圧、脂質代謝異常症の既往あり。1 週間前に発症した呼吸困難と間欠的な動悸を主訴に受診。そのほかに嘔気、食思不振、全身倦怠感を訴えている。直近 3 日間で呼吸困難は徐々に進行し、休んでも改善せず、夜間呼吸困難や起坐呼吸も出現した。

ECG：洞調律、左室肥大を認める。胸部 X 線：心陰影の拡大、両側性肺うっ血、胸椎の変形性疾患（bamboo spine）を認める。術前 TEE：左室下壁領域の相対的収縮能低下を認め、左室駆出分画率（LVEF）40 ～ 45% であった。心臓カテーテル検査：severe AR、moderate to severe MR（機能性 MR）、moderate TR を認める。術式：大動脈弁置換術（AVR）、MVR、三尖弁輪形成術。

（Fig. 11.23, 11.24, 11.25, 11.26, 11.27, 11.28）

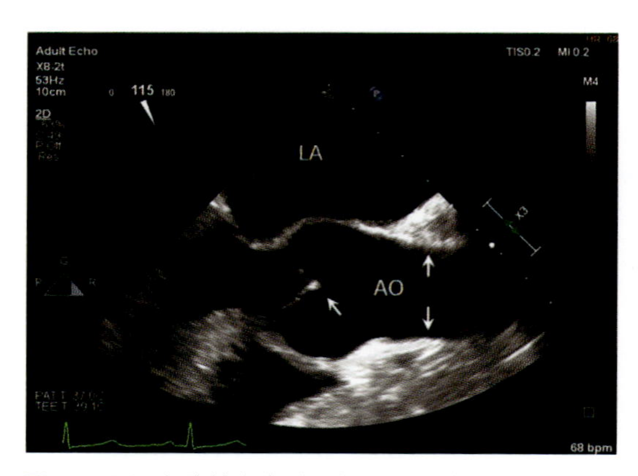

Fig.11.23 細胞性炎症が発生し，その結果，大動脈基部周囲に血管炎が生じ，大動脈基部の硬化性変化が生じる（矢印）．血小板凝集や線維芽細胞の活性化が起こり，大動脈弁肥厚が生じる（Video 11.19）．

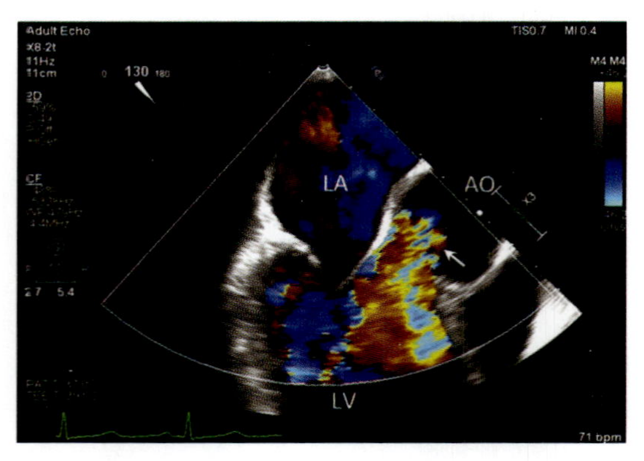

Fig.11.24 大動脈弁肥厚の結果，severe AR（矢印）が生じる（Video 11.20）．

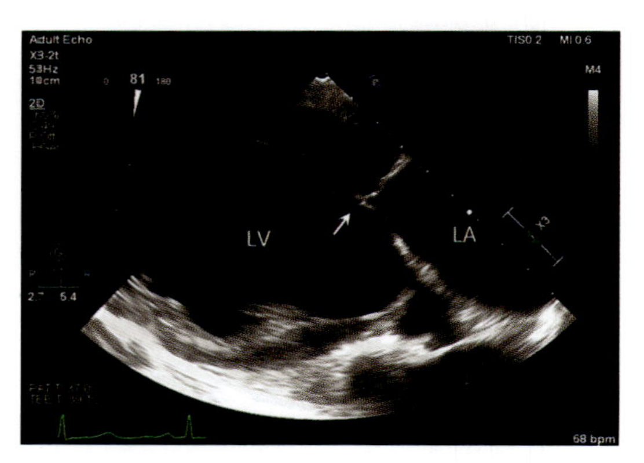

Fig.11.25 強直性脊椎炎に MR が合併するのは稀であるが，心不全の原因となり得る．大動脈弁下組織の線維化が僧帽弁弁尖まで広がり，僧帽弁の可動性低下（矢印）につながる（Video 11.21）．

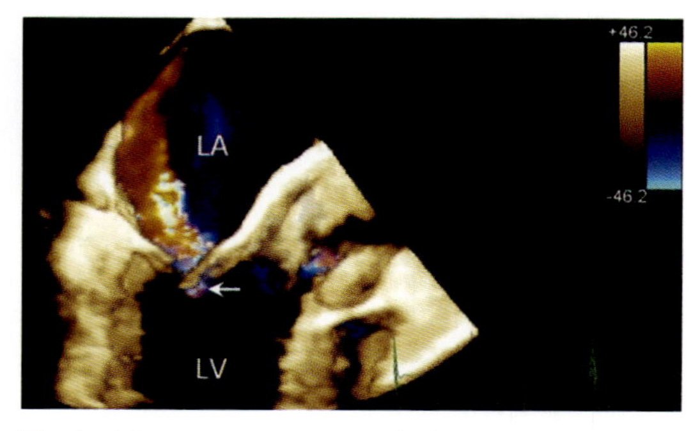

Fig.11.26 3D TEE，カラードプラ，LAX．収縮期に severe MR（矢印）を認める（Video 11.22）．

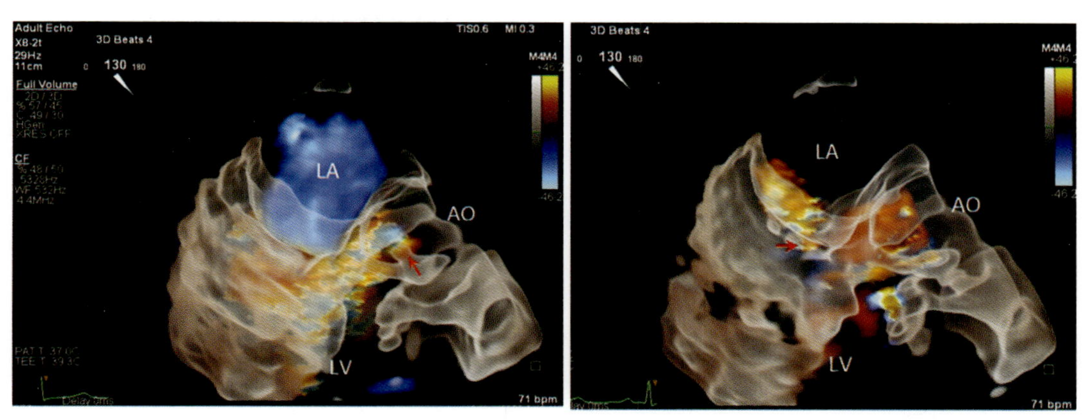

Fig.11.27 TrueVue 3D TEE，カラードプラ，LAX．拡張期（左）に severe AR（矢印）を，収縮期（右）に severe MR（矢印）を認める（**Video 11.23**）．

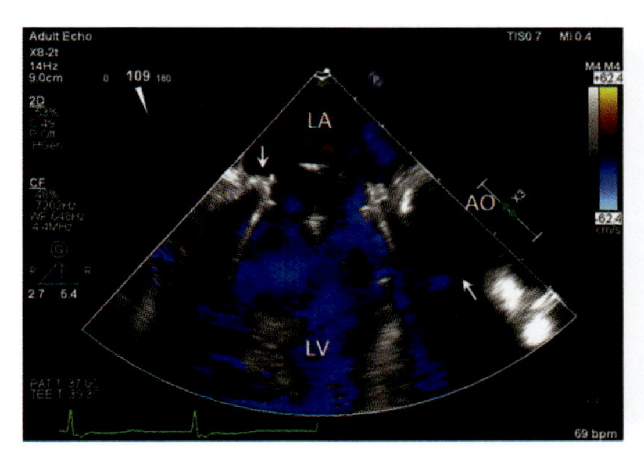

Fig.11.28 AVR，MVR 後．2 つの人工弁（矢印）は正常に機能している（**Video 11.24**）．

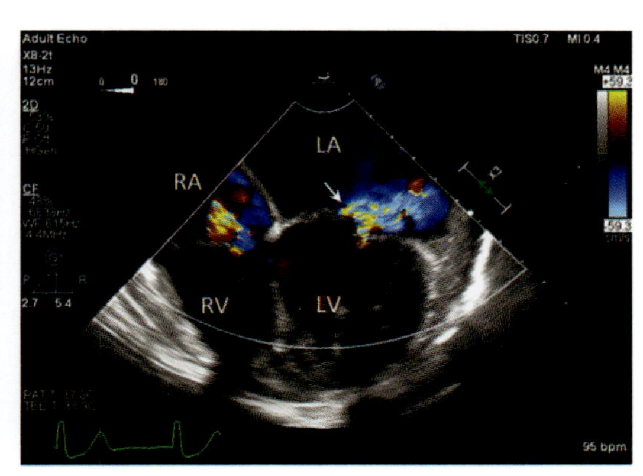

Fig.11.29 2D TEE，カラードプラ，4CH．severe MR（矢印），LA，LV，RA の拡大を認める（**Video 11.25**）．

11.5　僧帽弁形成術後 医原性心破裂〔左室形成術〕

66 歳、女性。弁膜症、心房細動、心不全の既往あり。2 ～ 3 ヶ月前から労作時呼吸困難を自覚しており、登山中に増悪したため受診。

ECG：頻脈性心房細動、心室性期外収縮を認める。胸部 X 線：胸部大動脈の蛇行、心陰影の拡大を認める。心臓カテーテル検査：severe MR、左房拡大、心房細動を認める。術式：僧帽弁形成術、三尖弁輪形成術、左心耳閉鎖術、大動脈内バルーンパンピング（IABP）挿入術。

（Fig. 11.29, 11.30, 11.31, 11.32, 11.33, 11.34）

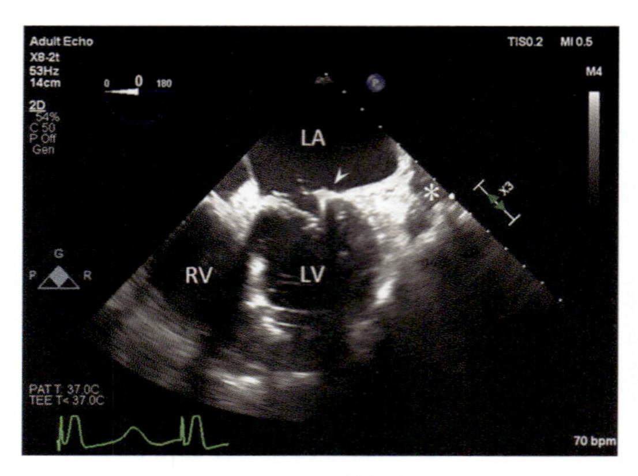

Fig.11.30 2D TEE，4CH．僧帽弁形成術後．僧帽弁は正常に機能している（矢印）が，LA の外に血腫（＊）を認める（Video 11.26）．

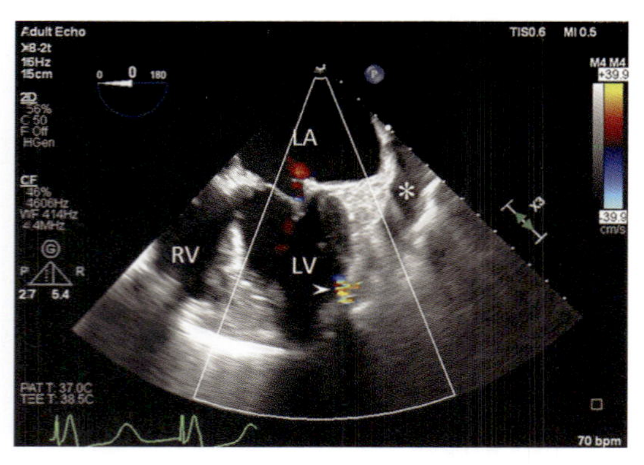

Fig.11.31 2D TEE，カラードプラ．僧帽弁形成術後．LA と LV の近傍に血腫（＊）を認める．側壁心筋の医原性破裂（矢印）の疑い（Video 11.27）．

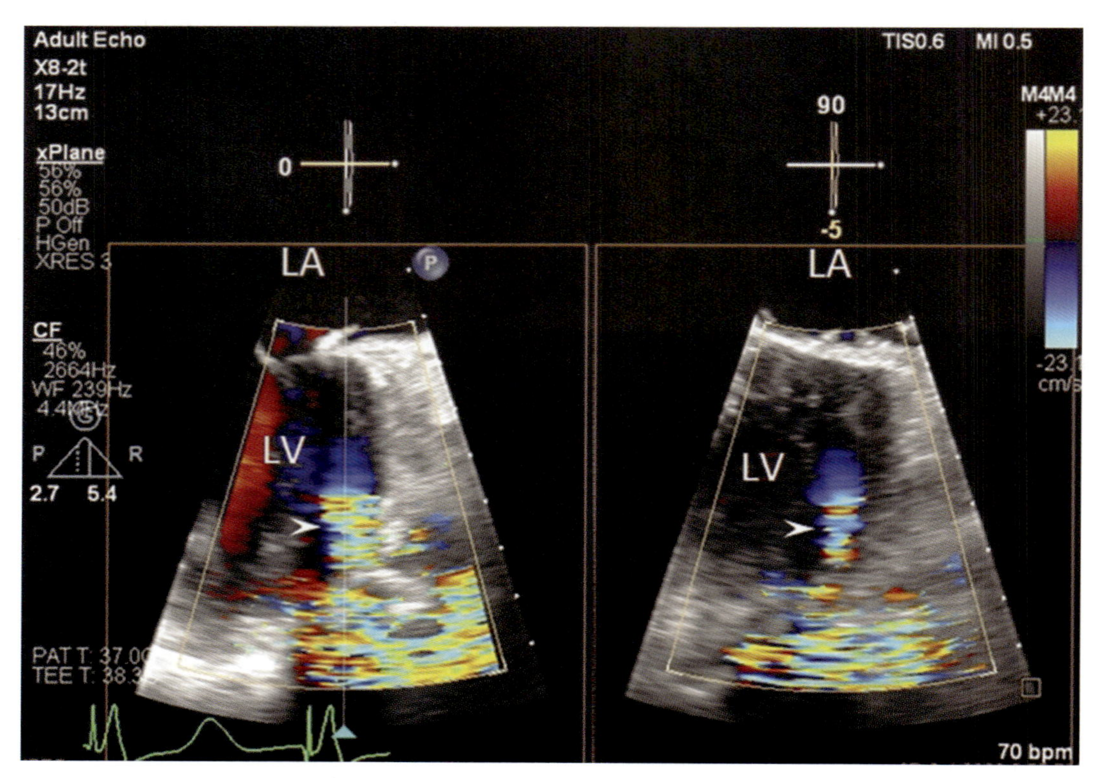

Fig.11.32 2D TEE，カラードプラ，X-plane 像．LV から心嚢腔に流れるモザイク血流（矢印）を認める（Video 11.28）．

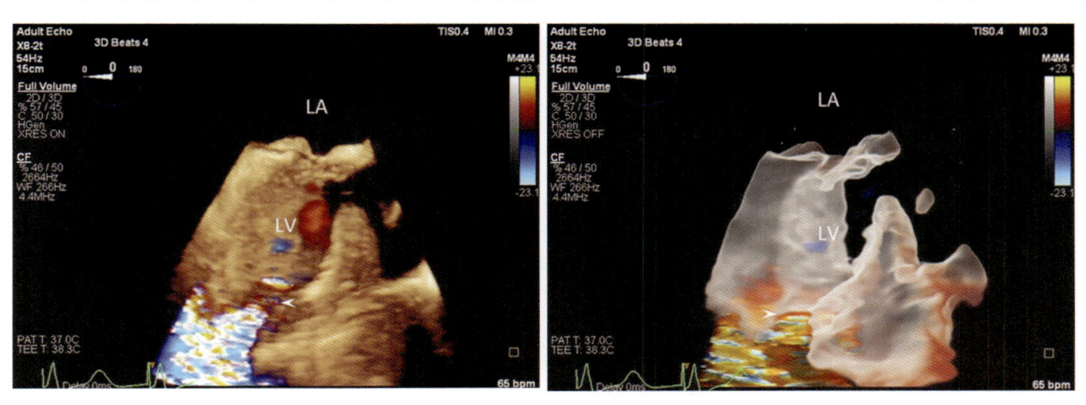

Fig.11.33 TrueVue 3D TEE，カラードプラ．側壁心筋の破裂部（矢印）を認める（Video 11.29，Video 11.30）．

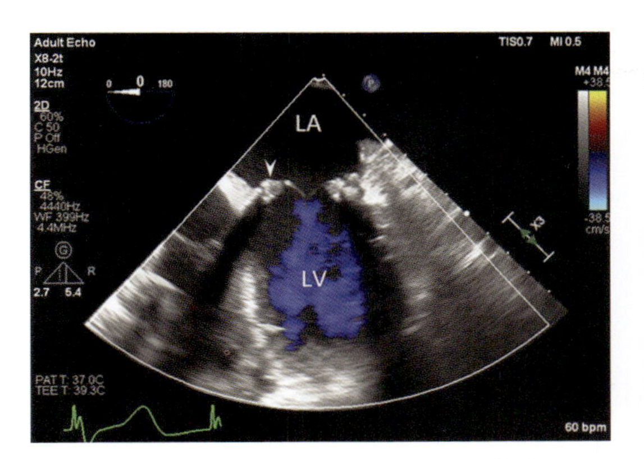

Fig.11.34 破裂部の修復後．LA，LV は修復され，MVR が行われている．2D TEE で僧帽弁位人工弁（矢印）は正常に機能している（Video 11.31）．

11.6 僧帽弁置換術後左室流出路狭窄〔心室中隔形成術〕

78 歳、女性。severe AS（大動脈弁狭窄）、severe MS（僧帽弁狭窄）、慢性心不全、2 型糖尿病の既往あり。数ヶ月前から始まった労作時呼吸困難と前失神を主訴に受診。外科的介入が予定された。

術式：AVR、MVR、心筋切除、CABG 1 枝〔SVG-LAD〕。

（Fig. 11.35, 11.36, 11.37, 11.38, 11.39, 11.40, 11.41, 11.42, 11.43, 11.44, 11.45）

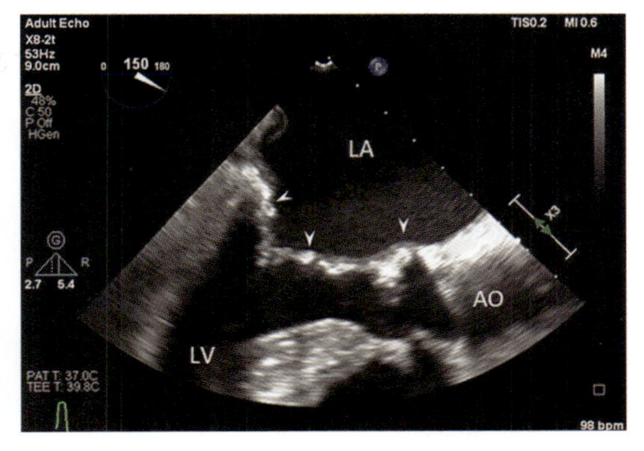

Fig.11.35 2D TEE，LAX．大動脈弁と僧帽弁の石灰化（矢印）を認める（Video 11.32）．

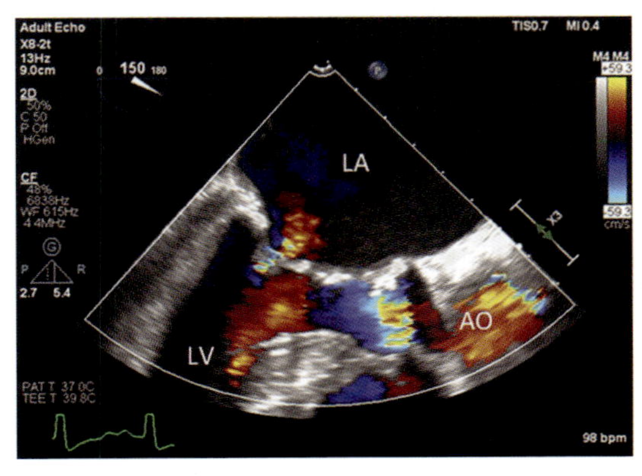

Fig.11.36 2D TEE，カラードプラ．全身麻酔導入後．MR は軽減したが，有意な MS が出現している（Video 11.33）．

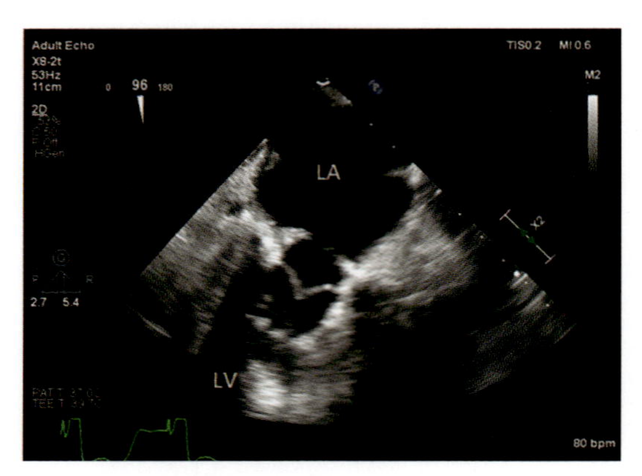

Fig.11.37 僧帽弁輪の石灰化が著明なため，開胸下での valve in valve が施行された．2D TEE，2CH で，僧帽弁輪内に人工弁が留置されているのがわかる（Video 11.34）.

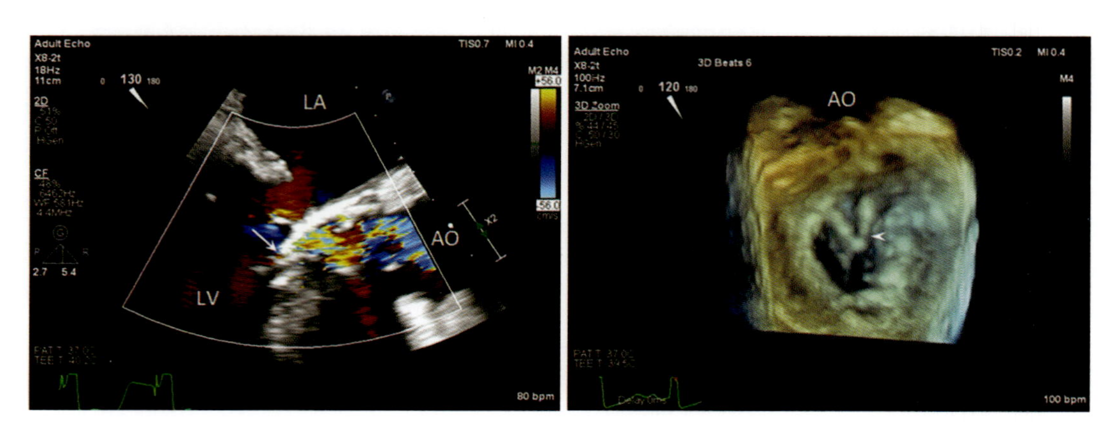

Fig.11.38 2D TEE，カラードプラ（左）．3D TEE（右）．正常な経僧帽弁血流を認めるが，僧帽弁位人工弁のフレームによる圧迫（矢印）のため，左室流出路（LVOT）狭窄が生じている（Video 11.35，Video 11.36）.

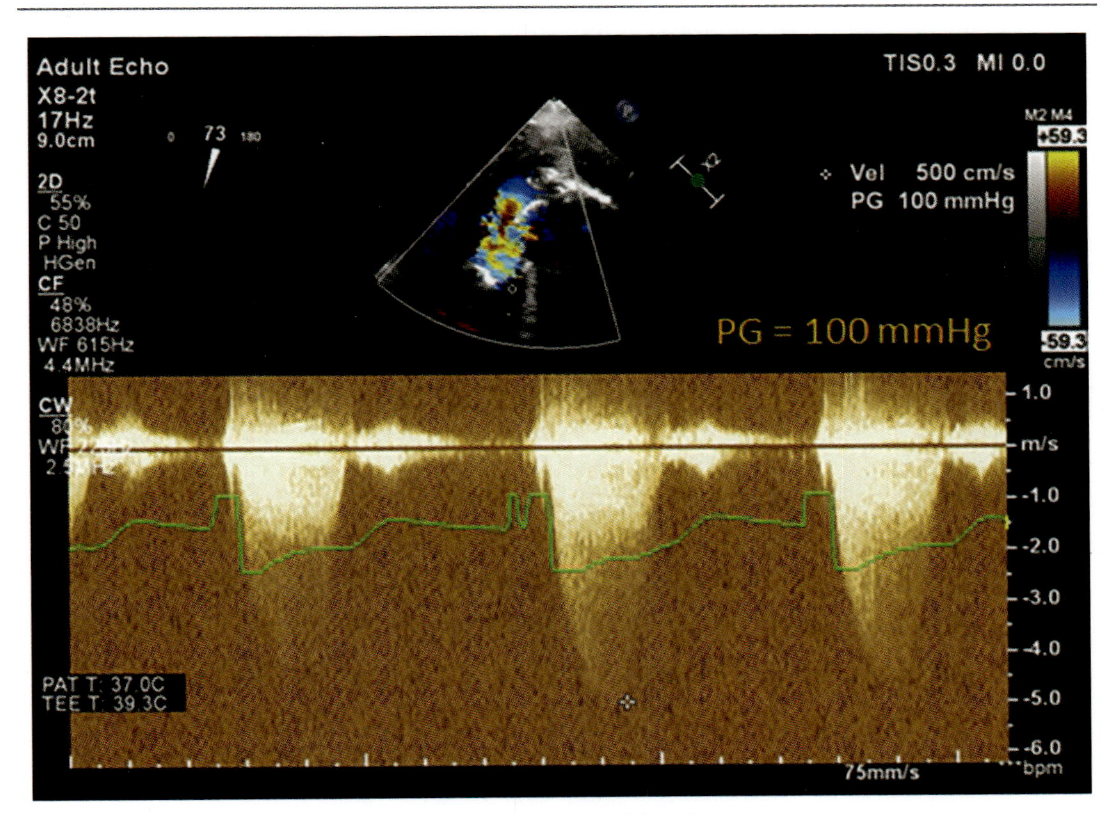

Fig.11.39 2D TEE，CWD．最大圧較差 100 mmHg の LVOT 狭窄を認める．

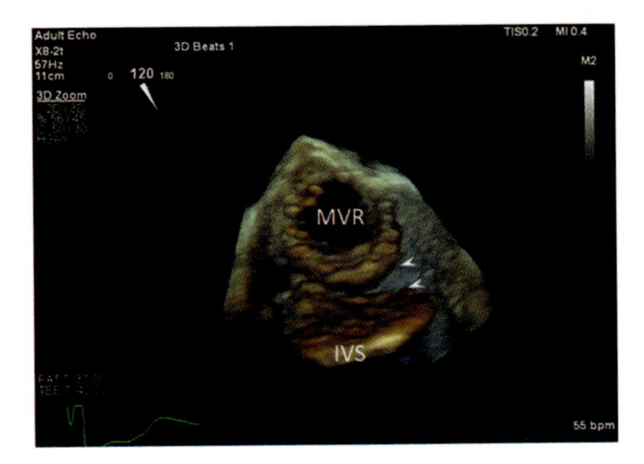

Fig.11.40 3D TEE．LVOT 狭窄（矢印）を認める．
IVS：心室中隔（Video 11.37）．

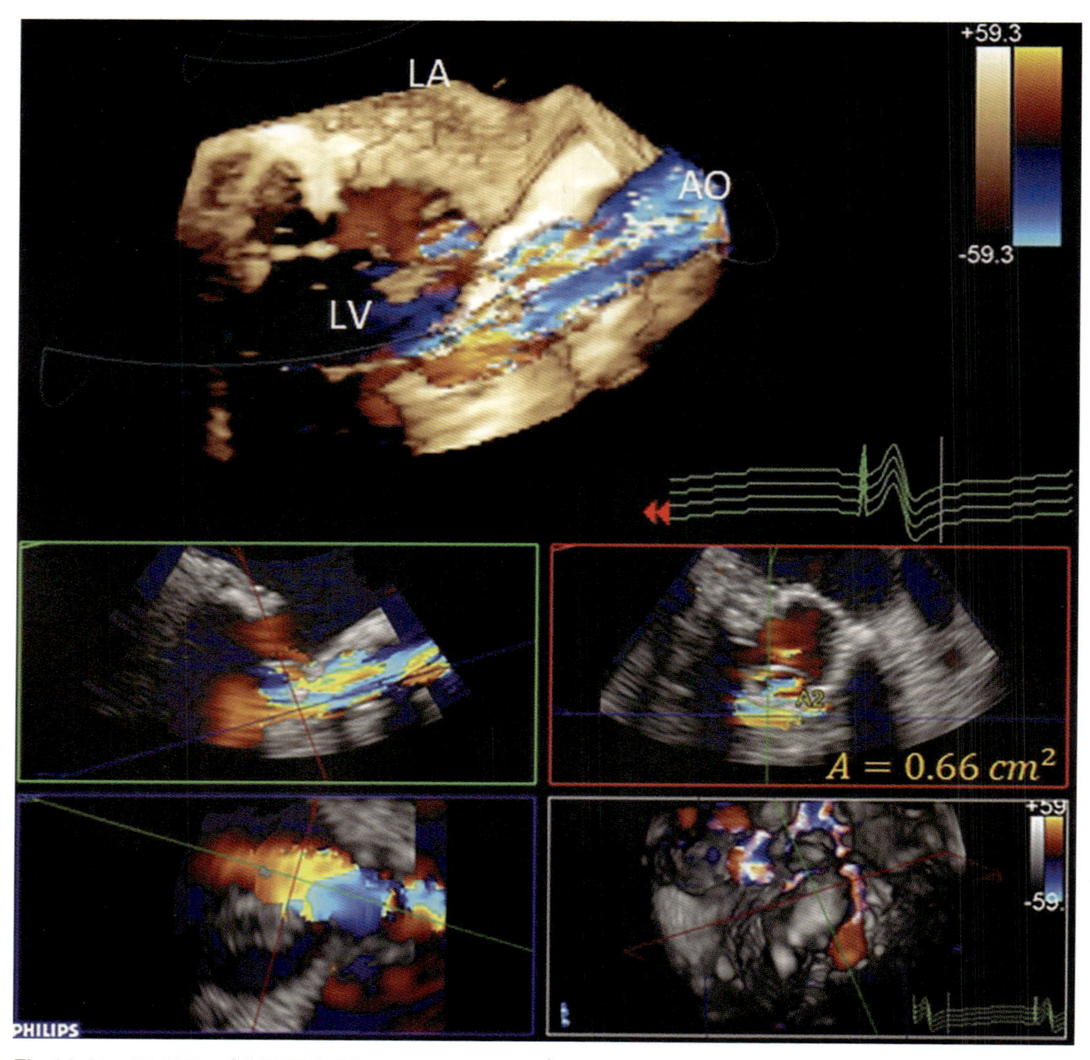

Fig.11.41　3D TEE，多断面再構成像．LVOT は 0.66 cm^2 まで狭窄している（Video 11.38）．

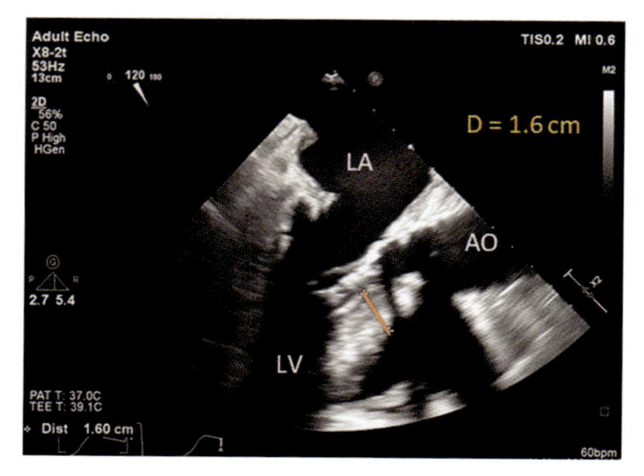

Fig.11.42　2D TEE，LAX．心室中隔は少なくとも 1.6 cm の切除が必要である（Video 11.39）．

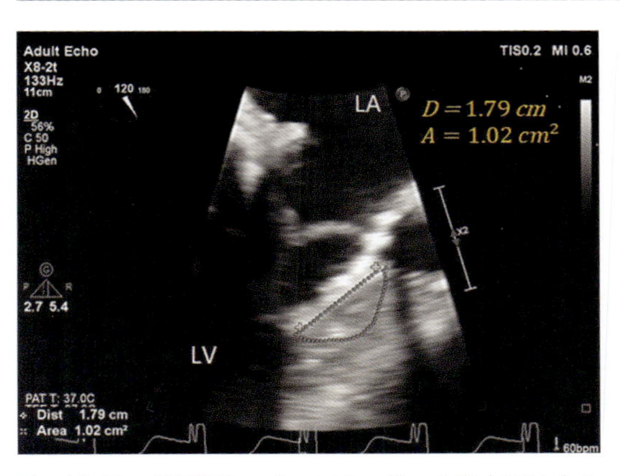

Fig.11.43　2D TEE，ズームモード．心室中隔は少なくとも 1.02 cm² の切除が必要である．

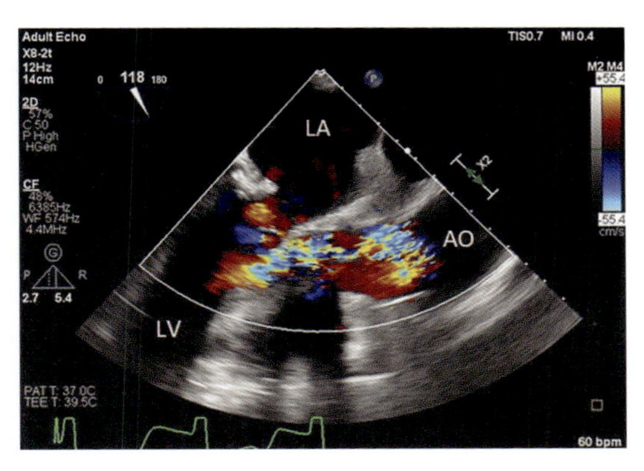

Fig.11.44　2D TEE，カラードプラ．心筋切除術後．LVOT 狭窄が解除されている（Video 11.40）．

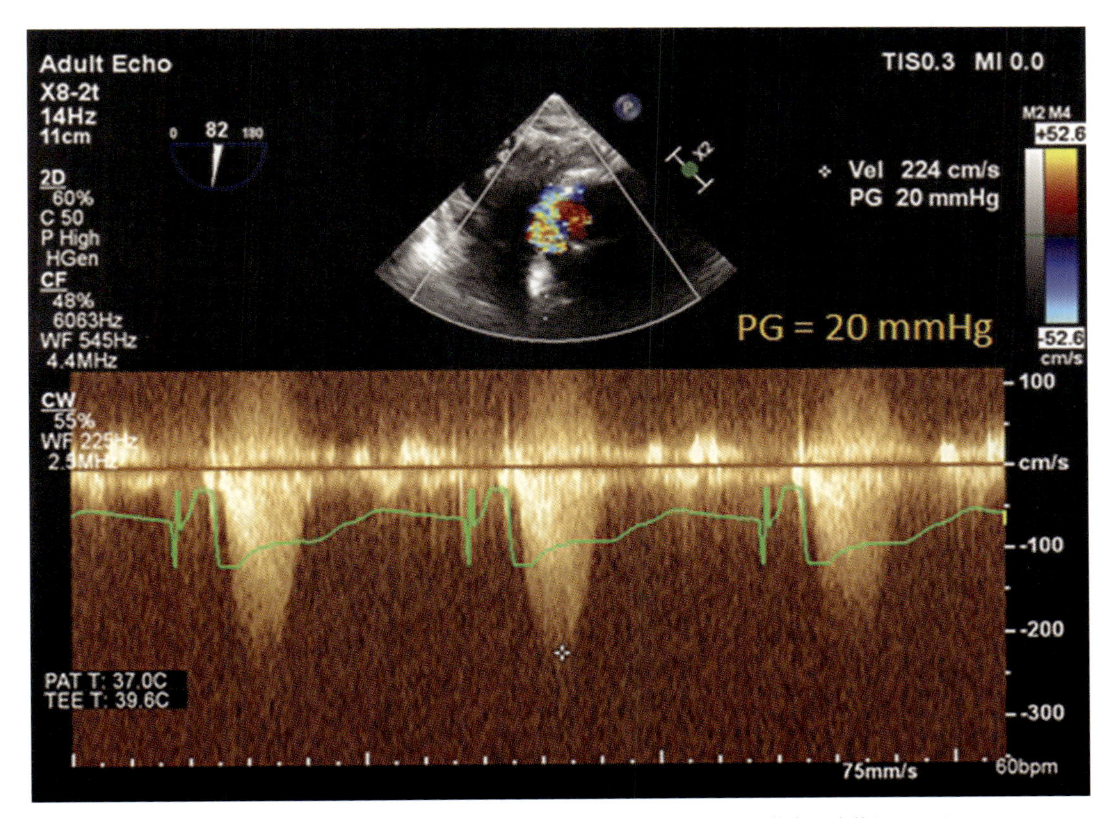

Fig.11.45　2D TEE，CWD．心筋切除術後．最大圧較差 20 mmHg まで LVOT 狭窄は改善している．

Suggested Reading

Bansal RC, Chandrasekaran K. Real time three-dimensional transesophageal echocardiographic evaluation of aortic valve perforation. Echocardiography. 2015;32(7):1147–56.

Cheng RK, Aboulhosn J, Nsair A. Percutaneous angioplasty of stenotic outflow graft anastomosis of HeartMate II. JACC Cardiovasc Interv. 2014;7(6):700–3.

Copeland H, Stoletniy L, et al. Implantation of HeartMate II left ventricular assist device in a single-lung patient. Ann Thorac Surg. 2015;99(6):2216–8.

Ho-Ping Y, An-Ning F, Shen-Kou T, et al. Transcatheter repair of iatrogenic aortic perforation complicating transseptal puncture for a catheter ablation of atrial arrhythmia. Acta Cardiol Sin. 2014;30:490492.

Moyssakis I, Gialafos E, et al. Myocardial performance and aortic elasticity are impaired in patients with ankylosing spondylitis. Scand J Rheumatol. 2009;38:216–21.

Ozkan Y. Cardiac involvement in ankylosing spondylitis. J Clin Med Res. 2016;8(6):427–30.

Pauwaa S, Raghuvir R, Kurien S, et al. Intermittent aortic insufficiency as an aid to diagnosing obstruction in a HeartMate II continuous-flow left ventricular assist device. ASAIO J. 2011;57(3):244–6.

索　引

和　文

欧文

＜訳者略歴＞

春日 武史（かすが たけし）

1979年　千葉県船橋市生まれ
2011年　香川大学医学部卒業
2011年　青梅市立総合病院（現：市立青梅総合医療センター）初期研修医
2013年　東京医科歯科大学（現：東京科学大学）医学部附属病院 麻酔・蘇生・ペインクリニック科入局
2015年　武蔵野赤十字病院 麻酔科 医員
2017年　国立研究開発法人 国立成育医療研究センター 手術・集中治療部・麻酔科 フェロー
2018年　草加市立病院 麻酔科 医員
2020年　練馬光が丘病院 総合救急診療科 集中治療部門 フェロー
　　　　東京ベイ・浦安市川医療センター 救急集中治療科 集中治療部門 フェロー
2022年　練馬光が丘病院 総合救急診療科 集中治療部門 医員

＜専門医・資格等＞
日本麻酔科学会 専門医・指導医
日本心臓血管麻酔学会 専門医・指導医
日本集中治療医学会 専門医
JB-POT
advanced PTEeXAM
SHD心エコー図認証医

症例別 周術期 3D 経食道心エコーアトラス 〈検印省略〉

2025 年 5 月 5 日　第 1 版第 1 刷発行

定価 11,000 円（本体 10,000 円＋税 10%）

訳　者　春　日　武　史
発行者　今　井　　　良
発行所　克誠堂出版株式会社
〒 113-0033　東京都文京区本郷 3-23-5-202
電話（03）3811-0995　振替 00180-0-196804
URL　http://www.kokuseido.co.jp

ISBN978-4-7719-0612-9　C3047　¥10000E　　印刷 株式会社　新協